Techno:Phil – Aktuelle Herausforderungen der Technikphilosophie

Band 13

Reihe herausgegeben von

Birgit Beck, Technische Universität Berlin, Berlin, Deutschland

Bruno Gransche, Karlsruher Institut für Technologie, Karlsruhe, Deutschland

Jan-Hendrik Heinrichs, Forschungszentrum Jülich GmbH, Jülich, Deutschland

Toni Loh, Zentrum für Ethik und Verantwortung, Hochschule Bonn-Rhein-Sieg, Sankt Augustin, Deutschland

Diese Reihe befasst sich mit der philosophischen Analyse und Evaluation von Technik und von Formen der Technikbegeisterung oder -ablehnung. Sie nimmt einerseits konzeptionelle und ethische Herausforderungen in den Blick, die an die Technikphilosophie herangetragen werden. Andererseits werden kritische Impulse aus der Technikphilosophie an die Technologie- und Ingenieurswissenschaften sowie an die lebensweltliche Praxis zurückgegeben. So leistet diese Reihe einen substantiellen Beitrag zur inner- und außerakademischen Diskussion über zunehmend technisierte Gesellschafts- und Lebensformen.
Die Bände der Reihe erscheinen in deutscher oder englischer Sprache.

This book series focuses on the philosophical analysis and evaluation of technology and on forms of enthusiasm for or rejection of technology. On the one hand, it examines conceptual and ethical challenges that philosophy of technology has to face. On the other hand, critical impulses from philosophy of technology are returned to the technology and engineering sciences as well as to everyday practice. Thus, this book series makes a substantial contribution to the academic and transdisciplinary discussion about increasingly technologized forms of society and life.
The volumes of the book series are published in German and English.

David Jost

Menschenwürde und Pflegeroboter

Zum menschenwürdigen Einsatz von Robotern in der Pflege

J.B. METZLER

David Jost
Universität Salzburg
Salzburg, Österreich

Dissertation Universität Salzburg, 2025
Gedruckt mit Unterstützung des Fördervereins zur wissenschaftlichen Forschung an der Universität Salzburg.

PARIS
LODRON
UNIVERSITÄT
SALZBURG

Förderverein zur wissenschaftlichen
Forschung an der Universität Salzburg

ISSN 2524-5902 ISSN 2524-5910 (electronic)
Techno:Phil – Aktuelle Herausforderungen der Technikphilosophie
ISBN 978-3-662-73004-1 ISBN 978-3-662-73005-8 (eBook)
https://doi.org/10.1007/978-3-662-73005-8

Die Deutsche Nationalbibliothek verzeichnet diese Publikation in der Deutschen Nationalbibliografie; detaillierte bibliografische Daten sind im Internet über https://portal.dnb.de abrufbar.

Planung/Lektorat: Carina Reibold
J.B. Metzler ist ein Imprint der eingetragenen Gesellschaft Springer-Verlag GmbH, DE und ist ein Teil von Springer Nature.
Die Anschrift der Gesellschaft ist: Heidelberger Platz 3, 14197 Berlin, Germany

Danksagung

Die vorliegende Arbeit basiert auf einer Dissertation, die im Rahmen des Forschungsprojekts *Digitalisierung, Menschenbild und Menschenwürde* an der Universität Salzburg verfasst wurde. Für die Veröffentlichung wurde der Text geringfügig überarbeitet. Zugleich muss betont werden, dass keine wissenschaftliche Arbeit im Alleingang entsteht, sondern das Ergebnis zahlreicher Begegnungen, Gespräche und Anregungen ist. Allen, die mich in unterschiedlicher Weise bei der Entstehung dieser Arbeit unterstützt haben, möchte ich herzlich danken.

An erster Stelle gilt mein besonderer Dank meinem Hauptbetreuer Prof. Dr. Michael Zichy, der mich mit seiner fachlichen Expertise und seinen wertvollen Anregungen durch das gesamte Dissertationsprojekt begleitet hat. Seine offene und hilfsbereite Art war für die Entwicklung meiner zentralen Ideen ebenso unverzichtbar wie für die Bewältigung der Herausforderungen, die das Projekt mit sich brachte. Für die ausgezeichnete Betreuung und den inspirierenden Austausch bin ich ihm zutiefst dankbar. Ebenso möchte ich meinem Zweitbetreuer Univ.-Prof. Dr. Stephan Kirste herzlich danken, der mir jederzeit mit konstruktivem Feedback und fachlichem Rat zur Seite stand. Seine Anregungen haben maßgeblich zur präzisen Ausarbeitung meiner zentralen Ideen beigetragen.

Mein großer Dank gilt Dr. Gottfried Schweiger, der mir nicht nur bei Fragen zur Dissertation unterstützend zur Seite stand, sondern mich auch bei der Ausübung anderer akademischer Tätigkeiten nachhaltig gefördert und unterstützt hat. Ebenso möchte ich meinem Projektkollegen Marco Leitner, LLM für die bereichernde fachliche Zusammenarbeit danken. Zudem danke ich dem Förderverein zur wissenschaftlichen Forschung an der Universität Salzburg, der die Publikation durch einen großzügigen Druckkostenzuschuss ermöglicht hat.

Einen Dank möchte ich auch meinen Doktorats- und Studienkolleg*innen an der Katholisch-Theologischen Fakultät aussprechen. Vielen Dank für den anregenden Austausch und die stärkenden Gespräche, die unsere zahlreichen Mittags- und Kaffeepausen geprägt haben. Ebenso gilt meiner Familie so wie all meinen Freund*innen, die mich während des gesamten Prozesses unterstützt haben, ein großer Dank.

Abschließend möchte ich mich bei Barbara bedanken, die mich mit ihrer Geduld und ihrem Einfühlungsvermögen durch das Dissertationsprojekt begleitet hat. Vielen Dank für deine Unterstützung.

Zusammenfassung

Der Einsatz von Robotern in der professionellen Pflege wird in der gesellschaftlichen Debatte zunehmend relevanter. Damit soll den Herausforderungen, die mit dem demografischen Wandel sowie dem ansteigenden Pflegenotstand einhergehen, entgegengetreten werden. Dabei rücken nicht nur rechtliche, sondern auch ethische Fragen in den Vordergrund. In der ethischen Debatte bezieht man sich vor allem auf utopische und dystopische Zukunftsszenarien und verliert aktuelle Fragestellungen aus dem Blick. Dies führt dazu, dass verzerrte Vorstellungen über Pflegeroboter in die Gesellschaft einfließen und unrealistische Hoffnungen geweckt sowie unbegründete Ängste geschürt werden.

In der Untersuchung wird der Fokus auf die ethischen Herausforderungen gelegt, die in näherer Zukunft mit der Anwendung von Pflegerobotern einhergehen (könnten). Es wird die Frage beantwortet, wie ein menschenwürdiger Einsatz von Robotern im Kontext der professionellen Pflege möglich ist. Dazu wird die Menschenwürdenorm als ethischer Bewertungsmaßstab herangezogen. Obwohl die Menschenwürde ein interpretationsoffener und anschlussfähiger Wert ist, ist sie keineswegs beliebig auslegbar. Ihr liegt ein abstrakter Bedeutungskern zugrunde. Damit die Menschenwürdenorm auf ein konkretes Praxisfeld angewendet werden kann, muss der abstrakte Bedeutungskern mit einem spezifischen Menschenbild angereichert werden. In der vorliegenden Arbeit wird die Menschenwürde mit einem Menschenbild angereichert, das der professionellen Pflege zugrunde liegt. Vor diesem Hintergrund wird deutlich, dass Roboter unter bestimmten Voraussetzungen in die professionelle Pflegepraxis integriert werden und zur Wahrung der Menschenwürde von Menschen mit Pflegebedarf beitragen können.

Abstract

The use of robots in professional care is steadily gaining relevance in societal debates as a means to counter the challenges resulting from demographic changes and the growing nursing care crisis. This topic, however, causes both legal and ethical questions to arise. The ethical point of view focuses on utopian and dystopian future scenarios and, as a result, overlooks current issues. This leads to an inaccurate idea of how care robots could be incorporated into society and is the cause of unrealistic hopes and ungrounded fears.

This study will focus on the ethical challenges that the future use of care robots could involve. Furthermore, it answers the question of how robots can be employed in professional care while retaining human dignity. For this purpose, human dignity will serve as an ethical evaluation standard. Although human dignity is a value that is open for interpretation and connection, there are limits to how freely it can be defined because the terminology has its basis in a theoretical core of meaning. To be applied to a concrete field of practice, this meaning must be reinforced with a specific notion of what constitutes the human being. Therefore, in this thesis, human dignity will be enriched with a conception of the human being (*Menschenbild*) that has its basis in professional care. Against this background, it becomes clear that robots can, under certain conditions, be integrated into professional care practice and contribute to the protection of the human dignity of people with care needs.

Inhaltsverzeichnis

Einleitung 1

1.1 Hinführung zur ethischen Debatte über Pflegeroboter

Aktuell steht man im Pflegebereich vor drei gesellschaftlichen Herausforderungen. Die Bedeutung von Pflegerobotern rückt dadurch zunehmend in den Vordergrund.[1] Erstens nimmt der Pflegebedarf durch die kontinuierlich alternde Bevölkerung stetig zu.[2] Während der weltweite Anteil der über 60-Jährigen im Jahr 2015 noch 12 Prozent betrug, wird er Prognosen zufolge bis 2050 auf 22 Prozent anwachsen.[3] Zweitens verändern sich familiäre Strukturen. Aufgrund beruflicher Verpflichtungen oder sich verändernder Lebensentwürfe sind viele Menschen nicht mehr dazu in der Lage, ihre Angehörigen zu pflegen.[4] Drittens gibt es einen zunehmenden Pflegenotstand. Dieser ist darauf zurückzuführen, dass immer weniger Menschen eine Pflegeausbildung absolvieren. Hinzu kommt, dass viele den Beruf nach kurzer Zeit wieder verlassen.[5] In Zukunft wird die Lücke

---

[1] Siehe hierzu exemplarisch Bendel (Hrsg.) 2018: Pflegeroboter.

[2] Vgl. Remmers 2018: Pflegeroboter. Analyse und Bewertung aus Sicht pflegerischen Handelns und ethischer Anforderungen, 162. Siehe auch Europäische Kommission 2021: EU und Japan stärken die Forschungs- und Innovationszusammenarbeit im Bereich Robotiklösungen für aktives und gesundes Altern.

[3] Vgl. World Health Organization 2023: Mental Health of older Adults. Siehe auch Kreis 2018: Umsorgen, überwachen, unterhalten – sind Pflegeroboter ethisch vertretbar?, 216.

[4] Vgl. Remmers 2018: Pflegeroboter. Analyse und Bewertung aus Sicht pflegerischen Handelns und ethischer Anforderungen, 162; Sparrow and Sparrow 2006: In the Hands of Machines, 143.

[5] Vgl. Van Wynsberghe 2016: Healthcare Robots, 1; Siehe auch Goodhart 2021: Head Hand Heart, 207 f.

D. Jost, *Menschenwürde und Pflegeroboter*, Techno:Phil – Aktuelle Herausforderungen der Technikphilosophie 13,
https://doi.org/10.1007/978-3-662-73005-8_1

zwischen der Nachfrage nach und dem Angebot an Pflegefachpersonen immer größer werden.[6]

Im Hinblick auf die drei genannten Herausforderungen wird immer wieder auf Japan verwiesen. Das Land weist bereits eine überalterte Gesellschaft auf[7] und ist im Vergleich zu anderen Ländern deutlicher stärker mit dem steigenden Pflegebedarf konfrontiert. Als Reaktion darauf wird in Japan schon länger über den Einsatz robotischer Systeme debattiert und die Entwicklung verschiedener Projekte vorangetrieben.[8] Der steigende Pflegebedarf und die fortschreitende Digitalisierung lenken auch in Europa die Aufmerksamkeit verstärkt auf die Anwendung von Pflegerobotern,[9] die mittlerweile Teil der europäischen Innovationspolitik sind.[10] Ebenso werden Projekte von der Europäischen Union gefördert.[11] Der Einsatz von Pflegerobotern soll in Zukunft dazu beitragen, das Pflegepersonal zu unterstützen, die Arbeitsbedingungen zu verbessern und die Versorgungsqualität zu sichern.[12] Zugleich ist damit auch die Hoffnung verbunden, die Pflege effizienter zu gestalten und Kosten einzusparen.[13]

Die Auseinandersetzung mit Pflegerobotern ist kein neues Phänomen. Bereits in den 1980er Jahren beginnt die Entwicklung robotischer Systeme für Pflegeeinrichtungen und Krankenhäuser.[14] Bis heute können sich Pflegeroboter jedoch nicht durchsetzen. Dies wird oftmals darauf zurückgeführt, dass in der Entwicklung die technische Machbarkeit im Vordergrund steht und die Bedürfnisse

---

[6] Vgl. Pijetlovic 2020: Das Potential der Pflege-Robotik, 3.

[7] Siehe hierzu ausführlich Muschter 2024: Altersstruktur in Japan bis 2050.

[8] Vgl. Buxbaum/Sen 2018: Kollaborative Roboter in der Pflege, 7. Siehe auch Becker 2018: Robotik in der Gesundheitsversorgung, 245; Coeckelbergh 2022: Robot Ethics, 82; Kehl 2018: Wege zu verantwortungsvoller Forschung und Entwicklung im Bereich der Pflegerobotik, 153; Foster 2018: Aging Japan; Robertson 2017: Robo sapiens japanicus.

[9] Vgl. Pijetlovic 2020: Das Potential der Pflege-Robotik, 3 f. Ferner Klein et al. 2018: Robotik in der Gesundheitswirtschaft; Remmers 2018: Pflegeroboter: Analyse und Bewertung aus Sicht pflegerischen Handelns uns ethischer Anforderungen, 161 f.

[10] Siehe hierzu Seefeldt/Hülsken-Giesler 2020: Pflegeethik und Robotik in der Pflege, 274 f.; Hülsken-Giesler/Daxberger 2018: Robotik in der Pflege aus pflegewissenschaftlicher Perspektive, 127; Lipp 2017: Analytik des Interfacing.

[11] Europäische Kommission 2021: EU und Japan stärken die Forschungs- und Innovationszusammenarbeit im Bereich Robotiklösungen für aktives und gesundes Altern.

[12] Vgl. Pijetlovic 2020: Das Potential der Pflege-Robotik, 3.

[13] Vgl. Fioranelli 2019: Pflegeroboter. Eine Kosten-Nutzen-Analyse.

[14] *HelpMate* gilt gemeinhin als erster Pflegeroboter. Er wurde in den 1980er Jahren entwickelt. Siehe hierzu ausführlich Evans 1994: HelpMate®: An Autonomous Mobile Robot Courier for Hospitals, 1695–1700.

pflegebedürftiger Menschen nicht mitberücksichtigt werden.[15] Hingegen ist die Verwendung von Haushaltsrobotern wie Staubsauger- und Rasenmährobotern in vielen Privathaushalten alltäglich geworden.[16] Pflegeroboter existieren meist als Prototypen oder werden in geringen Stückzahlen produziert. Routinemäßig werden nur wenige Systeme in der professionellen Pflege angewendet. Ein Beispiel ist der soziale Roboter *Paro*, der in Form eines Robbenbabys gestaltet ist und in der Arbeit mit an Demenz erkrankten Menschen eingesetzt wird.[17]

Mittlerweile haben Pflegeroboter Eingang in die öffentliche Debatte gefunden und werden medial immer wieder aufgegriffen.[18] Der Diskurs weist dabei einige charakteristische Merkmale auf: (1) Er ist sehr aufgeladen – Pflegeroboter polarisieren. Befürworter*innen argumentieren, dass Pflegeroboter zur Förderung der Selbstständigkeit und Unabhängigkeit pflegebedürftiger Menschen beitragen. Hingegen äußern Kritiker*innen die Sorge, dass mit dem Einsatz von Robotern die einzigartigen Qualitäten menschlicher Pflege verloren gehen. (2) Aufgrund des raschen Fortschritts, der in der Robotik und der KI-Entwicklung zu beobachten ist, setzt man hohe bzw. überzogene Erwartungen in die Fähigkeiten und Möglichkeiten von Pflegerobotern. Sowohl Befürworter*innen als auch Kritiker*innen sind davon überzeugt, dass Roboter den Pflegeberuf grundlegend verändern und sich vollautomatisierte Pflegeeinrichtungen etablieren werden. (3) Oftmals bleibt unklar, was unter einem Pflegeroboter verstanden wird. Der Begriff wird auf eine Vielzahl technischer Geräte angewendet. So werden soziale Roboter, Serviceroboter, die Haushaltstätigkeiten übernehmen sollen,[19] oder ferngesteuerte Geräte wie Telepräsenzroboter als Pflegeroboter bezeichnet.[20] Dabei

---

[15] Vgl. Kehl 2018: Wege zu verantwortungsvoller Forschung und Entwicklung im Bereich der Pflegerobotik: Die ambivalente Rolle der Ethik, 141–144.

[16] Vgl. ebd., 142. Siehe auch Decker et al. 2011: Service Robotics: Do You know your new Companion?, 37; Seefeldt/Hülsken-Giesler 2020: Pflegeethik und Robotik in der Pflege, 275.

[17] Vgl. Hülsken-Giesler/Daxberger 2018: Robotik in der Pflege aus pflegewissenschaftlicher Perspektive, 130 f. Siehe auch PARO Therapeutic Robot: PARO.

[18] Siehe hierzu exemplarisch Lobe 2022: Wie Roboter in der Pflege eingesetzt werden können; Gillemot/Rost 2023: Mit High-Tech gegen den Fachkräftemangel; Kaiser 2024: „Er hört immer zu"; Lueneberg 2022: Schau mir in die Augen, Kleiner!; Leland 2022: Can Robots Save Nursing Homes?.

[19] Zur unterschiedlichen Verwendungsweise des Begriffs *Pflegeroboter* siehe unter anderem Bendel (Hrsg.) 2018: Pflegeroboter.

[20] Siehe Fosch-Villaronga/Drukarch 2022: AI for Healthcare Robotics, 99 f. Unter Telepräsenzrobotern, die zum Teil den Pflegerobotern zugeordnet werden, versteht man Geräte, die einen Bildschirm sowie eine Kamera, ein Mikrofon und Räder zur Fortbewegung aufweisen. Der ‚ferngesteuerte Roboter' ermöglicht es, dass Ärzt*innen den Patient*innen einen Besuch abstatten, ohne physisch anwesend sein zu müssen. Vgl. ebd.

wird deutlich, dass in der öffentlichen Debatte kein homogenes Bild von Pflegerobotern vorherrscht und eine Vielzahl verschiedener Systeme unter dem Begriff subsumiert werden.[21] (4) In der Debatte liegt der Fokus häufig auf spekulativen Zukunftsszenarien. Dadurch werden die gegenwärtige Entwicklung und die damit verbundenen Fragen der Anwendung nicht ausreichend berücksichtigt.

Auch in der philosophischen Ethik lässt sich dieses Phänomen beobachten: Seit Mitte der 2000er Jahre beschäftigt man sich mit ethischen Fragen rund um Pflegeroboter und neigt dazu, dystopische Zukunftsszenarien zu entwerfen. Dabei verliert man die aktuellen Herausforderungen und Möglichkeiten aus den Augen. Exemplarisch wird das an dem viel zitierten Artikel *In the Hands of Machines?* von Robert Sparrow und Linda Sparrow deutlich.[22] Darin warnen die beiden vor möglichen negativen Konsequenzen, die mit dem Einsatz von Pflegerobotern einhergehen könnten. Sie fokussieren sich auf dystopische Szenarien, in denen das menschliche Pflegepersonal von Robotern ersetzt wird:

> [W]e imagine a future aged-care facility where robots reign supreme. In this facility people are washed by robots, fed by robots, monitored by robots, cared for and entertained by robots. Except for their family or community service workers, those within this facility never need to deal or talk with a human being who is not also a resident.[23]

In anderen ethischen Auseinandersetzungen wird auf ähnlich spekulative Szenarien zurückgegriffen.[24] All den Darlegungen liegen vereinfachte Vorstellungen von Pflege zugrunde.[25] Dadurch geraten die aktuellen praktischen Fragestellungen aus dem Blickfeld. Ebenso trägt die Fokussierung auf futuristische, dystopische Szenarien dazu bei, dass sich verzerrte Vorstellungen über die tatsächlichen Möglichkeiten von Pflegerobotern in der Öffentlichkeit verbreiten. Es ist jedoch unklar, ob solche Automatisierungsvisionen überhaupt verwirklicht werden können.[26]

---

[21] Siehe hierzu Kehl 2018: Wege zu verantwortungsvoller Forschung und Entwicklung im Bereich der Pflegerobotik, 148 f.

[22] Vgl. ebd., 155.

[23] Sparrow/Sparrow 2006: In the Hands of Machines?, 152.

[24] Siehe hierzu exemplarisch Coeckelbergh 2016: Care Robots and the Future of ICT-mediated Elderly Care; Borenstein/Pearson 2010: Robot Caregivers; Sparrow 2016: Robots in Aged Care; Sharkey/Sharkey 2012: The Eldercare Factory.

[25] Vgl. Zegelin/Meyer 2018: Roboter gegen Personalengpässe in der Pflege, 62.

[26] Vgl. Kehl 2018: Wege zu verantwortungsvoller Forschung und Entwicklung im Bereich der Pflegerobotik: Die ambivalente Rolle der Ethik, 155 f.

Wie Christoph Kehl anmerkt, geht man bei dieser ethischen Verfahrensweise von einer quasi-deterministischen Zwangsläufigkeit aus. Man beschäftigt sich mit Problemen, die möglicherweise nie eintreten werden. Das wird einer angewandten Ethik nicht gerecht, denn aus solchen Untersuchungen können weder Handlungsanweisungen noch konkretes Orientierungswissen abgeleitet werden.[27] Es ist wichtig, den tatsächlichen Gebrauch in den Mittelpunkt der ethischen Analyse zu stellen, um einen relevanten Beitrag zur Debatte leisten zu können.[28] Insbesondere deshalb, weil ein unreflektierter Einsatz von Robotern in einem äußerst sensiblen Bereich wie der Pflege gravierende Folgen mit sich bringen könnte.[29]

In der vorliegenden ethischen Analyse wird der Anspruch erhoben, sich mit der aktuellen Situation rund um die Entwicklung und Anwendung von Pflegerobotern auseinanderzusetzen. Da davon auszugehen ist, dass Pflegeroboter in naher Zukunft vor allem in Pflegeinstitutionen und Krankenhäusern – jedoch weniger im privaten Bereich – eingesetzt werden,[30] liegt der Fokus auf jenen robotischen Systemen, die in einem professionellen Pflegesetting Anwendung finden (oder in naher Zukunft finden könnten). Im Mittelpunkt steht somit die ethische Bewertung von Robotern, die in Pflegeinstitutionen wie Krankenhäusern, Pflegeeinrichtungen oder Pflegeheimen eingesetzt werden (könnten). Außerdem gilt es, den Einsatz von Robotern unter Berücksichtigung aktueller pflegewissenschaftlicher und pflegeethischer Erkenntnisse zu untersuchen.

Als ethischer Bewertungsmaßstab dient die Menschenwürdenorm, da in wissenschaftlichen Abhandlungen, Medienberichten und populärwissenschaftlichen Darlegungen immer wieder die Forderung gestellt wird, dass die professionelle

---

[27] Vgl. ebd. Die Auseinandersetzung mit spekulativen Zukunftsszenarien kennt man bereits aus der nanoethischen Debatte. Vgl. ebd. Ferner Nordmann 2007: If and then. A Critique of Speculative Nanoethics; Grunwald 2010: From Speculative Nanoethics to Explorative Philosophy of Nanotechnology.

[28] Siehe Kehl 2018: Wege zu verantwortungsvoller Forschung und Entwicklung im Bereich der Pflegerobotik: Die ambivalente Rolle der Ethik, 155 f. Ferner Nylander et al. 2012: A Complementing Approach for Identifying Ethical Issues in Care Robotics.

[29] Vgl. Kehl 2018: Wege zu verantwortungsvoller Forschung und Entwicklung im Bereich der Pflegerobotik: Die ambivalente Rolle der Ethik, 155 f.

[30] Vgl. Sparrow 2016: Robots in aged Care, 449 f. Hierzu führt Robert Sparrow zwei Gründe an: (1) Pflegeinstitutionen stellen strukturierte Umgebungen dar, in denen sich Roboter eher zurechtfinden als in privaten Haushalten, da diese komplexere Umgebungen darstellen. (2) Es ist zu erwarten, dass Roboter in der Anschaffung und Erhaltung sehr teuer sein werden und Pflegeinstitutionen eher dazu in der Lage sind, Pflegeroboter zu kaufen und zu erhalten als Privatpersonen.

Pflege trotz des Einsatzes von Pflegerobotern *menschenwürdig* bleiben muss.[31] Zwar gibt es schon einige Arbeiten, in denen Pflegeroboter im Hinblick auf die Menschenwürdenorm bewerten werden, doch bleiben diese meist oberflächlich und wenig aussagekräftig.[32] Es fehlt eine tiefergehende Analyse, die sich mit der Frage nach dem menschenwürdigen Einsatz von Pflegerobotern auseinandersetzt. Auch Lexo Zardiashvili und Eduard Fosch-Villaronga weisen in ihrem Artikel *„Oh Dignity too?" Said the Robot* auf diesen Umstand hin und betonen:

> [D]etailed research is necessary to clarify what dignity means in this connected, ever-evolving, and at the same time, diverse contemporary society and how the uses of robotics may challenge this notion.[33]

Die Untersuchung möchte dazu beitragen, diese Lücke zu schließen. Es wird eine tiefergehende Analyse vorgenommen, wie der Einsatz von Robotern im professionellen Pflegesetting mit der Menschenwürde der Menschen mit Pflegebedarf[34] vereinbar ist. Dabei wird berücksichtigt, dass es sich bei der Menschenwürde um ein interpretationsoffenes Konzept handelt, das für den Pflegebereich präzisiert werden muss.

---

[31] Vgl. exemplarisch hierzu Pijetlovic 2020: Das Potential der Pflege-Robotik, 65; Kehl 2018: Wege zu verantwortungsvoller Forschung und Entwicklung im Bereich der Pflegerobotik, 147; Coeckelbergh 2021: Robot Ethics, 90–93; Grunwald 2019: Der unterlegene Mensch, 125.

[32] Siehe hierzu exemplarisch Zardiashvili/Fosch-Villaronga 2020: „Oh Dignity too?" Said the Robot; Sharkey 2014: Robots and Human Dignity; Laitinen et al. 2019: Demands of Dignity in Robotic Care; Sharkey/Sharkey 2012: Granny and the Robot.

[33] Zardiashvili/Fosch-Villaronga 2020: „Oh Dignity too?" Said the Robot, 139.

[34] In der vorliegenden Untersuchung werden meist die Ausdrücke *Mensch mit Pflegebedarf* bzw. *Person mit Pflegebedarf* oder *pflegebedürftiger Mensch* bzw. *pflegebedürftige Person* verwendet. Da der Fokus der Untersuchung insbesondere auf jenen Robotern liegt, die in Pflegeinstitutionen eingesetzt werden (könnten), wird auch die Bezeichnung *Patient*innen und Klient*innen* verwendet. Der Begriff *Patient*in* wird vor allem im medizinischen Sektor angewendet. Hingegen schließt der Begriff *Klient*in* auch jene Menschen ein, die keine medizinische Versorgung benötigen, aber in Pflegeinstitutionen wohnen. Dies ist beispielsweise bei älteren Menschen der Fall ist. Ursula Immenschuh und Stephan Marks merken an, dass der Begriff *Patient*in* eine eher passive Haltung ausdrückt. Der Begriff *Klient*in* beinhaltet zwar die asymmetrische Beziehung, spricht aber dem Menschen mit Pflegebedarf mehr Aktivität und Autonomie zu. Siehe hierzu dies. 2022: Scham und Würde in der Pflege, 8 f.

1.2 Die Anwendung der Menschenwürdenorm in der Praxis

Die Menschenwürde (*human dignity*) gilt spätestens seit ihrer Nennung in der *Allgemeinen Erklärung der Menschenrechte* (1948) als fundamentale rechtliche, moralische und politische Norm. Weltweit wurde sie in zahlreiche Verfassungen und Rechtsdokumente[35] – wie beispielsweise in das *Deutsche Grundgesetz* – aufgenommen.[36] Auch in der ethischen Praxis ist die Menschenwürde mittlerweile fest verankert.[37] Für viele Menschen ist es selbstverständlich, dass dem Menschen der höchste moralische Wert zukommt. Trotz der weitreichenden Verankerung werden die hohe Anpassungsfähigkeit und Interpretationsoffenheit der Menschenwürde kritisiert.[38] Aus verschiedenen Weltsichten wie dem Liberalismus, Sozialismus oder Katholizismus kann auf den Wert zurückgegriffen und dieser ausgedeutet werden.[39] Oftmals beziehen sich Vertreter*innen gegensätzlicher Positionen in ihrer Argumentation auf die Menschenwürde. Dies zeigt sich beispielsweise an der Debatte über die Beihilfe zum assistierten Suizid.[40] Die scheinbare Vieldeutigkeit der Menschenwürde erweckt den Anschein, sie sei beliebig interpretier- und auslegbar. Einige Ethiker*innen und Jurist*innen schlagen daher vor, die Menschenwürde als *Leerformel* bzw. *Illusion* zu betrachten und sie aus der Praxis zu streichen.[41] Allerdings ist das kaum umsetzbar, weil – wie bereits betont wurde – der Wert in vielen Rechtstexten verankert und aus der alltäglichen ethischen Praxis nicht mehr wegzudenken ist.[42]

Ein näherer Blick auf die Menschenwürde zeigt, dass sie trotz ihrer Interpretationsoffenheit und Anschlussfähigkeit nicht willkürlich auslegbar ist. In der Untersuchung wird eine philosophiegeschichtliche Betrachtung, die Auseinandersetzung mit ihrer juristischen Verankerung und eine Analyse grundlegender Einführungen zur Menschenwürde vorgenommen. Dadurch wird deutlich, dass

---

[35] Vgl. Zichy 2017: Menschenwürde und Menschenbild, 81.

[36] Siehe hierzu Grundgesetz für die Bundesrepublik Deutschland, Artikel 1.

[37] Vgl. Gutmann/Quante 2017: Menschenwürde, Selbstbestimmung und Pluralismus, 330.

[38] Siehe hierzu unter anderem Rosen 2018: Dignity, 1–4.

[39] Vgl. Menke/Pollmann 2017: Philosophie der Menschenrechte, 131.

[40] Vgl. Von Wolff-Metternich 2012: Philosophische Konzepte der „Menschenwürde" und ihre Bedeutung für die Debatte um menschenwürdiges Sterben, 203 f. Ferner Schroeder 2008: Dignity – Two Riddles and four Concepts. Schroeder hebt hervor, dass sich in der Sterbehilfedebatte sowohl die Befürworter*innen als auch die Kritiker*innen auf die Menschenwürde berufen.

[41] Siehe hierzu unter anderem Wetz 2005: Illusion Menschenwürde.

[42] Vgl. Gutmann/Quante 2017: Menschenwürde, Selbstbestimmung und Pluralismus, 330.

sie einen abstrakten Kernbereich aufweist, der allen gesellschaftlich akzeptierten Bezugnahmen zugrunde liegen muss. Demnach sind scheinbare Widersprüchlichkeiten an ihrem Rand zu verorten. Der Kernbereich bleibt dadurch unberührt.[43] Eine willkürliche Berufung auf die Menschenwürde erweist sich als gesellschaftlich nicht anschlussfähig.

Will man die Menschenwürdenorm in der Praxis anwenden – und z. B. den Einsatz von Pflegerobotern bewerten –, muss ihr abstrakter Kernbereich verdichtet und spezifiziert werden. Das betrifft sowohl den normativen Gehalt als auch den Anwendungs- und Geltungsbereich.[44] So schreibt Brigitta-Sophie von Wolff-Metternich:

> Was die Menschenwürdenorm inhaltlich impliziert, soll durch weitere Konkretisierungen des Achtungs- und Schutzgebotes sichtbar werden. Von solchen Ausdeutungen erhofft man Aufschluss darüber zu erhalten, welche Handlungen mit dem Anspruch auf den Würdeschutz vereinbar und somit moralisch wie rechtlich akzeptabel sind.[45]

Um diesen Schritt vollziehen zu können, vertreten einige Philosoph*innen wie Michael Zichy,[46] Ernst-Wolfgang Böckenförde,[47] und Dietmar Mieth[48] die Auffassung, dass zur Ausdeutung der Menschenwürde ein spezifisches Menschenbild hinzugezogen werden muss.[49] Die vorliegende Untersuchung setzt hier an. Der Fokus liegt auf dem menschenwürdigen Einsatz von Robotern in der professionellen Pflegepraxis. Dementsprechend wird der Wert der Menschenwürde mit einem Menschenbild angereichert, das der professionellen Pflege zugrunde liegt. Hierzu werden pflegepraxisrelevante Quellen herangezogen, die jeweiligen Menschenbilder herausgearbeitet und sich überschneidende Menschenbildannahmen herausgegriffen. Sie tragen in weiterer Folge dazu bei, den abstrakten Kernbereich der Menschenwürde zu spezifizieren. Durch dieses Vorgehen kann eine

---

[43] Siehe hierzu Birnbacher 2004: Menschenwürde – abwägbar oder unabwägbar?; Werner 2004: Menschenwürde in der bioethischen Debatte.

[44] Siehe hierzu Von Wolff-Metternich 2012: Philosophische Konzepte der „Menschenwürde" und ihre Bedeutung für die Debatte um menschenwürdiges Sterben, 203 f.

[45] Ebd., 203.

[46] Vgl. Zichy 2017: Menschenwürde und Menschenbild.

[47] Böckenförde 2001: Vom Wandel des Menschenbildes im Recht.

[48] Mieth 2003: Menschenwürde und Menschenbild angesichts des Fortschritts der Bioethik, 75.

[49] Vgl. Mieth 2003: Menschenwürde und Menschenbild angesichts des Fortschrittes der Bioethik, 75.

tiefergehende ethische Bewertung von Pflegerobotern und ihren Einsatzfeldern im Pflegekontext vorgenommen werden.

1.3 Forschungsfrage und Aufbau

Aus den Ausführungen ergibt sich nun folgende Forschungsfrage, die der Untersuchung zugrunde liegt:

- Wie können Roboter unter Berücksichtigung pflegepraxisrelevanter Menschenbildannahmen im Kontext der professionellen Pflege eingesetzt werden, damit die Menschenwürde pflegebedürftiger Menschen gewahrt bleibt?

Um die Forschungsfrage angemessen beantworten zu können, werden neun Unterfragen ausformuliert. In jedem der neun folgenden Kapitel erfolgt die Auseinandersetzung mit einer der Unterfragen:

1. Was versteht man unter Menschenbildern und Menschenbildannahmen?
2. Welchen philosophiegeschichtlichen und juristischen Hintergrund weist der Wert der Menschenwürde auf?
3. Welcher Zusammenhang besteht zwischen Menschenbildern und der Menschenwürde?
4. Welche abstrakten Konzepte liegen der modernen Menschenwürdenorm zugrunde?
5. Wie werden der Wert der Menschenwürde sowie Menschenbilder in pflegeethischer und pflegepraktischer Literatur thematisiert?
6. Welche Annahmen über pflegebedürftige Menschen wirken ausgehend von der Pflegewissenschaft und der Pflegeethik in das sektorale Menschenbild von Pflegefachpersonen ein?
7. Wie kann die Menschenwürde durch die Hinzunahme pflegepraxisrelevanter Menschenbildannahmen spezifiziert werden?
8. Wie lassen sich Pflegeroboter dem Bereich der Roboter zuordnen und welche Kategorien gibt es?
9. Wie lassen sich die Pflegeroboterkategorien im Hinblick auf die mit einem pflegepraktischen Menschenbild angereicherte Menschenwürde in der Praxis bewerten?

Die Untersuchung setzt sich aus drei Teilen zusammen, die in neun Kapitel und weitere Unterkapitel gegliedert sind. Durch dieses Vorgehen werden die neun Unterfragen im Hinblick auf die Forschungsfrage systematisch beantwortet.

Teil I *Theoretische Grundlagen zu Menschenbildern und der Menschenwürde* besteht aus vier Kapiteln. Im zweiten Kapitel wird das Konzept der Menschenbilder ausführlich dargestellt. Es wird gezeigt, wie Menschenbilder definiert werden können, welche Funktionen sie erfüllen und welche Arten es gibt. Dadurch wird das Konzept eingegrenzt, die erste Unterfrage beantwortet und ein wichtiges Werkzeug für das weitere Vorgehen dargelegt. Im dritten Kapitel erfolgt eine tiefergehende Auseinandersetzung mit dem Wert der Menschenwürde. Zunächst wird deutlich gemacht, welchen historisch-philosophischen und juristischen Hintergrund der heute weithin anerkannte Wert aufweist, ehe im vierten Kapitel der nähere Zusammenhang zwischen der Menschenwürde und Menschenbildern erläutert wird. Es wird ersichtlich, dass partikulare Menschenbilder einen zentralen Stellenwert bei der Spezifizierung und praktischen Ausdeutung der Menschenwürde einnehmen. Somit erfolgt in den beiden Kapiteln die Beantwortung der zweiten und dritten Unterfrage. Im fünften Kapitel werden moderne, heute größtenteils akzeptierte, aber auf einer abstrakten Ebene liegende Menschenwürdeverständnisse dargelegt, auf die in philosophischen Monografien, Handbüchern und Einführungen eingegangen wird. Dabei wird deutlich, dass die Menschenwürde keineswegs beliebig auslegbar ist. Vielmehr liegt ihr ein abstrakter Kernbereich zugrunde, der in der Praxis durch die Hinzunahme partikularer Menschenbilder wirksam werden kann. Somit erfolgt im vierten Kapitel die Beantwortung der vierten Unterfrage.

In Teil II *Professionelle Pflege, Menschenbilder und Menschenwürde* rücken die professionelle Pflege, die Pflegewissenschaft und die Pflegeethik in den Mittelpunkt. Das sechste Kapitel übernimmt eine einführende Funktion und liefert eine allgemeine Klärung darüber, was in der Untersuchung unter professioneller Pflege verstanden wird. Außerdem erfolgt eine Auseinandersetzung mit der Pflegeethik und ihrer Rolle für den Pflegeberuf. Es wird hervorgehoben, inwieweit der Wert der Menschenwürde einen zentralen Stellenwert im Pflegeberufsverständnis einnimmt. Anschließend wird gezeigt, dass es in der Pflegeethik eine vielschichtige Auseinandersetzung darüber gibt, welchen Einfluss Menschenbilder auf den Pflegebereich haben. Es erfolgt somit die Beantwortung der fünften Unterfrage. Im siebten Kapitel werden pflegespezifische Menschenbilder herausgearbeitet, von denen man ausgehen kann, dass sie einen Einfluss auf das Berufsverständnis der einzelnen Pflegefachperson haben. Es wird auf verschiedene Quellen wie den *ICN-Ethikkodex*, die wichtigsten (deutschsprachigen) Grundlagenlehrbücher sowie einige zentrale Pflegetheorien zurückgegriffen und die impliziten Menschenbildannahmen herausgearbeitet. An dieser Analyse anknüpfend erfolgt im achten Kapitel die Anreicherung des abstrakten Kernbereichs der Menschenwürde mit pflegepraxisrelevanten Menschenbildannahmen. Es wird gezeigt, wie der Wert der Menschenwürde in die konkrete Pflegepraxis übersetzt werden kann und die siebte Unterfrage beantwortet.

Die ethische Beurteilung von Pflegerobotern erfolgt in Teil III *Darlegung und ethische Beurteilung von Robotern im Kontext der professionellen Pflege*, der sich aus zwei längeren Kapiteln zusammensetzt. Im neunten Kapitel wird der Gegenstand – Pflegeroboter –, den es auf Grundlage der mit pflegepraxisrelevanten Menschenbildannahmen angereicherten Menschenwürde zu untersuchen gilt, näher dargelegt und eingegrenzt. Zunächst werden der entwicklungsgeschichtliche Hintergrund sowie der aktuelle Forschungsstand und die gegenwärtige Entwicklung im Bereich der Pflegeroboter dargestellt. Danach wird eine Definition entwickelt, mit der Pflegeroboter von anderen Maschinen – wie beispielsweise ferngesteuerten Geräten – abgegrenzt werden können. Außerdem werden verschiedene Kategorien von Pflegerobotern dargelegt und mit Beispielen nähergebracht. Dadurch wird die achte Unterfrage beantwortet. Im zehnten Kapitel erfolgt schließlich die Beantwortung der neunten Unterfrage und die ethische Bewertung von Pflegerobotern. Hierzu wird zunächst auf die in der Literatur immer wieder geäußerte Sorge eingegangen, dass Pflegeroboter die Objektifizierung und Entmenschlichung pflegebedürftiger Menschen vorantreiben könnten. Anschließend werden die Roboterkategorien mit den ausgearbeiteten Menschenbildannahmen in Verbindung gebracht und verdeutlicht, inwiefern die Menschenwürde pflegebedürftiger Menschen durch den Einsatz von Pflegerobotern geachtet oder missachtet wird. In weiterer Folge werden zwei praxisbezogene Ansätze vorgeschlagen, mit denen im Einzelfall bewertet werden kann, ob der Einsatz eines Pflegeroboters gerechtfertigt ist. Abschließend werden einige Empfehlungen für die Entwicklung von Pflegerobotern dargelegt.

Teil I
Theoretische Grundlagen zu Menschenbildern und der Menschenwürde

Im ersten Teil wird das theoretische Fundament für das weitere Vorgehen dargelegt und näher auf das Themenfeld *Menschenbilder* sowie den Wert der Menschenwürde eingegangen. Zu Beginn findet eine nähere Auseinandersetzung mit Menschenbildern statt. Es wird eine Definition aufgezeigt und auf diese näher eingegangen. Danach erfolgt eine erste Annäherung an den Wert der Menschenwürde, indem auf ihre philosophisch-historische Bedeutung sowie ihre Stellung in zentralen Rechtstexten eingegangen wird. Anschließend wird erläutert, inwiefern Menschenbilder eine wichtige Rolle bei der Ausdeutung der Menschenwürde spielen. Zuletzt wird auf das moderne Menschenwürdeverständnis eingegangen. Dabei wird ersichtlich, dass mit der Menschenwürde abstrakte Konzepte verbunden sind, die mit der Hinzunahme konkreter Menschenbilder für die Praxis ausgedeutet werden können.

2 Theoretische Darlegung zu Menschenbildern und Annahmen über den Menschen

In der Untersuchung nimmt das Konzept der Menschenbilder einen fundamentalen Stellenwert ein, wobei darunter keine bildlichen Darstellungen von Menschen verstanden werden, sondern allgemeine Vorstellungen und Überzeugungen über den Menschen.[1] Menschenbilder sind ein wesentliches Element jeder Kultur und haben Auswirkungen auf den Umgang mit sich selbst und anderen Menschen,[2] indem sie unter anderem das Denken, Handeln, die Werte, Gefühle und Gesetze beeinflussen. Es gibt kaum einen gesellschaftlichen Bereich, der nicht von Menschenbildern durchdrungen ist. Man begegnet ihnen in Religionen, im politischen und juristischen Bereich,[3] in wissenschaftlichen Disziplinen, in der Entwicklung verschiedener Technologien[4] und im Pflegebereich.[5]

Zugleich werden Menschenbilder nur selten reflektiert und kritisch aufgearbeitet. Ihre systematische Freilegung kann jedoch zu einer fruchtbaren gesellschaftlichen Auseinandersetzung führen, wodurch Problemfelder besser beleuchtet und leichter zugänglich gemacht werden. Denn werden Menschenbilder identifiziert, analysiert und kritisch betrachtet, dann

[1] Vgl. Zichy 2017: Menschenbilder, 91.

[2] Vgl. ders. 2021: Die Macht der Menschenbilder, 116.

[3] Siehe zu Menschenbildern im Recht Kirste 2023: Menschenbilder im Recht – Rechtsbilder vom Menschen.

[4] Vgl. Eder/Imorde/Reinerth 2013: Zur Einleitung. Medialität und Menschenbild, 2 f.

[5] Siehe hierzu exemplarisch Knoll 2020: Mensch bleiben!, 35–63; Lay 2022: Ethik in der Pflege, 337–345; Körtner 2022: Grundkurs Pflegeethik, 59 f.; Großklaus-Seidel 2002: Ethik im Pflegealltag, 19–97; Schiff/Dallmann 2021: Ethik in der Pflege, 58; Wied/Warmbrunn (Hrsg.) 2012: Pschyrembel Pflege, 552–554; Sauer/May 2011: Ethik in der Pflege, 18 f.

D. Jost, *Menschenwürde und Pflegeroboter*, Techno:Phil – Aktuelle Herausforderungen der Technikphilosophie 13,
https://doi.org/10.1007/978-3-662-73005-8_2

> […] (1) können diese Überzeugungen einer rationalen Kritik unterzogen werden,
>
> (2) kann ein Boden der gemeinsam geteilten anthropologischen Überzeugungen – ein gesellschaftliches Torso-Menschenbild – gewonnen werden,
>
> (3) kann zwischen öffentlichen, rational legitimierten und privaten, weltanschaulich-religiösen Überzeugungen unterschieden werden und
>
> (4) kann gegenseitiges Verständnis entstehen, das den jeweils anderen Ansichten Freiräume auch dann einzuräumen bereit ist, wenn man diese Ansichten nicht teilt.[6]

Eine Auseinandersetzung mit Menschenbildern, die dem Pflegeberuf zugrunde liegen, kann zu einer tiefergehenden Analyse des menschenwürdigen Einsatzes von Pflegerobotern beitragen.

Um das Konzept anwenden zu können, braucht es eine nähere Klarstellung, wie Menschenbilder definiert und unterteilt werden können. Hierfür wird auf die Menschenbildtheorie, die von Michael Zichy entworfen wurde, zurückgegriffen und insbesondere jene Elemente hervorgehoben, die für die Beantwortung der Forschungsfrage relevant sind.

2.1 Annäherung an das Konzept der Menschenbilder

Der Begriff *Menschenbild* stellt aus zwei Gründen eine Besonderheit dar: Erstens ist damit kein geordnetes, strukturiertes und rational erschlossenes Konzept über den Menschen gemeint. Vielmehr suggeriert die Betonung des Bildes, dass alle Überzeugungen und Annahmen über den Menschen synchron vorhanden sind. Zweitens gibt es den Begriff in dieser Form nur in der deutschen Sprache. Er lässt sich nicht wortwörtlich in andere Sprachen übersetzen.[7] In der englischen Sprache können am ehesten die Formulierungen *conception of human nature*, *concept of human nature*, *understanding of human nature*, *idea of human nature* und *view of human nature* verwenden werden.[8] Zwar erfassen die Formulierungen nicht genau das, was man unter dem Begriff *Menschenbild* versteht,[9] doch haben auch Menschen, die eine andere Sprache sprechen, eine Idee über die Natur des Menschen, mit der sie sich selbst und andere Menschen wahrnehmen. Das Konzept lässt sich somit auch auf andere Kulturen übertragen.

[6] Zichy 2021: Die Macht der Menschenbilder, 116 f.

[7] Vgl. Düwell 2011: Menschenbilder und Anthropologie in der Bioethik, 28.

[8] Vgl. Zichy 2017: Menschenbilder 83 f.

[9] Vgl. Düwell 2011: Menschenbilder und Anthropologie in der Bioethik, 28.

Die anthropologische Grundlage von Menschenbildern ist nachvollziehbar, da „[…] der Mensch ein Wesen ist, das offensichtlich darauf angewiesen ist, sich ein Bild von sich selbst zu machen, und das sich durch dieses Bild selbst mitgestaltet."[10] In der Philosophie wird die Notwendigkeit von Menschenbildern mit dem Verweis auf die menschlichen Merkmale *Unfertigsein* und *Mangelhaftigkeit*[11], *Weltoffenheit*[12], *Nicht-Festgestelltsein*[13] und *Exzentrizität*[14] begründet. Aufgrund dieser Wesenseigenschaften braucht der Mensch Ideen, die ihm Form verleihen. Menschenbilder fungieren als solche Ideen.[15] Demnach sind sie nicht nur beschreibende Darlegungen des Menschen, sondern geben ihm einen Anhaltspunkt darüber, wie er sich verhalten soll. Sie enthalten ethische Implikationen.[16] Somit versteht man unter Menschenbildern die mentale Repräsentation bzw. Vorstellung, die jemand – ein Individuum oder ein Kollektiv – vom Menschen hat.[17] Sie können als soziale Konstrukte aufgefasst werden, mittels denen die Komplexität der Wirklichkeit reduziert wird.[18] Sie sind gesellschaftliche und persönliche Überzeugungen, Annahmen und Meinungen *über* die Wirklichkeit des Menschen, die zugleich die Wahrnehmung gegenüber sich selbst, den Umgang mit anderen Menschen[19] und die Vorstellung darüber, was ein gutes Leben ausmacht, prägen.[20]

Der Begriff besitzt sowohl außer- als auch innerhalb der Wissenschaft eine hohe Popularität, wird jedoch meist beiläufig erwähnt. Ebenso ist der Begriff sehr breit und unscharf und besitzt trotz allem eine hohe intuitive Plausibilität. Es ist schlichtweg nachvollziehbar, dass alle Menschen ein Menschenbild haben.[21] In der philosophischen Ethik stößt der Begriff auf Kritik. Dabei bezieht man sich

---

[10] Zichy 2017: Menschenbilder, 404.

[11] Siehe hierzu Herder 2015: Abhandlung über den Ursprung der Sprache; Gehlen 2016: Der Mensch; Ders. 2017: Anthropologische und sozialpsychologische Untersuchungen.

[12] Siehe hierzu Scheler 2016: Die Stellung des Menschen im Kosmos.

[13] Siehe hierzu Nietzsche 1983: Also sprach Zarathustra.

[14] Siehe hierzu Plessner 2016: Die Stufen des Organischen und der Mensch.

[15] Vgl. Zichy 2017: Menschenbilder, 404.

[16] Vgl. ebd., 64.

[17] Vgl. Zichy 2021: Die Macht der Menschenbilder, 10 f.

[18] Vgl. Rolka/Schultz 2011: Menschenbild – Kommunikation – Gesellschaft, 8. Siehe auch Zichy 2021: Die Macht der Menschenbilder, 56.

[19] Vgl. Knoll 2020: Mensch bleiben!, 36.

[20] Vgl. ebd., 41.

[21] Vgl. Zichy 2017: Menschenbilder, 11.

hauptsächlich darauf, dass Menschenbilder unsaubere und verschleiernde Argumente beinhalten und man mit dem Verweis auf sie auf etwas zurückgreift, das man nicht mehr weiter hinterfragt:[22] Beispielsweise weist Christian Thies darauf hin, dass Menschenbilder inkonsistente holistische Gebilde sind, die unbegründete normative Elemente aufweisen, unbewusst orientierend und prädiskursiv sind und einer kritischen Analyse kaum zugänglich sind.[23] Einen ähnlichen Einwand findet man bei Marcus Düwell. Er hebt hervor, dass mit der Rede von Menschenbildern bereits der Anspruch erhoben wird, zu wissen, wer der Mensch ist und wie mit ihm umgegangen werden soll. Es wird eine normativ-deskriptive Einheit vorausgesetzt, die nicht weiter reflektiert wird.[24] Aufgrund des relativierenden Charakters, den Menschenbilder aufweisen, betont Johannes Fischer, dass man diese aus dem Bereich der Ethik fernhalten sollte.[25]

Zusammengefasst nehmen Kritiker*innen vor allem den religiös-ideologischen und dogmatischen Charakter von Menschenbildern in den Blick, mit dem man sich nicht näher auseinandersetzen will.[26] Dabei wird auf ein sehr verkürztes Begriffsverständnis zurückgegriffen und Menschenbilder hauptsächlich als etwas Religiös-Weltanschauliches verstanden. Demnach machen Menschenbilder nur Aussagen über den Menschen, die rational nicht überprüfbar sind, wie zum Beispiel darüber, dass er eine unsterbliche Seele hat und von Gott geschaffen wurde.[27] Dieses Verständnis ist verkürzt, denn Menschenbilder enthalten auch Aussagen über den Menschen, „[...] die sich sehr wohl rational überprüfen lassen: beispielsweise, dass der Mensch sprach- und vernunftbegabt und zur Selbstbestimmung fähig ist.“[28] Betrachtet man Menschenbilder genauer, dann stellt man fest, dass es verschiedene Typen und Dichtegrade von Menschenbildern gibt und es sich keineswegs nur um religiös-weltanschauliche Gebilde handelt.

---

[22] Vgl. ebd., 89.

[23] Vgl. Thies 2009: Menschenbilder und Ethik, 24–30.

[24] Vgl. Düwell 2011: Menschenbilder und Anthropologie in der Bioethik, 28 f. Düwell schreibt hierzu: „‘Euthanasie ist mit dem christlichen Menschenbild (nicht) vereinbar.‘ Eine solche Aussage suggeriert, dass normative Fragen und die Zulässigkeit von Euthanasie durch einen Verweis auf ein Menschenbild beantwortet werden oder zu beantworten seien. In moralischen Diskursen wäre nach diesem Verständnis das zugrunde liegende Menschenbild dafür entscheidend, wie wir über strittige normative Fragen denken oder handeln sollten.“ Ebd., 27.

[25] Vgl. Fischer 2009: Ethik und Menschenbild, 1–4.

[26] Vgl. Zichy 2017: Menschenbilder, 11.

[27] Vgl. ders. 2021: Die Macht der Menschenbilder, 10.

[28] Ebd., 11.

Michael Zichy nimmt in dem Buch *Menschenbilder. Eine Grundlegung* eine systematische Untersuchung des Phänomens der Menschenbilder vor.[29] Am Ende des ersten Teils legt er eine systematisch-begriffliche Erklärung dar, anhand der man Menschenbilder identifizieren und voneinander unterscheiden kann. Er betont, dass durch einen theoretisch begründeten Verweis und die Aufarbeitung von Menschenbildern ein erweiterter Blick auf verschiedene Debatten und Disziplinen möglich ist. In der vorliegenden Analyse kann durch die Hinzunahme des Menschenbilderkonzepts ein tieferliegender Blick auf den menschenwürdigen Einsatz von Pflegerobotern ermöglicht werden.

2.2 Menschenbilder – Eine Definition

Zichy legt Menschenbildern zunächst eine sehr breite und allgemein gehaltene Definition zugrunde:[30]

> Menschenbilder sind mehr oder weniger kohärente Bündel von Annahmen über als wichtig angesehene Eigenschaften des Menschen im Allgemeinen.[31]

Die Definition setzt sich aus drei Bausteinen zusammen, auf die nun näher eingegangen wird:

„Menschenbilder sind mehr oder weniger kohärente Bündel von Annahmen …"
Menschenbilder setzen sich aus mehreren Annahmen zusammen, zwischen denen Beziehungen bestehen. Demnach sind wichtige Bestandteile eines Menschenbildes sowohl die Annahmen als auch deren Beziehungen zueinander. Außerdem haben sie keinen festen Rahmen, sondern weisen eine gewisse Offenheit auf. Auch wenn sie ein wesentlicher Bestandteil unseres Sinn- und Überzeugungssystems sind und in unserer Lebenswelt eine fundamentale Rolle spielen,[32] wird kaum jemand behaupten, dass sich jeder in der alltäglichen Begegnung mit Menschen auf ein vollumfänglich ausgearbeitetes und systematisches Menschenbild bezieht.

---

[29] Vgl. ders. 2017: Menschenbilder, 12.

[30] Vgl. ders. 2021: Die Macht der Menschenbilder, 14.

[31] Ders. 2017: Menschenbilder, 95. Siehe auch ders. 2021: Die Macht der Menschenbilder, 14.

[32] Vgl. ders. 2017: Menschenbilder, 222.

Durch die Beziehungen, in denen die Annahmen zueinander stehen, ergänzen und stützen sie sich, schränken sich aber zugleich auch ein. In manchen Fällen kann zwischen einzelnen Annahmen ein Widerspruch bestehen,[33] wobei die Widersprüche je nach Ausarbeitungs- und Reflexionsgrad des Menschenbildes höher oder niedriger ausfallen können.[34] Trotz allem besteht eine Grundvoraussetzung darin, dass die Annahmen und Beziehungen ein bestimmtes Mindestmaß an Widerspruchsfreiheit aufweisen müssen, um ein *mehr oder weniger kohärentes Bündel von Annahmen über den Menschen* zu ergeben.[35]

„…über wichtige Eigenschaften des Menschen…“

Menschenbilder bestehen aus zwei grundlegenden Arten von Annahmen: Einerseits aus einer Vielzahl an trivialen Annahmen und andererseits aus einigen wenigen wichtigen Annahmen über als zentral angesehene menschliche Eigenschaften. Auch wenn bei Menschenbildern immer beide Arten von Annahmen mitschwingen, ist es bei einer systematischen Untersuchung – wie sie hier vorgenommen wird – sinnvoll, die Menschenbilder auf jene Eigenschaften zu reduzieren, die ihnen zufolge als für den Menschen zentral bzw. wesentlich gelten.[36] Somit werden aus der unzähligen Menge an Annahmen, die getroffen werden (können) und implizit in Menschenbildern enthalten sind, diejenigen hervorgehoben, denen ein zentraler Stellenwert zukommt.[37] Die anderen Annahmen stellen Trivialitäten dar. Darunter fallen Eigenschaften wie jene, dass Menschen essen und atmen müssen. Oftmals handelt es sich um Eigenschaften, die Menschen mit anderen Entitäten wie zum Beispiel mit Tieren teilen.[38]

Zwar werden Menschenbilder im Hinblick auf ihre zentralen Annahmen interpretiert, doch gibt es eine Wechselwirkung zwischen trivialen und zentralen Annahmen. Triviale Annahmen bilden „[…] das dichte Gewebe unseres stets mitschwingenden Hintergrundwissens über den Menschen im Allgemeinen […]“[39]. Ihr Stellenwert wird durch die zentralen Annahmen interpretiert und gedeutet.

---

[33] Vgl. ders. 2021: Die Macht der Menschenbilder, 11.

[34] Ein in der philosophischen Anthropologie systematisch ausgearbeitetes Menschenbild weist im Normalfall einen deutlich geringeren Grad an sich gegenseitig widersprechenden Annahmen auf als alltägliche Menschenbilder. Siehe hierzu ders. 2017: Menschenbilder 93.

[35] Vgl. ebd., 93.

[36] Vgl. ders. 2021: Die Macht der Menschenbilder, 13.

[37] Vgl. ders. 2017: Menschenbilder, 93.

[38] Vgl. ders. 2021: Die Macht der Menschenbilder, 13.

[39] Ebd., 94.

Gleichzeitig kann eine Verschiebung der trivialen Eigenschaften dazu führen, dass Annahmen über zentrale Eigenschaften neu aufgefasst werden.[40]

„…im Allgemeinen“

Mit der Formulierung, dass Menschenbilder sich auf den Menschen im Allgemeinen beziehen, wird deutlich, dass sie einen universalistischen Anspruch stellen und Annahmen enthalten, die auf *alle* Menschen zutreffen. Auf den ersten Blick suggeriert dies, dass damit alle Mitglieder der biologischen Spezies *Homo sapiens* gemeint sind.[41] Wie Felipe Fernandez-Armesto anmerkt, ist es in der Geschichte ein neues Phänomen, dass Menschen sich kategorial klar und deutlich von Tieren abgrenzen. In vielen Gesellschaften gab es über einen langen Zeitraum eine enge Verbindung zwischen Menschen und Tieren. Es ist vorstellbar, dass bestimmte Tiere als vollwertige Mitglieder der menschlichen Gemeinschaft angesehen wurden.[42]

Ebenso verdeutlicht ein Blick in die nähere Geschichte, dass der Begriff *Mensch* nicht notwendigerweise an die Gattung *Homo sapiens* geknüpft ist. Dies wird im Zusammenhang mit der europäischen Kolonialisierung deutlich. Europäer*innen haben Mitglieder der Gattung *Homo sapiens* aufgrund körperlicher und kultureller Unterschiede in verschiedene Grade des Menschseins eingeteilt.[43] Somit gab es Menschenbilder, in denen Vertreter*innen der Gattung *Homo sapiens* keinen Platz fanden.[44]

---

[40] Zichy reduziert Menschenbilder auf die zentralen Annahmen und begründet dieses Vorgehen mit der systematischen Bedeutung, die wichtige Eigenschaften in Menschenbildern einnehmen. Gleichzeitig ist ihm bewusst, dass diese Bestimmung sehr ungenau ist und offenlässt, warum gewisse Annahmen über den Menschen eine zentrale Rolle in dem jeweiligen Menschenbild einnehmen. Dies ist auf den Umstand zurückzuführen, dass es verschiedene Arten von Menschenbildern gibt und damit verbunden verschiedene Gründe für jeweilige zentrale Annahmen. Siehe hierzu ders. 2017: Menschenbilder, 94 f.

[41] Vgl. ebd., 95 f.

[42] Siehe hierzu Fernández-Armesto 2009: So You Think You're Human?, 37 f.

[43] Siehe hierzu Kerner 2021: Postkoloniale Theorien, 28. Siehe auch Blanchard et al. (Hrsg.) 2012: MenschenZoos.

[44] Vgl. Zichy 2017: Menschenbilder, 96. Deutlich zeigt sich das an den spanischen Konquistador*innen, die die amerikanische Bevölkerung nicht als Menschen anerkannten. Ihnen lag ein Menschenbild zugrunde, demnach der Mensch zivilisiert und vernunftbegabt sei. Die Wesen, die sie auf dem amerikanischen Kontinent trafen, schienen diese Eigenschaften nicht aufzuweisen. Um die Einwohner*innen als Menschen anerkennen zu können, hätten die Konquistador*innen einige bislang gültige Überzeugungen über den Menschen hinterfragen und korrigieren müssen. Dazu waren viele nicht in der Lage. Stattdessen ermordete man die Einwohner*innen oder beutete sie als Sklav*innen aus. Ders. 2021: Die Macht der Menschenbilder, 83. Siehe auch Huber 2019: Die Konquistadoren.

Heute würde wohl kein vernünftiger Mensch mehr anzweifeln, dass jemand, der genetisch zur Gattung *Homo sapiens* gehört, ein Mensch ist. Dennoch könnte sich das Verständnis von Menschsein auch in Zukunft ändern. Es gibt Wissenschaftler*innen, die mit wiederhergestellter Neandertaler-DNA versuchen, den *Homo neanderthalensis* zum Leben zu erwecken. Daran gibt es berechtigte Kritik. Sollte dies jedoch gelingen, würde das unser derzeitiges Menschenbild auf die Probe stellen. Es würde zwangsläufig die Frage aufkommen, ob Neandertaler*innen ‚Mensch' genug wären, um in unser Menschenbild zu fallen.[45] Immerhin findet man immer mehr Belege dafür, dass sie viele Fähigkeiten und Eigenschaften aufwiesen, die hauptsächlich den Mitgliedern der Gattung *Homo sapiens* zugesprochen werden.[46]

Zusammenfassung
Es kann festgehalten werden, dass sich Menschenbilder aus vielen trivialen Annahmen und einigen wenigen Annahmen über wichtige Eigenschaften des Menschen zusammensetzen. Die Annahmen stehen in Beziehung zueinander und stützen sich gegenseitig. Außerdem erheben Menschenbilder einen Universalitätsanspruch und beziehen sich auf den Menschen im Allgemeinen.

Bei der vorliegenden Analyse steht die Aufarbeitung pflegepraxisrelevanter Menschenbilder im Vordergrund. Dementsprechend liegt der Fokus auf der Aufarbeitung der *zentralen Annahmen*, die auf pflegebedürftige Menschen bezogen sind und der professionellen Pflege zugrunde liegen.

2.3 Zentrale Menschenbildannahmen – Eine Unterteilung

Die zentralen Annahmen eines Menschenbildes können wiederum unterteilt werden. Für die vorliegende Untersuchung ist vor allem die Unterscheidung zwischen expliziten und impliziten sowie deskriptiven und normativen Annahmen relevant.[47]

---

[45] Siehe hierzu Condemi/Savatier 2020: Der Neandertaler, unser Bruder, 210 f.

[46] Siehe hierzu Schrenk 2019: Die Frühzeit des Menschen, 103–109. Siehe auch Condemi/Savatier 2020: Der Neandertaler, unser Bruder.

[47] Zichy führt in *Menschenbilder. Eine Grundlegung* eine weitere Unterscheidung ein, nämlich jene in kategoriale und nicht-kategoriale Menschenbildannahmen. Kategoriale Menschenbildannahmen legen explizit fest, wer oder was unter die Kategorie *Mensch im Allgemeinen* fällt. Erfüllt eine Entität die kategoriale Annahmen, dann fällt sie notwendigerweise

Explizite und implizite Menschenbildannahmen

Explizite Annahmen werden ausdrücklich erwähnt und festgehalten. Exemplarisch wird das an der *Allgemeinen Erklärung der Menschenrechte* deutlich. Hier wird explizit erwähnt, dass alle Menschen von Geburt an die gleiche Würde und die gleichen Rechte haben sowie mit Vernunft und Gewissen ausgestattet sind.[48] Auch in Pflegeleitbildern sind zum Teil explizite Annahmen über den Menschen vorhanden.[49] Explizite Annahmen sind Gegenstand von Reflexionen und stellen Bezugspunkte in der Rechtfertigung von Handlungen dar. Es wird deutlich dargelegt, von welchen zentralen Annahmen in Bezug auf den Menschen ausgegangen wird.[50]

Implizite Annahmen werden nicht ausdrücklich erwähnt und liegen bestimmten Narrationen, Normen, Verhaltensformen, Rechtsdokumenten,[51] aber auch Sprichwörtern, Filmen oder der Literatur zugrunde.[52] Im Pflegebereich spielen sie ebenfalls eine große Rolle. Wie im zweiten Teil deutlich wird, sind implizite Menschenbildannahmen unter anderem in Ethikkodizees, Pflegeleitbildern, Pflegetheorien sowie Grundlagenlehrbüchern enthalten und beeinflussen die Pflegepraxis.[53] Implizite Annahmen machen einen deutlich höheren Anteil als

in den Kreis derer, auf die das Menschenbild zutrifft. Nicht-kategoriale Menschenbildannahmen legen nicht explizit fest, wer in die Kategorie *Mensch* fällt. Die Festlegung ergibt sich aus dem Alltagsverständnis. So wird zum Beispiel in der *Allgemeinen Erklärung der Menschenrechte*, aber auch in den Menschenbildern, die im Pflegebereich auftreten, vorausgesetzt, dass alle Mitglieder der Gattung *Homo sapiens* als Menschen aufzufassen sind. Siehe hierzu ausführlich ders. 2017: Menschenbilder, 98–102.

[48] Siehe hierzu auch Vereinte Nationen: Allgemeine Erklärung der Menschenrechte, Artikel 1.

[49] Siehe hierzu exemplarisch das Leitbild des Ordens der Barmherzigen Brüder: „Der Mensch als ein Geschöpf und Ebenbild Gottes ist in seiner von Gott gegebenen Würde unantastbar." Dies 2002: Das Herz befehle, 5. Es wird explizit hervorgehoben, dass der Mensch ein Geschöpf und das Ebenbild Gottes ist. Ebenso lässt sich explizit herauslesen, dass dem Menschen eine von Gott gegebene Würde zukommt.

[50] Vgl. Zichy 2017: Menschenbilder, 96 f.

[51] Vgl. ebd., 97.

[52] Vgl. ebd., 213 f.

[53] Knoll setzt sich in dem Buch *Mensch bleiben!* in einem Kapitel mit anthropologischen Aspekten in der Pflege auseinander. Siehe hierzu ausführlich ders. 2020: Mensch bleiben!, Kapitel II: Es gibt keine anthropologiefreie Zone in der Pflege, 64–95.

explizite Annahmen aus.[54] Nachfolgend werden insbesondere implizite Annahme im Zusammenhang mit dem professionellen Pflegebereich herausgearbeitet.[55]

Normative und deskriptive Menschenbildannahmen

Zusätzlich kann zwischen deskriptiven und normativen Annahmen unterschieden werden. Menschenbilder beinhalten „[...] in der Regel nämlich nicht nur Annahmen darüber, wie Menschen *sind*, sondern auch darüber, wie Menschen *sein sollen* [...].“[56]

Deskriptive Annahmen nehmen eine beschreibende Funktion ein und machen Aussagen darüber, wie der Mensch ist.[57] Eine deskriptive Menschenbildannahme, die dem Pflegebereich zugrunde liegt, ist jene, dass Menschen in manchen Lebensphasen hilfs- und pflegebedürftig sind (z. B. im Säuglingsstadium oder im hohen Alter). Zugleich ist ein Bewusstsein dafür vorhanden, dass Hilfs- und Pflegebedürftigkeit jederzeit durch Unfälle oder Krankheiten auftreten kann.[58]

Normative Annahmen halten fest, wie der Mensch sein soll. Sie können einerseits als deskriptive Annahmen mit impliziter normativer Wirkung vorliegen. So liegen der professionellen Pflege deskriptive Menschenbildannahmen zugrunde, die normative Geltung beanspruchen.[59] Denn man orientiert sich an einem deskriptiven Bild eines ‚normalen‘ Menschen, der keinen Pflegebedarf aufweist.[60] Andererseits können Menschenbilder auch explizit normative Annahmen enthalten. So beinhaltet die pflegepraxisrelevante Annahme, dass Menschen nach Selbstständigkeit streben, dass sie diese Eigenschaft auch ausleben sollen.[61] Letztendlich weisen normative Menschenbildannahmen immer deskriptive Elemente auf. Die beiden Annahmetypen liegen meist in Mischformen vor.[62]

Kritiker*innen sehen hier die Gefahr eines Sein-Sollen-Fehlschlusses gegeben. Thies merkt beispielsweise an, dass Menschenbildannahmen oftmals nicht

---

[54] Vgl. Zichy 2017: Menschenbilder, 213.

[55] Im 7. Kapitel werden – meist implizite – Menschenbildannahmen, die im Zusammenhang mit dem Pflegebereich stehen, herausgearbeitet.

[56] Zichy 2017: Menschenbilder, 102 f.

[57] Vgl. ders. 2023: Grundlagen, 8. Eine ausführliche Darlegung zu deskriptiven Menschenbildannahmen findet man bei ders. 2017: Menschenbilder, 103–105.

[58] Die Menschenbildannahme, dass Menschen hilfs- und pflegebedürftig sind, wird in Abschnitt 8.1. näher dargelegt.

[59] Vgl. Van Kampen/Sanders 2000: Einige kritische Anmerkungen zum Menschenbild in ausgewählten Pflegemodellen, 61.

[60] Vgl. Zichy 2017: Menschenbilder, 105 f.

[61] Dies wird näher in Abschnitt 8.2.1. ausgeführt.

[62] Vgl. Zichy 2017: Menschenbilder, 105–107.

logisch-argumentativ sind und der Zusammenhang von deskriptiven und normativen Aussagen verschleiert bleibt.[63] Die Kritik kann dahingehend zurückgewiesen werden, dass bei einer sauberen Argumentation keine normativen Ableitungen aus deskriptiven Annahmen folgen.[64]

2.4 Theoretische und praktische Menschenbilder

Die oben genannte Definition und die nähere Erläuterung zu den verschiedenen Arten von Annahmen bilden die Grundlage für die Analyse von Menschenbildern. Zugleich ist die Definition sehr breit und umschließt sowohl Menschenbilder des alltäglichen Lebens, der philosophischen Anthropologie sowie verschiedener wissenschaftlicher Disziplinen. Aus diesem Grund wird abschließend zwischen zwei grundlegenden Arten von Menschenbildern unterschieden, die sich wiederum in Unterkategorien aufspalten lassen. Hierbei handelt es sich um theoretisch-wissenschaftliche und praktische Menschenbilder. Es muss hervorgehoben werden, dass die beiden Arten von Menschenbildern aufeinander einwirken und keine klaren Grenzen zwischen ihnen gezogen werden können.[65]

2.4.1 Theoretisch-wissenschaftliche Menschenbilder

Theoretisch-wissenschaftliche Menschenbilder können folgendermaßen definiert werden:

> Theoretische Menschenbilder sind mehr oder weniger kohärente Bündel von Annahmen über wichtige Eigenschaften des Menschen im Allgemeinen, die in den Beschreibungen und Erklärungen der Welt, so wie sie vor allem von den Wissenschaften vorgenommen werden, vorkommen.[66]

Für die Analyse sind folgende Kategorien wissenschaftlich-theoretischer Menschenbilder von Bedeutung:[67]

---

[63] Vgl. Thies 2009: Menschenbild und Ethik, 24 f.

[64] Vgl. Zichy 2017: Menschenbilder, 108.

[65] Vgl. ebd., 109 f.

[66] Ebd., 110.

[67] Zichy geht auch auf anthropologische Entwürfe ein. Hierbei handelt es sich um Großtheorien, die mit wissenschaftlichen Methoden systematisch ausgearbeitet werden. Sie weisen einen sehr hohen Grad an Konsistenz und Kohärenz auf und stellen einen Wahrheits-

Modelle vom Menschen

Als *Modelle vom Menschen* werden jene Menschenbilder bezeichnet, die in wissenschaftlichen Erklärungen, Theorien und Beschreibungen über die Welt vorkommen.[68] Sie werden systematisch dargestellt und heben einige für einen bestimmten Bereich zugeschnittene Aspekte des Menschseins hervor. Den wissenschaftlichen Modellen liegt kein Totalitätsanspruch zugrunde, denn sie betrachten den Menschen nur aus *einem* Blickwinkel. Die Aussagen beziehen sich lediglich auf Teilaspekte des Menschen. Dadurch können verschiedene Modelle nebeneinanderstehen.[69] Ein umstrittenes modellhaftes Menschenbild ist jenes des *Homo oeconomicus*, bei dem man davon ausgeht, dass das menschliche Handeln lediglich von wirtschaftlicher Zweckmäßigkeit geleitet wird und der Mensch nur seinen Eigennutzen verfolgt.[70]

Implizite anthropologische Annahmen

Wissenschaftlichen Theorien liegen implizite anthropologische Menschenbildannahmen zugrunde. Die Theorien sind nicht systematisch ausgearbeitet und stellen keinen Totalitätsanspruch. Ebenso können die impliziten Menschenbildannahmen einen höheren Grad an Inkonsistenz aufweisen als die anderen Arten theoretischer Menschenbilder. Angemerkt werden muss, dass theoretisch-wissenschaftliche Menschenbilder nicht nebeneinanderstehen, sondern ebenso fließende Übergänge und Überlappungen aufweisen.[71] Implizite anthropologische Annahmen lassen sich beispielsweise in Pflegelehrbüchern und Pflegetheorien finden.

---

und Totalitätsanspruch. Anthropologische Entwürfe heben nicht nur einzelne Aspekte des Menschseins hervor, sondern machen Aussagen über sein Wesen und über den Menschen im Ganzen. Diese Menschenbilder stellen aufgrund ihres umfassenden Charakters einen lebensweltlichen bzw. praktischen Anspruch. Man findet sie beispielsweise in den philosophischen Anthropologien von Scheler, Plessner und Gehlen. Siehe hierzu ders. 2017: Menschenbilder, 110 f. In der vorliegenden Analyse spielen anthropologische Entwürfe keine Rolle.

[68] Vgl. ders. 2021: Die Macht der Menschenbilder, 14.

[69] Siehe hierzu ausführlich ders. 2017: Menschenbilder, 111–113.

[70] Vgl. ders. 2005: Der homo oeconomicus und die Moral, 30. Am Beispiel des homo oeconomicus wird deutlich, wie wissenschaftlich-theoretische Menschenbilder in die Praxis einsickert. Denn durch ökonomische Ausbildungsprogramme, populärwissenschaftliche Darstellungen, über Beratungsleistungen von Ökonom*innen prägt das wirtschaftswissenschaftliche Modell das Denken und Handeln der Menschen, indem sie sich in ihrem Handeln an ihm orientieren. Vgl. ders. 2023: Grundlagen, 13.

[71] Vgl. ders. 2017: Menschenbilder, 114.

2.4.2 Praktische Menschenbilder

Praktische Menschenbilder lassen sich folgendermaßen definieren:

> [P]raktische Menschenbilder [sind] solche Bündel von Annahmen über den Menschen, die den praktischen Umgang in und mit der Welt prägen.[72]

Praktische Menschenbilder dienen zunächst einmal der Identifikation eines Phänomens als Mensch. Diesem Phänomen werden bestimmte Eigenschaften zugeschrieben, die dem jeweiligen lebensweltlichen Menschenbild zugrunde liegen – man nimmt eine Hyper-Typisierung vor.[73] Ist dieser Schritt vollzogen, kann das Phänomen, das als Mensch identifiziert wurde, einer bestimmten sozialen Rolle zugeordnet werden.[74] Dies erleichtert den Umgang miteinander und trägt zur Komplexitätsreduktion bei.[75] Somit wirken lebensweltliche Menschenbilder auf die Weltumschließung ein und schaffen Ordnung. Zugleich beeinflussen sie das Selbstverständnis des Individuums, geben ihm Stabilität, legitimieren gewisse Institutionen, Praktiken sowie Normen und treten ihm als Idealbild gegenüber, an dem es sich orientieren kann.[76] Praktische Menschenbilder werden in zwei Kategorien unterschieden.[77]

Lebensweltliche Menschenbilder

Lebensweltliche Menschenbilder sind jene „[...] Bündel von Annahmen über den Menschen, die praktisch wirksam sind, d. h. das Handeln orientieren, und die [...] total sind."[78] Die Lebenswelt wird dabei als jene Welt verstanden, in der man sein alltägliches Leben führt.[79] Sie ist von der Gesellschaft und den

---

[72] Ebd., 115.

[73] Vgl. ebd., 173 f.

[74] Unter *Typisierungen* versteht man, dass man Menschen, denen man im Alltag begegnen, verschiedene Rollen zuschreibt und sie dementsprechend in verschiedene Kategorien bzw. Typen einteilt, womit bestimmte (meist neutrale) Eigenschaften verbunden werden. Im Alltag begegnet man zum Beispiel Verkäufer*innen, Busfahrer*innen, Tourist*innen, Freund*innen, Verwandten oder Pfleger*innen und überträgt bestimmte Vorstellungen auf diejenigen Menschen, die gerade diese Rollen einnehmen. Siehe hierzu Goffman 2013: Wir alle spielen Theater, 5 f.

[75] Vgl. Zichy 2017: Menschenbilder, 156–159.

[76] Vgl. ders. 2021: Die Macht der Menschenbilder, 53–67.

[77] Vgl. ders. 2017: Menschenbilder, 115.

[78] Ebd., 121.

[79] Vgl. ders. 2021: Die Macht der Menschenbilder, 15.

kulturellen Umständen geprägt. Dadurch wird die Welt immer schon durch ein System von Sinnzusammenhängen, das sich über die Wirklichkeit legt, wahrgenommen.[80] Dass die Lebenswelt von den jeweiligen kulturellen Umständen geprägt ist, zeigt sich exemplarisch daran, dass die Annahme, allen Menschen kommt eine gleichwertige Würde zu, ein historisch junges Phänomen ist und in früheren Lebenswelten keine Rolle spielte.[81] Die Menschen waren von anderen kulturellen Umständen umgeben, lebten in anderen Lebenswelten und hatten dadurch andere Menschenbilder.

Die lebensweltlichen Menschenbilder spielen im Alltag eine zentrale Rolle und treten in verschiedenen, miteinander verbundenen Dichtegraden auf.[82] Sie lassen sich in (gesamt)gesellschaftliche, gruppenspezifische und individuelle Menschenbilder teilen, bauen aufeinander auf[83] und liegen der persönlichen Lebenswelt zugrunde.[84]

Die grundlegende Schicht stellen die *(gesamt)gesellschaftlichen Menschenbilder* dar. Sie sind Bündel von Annahmen über den Menschen im Allgemein, die von allen bzw. der überwiegenden Mehrheit der Mitglieder einer Gesellschaft[85] geteilt werden. Das (gesamt)gesellschaftliche Menschenbild ist umso unspezifischer, abstrakter und dünner, je ausdifferenzierter eine Gesellschaft ist.[86] (Gesamt)gesellschaftliche Menschenbilder sind in der Kultur verankert und werden über Pädagogik, Werte und Praktiken weitergegeben. Es handelt sich um sehr vage Annahmen über den Menschen, die gewisse Leerstellen aufweisen und durch die Hinzunahme spezifischerer Menschenbilder interpretiert werden müssen.[87] Zum Beispiel enthält die *EU-Grundrechtecharta* (2000) gesellschaftliche Menschenbildannahmen. Denn hier wird festgehalten, dass die Europäische Union auf den unteilbaren und universellen Werten der Würde des Menschen sowie seiner Gleichheit, Freiheit und Solidarität aufbaut.[88] Das europäische Menschenbild enthält somit abstrakte Werte, die weder religiös noch ideologisch begründet

---

[80] Vgl. ders. 2017: Menschenbilder, 131 f.

[81] Vgl. Joas 2019: Die Sakralität der Person, 18.

[82] Vgl. Zichy 2021: Die Macht der Menschenbilder, 15–18.

[83] Vgl. ebd., 28.

[84] Vgl. ders. 2017: Menschenbilder, 226 f.

[85] Unter *Gesellschaft* wird eine große Ansammlung von Menschen verstanden, die gemeinsame Institutionen und Regeln teilen. Heute lässt sich der Begriff am ehesten auf staatliche oder staatsähnliche Gebilde übertragen. Siehe hierzu Zichy 2017: Menschenbilder, 233.

[86] Vgl. ebd., 233 f.

[87] Vgl. Zichy 2021: Die Macht der Menschenbilder, 31–34.

[88] Vgl. Von der Pfordten 2023: Menschenwürde, 51. Siehe hierzu auch Europäische Union: Charta der Grundrechte der Europäischen Union.

werden, sondern für sich stehen. Gesellschaftliche Menschenbilder können als *Meta-Menschenbilder*[89] bzw. *Torso-Menschenbilder* bezeichnet werden, da sie lediglich ein abstraktes Gerüst vorgeben, das mit spezifischeren Menschenbildern gefüllt werden muss.[90]

Auf dem Fundament eines gesellschaftlichen Menschenbildes bauen *gruppenspezifische Menschenbilder* auf, die sich aus den überlappenden Überzeugungen der Gruppenmitglieder ergeben.[91] So gibt es beispielsweise unzählige christliche Konfessionen, die sich auf unterschiedliche Aspekte des Christentums fokussieren. Zugleich findet man in all diesen Gruppierungen geteilte Annahmen, wie beispielsweise die, dass der Mensch von der Taufe abhängig ist.[92] Gruppenspezifische Menschenbilder sind demnach „[…] Bündel von Überzeugungen über wichtige Eigenschaften des Menschen […], die von mehreren Menschen für wahr und richtig gehalten und zur Grundlage ihrer Lebensführung gemacht werden."[93]

Auf der untersten Ebene liegen *individuelle Menschenbilder*, also „[…] Bündel an Überzeugungen über den Menschen, die nur von einem Individuum für wahr und richtig gehalten werden."[94] Sie sind meist sehr schwach ausgeprägt und stellen individuelle Schattierungen dar, die aus persönlichen Erfahrungen abgeleitet werden und nur von dem Individuum vertreten werden, das die Erfahrung gemacht hat. (Gesamt)gesellschaftliche und gruppenspezifische Menschenbilder sind deutlich stärker ausgeprägt.[95]

In der Pflegeethik ist mittlerweile ein Bewusstsein dafür vorhanden, dass jede Pflegefachperson ein lebensweltliches Menschenbild aufweist, das einen Einfluss auf ihr pflegerisches Handeln hat. Dieses ist unter anderem durch den kulturellen Hintergrund, die Gesellschaft, die berufliche Ausbildung,[96] die Sozialisation[97] und die religiösen Überzeugungen geprägt.[98]

---

[89] Vgl. Zichy 2021: Die Macht der Menschenbilder, 34 f.

[90] Vgl. ebd., 37.

[91] Vgl. ebd., 29 f.

[92] Vgl. Rötting 2021: Menschenbilder in der Religion, 17 f.

[93] Zichy 2017: Menschenbilder, 232.

[94] Ebd., 227.

[95] Vgl. ebd., 228 f.

[96] Vgl. Wied/Warmbrunn (Hrsg.) 2012: Pschyrembel Pflege, 552; Schiff/Dallmann 2021: Ethik in der Pflege, 58.

[97] Vgl. Großklaus-Seidel 2002: Ethik im Pflegealltag, 19.

[98] Vgl. Sauer/May 2011: Ethik in der Pflege, 18. Die Rolle des Menschenbildes einer Pflegefachperson wird ausführlich in Abschnitt 6.3.1. dargestellt.

Sektorale Menschenbilder

Sektorale Menschenbilder haben im Gegensatz zu lebensweltlichen Menschenbildern keinen fundamentalen Anspruch. Ihre Funktion besteht vor allem darin, in speziellen Praxissituationen Orientierung zu geben: In verschiedenen medizinischen oder pflegerischen Situationen greift man nicht auf ein umfassendes Menschenbild zurück, sondern stützt sein Handeln auf ein auf die jeweilige Situation zugeschnittenes sektorales Menschenbild:

> So wird etwa eine Chirurgin, die im Krankenhaus in ihre Chirurgenrolle schlüpft, sich möglicherweise für diese Zeit auch ein bestimmtes medizinisches Menschenbild zu eigen machen, das ihr dabei hilft, ihre berufliche Rolle gut auszufüllen. Sobald sie aber ihren Arztkittel ablegt und sich nach Hause zu ihrer Familie begibt, wird sie hoffentlich auch das medizinische Menschenbild abgelegt haben und ihren Partner sowie ihre Kinder nicht durch die Chirurgenbrille, sondern durch die Brille ihrer alltäglichen familiären Lebenswelt betrachten.[99]

Auch Pflegefachpersonen haben – neben ihrem lebensweltlichen Menschenbild – ein sektorales Menschenbild, das in ihrem beruflichen Alltag seine Wirkung entfaltet. Denn „[d]ie allgemeine Frage ‚Was ist der Mensch?‘ muss freilich für die Situation der Pflege konkretisiert werden.“[100] Sektorale Menschenbilder greifen *eine* bestimmte Sichtweise auf den Menschen heraus und sind optimal für die Anwendung in bestimmten Situationen angepasst. Sie weisen ähnliche Eigenschaften wie wissenschaftliche Modelle vom Menschen auf und sind häufig von diesen beeinflusst. Durch ihre praktische Anwendung sind sie jedoch deutlich tiefer in der Lebenswelt verankert als theoretische Menschenbilder.[101]

Menschen haben neben ihrem lebensweltlichen Menschenbild verschiedene den jeweiligen Situationen angepasste sektorale Menschenbilder.[102] Damit nehmen sektorale Menschenbild eine weitere Komplexitätsreduktion vor und stiften in konkreten Kontexten Orientierung. In der vorliegenden Untersuchung liegt der Fokus insbesondere auf dem sektoralen Menschenbild, das dem Pflegeberuf zugrunde liegt. Es werden verschiedene sektorale Menschenbildannahmen herausgearbeitet, an denen sich die meisten Pflegefachpersonen (im deutschsprachigen Raum) während ihres beruflichen Alltags orientieren.

---

[99] Zichy 2017: Menschenbilder, 115.

[100] Körtner 2022: Grundkurs Pflegeethik, 59.

[101] Vgl. Zichy 2017: Menschenbilder, 115 f.

[102] Vgl. ebd.

2.5 Zusammenfassung und Relevanz

Zusammenfassend lässt sich festhalten, dass Menschenbilder „[...] mehr oder weniger kohärente Bündel von Annahmen über als wichtig angesehene Eigenschaften des Menschen im Allgemeinen [...]“[103] sind, die (zum Teil implizit) unzähligen Bereichen wie Religionen, Rechtstexten oder technischen Artefakten zugrunde liegen. Auch im alltäglichen Leben haben sie einen fundamentalen Stellenwert und reduzieren die Komplexität, machen den Referenten *Mensch* zugänglich und beeinflussen den Umgang mit uns selbst und anderen Menschen.[104] In der Untersuchung liegt der Fokus nicht auf den lebensweltlichen Menschenbildern der einzelnen Pflegefachpersonen, sondern auf dem allgemeinen sektoralen Menschenbild, an dem diese ihr pflegerisches Handeln ausrichten. Im Mittelpunkt steht die Hervorhebung (impliziter) sektoraler Menschenbildannahmen, die dem (deutschsprachigen) Pflegebereich zugrunde liegen. Diese tragen dazu bei, die Menschenwürdenorm für die Pflegepraxis zu spezifizieren. Dadurch kann gezeigt werden, wie ein menschenwürdiger Einsatz von Pflegerobotern möglich ist. Hierzu werden im siebten Kapitel verschiedene Quellen herangezogen, die einen Einfluss auf das sektorale Menschenbild haben. Es werden die modellhaften Menschenbilder sowie impliziten anthropologischen Annahmen herausgearbeitet, die in Aus- und Fortbildungen auf das Pflegepersonal einwirken.

---

[103] Ebd., 95. Vgl. auch ders. 2021: Die Macht der Menschenbilder, 14.

[104] Siehe hierzu ausführlich ders. 2021: Die Macht der Menschenbilder, 53–67.

3 Philosophische und juristische Grundlagen der Menschenwürde

Mit der allgemeinen Darstellung von Menschenbildern und ihrer Bedeutung wurde ein erstes wichtiges Werkzeug für die Analyse dargelegt. Nun wird ein zweiter zentraler Begriff näher beleuchtet, nämlich die Menschenwürde. Sie wird, wie im fünften Kapitel ausführlich erläutert wird, gemeinhin als inhärenter, absoluter und universeller Wert verstanden, der als Grund dafür dient, dem Menschen den höchsten moralischen Wert zuzusprechen.

Zunächst muss jedoch ein Überblick über die philosophiegeschichtlichen sowie juristischen Grundlagen der Menschenwürde gegeben werden. Dadurch wird deutlich, welche Geschichte der Wert aufweist und wie es dazu kam, dass er heute – trotz seiner Uneindeutigkeit – aus dem gesellschaftlichen Zusammenleben nicht mehr wegzudenken ist.

3.1 Zwei Bedeutungen von Würde

Bis heute besteht die Unterscheidung zwischen einer dem Menschen *inhärenten* und *universell gültigen Menschenwürde* und der *besonderen sozialen* bzw. *kontingenten* oder *kleinen Würde*.[1] Hierbei handelt es sich um eine Form der Würde, die mit dem sozialen Status zusammenfällt und mit den Begriffen *Ehre*, *soziale Geltung* und *soziales Prestige* umschrieben werden kann: Mit einem bestimmten sozialen Status ist eine besondere Würde verbunden, die im Verhalten, dem Auftreten und der Lebensführung der Würdenträger*innen zum Ausdruck kommt.

[1] Zichy 2021: Menschenwürde, 526 f.

D. Jost, *Menschenwürde und Pflegeroboter*, Techno:Phil – Aktuelle Herausforderungen der Technikphilosophie 13,
https://doi.org/10.1007/978-3-662-73005-8_3

Zugleich wird den Menschen, denen die besondere Würde zukommt, ein spezieller Umgang durch andere zuteil.[2] Schon in der römischen Antike war diese Form der Würde bekannt.[3]

Die besondere soziale Würde unterscheidet sich durch eindeutig definierbare Merkmale von der Menschenwürde, denn sie ist partikular und vom jeweiligen Kontext, in dem sich ein Mensch bewegt, abhängig. Die Würde eines Staatsoberhauptes ist eine andere als die einer Sportturniersiegerin. Die soziale Würde ist heterogen, ungleich verteilt und abstufbar. So hat der Papst eine höhere soziale Würde als ein Bischof. Außerdem ist sie gewinn- und verlierbar sowie gegen andere Güter abwägbar. Ein Mafiaboss, dem in seinem Umfeld eine bestimmte soziale Würde zukommt, kann abwägen, ob er diese aufs Spiel setzt und als Kronzeuge in einem Prozess aussagt.[4]

Anders als die besondere soziale Würde wird die Menschenwürde als eine im Kern unveränderliche, notwendige und allgemeine Eigenschaft des Menschen verstanden, die weder erworben wird, noch verloren gehen kann.[5] Im Unterschied zur besonderen sozialen Würde begründet die Menschenwürde den höchsten moralischen Status des Menschen. Sie billigt ihm im Vergleich zu anderen Entitäten eine moralische Sonderstellung zu, die relevant wird, wenn die Menschenwürde konkret berührt wird. Dabei zeichnet sie sich durch ihre Einheitlichkeit, Universalität und Inhärenz aus. Jedem Menschen kommt *die* Menschenwürde ohne Abstufungen zu. Sie ist nicht von bestimmten Leistungen oder Ämtern abhängig.[6]

Dass der Mensch eine inhärente, unverlierbare Würde besitzt, ist heute sowohl im Überzeugungssystem vieler Menschen als auch in der *Allgemeinen Erklärung der Menschenrechte* (AEMR) und diversen Verfassungen verankert. Dabei stellt die völkerrechtliche Implementierung ein Novum in der Geschichte dar.[7] Auch wenn die AEMR nicht rechtsverbindlich ist, handelt es sich um den ersten juridisch-politischen Text, in dem die Menschenwürde für verpflichtend erklärt wird und bestimmte Schutzrechte festgelegt werden.[8] Aus diesem gemeinsam

[2] Vgl. Dan-Cohen 2012: Introduction, 4. Siehe auch Waldron 2012: Dignity, Rank and Rights, 30 f.

[3] Vgl. Kirste 2021: Menschenwürde als subjektives Recht, 129; Von der Pfordten 2023: Menschenwürde, 15.

[4] Vgl. Zichy 2021: Menschenwürde, 526–528.

[5] Vgl. Von der Pfordten 2023: Menschenwürde, 44.

[6] Vgl. Zichy 2021: Menschenwürde, 529 f.

[7] Nußberger betont, dass die ‚Entdeckung' der Menschenrechte als *Point of no Return* aufgefasst werden kann. Siehe hierzu Dies. 2021: Die Menschenrechte, 60.

[8] Vgl. Von der Pfordten 2023: Menschenwürde, 44.

geteilten Konsens über die Würde folgt, dass allen Vertreter*innen der Gattung *Homo sapiens* ein besonderer moralischer Status zukommt[9] und *jedem* Menschen deshalb ein Mindestmaß an Respekt und moralischer Anerkennung zusteht.[10] Bevor auf die rechtliche Verankerung der Menschenwürde eingegangen wird, wird ihre philosophiegeschichtliche Entwicklung in groben Zügen dargestellt.

3.2 Historisch-philosophische Annäherung an die Menschenwürde

3.2.1 Die Menschenwürde als kontingente Würde

Erste Annäherungen an die Idee einer Würde, die jedem Menschen zukommt, lassen sich im römischen Reich sowie in theologischen Schriften des Mittelalters finden. In beiden Fällen wird die Würde erstmals mit natürlichen menschlichen Fähigkeiten in Verbindung gebracht und universalisiert.[11] Dabei liegt ihr – anders als heute – noch kein inhärentes, sondern ein kontingentes Verständnis zugrunde. Cicero schreibt, dass dem Menschen die Würde durch die Nutzung seiner Vernunftfähigkeit zukommt, denn mittels Vernunft sind Menschen dazu in der Lage, sich gegen ihre Wünsche und Begierden zu stellen. Gleichzeitig ist mit der Vernunftfähigkeit ein normatives Ideal verbunden: Weil Menschen diese Fähigkeit besitzen, sind sie dazu verpflichtet, ihr zu folgen, d. h. vernünftig zu sein, und sich gegebenenfalls gegen ihre Wünsche und Begierden zu stellen. Erst dadurch verwirklichen sie ihre Würde. Demnach kommt die Würde nur jemandem zu, der die Fähigkeit zur Vernunft einsetzt.[12] Ähnlich verhält es sich in der mittelalterlichen Theologie – und hier speziell bei Thomas von Aquin. Die Würde wird zwar als Mitgift Gottes verstanden, doch schwingt eine normative Komponente mit: Der Mensch hat eine Würde, weil ihm von Gott ein freier Wille gegeben wurde. Zugleich ist der Mensch dazu verpflichtet, den freien Willen richtig – im Sinne der göttlichen Gebote – einzusetzen und seine Würde zu verwirklichen.[13]

---

[9] Vgl. Birnbacher 2004: Menschenwürde – abwägbar oder unabwägbar?, 251 f.

[10] Vgl. Zichy 2021: Menschenwürde, 527.

[11] Vgl. Schaber 2012: Menschenwürde, 20–24.

[12] Vgl. Cicero 1995: De Officiis, 105 f. Siehe auch Schaber 2012: Menschenwürde, 21–23.

[13] Vgl. Thomas von Aquin 1933: Summa Theologica, 1, qu. 29, Art 3. Siehe auch Schaber 2012: Menschenwürde, 23 f.

Ein inhärentes Verständnis von Würde lässt sich erstmals in der Renaissance finden,[14] in der man sich von der mittelalterlichen Theologie distanzierte, die Stellung des Menschen im Universum neu zu begründen versuchte und zugleich ein neues Menschenbild prägte. Dabei ging es vor allem darum, dem Menschen ein neues Selbstbewusstsein im Diesseits zu geben.[15] In diesem Zusammenhang fällt häufig der Name Pico della Mirandola (1463 – 1494), auf dessen Verständnis nun näher eingegangen wird.

3.2.2 Pico della Mirandola: Die Freiheit des Menschen

In der heutigen Würdedebatte ist vor allem die aus dem Jahr 1486 stammende Rede *De hominis dignitate* (dt. Über die Würde des Menschen) von Pico della Mirandola bekannt.[16] Hier wird die Würde erstmals mit der menschlichen Natur in Verbindung gebracht.[17] Pico geht in seiner Schrift von einem Schöpfergott aus, der dem Menschen keine festgelegte Natur, sondern die Freiheit sich selbst zu gestalten, gibt.[18] Die Würde beruht somit auf der Eigenart des Menschen.[19] Daran anknüpfend versteht Pico die Würde – im Gegensatz zu Thomas von Aquin – nicht als Auftrag, sondern hebt hervor, dass sie jedem Menschen zukommt, weil in ihm die Möglichkeit liegt, sich selbst zu gestalten.[20] Folgende Stelle lässt sich aus Picos *De hominis dignitate* hervorheben, in der er Gott zum Menschen sprechen lässt:

[14] Eine ausführlichere Darlegung zur Würde in der Renaissance, die über die Darstellung von Pico della Mirandola hinausreicht, findet man bei Steenbakkers 2014: Human Dignity in Renaissance Humanism, 85–94.

[15] Vgl. Bayertz 1995: Die Idee der Menschenwürde, 465 f.

[16] Auch wenn Pico häufig als *Ahnherr* oder *Erfinder der Menschenwürde* bezeichnet wird, müssen zu dieser Schrift zwei Bemerkungen gemacht werden: Erstens verwendet Pico den Begriff *Würde* (*dignitas*) in Bezug auf den Menschen nicht. Zweitens stammt der heute bekannte Titel nicht von Pico, sondern wurde der Schrift erst zehn Jahre nach seinem Tod von einem katholischen Theologen und Priester gegeben. Siehe hierzu Von der Pfordten 2023: Menschenwürde, 25 f. In der Untersuchung wird die Schrift so behandelt, wie sie heute oftmals rezipiert wird und darin – durch den Titel beeinflusst – eine Darlegung eines Würdeverständnisses gesehen.

[17] Vgl. Schaber 2012: Menschenwürde, 25.

[18] Vgl. Pico 2018: De Hominis Dignitate, 5–7.

[19] Vgl. Düwell 2014: Human Dignity, 26.

[20] Vgl. Schaber 2012: Menschenwürde, 25.

> Weder als einen Himmlischen noch als einen Irdischen habe ich dich geschaffen und weder sterblich noch unsterblich dich gemacht, damit du wie ein Former und Bildner deiner selbst nach eigenem Belieben und aus eigener Macht zu der Gestalt dich ausbilden kannst, die du bevorzugst. Du kannst nach unten hin ins Tierische entarten, du kannst aus eigenem Willen wiedergeboren werden nach oben in das Göttliche.[21]

Der Absatz vermittelt ein Menschenbild, in dem der Mensch nicht als Teil einer vorgegebenen Ordnung verstanden wird, sondern vielmehr als ein Wesen, das sich vor allem durch seine *Nicht-Festgelegtheit* und *Freiheit* auszeichnet. Der Mensch ist nun in der Lage, seine Lebensweise selbst zu bestimmten[22] und hat deshalb eine inhärente Würde.[23] Dem Verständnis von Pico nach lassen sich keine normativ verbindlichen Ziele mehr aus der Natur oder einer höheren Macht ableiten.[24] Bei Pico bekommt die Würde zum ersten Mal einen inhärenten Charakter. Die Fähigkeit zur Freiheit, in der die Würde begründet liegt, ist eine wesentliche Eigenschaft des Menschen. Wie er sie einsetzt, unterliegt der Entscheidung des einzelnen Menschen.[25] Wie Dietmar von der Pfordten anmerkt, wird Pico deshalb oftmals als *Ahnherr* bzw. *Erfinder der Menschenwürde* bezeichnet.[26] In Einführungen und Handbüchern zum modernen Menschenwürdeverständnis widmet man ihm häufig einen eigenen Abschnitt.[27]

Obwohl Pico den Würdebegriff erstmals in einer inhärenten Weise verwendet, unterscheidet sich seine Darlegung in (mindestens) einem wesentlichen Punkt vom heutigen Menschenwürdeverständnis: Seine Darlegung beinhaltet keine genuin moralischen Aspekte. Somit wird die Würde, wie Peter Schaber anmerkt, „[…] nicht als etwas verstanden, was mit einem Anspruch gegenüber anderen – der dann auch verletzt werden könnte – verbunden ist."[28] Zwar ist Picos Verständnis nach dem Menschen die Würde inhärent gegeben, doch lassen sich aus seinem Konzept keine ethischen und politischen Folgerungen in Bezug

[21] Pico 2018: De Hominis Dignitate, 9.

[22] Vgl. Bayertz 1995: Die Idee der Menschenwürde, 467.

[23] Vgl. Tiedemann 2014: Was ist Menschenwürde?, 61.

[24] Vgl. Bayertz 1995: Die Idee der Menschenwürde, 468 f.

[25] Vgl. Schaber 2012: Menschenwürde, 25.

[26] Vgl. Von der Pfordten 2023: Menschenwürde 25.

[27] Siehe hierzu exemplarisch ders. 2023: Menschenwürde, Kapitel 5: Giovanni Pico della Mirandola, 25–29; Schaber 2012: Menschenwürde, Kapitel: Die Freiheit des Menschen, 24–26. Baldus 2016: Kämpfe um die Menschenwürde, Abschnitt 7.3.1.: Pico, 166 f.; Tiedemann 2014: Was ist Menschenwürde?, Abschnitt 3.2.: Pico della Mirandola, 60 f.; Rosen 2012: Dignity, Abschnitt 1.2: Cicero and After, 11–19.

[28] Schaber 2012: Menschenwürde, 25 f.

auf das eigene sowie das Leben anderer Menschen ableiten.[29] Die Würde ist unveräußerlich und unverlierbar. Für Pico spielt es keine Rolle, ob man seine Freiheit zum Guten oder zum Schlechten einsetzt.[30]

Für die heutigen Debatten rund um die Menschenwürde ist Picos Darlegung insofern relevant, da der Jurist Rolf Gröschner 1995 versuchte, den Würdebegriff des *Deutschen Grundgesetz* mit Bezugnahme auf Pico zu deuten.[31] Nikolaus Baldus schreibt hierzu:

> Nach Pico sei „*Menschenwürde*" nämlich die „*Fähigkeit zur Selbstformierung, zur Gestaltung oder (im weitesten Sinne) Bildung seiner selbst, mithin ein Vermögen, das seinen Träger nicht auf eine bestimmte Weltanschauung, nicht auf die Verfolgung eines bestimmten Telos*" festlege. Diese Fähigkeit sei eine „„*Formierungsfähigkeit*"" mithin das „*Vermögen, sein Leben nach einem eigenen Entwurf zu gestalten*", kurz: das „„*Entwurfsvermögen*"".[32]

Gröschner nimmt mit dem Verweis auf das Entwurfsvermögen auf die Fähigkeit des Menschen Bezug, „[…] so sein zu können, wie es seinen Vorstellungen entspricht."[33] Schaber betont jedoch, dass eine Rückführung des modernen Menschenwürdeverständnisses auf Pico zu kurz greift, da hier, wie gezeigt wurde, die moralische Dimension fehlt.[34] Die Idee, mit der Menschenwürde sei ein moralischer Anspruch verbunden, findet man erstmals bei dem neuzeitlichen Naturrechtsphilosophen Samuel von Pufendorf (1632–1694).[35]

3.2.3 Samuel von Pufendorf: Anspruch auf Selbstachtung und Gleichbehandlung

Auf Samuel von Pufendorf wird in den meisten philosophischen Darlegungen zur Menschenwürde – wenn überhaupt – in Nebensätzen verwiesen. Von der Pfordten zeigt jedoch in seiner Monografie, dass Pufendorfs Auseinandersetzung bis heute einen Einfluss auf das Verständnis der Menschenwürde hat. In der Schrift

[29] Vgl. Von der Pfordten 2023: Menschenwürde, 25–29.

[30] Vgl. Tiedemann 2014: Was ist Menschenwürde?, 61.

[31] Vgl. Baldus 2016: Kämpfe um die Menschenwürde, 166.

[32] Ebd., 166 f. (Hervorhebungen im Original).

[33] Kirste 2010: Einführung in die Rechtsphilosophie, 127.

[34] Vgl. Schaber 2012: Menschenwürde, 26.

[35] Siehe hierzu Von der Pfordten 2023: Menschenwürde, 29–32; Wetz 2019: Gleichheit der Menschen, 101 f.

Über die Pflicht des Menschen und des Bürgers nach dem Gesetz der Natur (1673) setzt sich Pufendorf in §1 und §4 des 7. Kapitels *Über die Anerkennung der natürlichen Gleichheit der Menschen* mit der Würde des Menschen auseinander. Dabei verwendet er in dem auf Latein geschriebenen Buch den Begriff *dignatio* (Würdigkeit) anstelle von *dignitas* (Würde), wobei *dignatio* im Sinne der Menschenwürde verstanden werden kann.[36] Wie in §1 deutlich wird, setzt Pufendorf Würdigkeit bzw. Würde zunächst mit dem Anspruch auf Selbstachtung in Verbindung:[37]

> Der Mensch ist nicht nur ein auf Selbsterhaltung bedachtes Lebewesen. Ihm ist auch ein feines Gefühl für Selbstachtung eingegeben, dessen Verletzung ihn nicht weniger tief trifft als ein Schaden an Körper und Vermögen. In dem Wort Mensch selbst schein sogar eine gewisse Würde zum Ausdruck zu kommen, so dass das äußerste und wirksamste Argument zur Zurückweisung einer dreisten Verhöhnung der Hinweis ist: Immerhin bin ich kein Hund, sondern ein Mensch gleich dir. Also steht allen die menschliche Natur in gleicher Weise zu, und niemand möchte gern jemanden zugesellt werden oder kann jemandem zugesellt werden, der ihn nicht zumindest ebenfalls als Menschen betrachtet, der an der gleichen Natur teil hat.[38]

Zum einen hebt Pufendorf in dem Zitat hervor, dass die Art und Weise, wie andere Menschen mit einem umgehen, die Selbstachtung beeinflusst. Zum anderen betont er, dass die Verwirklichung der Selbstachtung eng mit der sozialen Stellung verbunden ist und jedem Menschen ein Mindestmaß an Respekt zusteht. Die Rechtfertigung dieses Anspruchs geht aus der gleichen unveränderlichen Natur des Menschen hervor, aufgrund derer es jedem Menschen zusteht, gleichwertig behandelt zu werden.[39] Der Stellenwert der Gleichbehandlung wird in §4 noch einmal hervorgehoben und mit normativen Ansprüchen verbunden:

> Gerade der Grundsatz der Gleichberechtigung zeigt auch, wie sich jemand verhalten muss, dessen Aufgabe es ist, Verteilungsgerechtigkeit zu üben. Er muss nämlich alle

[36] Vgl. Von der Pfordten 2023: Menschenwürde, 29–31. Von der Pfordten weist darauf hin, dass Pufendorf mit der Verwendung des Begriffs *dignatio* möglicherweise eine klare Abgrenzung zum Begriff *dignitas* schaffen wollte, da dieser zu seiner Zeit mit der sozialen Würde assoziiert wurde. Vgl. hierzu ebd., 31. In der deutschen Übersetzung wird *dignatio* in §1 und § 4 ebenfalls mit Würde übersetzt. Siehe hierzu Von Pufendorf 1994: Über die Pflicht des Menschen und des Bürgers nach dem Gesetz der Natur, 78 f.

[37] In der deutschsprachigen Ausgabe wird *dignatio* mit Würde übersetzt.

[38] Von Pufendorf 1994: Über die Pflicht des Menschen und des Bürgers nach dem Gesetz der Natur, 78.

[39] Vgl. Von der Pfordten 2023: Menschenwürde, 31 f. Siehe auch Wetz 2019: Gleichheit der Menschen, 101 f.

> gleich behandeln und darf niemanden ohne besonderes Verdienst vor einem anderen bevorzugen. Wo das nicht geschieht, erleidet der, der hintangesetzt wird, Missachtung und Unrecht, und wird die ihm von Natur aus zustehende Würde genommen.[40]

Pufendorf geht nicht weiter auf die Darlegung ein. Er ist jedoch der Erste, der die Selbstachtung sowie die Gleichheit aller Menschen mit Würde verbindet und daraus normative Konsequenzen für den zwischenmenschlichen Umgang ableitet. Der Mensch hat aufgrund seiner Würde einen Anspruch darauf, vom Staat und anderen Menschen auf eine bestimmte Weise behandelt zu werden. Wird dies nicht eingehalten, findet eine Missachtung seiner Würde statt.[41] Pufendorfs Auslegung kommt einer modernen Interpretation der Menschenwürde schon sehr nahe. Für die Entwicklung des modernen Würdeverständnisses spielt jedoch Immanuel Kant (1724–1804) eine deutlich größere Rolle. Auch sein Würdeverständnis beinhaltet eine moralische Dimension, wobei seine Darlegung deutlich ausgearbeiteter ist als jene von Pufendorf.[42]

3.2.4 Immanuel Kant: Das Faktum der Moral

Immanuel Kants Verständnis von Würde spielt vor allem in der modernen Bedeutung und Begründung der Menschenwürde sowie ihrer juristischen Auslegung eine zentrale Rolle. Er ist der Erste, der die inhärente Würde mit der Fähigkeit zur Autonomie und daran anknüpfend mit Moral in Verbindung bringt – dem Menschen kommt eine inhärente Würde zu, weil er die Fähigkeit besitzt, sich moralisch verhalten zu können. Zugleich knüpft er an die Würde den Anspruch, von anderen auf eine bestimmte Weise geachtet zu werden, wodurch die Würde zu einem zentralen Grundbegriff in seiner Moral der Achtung wird.[43] Somit führt er die Würde auf das Faktum der Moral zurück, dessen notwendige

[40] Von Pufendorf 1994: Über die Pflicht des Menschen und des Bürgers nach dem Gesetz der Natur, 79.

[41] Von der Pfordten 2023: Menschenwürde, 32.

[42] Vgl. ebd., 32–36. Siehe auch Schaber 2012: Menschenwürde, 26–28.

[43] Vgl. Schaber 2012: Menschenwürde, 39. Ferner Tiedemann 2014: Was ist Menschenwürde?, 61 f.; Hill 2014: Kantian Perspectives on the Rational Basis of Human Dignity, 217 f.

Voraussetzung in der Autonomiefähigkeit des Menschen liegt. Durch dieses Vorgehen prägte er transzendentalphilosophische Begründungswege, die bis heute in Auseinandersetzungen mit der Würde präsent sind.[44]

Kants Darlegung zur Würde findet man vor allem in der *Grundlegung zur Metaphysik der Sitten.* Davon ausgehend nimmt die Würde einen zentralen Stellenwert in seinem moralischen Denken ein. Folgendes Zitat kann hierzu stellvertretend genannt werden:[45]

> Im Reich der Zwecke hat alles entweder einen *Preis* oder eine *Würde.* Was einen Preis hat, an dessen Stelle kann auch etwas anderes, als *Äquivalent*, gesetzt werden; was dagegen über allen Preis erhaben ist, mithin kein Äquivalent verstattet, das hat eine Würde.
>
> Was sich auf die allgemeinen menschlichen Neigungen und Bedürfnisse bezieht, hat einen *Marktpreis*; das, was auch ohne ein Bedürfnis vorauszusetzen einem Geschmack, d.i. einem Wohlgefallen am bloßen zwecklosen Spiel unserer Gemütskräfte, gemäß ist, einen *Affektionspreis*; das aber, was die Bedingung ausmacht, unter der allein etwas Zweck an sich selbst sein kann, hat nicht bloß einen relativen Wert, d.i. einen Preis, sondern einen inneren Wert, d.i. *Würde.*
>
> Nun ist die Moralität die Bedingung, unter der allein ein vernünftiges Wesen Zweck an sich selbst sein kann; weil nur sie es möglich ist, ein gesetzgebendes Glied im Reich der Zwecke zu sein. Also ist die Sittlichkeit und die Menschheit, sofern sie derselben fähig ist, dasjenige, das Würde hat.[46]

Wie Kant in seiner Darlegung Begriffe prägt, die bis heute mit der Würde in Verbindung stehen, wird nun systematisch dargelegt.

Autonomie und Moralität

Kant bestimmt den Menschen als Wesen, dem die Fähigkeit zur Autonomie (Selbstgesetzgebung) zukommt und begründet darauf die Würde. Damit greift er auf einen Begriff zurück, der aus dem Griechischen stammt und sich aus den beiden Wörtern *autos* (Selbst) und *nomos* (Gesetzgebung) zusammensetzt. Er wurde

---

[44] Vgl. Zichy 2021: Menschenwürde, 534 f. Zichy fasst die transzendentalphilosophische Begründungsstruktur folgendermaßen zusammen: „Am Beginn steht immer ein nicht weiter bestreitbares Faktum, das dann auf seine Voraussetzungen, d. h. auf die Bedingungen seiner Möglichkeit abgeklopft wird. Dabei stellt sich stets heraus, dass die Menschenwürde eine dieser notwendigen Bedingungen ist. Womit gezeigt wäre, dass wenn das Faktum gilt – und das soll ja unbezweifelbar gelten –, notwendigerweise auch die Menschenwürde gilt.“ Ebd.

[45] Vgl. Rosen 2012: Dignity, 19 f.

[46] Kant 2015: Grundlegung zur Metaphysik der Sitten, 69 f. (Hervorhebungen im Original).

ursprünglich im politischen Bereich angewendet und als Gegenbegriff zur Heteronomie (Fremdbestimmung) verstanden. In diesem Zusammenhang bezog sich Autonomie auf griechische Poleis, die sich selbst bestimmen konnten und nicht von anderen unterdrückt wurden.[47]

Kant legt den Begriff der Autonomie auf die Individualebene um und bringt ihn mit der Moralität in Verbindung. Dadurch, dass dem Menschen Autonomie zukommt, wird er nicht unmittelbar durch natürliche Neigungen und Begierden bestimmt, sondern kann diese mittels vernünftiger Überlegungen reflektieren und auf sein Verhalten einwirken. Er kann Gründe dafür nennen, warum er auf eine bestimmte Art und Weise handelt. Zugleich ist er dadurch, dass er vernünftige Überlegungen anstellen und nach Gründen handeln kann, auch dazu in der Lage, sich moralisch zu verhalten.[48] Eine Handlung gilt als moralisch gut, wenn sie dem Kategorischen Imperativ folgt, der in seiner ersten und bekanntesten Form folgendermaßen lautet: „[H]andle nur nach derjenigen Maxime, durch die du zugleich wollen kannst, daß sie ein allgemeines Gesetz werde."[49] Kant grenzt also das Faktum der Moral auf den Kategorischen Imperativ ein.[50] Die Autonomiefähigkeit ermöglicht es dem Menschen mittels seiner Vernunft, allgemeine moralische Gesetze aufzustellen.[51] Menschen bzw. vernünftige Wesen können darüber reflektieren, ob man wollen kann, dass ihre handlungsleitende Maxime (bzw. ihr subjektiver Handlungsgrundsatz[52]) zum allgemeinen Gesetz werde. Dadurch sind sie imstande, das allgemeine Sittengesetz aufzustellen.[53] Schaber schreibt hierzu: „Die Fähigkeit, auf der Basis von Gründen zu handeln, und die Fähigkeit, sich nach dem moralischen Gesetz zu bestimmen, sind so betrachtet ein und dieselbe Fähigkeit."[54]

Kant leitet aus der Fähigkeit zur rationalen Autonomie des Menschen grundlegende Rechte und Pflichten ab, denen ein Vorrang vor vorhandenen sozialen sowie politischen Normen- und Wertesystemen eingeräumt werden muss. Die

[47] Vgl. Härle 2005: Autonomie – ein vielversprechender Begriff?, 213–220.

[48] Vgl. Schaber 2012: Menschenwürde, 44 f.

[49] Kant 2015: Grundlegung zur Metaphysik der Sitten, 52.

[50] Vgl. Zichy 2021: Menschenwürde, 535.

[51] Vgl. Schaber 2012: Menschenwürde, 44 f.

[52] Siehe hierzu Horn et al. 2015: Kommentar, in: Kant: Grundlegung zur Metaphysik der Sitten, 189.

[53] Vgl. Von der Pfordten 2023: Menschenwürde, 34.

[54] Schaber 2012: Menschenwürde, 45.

Schutzrechte, die aus der Würde abgeleitet werden – wie z. B. das Instrumentalisierungsverbot –, zielen auf die Wahrung des würdebezogenen Kernbereichs (die Autonomie) ab.[55]

Personsein, Selbstzwecklichkeit und Instrumentalisierungsverbot

Wesen, die die Fähigkeit zur Autonomie und folglich zur Moralität besitzen, definiert Kant als Personen. Somit kommt nur Personen die Würde als absoluter Wert zu. Relative Werte können gegeneinander abgewogen werden und sind ersetzbar. Bei einem absoluten Wert ist das nicht möglich. Die Abwägung zwischen der Würde von Personen ist demnach unzulässig.[56] Was das für den Umgang mit sich und anderen Personen bedeutet, kann mithilfe der Selbstzweckformel näher erläutert werden:

> Handle so, daß du die Menschheit, sowohl in deiner Person, als in der Person eines jeden anderen, jederzeit zugleich als Zweck, niemals bloß als Mittel brauchest.[57]

Aufgrund der Würde einer anderen Person ist es verboten, diese *bloß* als Mittel zu gebrauchen und ihr die Autonomiefähigkeit abzusprechen, wie dies beispielsweise bei Sklaverei der Fall ist. Allgemein gesprochen, leitet sich aus der Selbstzweckformel ein Instrumentalisierungsverbot ab.[58] Im juristischen Kontext wird hierbei von der *Objektformel* gesprochen.[59]

Die Menschenwürde ist bei Kant mit Personenwürde gleichzusetzen, wie es auch bei modernen Menschenwürdeverständnissen häufig der Fall ist.[60] Über die Ausweitung des Begriffs und die Frage, *wem* Menschen- bzw. Personenwürde zukommt, gibt es unterschiedliche Ansichten. Dies auszuführen, führt jedoch zu weit und ist nicht Gegenstand der Arbeit.[61]

---

[55] Vgl. Gutmann/Quante 2017: Menschenwürde, Selbstbestimmung und Pluralismus, 325 f.

[56] Vgl. Schaber 2012: Menschenwürde, 40.

[57] Kant 2015: Grundlegung zur Metaphysik der Sitten, 62.

[58] Vgl. Schaber 2012: Menschenwürde, 41.

[59] Vgl. ebd., 32. Die Objektformel geht auf Dürig zurück und besagt, dass die Würde des Menschen verletzt wird, wenn ein Mensch als bloßes Objekt gebraucht wird. Sie orientiert sich an Kants Instrumentalisierungsverbot. Vgl. Dürig 1956: Der Grundrechtssatz von der Menschenwürde, 117 ff. Siehe auch ebd., 32 f.; Baldus 2016: Kämpfe um die Menschenwürde, 76 f.; Kirste 2018: Die Dogmatik der Würde des Menschen in der Rechtsprechung des Bundesverfassungsgerichts, 128 f.

[60] Vgl. Schaber 2012: Menschenwürde, 48.

[61] Über die Frage, ob Kants Begriff der Menschenwürde auch jenen Menschen zukommt, die aufgrund geistiger Beeinträchtigungen nicht den Kategorischen Imperativ bilden können,

3.2.5 Zwischenfazit

Abschließend kann festgehalten werden, dass sich das Verständnis von Würde mit der Entwicklung, die in der Renaissance begann und in die Neuzeit hineinwirkte, grundlegend änderte. Würde wurde nicht mehr nur als soziale[62] oder kontingente Würde[63] verstanden, sondern weitete sich als inhärente Würde auf alle Menschen sowie allgemeine Fähigkeiten aus. Gleichzeitig wurden mit ihr moralische Rechte verbunden, die jeder Mensch aufgrund seiner Würde geltend machen darf.[64] Bei Kant ist die Wende von der Selbstbestimmung über das eigene Leben hin zur moralischen Selbstbestimmung bzw. zur Fähigkeit zur moralischen Selbstgesetzgebung am eindrücklichsten gegeben. Er begründet die Würde des Menschen mit der moralischen Autonomie und bezieht sie dadurch auf eine abstrakte und fundamentale Eigenschaft.[65] Damit wirkt Kant prägend auf das moderne Verständnis ein. Sein Konzept hat einen großen Einfluss auf die juristische Auslegung der Würdeformel. Zugleich ist er der Erste, der die Würde transzendentalphilosophisch begründete und den Grundstein für weitere ähnliche Begründungswege rund um ein modernes Menschenwürdeverständnis legte.[66]

Gleichwohl reicht ein philosophiegeschichtlicher Blick nicht aus, um zu verstehen, warum der Begriff heute in ethischen Debatten sowie juristischen Auslegungen eine hohe Präsenz aufweist. Hierzu muss auch die rechtliche Institutionalisierung des Begriffs und dessen Auslegungen berücksichtigt werden, da diese, wie sich zeigen wird, der Menschenwürde zusätzliche Substanz geben und zu ihrer Relevanz bei ethischen Fragen beitragen.[67]

---

herrscht im philosophischen Diskurs Uneinigkeit. Verschiedene Positionen findet man unter anderem in Tiedemann 2014: Was ist Menschenwürde?, 46; Gutmann/Quante 2017: Menschenwürde, Selbstbestimmung und Pluralismus, 325 f.; Kerstein 2014: Kantian Dignity. A Critique, 222. und Schaber 2012: Menschenwürde, 48.

[62] Vgl. Von der Pfordten 2023: Menschenwürde, 8.

[63] Vgl. Schaber 2012: Menschenwürde, 26.

[64] Vgl. ebd., 27.

[65] Vgl. Von der Pfordten 2023: Menschenwürde, 25–29.

[66] Vgl. Zichy 2021: Menschenwürde, 534.

[67] Vgl. Rosen 2012: Dignity, 9.

3.3 Rechtliche Voraussetzungen der modernen Menschenwürdenorm

Vor dem 20. Jahrhundert hatte die Menschenwürde im juristischen Bereich keine Relevanz. Sie wurde weder in Verfassungen und Gesetzen erwähnt, noch bezogen sich Rechtsgelehrte auf sie. Erst 1919 wird sie in einem Rechtsdokument erwähnt, nämlich in Artikel 151 der *Weimarer Reichsverfassung*,[68] und mit gerechten wirtschaftlichen Verhältnissen in Verbindung gebracht.[69] Weitere Erwähnungen findet man in der faschistischen Verfassung Portugals (1933) und in der Präambel der Verfassung Irlands (1937). In allen drei Dokumenten bezieht sie sich auf die staatliche Aufgabe, für *menschenwürdige* Lebensverhältnisse zu sorgen.[70]

Internationale Aufmerksamkeit erlangt der Begriff erstmals, als er in der *Gründungsurkunde der Vereinten Nationen* (1945) verwendet wurde. In der Präambel wird der „[...] Glauben an die Grundrechte des Menschen, an Würde und Wert der menschlichen Person [...]“[71] betont.[72] Diese Formulierung stellt vor allem eine verschwommene Hoffnung dar, die in Verbindung mit der neu gegründeten Weltorganisation stand.[73] Für die (internationale) Ausdeutung der Menschenwürde nehmen die *Allgemeine Erklärung der Menschenrechte* (1948) sowie das *Deutsche Grundgesetz* (1949) einen deutlich wichtigeren Stellenwert ein.[74] Beiden Rechtsdokumenten ist gemeinsam, dass man mit dem Verweis auf die Menschenwürde, Verletzungen der nationalsozialistischen und faschistischen

---

[68] Vgl. Tiedemann 2014: Was ist Menschenwürde?, 13. Vgl. auch Kreß 2011: Ethik der Rechtsordnung, 117.

[69] Die genaue Formulierung des Artikels 151 lautet: „Die Ordnung des Wirtschaftslebens muß den Grundsätzen der Gerechtigkeit mit dem Ziele der Gewährleistung eines menschenwürdigen Daseins für alle entsprechen. In diesen Grenzen ist die wirtschaftliche Freiheit des einzelnen zu sichern. Gesetzlicher Zwang ist nur zulässig zur Verwirklichung bedrohter Rechte oder im Dienst überragender Forderungen des Gemeinwohls. Die Freiheit des Handels und Gewerbes wird nach Maßgabe der Reichsgesetze gewährleistet.“ Siehe hierzu Die Verfassung des Deutschen Reichs („Weimarer Reichsverfassung“) 1919, Artikel 151.

[70] Vgl. Tiedemann 2014: Was ist Menschenwürde?, 13.

[71] Vgl. Vereinte Nationen: Charta der Vereinten Nationen. Präambel, zitiert nach Tiedemann 2014: Was ist Menschenwürde?, 13.

[72] Vgl. Tiedemann 2014: Was ist Menschenwürde?, 13.

[73] Vgl. ebd., 16. Für Von der Pfordten stellt der Einbezug der Menschenwürde in die Präambel der *UN-Charta* einen Meilenstein dar, da hier weder auf religiöse Begründungen noch auf andere metaphysische Größen Bezug genommen wird. Für ihn liegt darin der Grundstein für den globalen Siegeszug der Menschenwürde. Vgl. ders. 2023: Menschenwürde, 43.

[74] Vgl. Rosen 2012: Dignity, 2. Siehe auch ebd., 9.

Herrschaft erfassen und verurteilen wollte sowie die Vorgabe eines friedlichen Zusammenlebens zu schaffen versuchte.[75] Ein neueres Rechtsdokument, in dem ebenfalls auf die Würde des Menschen verwiesen wird, ist die *EU-Grundrechtecharta* (2000), die durch den Vertrag von Lissabon (2009) kodifiziert und rechtsverbindlich wurde.[76]

3.3.1 Die Menschenwürde in der Allgemeinen Erklärung der Menschenrechte

In der *Allgemeinen Erklärung der Menschenrechte* (AEMR) wird die Menschenwürde an zwei prominenten Stellen hervorgehoben. Dadurch tritt ihre Präsenz gegenüber der *Gründungsurkunde der Vereinten Nationen* deutlich stärker hervor.[77] Im ersten Absatz der Präambel wird ausdrücklich auf die angeborene Würde sowie die gleichen und unveräußerlichen Rechte aller Mitglieder der Gemeinschaft der Menschen verwiesen.[78] Der erste Artikel lautet folgendermaßen:

> Alle Menschen sind frei und gleich an Würde und Rechten geboren. Sie sind mit Vernunft und Gewissen begabt und sollen einander im Geiste der Brüderlichkeit begegnen.[79]

Mit diesem Hintergrund werden in der AEMR 29 weitere Artikel genannt, in denen besondere Rechte festgelegt werden, die im Umgang mit anderen Menschen einzuhalten sind.[80] Bei der zweiten internationalen Menschenrechtskonferenz (1993) legten 170 Staaten fest, dass die Menschenrechte durch die Würde begründet werden.[81]

---

[75] Vgl. Baldus 2016: Kämpfe um die Menschenwürde, 58.

[76] Vgl. Von der Pfordten 2023: Menschenwürde, 51 f. Im Artikel 1 der *EU-Grundrechtecharta* findet sich die gleiche Formulierung wie im Artikel 1 des *Deutschen Grundgesetz*. Auch hier wird von der unantastbaren Würde gesprochen, die es zu achten und schützen gilt. Siehe hierzu Charta der Grundrechte der Europäischen Union, Artikel 1.

[77] Vgl. Von der Pfordten 2023: Menschenwürde, 44.

[78] Vgl. Vereinte Nationen: Allgemeine Erklärung der Menschenrechte, Präambel.

[79] Ebd., Artikel 1.

[80] Vgl. hierzu unter anderem Benedek 2017: Menschenrechte verstehen, Kapitel 1. Einführung in das System der Menschenrechte, 31–75.

[81] Vgl. Schaber: 2012: Menschenwürde, 31. Siehe auch Clapham 2006: Human Rights Obligations of Non-State Actors, 539.

Bezieht man nun den zweiten Absatz der Präambel in die Betrachtung der Menschenwürde mit ein, in dem hervorgehoben wird, dass „[d]ie Nichtanerkennung und Verachtung der Menschenrechte zu Akten der Barbarei geführt haben […]“[82], dann wird deutlich, dass die Bezugnahme auf die Menschenwürde ursprünglich als Abgrenzung zu den Gräueltaten des 20. Jahrhunderts verstanden wurde.[83] So ist der tieferliegende Grund der Festlegung der Menschenwürde und die Kodifizierung der Menschenrechte vor allem als Antwort auf die „[…] Erfahrung einer politisch-moralischen Katastrophe […]“[84] zu verstehen, die es in Zukunft zu verhindern gilt.[85] Da es in erster Linie darum ging, eine größtmögliche Universalität zu schaffen, um den Wert verschiedenen kulturellen Richtungen zugänglich zu machen, bettete man die Menschenwürde nicht direkt in eine philosophische oder religiöse Lehre ein.[86] Die *Allgemeine Erklärung der Menschenrechte* stellt den universellen Anspruch, „[…] das von allen Völkern und Nationen zu erreichende Ideal […]“[87] sein zu wollen. Aus diesem Grund kann die AEMR als der bislang erfolgreichste Versuch verstanden werden, ein rudimentäres weltumspannend-universelles Menschenbild zu etablieren.[88]

Dieser Anspruch bringt gewisse Schwierigkeiten mit sich. Von Beginn an äußerten verschiedene Seiten Bedenken dahingehend, dass die Grundprinzipien zu religiös, philosophisch und ideologisch aufgeladen sein könnten. Um solche Bedenken von Anfang an zu minimieren und die Grundlage einer gemeinsamen Konsensfindung zu ermöglichen, ließ die UNO im Jahr 1947 eine vortheoretische Untersuchung durchführen, in der 150 Philosoph*innen, Wissenschaftler*innen, Jurist*innen und Schriftsteller*innen aus aller Welt zu den philosophischen und weltanschaulichen Voraussetzungen der Menschenrechte befragt wurden. Dabei wurden zahlreiche sich widersprechende Konzepte vorgeschlagen.[89] Es wurde

---

[82] Vereinte Nationen: Allgemeine Erklärung der Menschenrechte, Präambel.

[83] Vgl. Menke/Pollmann 2017: Philosophie der Menschenrechte, 17 f.

[84] Ebd., 16.

[85] Vgl. ebd., 16–18.

[86] Vgl. Baldus 2016: Kämpfe um die Menschenwürde, 56. Baldus schreibt hierzu: „Wäre die Würde des Menschen als Begründung und Rechtfertigung universaler Menschenrechte selbst wiederum auf ein bestimmtes philosophisches oder religiöses Konzept zurückgeführt worden, etwa auf christliche, jüdische, islamische oder hinduistische, rationalistische oder materialistische Lehren, so wäre dies in einem unauflöslichen Konflikt geraten mit dem Ziel der Universalität der Erklärung.“ Ebd.

[87] Vereinte Nationen: Allgemeine Erklärung der Menschenrechte, Präambel.

[88] Vgl. Zichy 2017: Menschenbilder, 248 f.; Ders. 2017: Menschenbild und Menschenrechte.

[89] Vgl. Tiedemann 2014: Was ist Menschenwürde?, 18 f.

beispielsweise darüber diskutiert, „[...] ob man von einem autonomen, selbstbestimmten Individuum auszugehen habe oder ob der Einzelne sich grundsätzlich nur in einer Gemeinschaft verwirklichen könne.“[90]

Aufgrund der kulturellen Differenzen bleibt die Menschenwürde in der AEMR äußerst vage und abstrakt formuliert. Dennoch lassen sich bestimmte Eigenschaften herauslesen, die indirekt auf ein (abstraktes) Menschenbild verweisen. So wird mit dem Verweis auf die Angeborenheit der Würde deutlich, „[...] dass es sich um eine im Kern *unveränderliche*, *notwendige* und *allgemeine* Eigenschaft handelt, die nicht erst erworben wird und die nicht verloren gehen kann.“[91] Somit wird die Menschenwürde als etwas aufgefasst, das dem Menschen inhärent gegeben ist,[92] allen Menschen aufgrund ihres Menschseins zukommt und unabhängig von der Anerkennung anderer besteht. Zugleich liegt diesem Verständnis ein vorstaatliches Moment inne, denn die Menschenwürde muss bei allen Rechtsetzungen als vorausgesetzt angenommen werden.[93] Somit ist sie nicht mit anerkennungstheoretischen Ansätzen vereinbar.[94] Warum jedem Menschen diese Würde zukommt, wird in der AEMR offengelassen.

Zichy arbeitet in dem Artikel *Menschenwürde und Menschenbild* heraus, dass sich durch die nähere Betrachtung des Kontextes, in dem der Würdebegriff in der AEMR steht, ein implizites Torso-Menschenbild festmachen lässt, dem eine hohe Anschlussfähigkeit für andere Menschenbilder innewohnt: So lässt sich herauslesen, dass die Menschenwürde allen geborenen Mitgliedern der Gattung *Homo sapiens* zukommt und jeder Mensch dazu verpflichtet ist, jeden anderen Menschen zu achten und zu respektieren.[95] Aus dem Kontext, in dem der Würdebegriff in der AEMR steht, folgt außerdem, dass von einem Individuum im starken Sinne ausgegangen wird, allen Menschen der gleiche Wert sowie die gleichen Rechte zugesprochen werden und das Individuum dem Kollektiv vorzuordnen ist. Mit dem Verweis auf den ersten Artikel wird ebenfalls deutlich,

---

[90] Nußberger 2021: Die Menschenrechte, 28.

[91] Von der Pfordten 2023: Menschenwürde, 44 (Hervorhebungen im Original).

[92] Vgl. Schaber 2012: Menschenwürde, 29.

[93] Vgl. Tiedemann 2014: Was ist Menschenwürde?, 21.

[94] Vgl. Baldus 2016: Kämpfe um die Menschenwürde, 171 f. Bei anerkennungstheoretischen Ansätzen wird die Zuschreibung der Menschenwürde auf einen faktischen Akt der Anerkennung innerhalb einer konkreten Anerkennungsgemeinschaft zurückgeführt. Einer der prominentesten Vertreter dieses Ansatzes ist Hanno Hofmann. Anerkennungstheoretische Ansätze stehen in der Kritik, da sie den universellen und inhärenten Charakter, der der Menschenwürde in der AEMR zugesprochen wird, in Frage stellen. Siehe hierzu Tiedemann 2014: Was ist Menschenwürde?, 35 f.; Baldus 2016: Kämpfe um die Menschenwürde, 170 f.

[95] Vgl. Tiedemann 2014: Was ist Menschenwürde?, 20 f.

dass Menschen drei zentrale Eigenschaften aufweisen: die Fähigkeit zur Freiheit, zur Vernunft und zu Gewissen. Aufgrund dieser Fähigkeiten ist der Mensch ein zur Selbstbestimmung fähiges Wesen. Dabei liegt in den Eigenschaften implizit begründet, dass der Mensch diese Fähigkeiten auch verwirklichen soll.[96]

Mit dem in der AEMR verankerten Würdebegriff und dem dahinterliegenden Menschenbild sind zwei Herausforderungen gegeben: Erstens verdeutlichen Christoph Menke und Arnd Pollmann, dass es sich bei der Menschenwürde um keinen neutralen Begriff handelt.[97] Sein Hintergrund ist – trotz seiner Abstraktheit – stark vom Verständnis eines modernen Subjekts geprägt, dessen Freiheit in einer modernen Gesellschaft abgesichert werden soll.[98] Es gibt jedoch kollektivistische Gesellschaften, bei denen die sozialen Kontexte, in denen sich der Mensch bewegt, stärker in den Vordergrund rücken. Ein zu hohes Maß an individueller Selbstverwirklichung, Selbstbestimmung und Freiheit könnte hier auf Ablehnung stoßen.[99] In der AEMR wird der Mensch dennoch als autonomes und zur Selbstbestimmung fähiges Wesen aufgefasst, das eine transpersonale Identität und einen über die Zeit hinweg stabilen Kern aufweist.[100] Zweitens lassen sich aus der rechtlichen Absicherung der Menschenwürde – mit Ausnahme der sehr allgemein gehaltenen 30 Artikel – keine konkreten Handlungsanweisungen ableiten, wodurch ein großer Interpretations- und Auslegungsspielraum gegeben bleibt.[101] Insofern stehen die Menschenrechte sowie die Menschenwürde als abstrakte Gebrauchsanweisungen in einem kulturellen Spannungsverhältnis.[102]

Bis in die 1970er Jahre war Deutschland der einzige Staat, der die Würde im *Grundgesetz* an eine prominente Stelle setzte. Erst nach und nach floss die Menschenwürde als Rechtsbegriff in Verfassungen anderer europäischer Länder ein. In den 1990ern folgte eine zweite Welle, in der der Begriff vor allem in afrikanischen und südamerikanischen Staaten eingeführt wurde.[103] In Deutschland findet

---

[96] Vgl. Zichy 2017: Menschenwürde und Menschenbild, 90–93.

[97] Vgl. Menke/Pollmann 2017: Philosophie der Menschenrechte, 130.

[98] Vgl. ebd., 159.

[99] Vgl. Zichy 2020: Die Macht der Menschenbilder, 84 f.

[100] Vgl. ders. 2017: Menschenwürde und Menschenbild, 92 f.

[101] Siehe hierzu ebd., 81.

[102] Vgl. Nußberger 2021: Die Menschenrechte, 110.

[103] Einen Einblick zu dem Begriff der Menschenwürde in den Verfassungen südamerikanischer Staaten sowie in der Verfassung Südafrikas findet man in Düwell et al.: The Cambridge Handbook of Human Dignity, 2014. Hier sind folgende Beiträge zu beachten: Marques/Lixinski 2014: Human Dignity in South American Law, 394–400. Fagan 2014: Human Dignity in South African Law, 401–407.

jedoch die intensivste philosophische und juristische Debatte über die inhaltliche Bestimmung der Menschenwürde statt.[104]

3.3.2 Die Menschenwürde im Deutschen Grundgesetz und erste juristische Auslegungen

Zwar wurde die Menschenwürde nach 1945 in einigen deutschen Landesverfassungen verankert, doch bekommt sie aus rechtsphilosophischer Sicht erst mit der Einführung des *Grundgesetz* (GG) im Jahr 1949 eine neue Qualität.[105] Hier ist sie im ersten Artikel verankert:

> (1) Die Würde des Menschen ist unantastbar. Sie zu achten und zu schützen ist Verpflichtung aller staatlicher Gewalt.
>
> (2) Das Deutsche Volk bekennt sich darum zu unverletzlichen und unveräußerlichen Menschenrechten als Grundlage jeder menschlichen Gemeinschaft, des Friedens und der Gerechtigkeit der Welt.
>
> (3) Die nachfolgenden Grundrechte binden Gesetzgebung, vollziehende Gewalt und Rechtsprechung als unmittelbar geltendes Recht.[106]

Wie das Zitat verdeutlicht, wird auf die *Allgemeine Erklärung der Menschenrecht* Bezug genommen,[107] an der auch das Würdeverständnis angelehnt ist. Beim Verweis auf die Würde im GG stand ebenso die Benennung und Verurteilung des Nationalsozialismus sowie anderer totalitärer Staatssysteme im Vordergrund.[108] Die Verfasser*innen des GG hatten kein gemeinsames Vorverständnis über die inhaltliche Bedeutung der Menschenwürde und zielten hauptsächlich darauf ab, staatlichem Handeln klare Grenzen zu setzen.[109]

Baldus merkt an, dass die (abstrakten) Würdeverständnisse im GG und der AEMR große Überschneidungen aufweisen, da „[d]ie Erklärung die Würde des Menschen sei ‚*unantastbar*' […] nicht weit entfernt von einer ‚*Anerkennung der angeborenen Würde […] aller Mitglieder der Gemeinschaft der Menschen*' sowie

---

[104] Vgl. Tiedemann 2014: Was ist Menschenwürde?, 33.

[105] Siehe hierzu ausführlich ebd., 26 f.

[106] Grundgesetz für die Bundesrepublik Deutschland, Artikel 1.

[107] Vgl. Tiedemann 2014: Was ist Menschenwürde?, 27.

[108] Vgl. Baldus 2016: Kämpfe um die Menschenwürde, 57–59.

[109] Vgl. Tiedemann 2014: Was ist Menschenwürde?, 27.

der Feststellung, dass alle Menschen ‚*gleich an Würde*' geboren seien, [liegt]"[110]. So kann auch bei der im GG festgelegten Würde und ihrer Unantastbarkeit angenommen werden, dass es sich um ‚eine im Kern unveränderliche Eigenschaft des Menschen' handelt.[111]

Über den Inhalt des Wertes herrschte von Beginn an ein großer Dissens.[112] Aus juristischer Sicht hatte eine rasche Auflösung der Unstimmigkeiten keine große Relevanz, da man sich vor allem mit dem formellen und materiellen Rechtsstaat auseinandersetzen musste.[113] Es wurden kaum Versuche unternommen, die Würde des Menschen positiv auszulegen. Anfangs wurde sie hauptsächlich aus ihrer Gegenposition zu totalitären Systemen gedeutet und ein Konsens darüber geschlossen, dass Würdeverletzungen vorliegen, wenn ein ‚Mensch zur Sache' bzw. ‚ein Mittel zum Zweck von anderen' wird.[114] Somit wurde die Menschenwürde mit der bereits genannten Objektformel sowie Kants Darlegung in Verbindung gebracht.[115] Bis heute nimmt die Objektformel einen zentralen Stellenwert in der juristischen Auslegung der Menschenwürde ein.

Nach und nach wurden intensivere inhaltliche Auseinandersetzungen vorgenommen, die zu einer Vielfalt konkurrierender Deutungen führten. In den 1970ern verbreitete sich die Auffassung, dass insbesondere gerichtliche Auslegungen zur Integration des Begriffs führen sollten.[116] Baldus schreibt hierzu:

> Nicht mehr die Ermittlung dessen, was der Verfassungsgeber mit dieser Norm im Sinn hatte, sollte das Problem mit der Würdenorm lösen helfen, nicht mehr der Rückgriff auf philosophische, theologische oder soziologisch begründete Würdekonzepte und deren Rezeption im Verfassungsrecht. Nein, die Institution der Verfassungsgerichtsbarkeit wurde beauftragt, den gesellschaftlichen Konsens zur Würdenorm festzustellen und diesen bei der Anwendung der Norm zugrunde zu legen.[117]

---

[110] Baldus 2016: Kämpfe um die Menschenwürde, 57 (Hervorhebungen im Original).

[111] Siehe hierzu Von der Pfordten 2023: Menschenwürde, 47.

[112] Vgl. Tiedemann 2014: Was ist Menschenwürde?, 27.

[113] Vgl. Baldus 2016: Kämpfe um die Menschenwürde, 60 (Hervorhebungen im Original).

[114] Vgl. ebd., 67 f. Siehe auch Kirste 2018: Die Dogmatik der Würde des Menschen in der Rechtsprechung des Bundesverfassungsgerichts, 118.

[115] Vgl. Rosen 2012: Dignity, 81; Kirste 2018: Die Dogmatik der Würde des Menschen in der Rechtsprechung des Bundesverfassungsgerichts, 119.

[116] Vgl. Baldus 2016: Kämpfe um die Menschenwürde, 98–102. Eine ausführliche Auseinandersetzung mit der Auslegung der Menschenwürde durch die Rechtsprechung des Bundesverfassungsgerichts findet man bei Kirste 2018: Die Dogmatik der Würde des Menschen in der Rechtsprechung des Bundesverfassungsgerichts.

[117] Ebd., 102.

Dabei war der Rückgriff auf philosophisch-historische Ideen unausweichlich, wobei man sich bei der Auslegung meist indirekt auf Kant bezog.[118] So argumentierte das Bundesverfassungsgericht (1977) in der Diskussion, ob eine lebenslange Freiheitsstrafe mit der Menschenwürde vereinbar sei, folgendermaßen:

> Der Verpflichtung der staatlichen Gewalt, die Würde zu achten und zu schützen, liege „die Vorstellung vom Menschen als einem geistig-sittlichen Wesen zugrunde, das darauf angelegt" sei, „in Freiheit sich selbst zu bestimmen und sich zu entfalten." Die „unverlierbare Würde des Menschen als Person" bestehe „darin, daß er als selbstverantwortliche Persönlichkeit anerkannt" bleibe.[119]

Auf der positiven Begründung der Menschenwürde baute das Bundesverfassungsgericht die Argumentation auf, dass jeder Mensch die Hoffnung haben sollte, wieder aus dem Gefängnis entlassen zu werden. In diesem Fall wurde die Autonomiefähigkeit als Rechts- und Schutzgut der Würdenorm hervorgehoben, die auch für das weitere Verständnis der Würde einen zentralen Stellenwert einnimmt.[120] Auffallend ist dabei die Bezugnahme auf Kant und dessen Deutung der Würde[121] – auch wenn Autonomie in der juristischen Auslegung eher auf den Aspekt der Selbstbestimmung abzielte und nicht die moralische Selbstgesetzgebung in den Blick nimmt. In weiteren Fallentscheidungen wurde außerdem festgelegt, dass die Menschenwürde trotz ihrer Unantastbarkeit in einigen Fällen abgewogen werden darf und in bestimmten Konstellationen nicht unbeschränkt gelten könne.[122]

Davon ausgehend wurde im Zusammenhang mit dem GG immer wieder von zwei gegensätzlichen Menschenbildern gesprochen, nämlich von einem, „[...] ‚das von der Würde des Menschen und der freien Entfaltung der Persönlichkeit in Selbstbestimmung und Eigenverantwortung bestimmt' sei [...]"[123] und von einem anderen, das im Individuum bestimmte Verpflichtungen gegenüber der Gemeinschaft angelegt sieht. Deutlich zeigt sich dieser Konflikt, als das Bundesverfassungsgericht 1992 festlegte, dass der Horrorfilm *The Evil Dead* unmenschliche Gewaltdarstellungen enthält, durch die die (gattungsbezogene)

---

[118] Vgl. Rosen 2012: Dignity, 80 f.

[119] Baldus 2016: Kämpfe um die Menschenwürde, 106.

[120] Vgl. ebd., 105 f.

[121] Vgl. ebd., 165.

[122] Vgl. ebd., 113 f.

[123] Ebd., 158.

Würde des Menschen verletzt werde.[124] In diesem Fall wurde die Menschenwürde erstmals von der Individual- auf die Gattungsebene gehoben und mit dem Verrohungsargument in Verbindung gebracht. Davon ausgehend sollte die Würdenorm „[...] nun nicht mehr nur die Würde eines konkreten Menschen schützen, sondern die des Menschen ‚*als Gattungswesen*' [...]“[125]. Die Konsequenz, die sich daraus ergibt und bis in die Auseinandersetzung mit den ‚Zwergenweitwurf'-Entscheidungen[126] hineinwirkt, ist diejenige, dass Interpretationen der Würde des Gattungswesens mit jenen der individuellen Würde in Konflikt geraten können.[127]

In den 1990er Jahren kam es vermehrt zu ideengeschichtlichen und rechtsphilosophischen Auseinandersetzungen mit der Menschenwürde. Gröschner griff beispielsweise bei der Deutung der Menschenwürde, die im GG verankert ist, auf Pico und seine Beschreibung der Würde als Fähigkeit zur Selbstformierung zurück.[128] Andere hingegen deuten den Begriff von Kant her und sehen in den Auslegungen des Bundesverfassungsgerichts stark kantianisch geprägte Züge.[129]

Wie Baldus zusammenfassend festhält, hat das Bundesverfassungsgericht und ein überwiegender Teil verfassungsrechtlicher Literatur die Würdenorm – mit Ausnahme des gattungsbezogenen Verständnisses – damit in Verbindung gebracht, dass der Mensch zu Selbstbestimmung und -entfaltung fähig ist.[130] Dennoch ergibt sich durch die vielen Fälle, in denen in den letzten Jahrzehnten auf die Norm Bezug genommen wurde, ein „[...] rätselhaftes Ineinander

---

124 Siehe hierzu ausführlich ebd., 155–158.

125 Ebd., 157.

126 Beim ‚Zwergenweitwerfen' werden kleinwüchsige Menschen von anderen Menschen wie Gegenstände geworfen. Daran anknüpfend gibt es die Diskussion, ob dies ihre Würde verletzt. Während Kritiker*innen betonen, dass dabei ihre gattungsbezogene Würde verletzt wird, weil sie zu bloßen (Wurf)objekten generieren, betonen Befürworter*innen – meist kleinwüchsige Menschen –, dass sie sich freiwillig zur Verfügung stellen und dementsprechend ihre Würde nicht verletzt wird. Siehe hierzu ausführlich Bieri 2020: Eine Art zu leben, 23–32. In den 1990ern setzen deutsche und französische Gerichte ein Verbot von ‚Zwergenweitwurf'-Wettbewerben mit der Begründung durch, dass dadurch die Würde der Personen verletzt wird. Vgl. Tiedemann 2014: Was ist Menschenwürde, 41. Der kleinwüchsige Manuel Wackenheim erhob gegen diese Entscheidung Einspruch und zog bis vor das Menschenrechtskomitee der Vereinten Nationen. Dort hatte er keinen Erfolg. Vgl. Rosen 2012: Dignity, 63–66.

127 Vgl. Baldus 2016: Kämpfe um die Menschenwürde, 155–159.

128 Vgl. Kirste 2010: Einführung in die Rechtsphilosophie, 127 f.

129 Vgl. Baldus 2016: Kämpfe um die Menschenwürde, 166–169.

130 Vgl. ebd., 220.

unstimmiger dogmatischer Versatzstücke […]“[131], die nicht zur Beruhigung der Debatten über den Inhalt der Menschenwürde beitragen. Demnach konnte weder auf internationaler Ebene noch in Deutschland durch juristische Auslegungen ein Konsens über den Inhalt der Menschenwürde geschlossen werden. Der konkrete Inhalt der Norm bleibt weitestgehend unklar.[132]

[131] Ebd., 248.

[132] Vgl. ebd., 246 f.

4 Der Zusammenhang zwischen der Menschenwürde und Menschenbildern

Nachdem dargelegt wurde, welchen philosophiegeschichtlichen und juristischen Hintergrund die Menschenwürde aufweist, gilt es, eine Verbindung zwischen Menschenbildern und der Menschenwürde herzustellen. Hierbei wird – auch mit dem Verweis auf einige kritische Positionen zur Menschenwürde – deutlich werden, dass Menschenbildern ein fundamentaler Stellenwert bei der praktischen und inhaltlichen Wirksamkeit der Menschenwürdenorm zukommt.

4.1 Annäherung an das Verhältnis von Menschenwürde und Menschenbildern

Wie gezeigt wurde, gilt die Menschenwürde seit ihrer Nennung in der Präambel sowie im 1. Artikel der *Allgemeinen Erklärung der Menschenrechte* (1948) als moralischer, rechtlicher und politischer Grundwert, der sich weltweit in vielen Verfassungen durchsetzen konnte.[1] Auch wenn heute weitgehend Einigkeit darüber besteht, dass der Begriff bei seiner juristischen Einführung als Reaktion auf die Verbrechen des Stalinismus und des Nationalsozialismus verstanden wurde und sich vor allem gegen staatliche Gewalt wandte,[2] äußerten schon damals einige Jurist*innen und Ethiker*innen die Vermutung, dass der Begriff zu ethischen Unruhen führen könnte.[3] Sie sollten recht behalten, denn heute nimmt

[1] Vgl. Zichy 2017: Menschenwürde und Menschenbild, 81.

[2] Vgl. Hilgendorf 2017: Menschenrechte, Menschenwürde, Menschenbild, 366.

[3] Baldus schreibt hierzu: „Und Günter Dürig wies kurze Zeit später darauf hin, dass es sich um eine *‚neuartige'* Bestimmung im deutschen Verfassungsrecht handele. Zugleich glaubten manche Autoren, schon eine gewisse Ahnung zu haben: Von dieser Norm könnte

D. Jost, *Menschenwürde und Pflegeroboter*, Techno:Phil – Aktuelle Herausforderungen der Technikphilosophie 13,
https://doi.org/10.1007/978-3-662-73005-8_4

die Menschenwürde – zum Ärger vieler Kritiker*innen – einen fundamentalen Stellenwert in diversen ethischen Debatten ein. Das lässt sich vor allem auf zwei zentrale Charakteristika zurückführen: Zum einen besitzt der Begriff eine hohe emotional-intuitive Evidenz. Es ist durchaus einleuchtend, dass dem Menschen ein hoher bzw. der höchste moralische Wert zukommt. Zum anderen ist der Begriff der Menschenwürde deutlich unscharf. Zichy schreibt hierzu:

> Was genau Menschenwürde ist, worin sie genau begründet liegt und was konkret aus ihr folgt, lassen die Rechtsdokumente ebenso, wie der allgemeine Sprachgebrauch weitgehend offen. Dies hat den Vorteil, dass sich in diesem Begriff unterschiedlichste Auffassungen wiederfinden können. Die Unschärfe oder positiv gewendet, die „Interpretationsoffenheit" der Menschenwürde sorgt für Anschlussfähigkeit an unterschiedliche religiöse und weltanschauliche Anschauungen und garantiert so ihre breite Anerkennung.[4]

Die Eigenschaften der Interpretationsoffenheit und Anschlussfähigkeit deuten darauf hin, dass die Menschenwürde ein sehr abstraktes Konzept ist. Ebenso bestätigt die Tatsache, dass sich unterschiedliche Positionen wie der Liberalismus, der Sozialismus und der Katholizismus auf die Menschenwürde berufen und teilweise ihre Argumente darauf aufbauen, die hohe Anschlussfähigkeit des Begriffs.[5] In diesem Sinne herrscht im Hinblick auf die Menschenwürde eine „[...] normative Uneindeutigkeit in konkreten interpersonalen Handlungsfeldern [...]"[6] vor.

Auch juristische Auslegungen der Menschenwürde, wie sie beispielsweise in Deutschland vorgenommen wurden, tragen nur bedingt zu einer näheren Klärung des Wertes bei. Baldus weist darauf hin, dass es im juristischen Kontext bis heute keine halbwegs fassbare inhaltliche Bestimmung gibt und die Norm auf völlig unterschiedliche Fälle angewendet wird. Dies zeigt sich unter anderem daran, dass sie in der deutschen Rechtsprechung mittlerweile mit der Fähigkeit zur Selbstbestimmung, dem vorgeburtlichen Leben, dem Umgang mit verstorbenen Menschen, dem Menschen als Gattungswesen, im Kontext der menschlichen Privatheit sowie mit dem Existenzminimum in Verbindung gebracht wird. Letztlich

---

eine beträchtliche Energie und Dynamik ausgehen, ja eine ‚*ethische Unruhe*', die nur die gegen den Staat gerichteten subjektiven Rechte erfasse, sondern möglicherweise die gesamte Rechtsordnung. Diese Norm wäre dann nicht nur ‚*Anker für einige Grundrechte, Rechtsgüter und Institutionen*', sondern ein ‚*Rechtssatz für das Leben und Auftrag an die Behörden, in jede Art von Lebensverhältnis einzugreifen*'." Ders 2016: Kämpfe um die Menschenwürde, 66 f. (Hervorhebungen im Original).

[4] Zichy 2017: Menschenwürde und Menschenbild, 81.

[5] Vgl. Menke/Pollmann 2017: Philosophie der Menschenrechte, 131.

[6] Baranzke 2012: Menschenwürde in der Pflegebeziehung, 99.

führt all das dazu, dass die Menschenwürde heute von diametral entgegengesetzten Positionen und Meinungslagern ausgelegt wird.[7] Hier setzt nun der Zusammenhang zwischen der Menschenwürde und Menschenbildern an, denn obwohl die Menschenwürde mit Begriffen wie Selbstbestimmung, personaler Integrität, Selbstentfaltung und Selbstachtung in Verbindung gebracht wird, kann sie erst durch den Rückgriff auf spezifischere – beispielsweise gruppenspezifische oder sektorale – Annahmen über den Menschen näher interpretiert werden. Je nachdem, welches konkrete Menschenbild herangezogen wird, ergeben sich in der Interpretation und praktischen Anwendung der Menschenwürde Unterschiede.[8]

Dabei erweckt die Bezugnahme auf die Menschenwürde den Anschein, als bräuchte man mit der Berufung auf sie keine weitere Begründung mehr für die eigene Position.[9] Ob in der Debatte über den Schwangerschaftsabbruch, die Humangenetik oder den assistierten Suizid – in all den Fällen finden sich sowohl bei Befürworter*innen als auch bei Kritiker*innen Argumente, die sich auf die Menschenwürde stützen. Letztendlich lassen sich, wie Baldus anmerkt, die Debatten über die Menschenwürde darauf zurückführen, dass bei ihrer Verwendung auf bestimmte Bilder vom Menschen oder von der Menschheit als Gattung zurückgegriffen wird, die im Widerspruch stehen können.[10] Konkreter gesprochen liegen den verschiedenen Argumentationen unterschiedliche, inhaltlich dichte, partikulare Menschenbilder zugrunde. Das ist plausibel, denn da sich die Menschenwürde definitionsgemäß auf den Menschen bezieht, sind für ihre Ausdeutung gewisse anthropologische Grundannahmen nötig.[11]

Es ist nicht neu, einen Zusammenhang zwischen der Menschenwürde und Menschenbildern herzustellen. So schreibt beispielsweise Ernst-Wolfgang Böckenförde: „Denn was die Würde des Menschen erheischt oder was sie verletzt, hängt wesentlich davon ab, als was der Mensch [...] verstanden wird,

[7] Vgl. Baldus 2016: Kämpfe um die Menschenwürde, 246 f.

[8] Vgl. Zichy 2017: Menschenbilder, 234.

[9] Vgl. Wetz 2019: Einführung, 13 f.

[10] Vgl. Baldus 2016: Kämpfe um die Menschenwürde, 247 f. Baldus schreibt hierzu: „Auf die Würdenorm verweisen diejenigen, die meinen, dass die Mehrheitsgesellschaft solche Verhaltensweisen dulden müsse, schütze die Norm doch auch die Freiheit zu Provokationen und Grenzüberschreitungen, die sich noch im Rahmen der Legalität bewegten. Die Gegner wenden wiederum ein, der Norm liege ein bestimmtes Bild vom Menschen oder von der Menschheit als Gattung zugrunde, woraus dann doch entsprechende Freiheitsbeschränkungen folgen.“ Ebd.

[11] Siehe hierzu Zichy 2017: Menschenwürde und Menschenbild, 83.

mithin vom Menschenbild."[12] Auch Dietmar Mieth betont, dass die Menschenwürde nur dort konkret wirken kann, „[...] wo sie gehaltvoll ist, und gehaltvoll wird sie wiederum nur durch ein Menschenbild."[13] Daraus scheint zu folgen, dass die Menschenwürde der Beliebigkeit von Menschenbildern ausgesetzt ist,[14] was wiederum den Anschein erweckt, sie sei ein „[...] bloßes Ausrufezeichen, dem keine klare Aussage vorangeht [...]."[15] Diese Auffassung stellt sich jedoch als falsch heraus. Wie im fünften Kapitel gezeigt wird, lassen sich aufbauend auf den philosophisch-historischen sowie juristischen Grundlagen mehrheitlich akzeptierte, abstrakte Konzepte rund um die Menschenwürde aufzeigen, die bis heute in die Gesellschaft hineinwirken. Aus diesem Grund ist eine willkürliche Berufung auf die Menschenwürde, die sich nicht an den abstrakten Grundkonzepten orientiert, gesellschaftlich nicht anschlussfähig. Die gängigen Konzepte rund um die Menschenwürde können mit der Hinzunahme partikularer Menschenbilder näher konkretisiert werden.

4.2 Verschiedene Adressat*innenkreise der Menschenwürde

Wie schon angemerkt wurde, wird die Menschenwürdenorm innerhalb der Gesellschaft in vollkommen verschiedenen Diskursen aufgegriffen,[16] wobei – durch den wissenschaftlichen und technischen Fortschritt angestoßen – weitere Bereiche hinzukommen.[17] Auch im juristischen Bereich haftet der Menschenwürde, wie gezeigt wurde, ein expansives Element an, das sich wiederum auf sämtliche ethische Diskurse niederschlägt.[18] Dadurch haben sich die Debatten, in denen auf die Menschenwürde Bezug genommen wird, im Laufe der Zeit deutlich erweitert,

---

[12] Böckenförde 2001: Vom Wandel des Menschenbildes im Recht, 34.

[13] Mieth 2003: Menschenwürde und Menschenbild angesichts des Fortschritts der Bioethik, 75.

[14] Vgl. Zichy 2017: Menschenwürde und Menschenbild, 83.

[15] Bielefeldt 2011: Auslaufmodell Menschenwürde?, 10.

[16] Beispielhaft kann hier das Kapitel IV *Anwendungen der Menschenwürde* in Von der Pfordten 2023: Menschenwürde, 112–119 genannt werden. Von der Pfordten beleuchtet hier verschiedene ethische Probleme im Zusammenhang mit der Menschenwürde. Er geht unter anderem der Frage nach, ob Menschen ein Leben lang eingesperrt werden dürfen und ob Präimplantationsdiagnostik oder genetische Veränderungen die Menschenwürde verletzen.

[17] Fragen rund um die Menschenwürde tun sich heute beispielsweise mit der zunehmenden Digitalisierung auf. Siehe hierzu ausführlich Grimm et al. 2019: Digitale Ethik.

[18] Vgl. Baldus 2016: Kämpfe um die Menschenwürde, 134 f.

wobei man davon ausgehen kann, dass sich dieser Trend in Zukunft fortsetzen wird. Für Kant bestanden Menschenwürdeverletzungen darin, dass Menschen verdinglicht bzw. verzweckt wurden. Heute findet man die Bezugnahme auf die Menschenwürde nicht mehr nur in dieser Debatte, sondern auch in der neuen Bioethik und bezieht sie auf vorgeburtliche menschliche Lebensformen.[19]

Das Verständnis der Menschenwürde ist einem permanenten Wandel der Zeit unterworfen und unterliegt immer wieder inhaltlichen Akzentverschiebungen.[20] Je nachdem, auf welchen Fall man die Menschenwürde anwenden will, muss ihr Adressat*innenkreis festgelegt werden.[21] Dabei hebt Dieter Birnbacher hervor, dass sich die Vielfalt der Menschenwürde auf drei grundlegende Verwendungsweisen und Adressat*innenkreise herunterbrechen lässt: So stehen bei der (1) *normativ stärksten Bedeutung* alle geborenen und lebenden Menschen im Fokus. Diese Verwendung orientiert sich an jener, die man in der *Allgemeinen Erklärung der Menschenrechte* findet. Bei der (2) *normativ schwächeren Bedeutung* liegt der Anwendungsbereich auf allen Wesensformen, die zur Gattung *Homo sapiens* gezählt werden – von der befruchteten Eizelle bis zum Leichnam. Bei der dritten Verwendungsweise liegt der Fokus auf der (3) *menschlichen Gattung als Ganzes*. Während die ersten zwei Verwendungsweisen auf der Individualebene liegen, verschiebt sich der Fokus bei der dritten Anwendung auf die Gattung als Ganzes und damit auf das menschliche Kollektiv.[22] Auch im juristischen Bereich zeigt sich dieses Spannungsverhältnis zwischen der Würde des individuellen Menschen und der Würde des Menschen als Gattungswesen.[23] In all den Verständnissen findet man abstrakte Begriffe, die erst durch die Bezugnahme auf partikulare Menschenbilder in die Praxis übersetzt werden können.

Da sich die Forschungsfrage auf die Wahrung der Menschenwürde pflegebedürftiger Menschen bezieht und diese in Zusammenhang mit dem Einsatz von Pflegerobotern setzt, steht die *normativ stärkste Bedeutung* der Menschenwürde im Mittelpunkt. Es geht darum, was Menschenwürde in Bezug auf *lebende* Menschen bedeutet und welche abstrakten Konzepte mit diesem Verständnis verbunden sind. Zugleich überlappt die normativ stärkste Bedeutung mit dem modernen Würdeverständnis, das der *Allgemeinen Erklärung der Menschenrechte* zugrunde liegt. Denn in der AEMR werden Minimalpflichten dargelegt, die sich

[19] Vgl. Birnbacher 2004: Menschenwürde – abwägbar oder unabwägbar?, 250 f.

[20] Vgl. ebd.

[21] Vgl. Menke/Pollmann 2017: Philosophie der Menschenrechte, 138.

[22] Vgl. Birnbacher 2004: Menschenwürde – abwägbar oder unabwägbar?, 252–254.

[23] Siehe hierzu Baldus 2016: Kämpfe um die Menschenwürde, 158 f.

in erster Linie auf *lebende* Menschen beziehen. Zum Umgang mit vorgeburtlichen Leben oder verstorbenen Menschen findet man keine Handlungsanweisungen.[24]

Im fünften Kapitel werden die zentralen Konzepte aufgezeigt, die mit dem modernen Menschenwürdeverständnis verbunden sind. Die Konzepte, die dargelegt werden, sind für sich genommen abstrakt. Ihr konkreter Inhalt ergibt sich erst durch die Hinzunahme partikularer Menschenbilder, wodurch der Wert der Menschenwürde in der Praxis wirksam werden kann.

4.3 Partikulare Menschenbilder und ihre Relevanz für die Menschenwürde

Unter partikularen Menschenbildern werden dichte, in der Praxis wirksame Menschenbilder verstanden. Es handelt sich somit um gruppenspezifische oder sektorale Menschenbilder. Partikulare Menschenbilder erfüllen im Zusammenhang mit der Menschenwürde mindestens vier Funktionen:

Erstens werden dichte praktische Menschenbilder auf die Begriffe rund um die Menschenwürde gelegt und füllen diese mit konkretem Inhalt.[25] Zichy schreibt hierzu:

> Die für die Klärung der Detailfragen notwendigen weitergehenden Interpretationen der Menschenwürde können nur von den spezifischeren, inhaltlich dichteren partikularen Menschenbildern geleistet werden, die das würdetheoretische Torso-Menschenbild als ihren Kern inkorporieren, es aber um viele Aspekte anreichern und konkretisieren.[26]

Wie das genau zu verstehen ist, kann beispielhaft mit der Bezugnahme auf den ersten Artikel der *Allgemeinen Erklärung der Menschenrechte* verdeutlicht werden: Eine der Meta-Annahmen über den Menschen lautet, dass alle Menschen frei und gleich an Würde *geboren* sind. Es wird jedoch weder eine Aussage darüber gemacht, warum dem Menschen die absolute Würde zukommt, noch, ob der Mensch diese schon vor der Geburt besitzt. Interpretiert man die Darlegung aus einem dichteren Menschenbild heraus, wie beispielsweise aus einem religiös-christlichen Menschenbild, dann klären sich offene Stellen: So liegt die Begründung der Würde möglicherweise in der Beziehung zu Gott und wird meist schon als etwas angenommen, das vor der Geburt gegeben ist. Jemand, der den

[24] Siehe hierzu Vereinte Nationen: Allgemeine Erklärung der Menschenrechte.

[25] Vgl. Zichy 2017: Menschenwürde und Menschenbild, 95.

[26] Ebd.

Wert der Menschenwürde hingegen als etwas historisch Gewachsenes betrachtet, wird in das Verständnis der Würde in Artikel 1 andere Inhalte einfließen lassen.

Zweitens lassen sich dadurch, dass die abstrakten Konzepte der Menschenwürde durch die Hinzunahme partikularer Menschenbilder mit Inhalt gefüllt werden, konkrete Handlungsweisen ableiten. Im Hinblick auf das oben genannte Beispiel bedeutet die Hinzunahme eines christlichen Menschenbildes zur Auslegung der Menschenwürde, dass beispielsweise Abtreibung einer Verletzung der Würde des ungeborenen Embryos entspricht. Wird ein anderes, eher feministisches Menschenbild herangezogen, in dem die Selbstbestimmung (der Frau) im Vordergrund steht und die Würde erst geborenen Menschen zugesprochen wird, dann wird die Würde des Embryos durch die Abtreibung nicht verletzt, weil schlichtweg angenommen wird, dass er keine hat. Vielmehr entspricht es der Würde der Frau, über ihren Körper entscheiden zu können. Wie an diesem Beispiel deutlich wird, berufen sich gegensätzliche Argumente auf den gleichen Wert. Es ist nicht verwunderlich, dass die verschiedenen Gebrauchsweisen der Menschenwürde zu Konflikten führen und dadurch die Kritik, dass sie inflationär gebraucht wird, befeuert wird.[27]

Drittens führt die Hinzunahme partikularer Menschenbilder dazu, dass der Wert der Menschenwürde in der Praxis umgesetzt und konkret verwirklicht wird. Es ist wichtig, dass die Menschenwürde in Rechtsdokumenten und Ethikkodizes festgehalten und institutionalisiert wird.[28] Dennoch müssen Werte wie die Menschenrechte und die Menschenwürde „[…] in den Praktiken des Alltagslebens inkarniert [sein].“[29] Dies funktioniert nur, wenn die Begriffe mit partikularen Menschenbildern angereichert und dadurch in die Praxis übersetzt werden. In diesem Sinne darf nicht davon ausgegangen werden, dass der Wert der Menschenwürde ohne aktives Zutun bestehen bleibt, auch wenn er in Rechtsdokumenten verankert ist. Die Menschenwürde muss mit bestehenden und neuen Fragestellungen in Verbindung gebracht werden, denn sie ist eben auch eine gelebte ethische Praxis.[30] In dem Buch *Die Sakralität der Person* führt Hans Joas das Bild eines Dreiecks mit den Dimensionen *Werte*, *Institutionen* und *Praktiken* ein,

---

[27] Vgl. ebd., 97.

[28] Vgl. Joas 2019: Die Sakralität der Person 203.

[29] Ebd., 281.

[30] Vgl. Gutmann/Quante 2017: Menschenwürde, Selbstbestimmung, Pluralismus, 330. Dass Würde immer auch etwas mit gelebter Praxis zu tun hat, wird in Peter Bieris Buch *Eine Art zu leben. Über die Vielfalt menschlicher Würde* deutlich. Diese These untermauert der Autor mit verschiedenen Beispielen. Insbesondere auf Seite 212 verdeutlicht Bieri, dass Würde nicht nur ein Wort bzw. ein Wert ist, sondern auch in der Praxis umgesetzt werden muss, um lebendig zu sein. Vgl. ebd.

die im Wechselspiel miteinander stehen.[31] Demnach kann der Wert der Menschenwürde nur bestehen, wenn er sowohl durch Institutionen gestützt als auch in der alltäglichen Praxis angewendet wird.[32]

Viertens spielen die verschiedenen Auslegungen und die damit einhergehenden Konflikte auch für die Begrifflichkeiten rund um die Menschenwürde eine wichtige Rolle. Denn sie führen durch Aushandlungsprozesse zu einem konkreteren Verständnis. Im Laufe der Zeit wird sich dadurch wahrscheinlich kein systematisch zusammenhängendes Torso-Menschenbild hinter der Menschenwürde festmachen lassen, doch können die abstrakten Begriffe, die mit der Menschenwürde verbunden sind, besser verstanden werden. Es findet eine Verdichtung der Menschenwürdenorm statt.[33] In diesem Prozess spielen nicht nur philosophische Auseinandersetzungen und gesellschaftliche Debatten eine wichtige Rolle. Für das heutige Verständnis der Würde haben, wie bereits gezeigt wurde, vor allem juristische Auslegungen in Deutschland einen großen Beitrag geleistet. Die Annahme, dass der Mensch ein zur Selbstbestimmung und -entfaltung fähiges Wesen ist, spielt in vielen juristischen Würdeauslegungen und in verfassungsrechtlicher Literatur eine wichtige und prägende Rolle.[34] Doch gibt es auch Auslegungen, in denen die Würde des Menschen auf die Gattung umgelegt wird. Dadurch kann sie auf einmal mit der individuellen Selbstbestimmung und -entfaltung in Konflikt geraten.[35] Baldus merkt an, dass die juristischen Auslegungen von der Gesellschaft nicht unbemerkt bleiben und in die Diskussionen rund um die Menschenwürde einfließen.[36]

Es lässt sich somit festhalten, dass die Menschenwürde bis heute ein Wert ist, der in juristischen, ethischen und gesellschaftlichen Debatten durch die Hinzunahme von partikularen Menschenbildern ausgehandelt wird und somit als *work in progress* verstanden werden muss.[37] Zichy schreibt hierzu:

> Von einem harten umstrittenen Kern ausgehend gewinnt die Menschenwürde durch viele gesellschaftliche Auseinandersetzungen nach und nach an spezifischem Gehalt,

---

[31] Vgl. Joas 2019: Die Sakralität der Person 202 f.

[32] Vgl. ebd., 281. Anzumerken ist, dass Joas dieses Argument primär im Hinblick auf die Menschenrechte aufbaut. Dennoch lässt sich seine Argumentation auf die Menschenwürde übertragen.

[33] Vgl. Zichy 2017: Menschenwürde und Menschenbild, 96 f.

[34] Vgl. Baldus 2016: Kämpfe um die Menschenwürde, 220.

[35] Vgl. ebd., 158.

[36] Vgl. ebd., 254.

[37] Vgl. Zichy 2021: Menschenwürde und Menschenbild, 97.

wodurch aus dem ehemals hochabstrakten Wert ein zunehmend brauchbarer Orientierungspunkt wird.[38]

4.4 Kritik an der Anwendung der Menschenwürdenorm

Wie im dritten Kapitel deutlich wurde, weist die Menschenwürde eine vielseitige philosophiegeschichtliche und juristische Geschichte auf, mit der viele Unklarheiten und Uneindeutigkeiten einherzugehen scheinen. Kritiker*innen, die die Menschenwürde als unnütz und unbrauchbar zurückweisen, setzen hier an und sehen in ihr einen ‚windigen Begriff, der starke emotionale Konnotationen aufweist'[39], bezeichnen sie als ‚Opium für das Volk'[40] oder ‚Leerformel'[41] und halten sie für ein ‚Totschlagargument'[42]. Exemplarisch werden drei gängige Kritiken aufgezeigt, die mit der These, dass die praktische Wirksamkeit der abstrakten Menschenwürde von partikularen Menschenbildern abhängig ist, weitestgehend zurückgewiesen werden können.

4.4.1 Kritik der unklaren Begründung

Als grundlegendstes Problem der Menschenwürde erscheint das Begründungsproblem. Es ist mit der Frage verbunden, ob bzw. auf was sich die Menschenwürde begründen lässt.

Wirft man einen Blick in die *Allgemeine Erklärung der Menschenrechte*, dann stellt man fest, dass zwar eine geschichtliche Perspektive vorangestellt wird, in der man sich auf die beiden Weltkriege und die damit verbundenen Grausamkeiten bezieht. Es wird jedoch nicht begründet, warum alle Menschen „[...] frei und gleich an Würde und Rechten geboren [sind]."[43] Diese Tatsache wird scheinbar grundlos angenommen.[44] Auch ihre Festlegung in Verfassungstexten ist von diesem Problem betroffen. Zwar sehen Kritiker*innen wie Franz Joseph Wetz in der

[38] Ebd.

[39] Vgl. Hossenfelder 2004: Menschenwürde und Menschenrechte, 21 und 32.

[40] Vgl. Wetz 2004: Menschenwürde als Opium für das Volk, 221.

[41] Vgl. Hoerster 2019: Überschrift der Menschenrechte, 306.

[42] Vgl. Werner 2004: Menschenwürde in der bioethischen Debatte, 193.

[43] Vereinte Nationen: Allgemeine Erklärung der Menschenrechte, Artikel 1.

[44] Vgl. Knoepffler 2004: Menschenwürde in der Bioethik, 18.

rechtlichen Verankerung des Begriffs eine wichtige Errungenschaft in Bezug auf die Verhinderung von Verbrechen gegen die Menschheit,[45] dennoch verweisen sie darauf, dass der Begriff nicht begründbar ist. Friedrich August von Hayek schreibt hierzu:

> So edel und lobenswert die Gefühle sind, die in Begriffen wie Menschenwürde ihren Ausdruck finden, für sie ist in einem Versuch zu rationaler Überzeugung kein Platz.[46]

Vielmehr müsse die Menschenwürde dafür herhalten, einem ehemals religiösen Menschenbild eine scheinbar säkulare Legitimation zu geben.[47] Ebenso werde sie aus einer vernunftphilosophischen Position heraus zu begründen versucht[48] oder von zuständigen Organen willkürlich festgesetzt.[49] Aufgrund des vieldeutigen oder dogmatischen Charakters der Menschenwürde gäbe es keine Grundlage dafür, andere Staaten und Gesellschaften zu kritisieren, in denen die Menschenwürde missachtet wird.[50]

Heute gibt es viele verschiedene Begründungswege. Hartmut Kreß zählt mit dem Verweis auf religiöse, pragmatische, kulturgeschichtliche, naturrechtliche, subjektivitätstheoretische, lebensphilosophische und phänomenologische Begründungen insgesamt sechs unterschiedliche Wege zur Begründung der Menschenwürde auf.[51] Auch Gröschner et al. legen im *Wörterbuch der Würde* verschiedene Begründungswege dar.[52] Wetz greift in *Texte zur Menschenwürde* Textstellen von Philosoph*innen verschiedener Epochen heraus. Dabei wird ebenfalls ersichtlich, auf welche unterschiedlichen Arten die Würde begründet werden kann.[53] Viele der neueren Begründungsversuche erweisen sich jedoch als unbefriedigend,[54] was wiederum den Kritiker*innen in die Karten spielt.

Am erfolgreichsten sind bis heute transzendentalphilosophische Begründungen, die von einem menschlichen Faktum – wie zum Beispiel der Fähigkeit

---

[45] Vgl. Wetz 2005: Illusion Menschenwürde, 192.

[46] Von Hayek 1991: Die Verfassung der Freiheit, 6.

[47] Vgl. Hoerster 1991: Abtreibung im säkularen Staat, 121.

[48] Vgl. Wetz 2004: Menschenwürde als Opium fürs Volk, 227–230.

[49] Vgl. Härle 2005: Menschenwürde – konkret und grundsätzlich, 408.

[50] Vgl. ebd.

[51] Vgl. Kreß 2011: Ethik der Rechtsordnung, 123–136.

[52] Siehe hierzu Gröschner et al. (Hrsg.) 2013: Wörterbuch der Würde, insbesondere Kapitel *Moderne Theorien*, 55–123.

[53] Siehe hierzu Wetz 2019: Texte zur Menschenwürde.

[54] Siehe hierzu Zichy 2021: Menschenwürde, 532–534.

zur Selbstbestimmung oder Autonomie ausgehen – und daraus die Würde ableiten.[55] Doch auch hier gibt es Kritik, wie beispielsweise an Ruth Macklins Artikel *Dignity is a Useless Concept* deutlich wird. Sie vertritt die These, dass „[d]ort wo in der Medizinethik von Menschenwürde gesprochen wird, [...] oft nichts anderes gemeint [sei] als der Respekt vor der Autonomie von Personen."[56] Dadurch sei der Würdebegriff redundant und könne getrost weggelassen werden.[57]

Letztlich lässt sich aus einer Perspektive, die Menschenbilder und die Menschenwürde zusammen denkt, folgendes grundlegendes Problem hinter der Kritik an der fehlenden allgemeinen Begründung festmachen: Es wird angenommen, dass alle Ausführungen und Begründungen der Menschenwürde bei autoritativen und identitätsstiftenden, sprich (gruppen)spezifischen Menschenbildern ansetzen.[58] Demnach hat jede Gesellschaft, Gruppe bzw. jeder Staat ein eigenes Verständnis von der Menschenwürde und eigene Vorstellungen darüber, was unter einer Verletzung der Menschenwürde zu verstehen ist.

4.4.2 Kritik der Inhaltsleere

Das zweite Problem schließt am vorherigen Problem an, denn ohne die Menschenwürde allgemein zu definieren und zu begründen, ist es schwierig, daraus einen verbindlichen Inhalt abzuleiten.[59] Dadurch stellt die Menschenwürde, wie Wetz schreibt, in der Praxis bloß „[...] eine abgegriffene, bedeutungslose Begriffsschablone [...]"[60] dar. Dieses Problem wird durch ihre Institutionalisierung in der AEMR und anderen Rechtstexten nicht gelöst, da sie in erster Linie als Konstitutionsprinzip bzw. regulatives Prinzip verwendet wird.[61] Die Festlegung der Menschenwürde als regulatives Prinzip gibt zumindest vor, dass nur solche Handlungen vollzogen werden dürfen, die den Subjektstatus und die grundsätzliche Gleichheit der Menschen nicht missachten.[62] Dennoch besteht

---

[55] Vgl. ebd., 534.

[56] Schaber 2012: Menschenwürde, 84 f.

[57] Vgl. ebd.; Sharkey 2014: Robots and Human Dignity, 65. Siehe hierzu auch Macklin 2003: Dignity is a Useless Concept, 1419 f.

[58] Vgl. Bielefeldt 2011: Auslaufmodell Menschenwürde?, 22.

[59] Vgl. Knoepffler 2004: Menschenwürde in der Bioethik, 11.

[60] Wetz 2005: Illusion Menschenwürde, 11.

[61] Vgl. Knoepffler 2004: Menschenwürde in der Bioethik, 13 f.

[62] Vgl. ebd., 27–29.

das Problem, wie das Prinzip ohne festgelegten Inhalt nicht den Status einer Leerformel einnimmt.

Der Verweis darauf, dass die Menschenwürde als Regulativ für die ethische Reflexion gedacht werden muss, klingt durchaus einleuchtend. Dennoch ist es in vielen Fällen umstritten, welche moralischen Schlussfolgerung sich durch den Verweis auf die Menschenwürde ergeben. Zu einer konkreten Lösung trägt auch die AEMR nicht bei. Ihre Artikel geben zwar eine gewisse Orientierung, aber ihre Ausdeutungen kann durch verschiedene Sichtweisen auf den Menschen abweichen.[63] In der Praxis zeigt sich das Problem daran, dass mit Bezugnahme auf die Menschenwürde in unterschiedlichen, sich teilweise widersprechenden Debatten argumentiert wird.[64] Dabei wird ihr oftmals ein inflationärer Gebrauch nachgesagt, wie sich in der Debatte über den assistierten Suizid zeigt.[65] Somit besteht der Verdacht, „[...] dass ‚Menschenwürde' überhaupt ein beliebig interpretierbarer Begriff ohne echten normativen Gehalt sei [...].“[66] Es stellt sich die Frage, ob ein Begriff, über den ein breiter Dissens in der Gesellschaft besteht, als Anhaltspunkt in ethischen Debatten dienen kann[67] oder ob es sich lediglich um einen *conversation stopper* handelt.[68]

Bezieht man sich – wie beim Begründungsproblem – auf Menschenbilder, dann besteht beim Problem der Inhaltsleere der Vorwurf, dass die Menschenwürde inhaltsleer ist und sich hinter den verschiedenen Verständnissen kein gemeinsamer Inhalt herauslesen lässt. Vielmehr wird die Menschenwürde erst durch verschiedene Menschenbilder mit Inhalt gefüllt. Der Inhalt variiert somit je nach Menschenbild, das ihrer Interpretation zugrunde gelegt wird. Demnach ist die Menschenwürde eine „[...] willkürlich auslegbare Leerformel [...]“[69]. Sie könne deshalb weder verbindliche Richtschnur für den Gesetzesgeber noch orientierender Grundwert für die Bürger*innen sein.[70]

---

[63] Vgl. Menke/Pollmann 2017: Philosophie der Menschenrechte, 73.

[64] Vgl. Schaber 2012: Menschenwürde, 87.

[65] Vgl. Bielefeldt 2011: Auslaufmodell Menschenwürde?, 9. Sowohl die Seite, die menschliches Leben für unverfügbar hält als auch die Seite, die sich auf die Selbstbestimmung der Person, die assistierten Suizid beanspruchen möchte, beruft, beziehen sich auf den Wert der Menschenwürde.

[66] Werner 2004: Menschenwürde in der bioethischen Debatte, 193.

[67] Vgl. ebd., 192 f.

[68] Vgl. Birnbacher 1995: Mehrdeutigkeit im Begriff der Menschenwürde, 1.

[69] Wetz 2005: Illusion Menschenwürde, 12.

[70] Vgl. ebd., 11–13.

4.4.3 Das Extensionsproblem

Das dritte Problem, das vor allem im Zusammenhang mit bioethischen Fragen steht, ist das Extensionsproblem. Aus Rechtstexten wie der AEMR und diversen Verfassungen geht nicht explizit hervor, wer mit *Mensch* gemeint ist. Das Extensionsproblem berührt somit die Frage nach dem Menschen *im Allgemeinen.*[71] Und wie bereits gezeigt wurde, müssen damit nicht ausschließlich und notwendigerweise Mitglieder der Gattung *Homo sapiens* gemeint sein.[72] Dennoch wird in der AEMR sowie im alltäglichen Verständnis selbstverständlich davon ausgegangen, dass die Würde nur Mitgliedern der Gattung *Homo sapiens* zukommt.[73] Ab wann bzw. wie lange jemandem aufgrund der Gattungszugehörigkeit die Menschenwürde zugesprochen wird, ist hingegen nicht festgelegt[74] und ebenso von dem dahinterliegenden Menschenbild, der Begründung und dem konkreten Inhalt der Menschenwürde abhängig. Das Problem erstreckt sich (1) auf den Anfang des menschlichen Lebens und auf Fragen rund um den Schwangerschaftsabbruch und der Genforschung,[75] (2) auf Menschen, die gewisse Fähigkeiten nicht (mehr) aufweisen, wie zum Beispiel jene, die mit Anenzephalie geboren werden oder im Koma liegen[76] und (3) auf das Ende des menschlichen Lebens, mit dem die Frage einhergeht, ob verstorbenen Menschen immer noch die Menschenwürde zukommt.[77]

Die drei Problemfelder scheinen aufzuzeigen, dass sich die Menschenwürde nicht universal begründen lässt, sie keinen konkreten Inhalt aufweist und nicht ersichtlich wird, auf wen sie zutrifft. Dieser Umstand betrifft sowohl ihre rechtliche Verankerung als auch ihr alltägliches Verständnis. Aufgrund der Probleme, die mit der Menschenwürde verbunden sind, lehnen einige Staaten – auch manche, in denen sie in der Verfassung verankert ist – die Menschenwürde als juristisches Prinzip ab. Hierzu zählen unter anderem Portugal, Spanien und Italien. Die Kritik lautet, dass sich der Begriff nicht in einem juristischen Sinne operationalisieren lässt und es sich lediglich um Verfassungslyrik handelt.[78] In

[71] Vgl. Knoepffler 2004: Menschenwürde in der Bioethik, 19 f.

[72] Siehe hierzu Zichy 2017: Menschenbilder, 93 f.

[73] Vgl. ders. 2017: Menschenwürde und Menschenbild, 90 f.

[74] Vgl. Knoepffler 2004: Menschenwürde in der Bioethik, 19 f.

[75] Vgl. Bielefeldt 2011: Auslaufmodell Menschenwürde?, 9.

[76] Vgl. Tiedemann 2014: Was ist Menschenwürde?, 117 f.

[77] Vgl. Härle 2005: Menschenwürde – konkret und grundsätzlich, 393 f.

[78] Vgl. Tiedemann 2014: Was ist Menschenwürde?, 31 f.

anderen Ländern, wie beispielsweise in Deutschland, diskutiert man hingegen intensiv über juristisch-inhaltliche Auslegungen des Begriffs.[79]

Betrachtet man die Kritik aus einer Theorie der Menschenbilder, dann beruft man sich hier hauptsächlich darauf, dass mit der Auslegung der Menschenwürde immer schon spezifische Menschenbilder verbunden sind. Sie weist deshalb keine Grundlage auf, um universale Gültigkeit beanspruchen zu können. Dieser Auffassung nach muss man davon ausgehen, dass beispielsweise jemand, der Sterbehilfe mit der Menschenwürde für vereinbar hält, ein völlig anderes Verständnis von Würde hat als jemand, für den Sterbehilfe nicht mit der Menschenwürde vereinbar ist.[80] Das Gleiche trifft auf viele weitere Debatten zu, in denen auf die Menschenwürde zurückgegriffen wird.

Im nächsten Kapitel wird gezeigt, dass man die Kritik bis zu einem gewissen Grad zurückweisen kann. Schon der Blick in die philosophische und juristische Geschichte zeigt, dass sich rund um die Menschenwürde gewisse Tendenzen in Bezug auf abstrakte Bedeutungen herauslesen lassen. Dieser Umstand wird in weiterer Folge näher beleuchtet. Es wird gezeigt, dass die Menschenwürde weder völlig willkürlich begründbar noch auslegbar ist, sondern sich hinter dem modernen Menschenwürdeverständnis durchaus ein historisch gewachsener Kern festmachen lässt, mit dem im weiteren Verlauf gearbeitet werden kann.

4.5 Zusammenfassung und Relevanz

Zusammenfassend lässt sich festhalten, dass für die konkrete praktische Ausdeutung der Menschenwürde partikulare, insbesondere gruppenspezifische und sektorale Menschenbilder wichtig sind. Ihnen kommen mindestens vier Aufgaben zu: (1) Die abstrakten Konzepte rund um die Menschenwürde werden mit konkretem Inhalt gefüllt, (2) wodurch konkrete Handlungsweisen in Bezug auf die Menschenwürde abgeleitet werden können und (3) der Wert in die Praxis übersetzt und verwirklicht wird. Außerdem tragen die Debatten über verschiedene Menschenbilder (4) dazu bei, dass die abstrakten Konzepte, die der Menschenwürde zugrunde liegen, verdichtet werden. Dadurch wird die Menschenwürde im Laufe der Zeit immer konkreter. Anzumerken ist, dass die Menschenwürde nicht beliebig durch partikulare Menschenbilder ausgedeutet werden kann. Wie im

[79] Vgl. ebd., 33.

[80] Beispielsweise hebt Doris Schroeder hervor, dass sich in der Sterbehilfedebatte sowohl die Befürworter*innen als auch die Gegner*innen auf den gleichen Wert berufen. Siehe hierzu dies. 2008: Dignity – Two Riddles and four Concepts; Ferner Sharkey 2014: Robots and Human Dignity, 65.

folgenden Kapitel deutlich wird, liegen ihr durchaus gesellschaftlich geteilte, abstrakte Konzepte zugrunde, die in die Debatten, in denen auf die Menschenwürde verwiesen wird, einfließen müssen.

In der Untersuchung spielen partikulare Menschenbilder im Zusammenhang mit der Menschenwürde insofern eine Rolle, als die Frage im Mittelpunkt steht, wie Roboter menschenwürdig in der professionellen Pflege eingesetzt werden können. Um das abstrakte Menschenwürdeverständnis im Hinblick auf die Pflege zu verdichten, werden im siebten Kapitel sektorale sowie modellhafte Menschenbilder aus dem Pflegebereich herausgearbeitet und daraus gemeinhin geteilte Annahmen über den Menschen im Kontext der Pflege abgeleitet. Es wird ersichtlich, wie der Mensch in der professionellen Pflege wahrgenommen wird und dies mit den abstrakten Konzepten der Menschenwürde verbunden. Außerdem wird die Möglichkeit geschaffen, den Wert der Menschenwürde auf den Bereich der Pflegepraxis umzulegen. Auf dieser Grundlage kann im nächsten Schritt die Wahrung der Menschenwürde im Zusammenhang mit einem möglichen Einsatz von Pflegerobotern geprüft werden. Zunächst folgt jedoch – aufbauend auf den philosophiegeschichtlichen und historischen Grundlagen – eine nähere Darlegung eines weitgehend anerkannten, modernen, abstrakten Menschenwürdeverständnisses.

5 Der abstrakte Kernbereich der Menschenwürde

Wie aus den vorherigen Kapiteln hervorgeht, kann man nicht behaupten, dass mit der Menschenwürde ein einheitliches, in sich geschlossenes Verständnis einhergeht.[1] Jedoch zeigen sich in aktuellen philosophischen Handbüchern, Einführungen und Monografien zur Menschenwürde – angestoßen durch die dargelegten philosophisch-historischen Debatten sowie juristischen Implementierungen und Auslegungen – gewisse Tendenzen in Bezug auf einen abstrakten Kernbereich, der mit partikularen Menschenbildern spezifiziert und ausgedeutet werden kann.

In der vorliegenden Untersuchung wird kein Anspruch darauf erhoben, ein in sich geschlossenes Verständnis von Menschenwürde darzulegen. Das ist aufgrund der verschiedenen Zugänge nicht möglich. Es werden nun schlaglichtartig zentrale Aspekte aufgezeigt, die mit gesellschaftlich heute weitgehend geteilten Vorstellungen über die Menschenwürde in Verbindung stehen, ehe zwei unterschiedliche inhaltliche Konzeptionen über die Menschenwürde dargelegt werden. Letztlich ergeben diese Zugänge zur Menschenwürde die abstrakten Konzepte, die es mittels partikularer Menschenbilder – in der Analyse mittels sektoraler Menschenbilder, die der professionellen Pflegepraxis zugrunde liegen – mit Inhalt zu füllen gilt.

---

[1] Siehe hierzu auch Menke/Pollmann 2017: Philosophie der Menschenrechte, 130.

D. Jost, *Menschenwürde und Pflegeroboter*, Techno:Phil – Aktuelle Herausforderungen der Technikphilosophie 13,
https://doi.org/10.1007/978-3-662-73005-8_5

5.1 Menschenwürde: inhärent, absolut und universell

Zunächst muss hervorgehoben werden, dass ein weit geteilter Konsens darüber besteht, dass die Menschenwürde den höchsten moralischen Status des Menschen begründet. Zichy schreibt hierzu:

> Dieser moralische Status ist zunächst einmal der grundlegende soziale Status, der jedem Menschen zukommt: Jeder Mensch verdient es kraft seiner Menschenwürde, moralisch – und insofern auch sozial – anerkannt zu werden. Nun begründet die Menschenwürde aber nicht irgendeinen moralischen Status, sondern den höchsten moralischen Status. Die Menschenwürde ist der Grund, weswegen wir Menschen die *höchste* moralische Achtung schulden.[2]

Neben der Begründung des moralischen Status werden der Menschenwürde in den meisten Deutungen drei zentrale Eigenschaften zugesprochen:

Erstens wird durch die vorangegangene philosophiegeschichtliche Darlegung sowie ihre rechtliche Kodierung deutlich, dass heute ein weitgehend geteiltes Verständnis einer *inhärenten* Menschenwürde vorherrscht.[3] In diesem Zusammenhang fällt auch der Begriff der Mitgifttheorie. Die Würde ist als *natürliche Grundausstattung jedes Menschen* zu verstehen.[4] Demnach handelt es sich bei der Menschenwürde „[...] um eine *nichtkörperliche, innere, im Kern unveränderliche, notwendige und allgemeine Eigenschaft des Menschen* [...].“[5] Dadurch steht sie im Gegensatz zu einem kontingenten Würdeverständnis.[6] Kant ist der erste Philosoph, der ausführlich begründet, warum der Mensch eine inhärente Würde hat.[7] Das inhärente Verständnis der Würde reicht – wie gezeigt wurde – bis in die *Allgemeine Erklärung der Menschenrechte* sowie in diverse Verfassungen wie zum Beispiel in das *Deutsche Grundgesetz*[8] und in die *EU-Grundrechtecharta* hinein.[9] Auch wenn sich ein Mensch in einer Situation befindet, in der er unter

---

[2] Zichy 2020: Menschenwürde als Personenwürde, 11.

[3] Vgl. Schaber 2012: Menschenwürde, 10 und 26–28. Ferner Zichy 2020: Menschenwürde als Personenwürde, 11.

[4] Vgl. Bielefeldt 2011: Auslaufmodell Menschenwürde?, 46 f.

[5] Vgl. Von der Pfordten 2023: Menschenwürde, 9 (Hervorhebungen im Original).

[6] Vgl. Schaber 2012: Menschenwürde, 21–24; Siehe auch Sharkey 2014: Robots and Human Dignity, 65.

[7] Vgl. Schaber 2012: Menschenwürde, 26.

[8] Vgl. ebd., 10.

[9] Vgl. Von der Pfordten 2023: Menschenwürde, 87.

größten Einschränkungen und Missachtungen seiner Würde leidet und diese verletzt wird – z. B. bei Folter, Sklaverei, Zwangsarbeit und Demütigung –, verliert er seine Würde nicht.[10] Die im *Deutschen Grundgesetz* betonte Unantastbarkeit der Würde kann als Aufforderung verstanden werden, sie nicht anzutasten.[11] So kann man festhalten, dass eine weitgehende Einigkeit darüber besteht, dass die Würde dem Menschen inhärent gegeben ist und sie zwar verletzt, jedoch nicht genommen werden kann.[12]

Zweitens wird der inhärenten Menschenwürde ein *absoluter Wert* zugeschrieben, wodurch sie nicht gegen andere Werte abgewogen werden darf.[13] Dieses Verständnis geht ebenfalls auf Kant zurück.[14] Aufgrund der absoluten Würde ist der Mensch wertvoller als alle anderen Entitäten.[15] Es gibt keinen akzeptablen Grund, der je rechtfertigen könnte, warum man die Menschenwürde gegen etwas anderes abwägen und dadurch verletzen sollte.[16]

Drittens weist die Menschenwürde einen *universellen* Charakter auf. Sie kommt jedem Menschen in gleicher Weise als allgemeine sowie notwendige Eigenschaft zu[17] und ist nicht von einer bestimmten Zeit, einem konkreten Ort oder einer Situation abhängig.[18] Dieses Verständnis wird durch die *Allgemeine Erklärung der Menschenrechte* gestützt, denn hier wird betont, dass die Menschenwürde allen geborenen Menschen zukommt. Interpretationen darüber, ob Menschen vor der Geburt oder nach dem Tod ebenfalls eine inhärente Würde haben, gehen über den konkreten Inhalt der AEMR hinaus.[19] Die Menschenwürde gilt somit (zumindest für alle lebenden) Menschen universell. Menschen müssen unabhängig von Geschlecht, Hautfarbe und politischer Einstellung immer als moralisch Gleiche anerkannt werden. Dies verdeutlichen sowohl die Präambel als

---

[10] Vgl. ebd., 88 f.; Schaber 2012: Menschenwürde, 110 f.; Menke/Pollmann 2017: Philosophie der Menschenrechte, 132.

[11] Vgl. Schaber 2012: Menschenwürde, 110.

[12] Vgl. Stanford Encyclopedia of Philosophy: Dignity. Inherent vs. constructed.

[13] Vgl. Zichy 2020: Menschenwürde als Personenwürde, 11.

[14] Vgl. Tiedemann 2014: Was ist Menschenwürde?, 78–82.

[15] Vgl. Zichy 2021: Menschenwürde, 545.

[16] Vgl. Schaber 2012: Menschenwürde, 111. Eine ausführliche Auseinandersetzung über die Bedeutung in der (rechtlichen) Praxis findet man unter anderem bei Von der Pfordten 2023: Menschenwürde, 89–105.

[17] Vgl. Von der Pfordten 2023: Menschenwürde 104 f.

[18] Vgl. Zichy 2020: Menschenwürde als Personenwürde, 11.

[19] Vgl. Knoepffler 2004: Menschenwürde in der Bioethik, 18. Siehe auch Schaber 2012: Menschenwürde, 30 f.

auch Artikel 1 und Artikel 2 der AEMR.[20] Daran anknüpfend folgen bestimmte Rechte bzw. Schutzansprüche aus der Menschenwürde, auf die weiter unten näher eingegangen wird. Zunächst werden die zwei gängigen Konzeptionen, die gemeinhin mit der Menschenwürde verbunden werden, näher dargelegt.

5.2 Menschenwürde und menschliche Charakteristika

5.2.1 Fähigkeiten und Eigenschaften

In der aktuellen Literatur wird häufig betont, dass die Menschenwürde auf einem spezifisch menschlichen Charakteristikum – z. B. einer Fähigkeit oder Eigenschaft – begründet liegt.[21] Menke und Pollmann schreiben hierzu:

> [U]nter den verschiedenen Interpreten des Würdebegriffs [herrscht] doch weitgehend Einigkeit darüber, dass ein universalistischer, die Gattung Mensch betreffender Begriff der Würde auf spezifisch menschliche Charakteristika verweisen muss, die es gerechtfertigt erscheinen lassen, eine besondere Dignität der eigenen Lebensform zu behaupten.[22]

In diesem Zusammenhang wird von transzendentalphilosophischen Begründungen gesprochen.[23] Der bereits angedeutete Bezug zu Kant wird daran deutlich, dass man sich häufig auf den Autonomiebegriff bezieht, diesen jedoch anders deutet. Meist wird er als Synonym für Selbstbestimmung verwendet und die moralische Komponente, auf die Kants Verständnis abzielt, ausgeklammert.[24]

---

[20] In Artikel 2 wird hervorgehoben, dass beim Umgang mit Menschen kein Unterschied gemacht werden darf – Ganz egal, welche Eigenschaften die Person aufweist. Ein Ausschnitt des Artikels lautet: „Jeder hat Anspruch auf die in dieser Erklärung verkündeten Rechte und Freiheiten ohne irgendeinen Unterschied, etwa nach Rasse, Hautfarbe, Geschlecht, Sprache, Religion, politischer oder sonstiger Überzeugung, nationaler oder sozialer Herkunft, Vermögen, Geburt oder sonstigem Stand." Siehe hierzu Vereinte Nationen: Allgemeine Erklärung der Menschenrechte, Artikel 2.

[21] Vgl. Düwell 2014: Human Dignity: Concepts, Discussions, Philosophical Perspectives, 33 f. Siehe auch Pollmann 2018: Integrität, 299 f.; Menke/Pollmann 2017: Philosophie der Menschenrechte, 138–140; Zichy 2020: Menschenwürde als Personenwürde, 13.

[22] Menke/Pollmann 2017: Philosophie der Menschenrechte, 138.

[23] Siehe hierzu Zichy 2021: Menschenwürde; Ders. 2020: Menschenwürde als Personenwürde.

[24] Vgl. Härle 2005: Autonomie – ein vielversprechender Begriff?, 213 f.

Autonomie wird dadurch vor allem in einem libertaristischen Sinne verstanden und mit Wahlfreiheit in Verbindung gebracht.[25] Davon ausgehend wird die Menschenwürde auch mit anderen zentralen menschlichen Fähigkeiten in Verbindung gebracht.[26] Einige dieser Fähigkeiten werden nun exemplarisch dargelegt, wobei ersichtlich wird, dass sie große Gemeinsamkeiten und Überschneidungen aufweisen:[27]

(1) Für Alan Gewirth zählt die *Handlungsfähigkeit* und die damit verbundene Möglichkeit, reflektieren zu können, als würdebedingende Fähigkeit.[28] Er verbindet mit der Fähigkeit die Tatsache, dass Handelnde ein Entwurfsvermögen haben und freiwillig gewählte Ziele anstreben können. Dies hat einen wesentlichen Anteil am Wohlbefinden (*well-being*) des Menschen. Um die Handlungsfähigkeit ausüben zu können, braucht es ein gewisses Maß an Freiheit, den Umstand, nicht von einem anderen Willen abhängig zu sein, sowie die Möglichkeit, zwischen Alternativen wählen zu können. Aus der Menschenwürde geht der Anspruch hervor, dass jedem Menschen zugestanden werden muss, dass er die Handlungsfähigkeit ausleben kann, da dies zu seinem Wohlergehen beiträgt.[29]

(2) Eine andere Fähigkeit, die im Zusammenhang mit der Menschenwürde genannt wird, ist die *Willensfreiheit*. Durch sie sind Menschen in der Lage, Entscheidungen (über ihr eigenes Leben) zu treffen.[30] Einen ausgearbeiteten Ansatz, der die Verbindung zwischen der Willensfreiheit und der Menschenwürde hervorhebt, findet man bei Paul Tiedemann. Für ihn ist die Freiheit des Willens ein Faktum mit absolutem Wert und die Grundvoraussetzung dafür,

---

[25] Vgl. List 2013: Autonomie, 130.

[26] Siehe hierzu Von der Pfordten 2023: Menschenwürde. Schaber 2012: Menschenwürde. Tiedemann 2014: Was ist Menschenwürde; Rosen 2012: Dignity; Düwell et al.: The Cambridge Handbook of Dignity. Baldus merkt zur rechtlichen Auslegung des Würdebegriffs folgendes an: „Es war der Gedanke der Selbstbestimmung, der Autonomie, der Fähigkeit sich und die Welt zu gestalten." Ders. 2016: Kämpfe um die Menschenwürde, 219. Wie in dem Zitat deutlich wird, wird auf die Autonomie verwiesen, die moralische Komponente jedoch nicht mitberücksichtigt.

[27] Vgl. Wolff-Metternich 2012: Philosophische Konzepte von „Menschenwürde" und ihre Bedeutung für die Debatte um menschenwürdiges Sterben, 208.

[28] Vgl. Knöpffler 2013: Handlungsreflexion. Alan Gewirth, 76 f. Gewirth verwendet im englischen Text den Begriff *action*. Im Deutschen wird der Begriff mit *handeln* übersetzt. Vgl. hierzu exemplarisch Gewirth 2000: The Justificatory Argument of Human Rights, 489–484.

[29] Vgl. Knöpffler 2013: Handlungsreflexion: Alan Gewirth, 76–78. Siehe hierzu insbesondere Gewirth 1978: Reason and Morality, 48–63.

[30] Vgl. Düwell 2014: Human dignity: Concepts, Discussions, Philosophical Perspectives, 37.

die eigene Identität auszubilden.[31] Der Wille steht in einem engen Verhältnis zu Handlungen, da diesen ein reflexiver Vorgang in Form eines Willensbildungsprozesses vorausgeht. Gerade in diesem Prozess erfährt man sich als *jemand* und wird zur Person,[32] die eine authentische Identität ausbildet.[33]

(3) Die Fähigkeit zur *Selbstbestimmung* ist eng mit der Auslegung des Deutschen Bundesverfassungsgerichts verbunden und wird, wie Manfred Baldus anmerkt, „[...] in weiten Teilen der Literatur als Kerngehalt der Würdenorm ausgewiesen [...].“[34] Im Kern steckt dabei der Grundgedanke, dass der Mensch die Fähigkeit besitzt, sich selbst und die Welt zu gestalten.[35] Auch Dietmar von der Pfordten baut seine Argumentation auf dem Begriff der Selbstbestimmung auf und setzt diese mit Harry Frankfurts Darlegung zu Wünschen erster und zweiter Ordnung in Verbindung:[36]

> Die innere, unveränderliche Eigenschaft der großen Menschenwürde ist die Eigenschaft der tatsächlichen oder wenigstens potentiellen *Selbstbestimmung über die eigenen Belange, das heißt die Bestimmung der eigenen Belange primärer bzw. niederer Stufe durch die Wünsche und Ziele zweiter bzw. höherer Stufe.*[37]

Menschen sind somit in der Lage, ihre Wünsche und Ziele gegeneinander abzuwägen und sie nicht affektiv umsetzen zu müssen. Im Laufe des Lebens bilden Menschen eine vernunft- und gefühlsmäßig gut begründete Rangordnung der eigenen Belange aus. Dies macht einen wesentlichen Teil der Personalität und Individualität aus.[38]

(4) Peter Schaber leitet das Menschenwürdeverständnis daraus ab, dass der Mensch die Fähigkeit zur normativen Autorität über das eigene Leben bzw.

[31] Vgl. Tiedemann 2012: Menschenwürde als Rechtsbegriff, 268.

[32] Vgl. ebd., 252–257.

[33] Vgl. ebd., 268.

[34] Baldus 2016: Kämpfe um die Menschenwürde, 219.

[35] Vgl. ebd.

[36] Vgl. Von der Pfordten 2023: Menschenwürde, 58 f. Für Frankfurt besteht die Struktur des Willen aus Wünschen erster Stufe und Wünschen zweiter Stufe. Während auch Tiere Wünsche erster Stufe haben, besteht die eigentümliche Fähigkeit des Menschen darin, Wünsche zweiter Stufe ausbilden zu können und sich reflexiv auf Wünsche erster Stufe beziehen zu können. Man ist willensfrei, wenn der Wunsch zweiter Ordnung handlungswirksam wird.

Siehe hierzu ausführlich Frankfurt 1988: Freedom of the Will and the Concept of a Person.

[37] Von der Pfordten 2023: Menschenwürde, 60.

[38] Vgl. ebd., 59 f.

zur *Selbstverfügung* besitzt. Gleichzeitig betont er, dass in der Fähigkeit die normative Komponente mitschwingt, ein Recht darauf zu haben, über sich selbst verfügen zu dürfen. Demnach sollen Menschen als Wesen behandelt werden, denen eine normative Autorität über ihr eigenes Leben zukommt. Insofern dürfen sie nicht in ihrer Entscheidungsfähigkeit eingeschränkt werden, wenn keine gewichtigen Folgen für andere bestehen.[39]

(5) Michael Quante verbindet das Würdeverständnis mit der Tatsache, dass menschliche Wesen grundsätzlich dazu in der Lage sind, ein Leben als Personen führen zu können und dabei nach selbstgegebenen moralischen Regeln entscheiden und urteilen können. Hierzu spielt für ihn die *personale Autonomie* eine zentrale Rolle. Auf dieser *normalen*[40] Fähigkeit liegt die Würde begründet, die es zu respektieren gilt.[41]

(6) Zuletzt lässt sich auf den Ansatz von Michael Zichy verweisen, der in der *Moralfähigkeit* die Grundvoraussetzung der Menschenwürde festmacht und dadurch wieder näher an das Ausgangsverständnis von Kant rückt. Die Moralfähigkeit hängt von fünf zentralen Bedingungen ab, die im engen Verhältnis zu den bereits angeklungenen Fähigkeiten stehen, nämlich von der *Fähigkeit, einen Willen zu haben* und von der *Handlungsfreiheit* – diese beiden Fähigkeiten ergeben zusammengenommen die *Willensfreiheit*. Außerdem braucht es die *Fähigkeit zur Vernunft* und zum *Gewissen*, durch die rational begründete Entscheidungen getroffen werden können. Diesen vier Fähigkeiten ist die *Fähigkeit, ein Subjekt zu sein* (und mit Selbstbewusstsein ausgestattet zu sein) vorgelagert.[42]

Wie aus der Darstellung der verschiedenen Fähigkeiten hervorsticht – und von Zichy explizit betont wird –, fällt auf, dass die aufgezählten Fähigkeiten

> [...] um den gleichen Komplex von Fakten und menschlichen Fähigkeiten kreisen, und sich die Ansätze von daher eher in ihren Interpretationen und Akzentuierungen denn in der Substanz voneinander unterscheiden.[43]

---

[39] Vgl. Schaber 2012: Menschenwürde, 98–102.

[40] Quante bezieht sich hier auf die Normalitätsbedingung. Autonomie ist für ihn eine Fähigkeit, die Menschen normalerweise aufweisen. Was darunter zu verstehen ist, wird weiter unten näher dargelegt. Vgl. Quante 2010: Menschenwürde und personale Autonomie, Erklärung zu Fußnote 33, 216.

[41] Vgl. Quante 2010: Menschenwürde und personale Autonomie, 37 f.

[42] Vgl. Zichy 2021: Menschenwürde, 537–540.

[43] Ebd., 535.

Letztlich schwingen bei den Fähigkeiten Vorstellungen mit, die mit einem modernen Subjekt verbunden sind. Menschen werden als Lebewesen gesehen, die zur Freiheit fähig sind und ihr Leben nach ihren Vorstellungen leben möchten. Dieses Verständnis liegt auch der AEMR zugrunde.[44] Es wird bei all den Fähigkeiten davon ausgegangen, dass ein Mensch selbstbestimmt und nach der Abwägung von Gründen, die er rational erklären kann, Entscheidungen über sich selbst und über den Umgang mit anderen treffen kann.

Es ist nicht Teil der Arbeit, die genannten Fähigkeiten zu bewerten oder einer von ihnen den Vorzug zu geben. Es sollte lediglich ein Überblick über die Ähnlichkeiten gegeben werden, die die Fähigkeiten aufweisen. Aus Gründen der Lesbarkeit wird in weiterer Folge stellvertretend für alle Fähigkeiten die Bezeichnung *spezifisch personale Fähigkeiten*[45] verwendet oder beispielhaft die Begriffe *Selbstbestimmung* und *Autonomie* angeführt, da diese gemeinhin mit der Menschenwürde verbunden werden.[46]

5.2.2 Personsein und personale Integrität

Die genannten Fähigkeiten werden oftmals in Zusammenhang mit zwei Begriffen gebracht, die ebenfalls eine gemeinsame Verstrickung aufweisen. Zum einen handelt es sich hierbei – ausgehend von Kant – um den Begriff der Person[47] und zum anderen um die personale Integrität.[48] Für Kant bedeutet Personsein nichts anderes, als Zweck an sich selbst zu sein, weil man die Fähigkeit zur Autonomie (d. h. die Fähigkeit zur moralisch-sittlichen Selbstbestimmung) besitzt.[49] Heute werden auch die anderen dargelegten Fähigkeiten mit dem Begriff der Person in Verbindung gebracht und können deshalb als *spezifisch personale Fähigkeiten* bezeichnet werden[50] – man ist eine Person, weil man gewisse Fähigkeiten hat, durch die man begründete Entscheidungen treffen kann sowie über sich selbst verfügen will.

[44] Vgl. Menke/Pollmann 2017: Philosophie der Menschenrechte, 162 f.

[45] Siehe zu diesem Begriff ebd., 136 f.

[46] Vgl. Baldus 2016: Kämpfe um die Menschenwürde, 219 f. Siehe auch Körtner 2022: Grundkurs Pflegeethik, 64.

[47] Vgl. Schaber 2012: Menschenwürde, 40–42.

[48] Vgl. hierzu Tiedemann 2014: Was ist Menschenwürde?, 119; Pollmann 2018: Integrität, 20 und Kapitel 5.

[49] Vgl. Schaber 2012: Menschenwürde, 40–42. Siehe hierzu auch Menke/Pollmann 2017: Philosophie der Menschenrechte, 138f; Remmers 2018: Pflegeroboter. Analyse und Bewertung aus Sicht pflegerischen Handelns und ethischer Anforderungen, 164.

[50] Vgl. Menke/Pollmann 2017: Philosophie der Menschenrechte, 136.

Für Tiedemann zeichnen sich Personen dadurch aus, dass sie die Fähigkeit zur Willensfreiheit besitzen.[51] Auch bei Von der Pfordtens Darlegung schwingt der Personenbegriff implizit mit, wie sich daran zeigt, dass er das Verständnis von Selbstbestimmung mit Bezugnahme auf Frankfurts Artikel *Freedom of the Will and the Concept of a Person* entwickelt.[52] Ebenso spricht Quante von Personsein im Zusammenhang mit Autonomie[53] und auch Zichy bringt den Personenbegriff mit der Moralfähigkeit zusammen.[54] Letztlich findet man immer wieder den Verweis darauf, dass die Menschenwürde als (spezifizierte) Personenwürde verstanden werden kann.[55]

Ob die Menschenwürde allen Menschen (*Homo sapiens*) oder nur jenen zukommt, die die spezifisch personalen Fähigkeiten ausüben können, führt in der Philosophie zu harten Debatten.[56] Es gibt jedoch – auch aufgrund der Formulierung in der AEMR – gute Gründe dafür, dass man die würdebedingenden Fähigkeiten als Fähigkeiten versteht, die essenziell zum Menschsein gehören und sie deshalb als potenziell in jedem Menschen angelegt auffasst. Hinzu kommt, dass man davon ausgeht, dass Menschen im Besitz der würdebedingenden Fähigkeiten sein sollten: Gäbe es eine Möglichkeit, Menschen, die diese Fähigkeiten nicht ausüben können, diese zu geben, wäre man moralisch dazu verpflichtet.[57] Somit können auch (geborene) Menschen, die die Fähigkeit nicht aufweisen, als Personen verstanden werden, denen die Menschenwürde zukommt.[58]

Personale Integrität steht in einem engen Verhältnis zum Begriff der Person, denn letztlich bedeutet die Ausübung der spezifisch personalen Fähigkeiten,

---

[51] Vgl. Tiedemann 2014: Was ist Menschenwürde?, 85 f.

[52] Vgl. Von der Pfordten 2023: Menschenwürde, 59 f.

[53] Vgl. Quante 2010: Menschenwürde und personale Autonomie, 37.

[54] Vgl. Zichy 2021: Menschenwürde, 542. Siehe auch Zichy 2020: Menschenwürde als Personenwürde.

[55] Siehe hierzu exemplarisch Tiedemann 2014: Was ist Menschenwürde?, 85 f.; Zichy 2021: Menschenwürde, 541–544; Schaber 2012: Menschenwürde, 39.

[56] Bei Tiedemann findet man exemplarisch eine Position, die besagt, dass nur Menschen, die die würdebedingende Fähigkeit ausüben können, die Menschenwürde zukommt. Siehe hierzu ders. 2014: Was ist Menschenwürde?, 117. Hingegen legen Von der Pfordten und Zichy dar, warum auch jenen Menschen Menschenwürde zukommt, die die genannten Fähigkeiten noch nicht bzw. nicht mehr ausüben können. Vgl. Von der Pfordten 2023: Menschenwürde, 83–86 und Zichy 2021: Menschenwürde, 543 f.

[57] Vgl. Zichy 2021: Menschenwürde, 543.

[58] Vgl. hierzu Spaemann 2019: Über den Begriff der Menschenwürde, 235 f.; Quante 2010: Menschenwürde und personale Autonomie, 216.

dass ein Mensch sein Leben nach seinen eigenen Vorstellungen gestalten kann. Personale Integrität bedeutet demnach, wie Pollmann schreibt,

> […] dass die Person weitgehend so *lebt*, wie sie leben will, was nicht nur voraussetzt, dass sie tatsächlich *weiß*, wie sie leben will, sondern auch, dass sie sich annähernd im Klaren darüber ist, ob sie mit Rücksicht auf andere Menschen auch so leben wollen *sollte*.[59]

Jeder radikale Eingriff bzw. jede übermäßige Beschränkung der spezifisch personalen Fähigkeiten ist somit als Eingriff in die personale Integrität[60] und Verletzung der Menschenwürde zu verstehen.

5.3 Menschenwürde als das Recht auf Selbstachtung

Das zweite Konzept, das gemeinhin mit der Menschenwürde in Verbindung gebracht wird, deutet diese von Würdeverletzungen her[61] und bezieht sich nicht (explizit) auf spezifisch personale Fähigkeiten. Eine größere Rolle spielen Begriffe wie *Selbstachtung*, *Demütigung* und *soziale Anerkennung*.[62] Damit wird auf ein Konzept zurückgegriffen, das erstmals von Pufendorf angeschnitten wurde.[63] Heute verweist man hauptsächlich auf Avishai Margalits Buch *Politik der Würde* (engl.: *The Decent Society*), das erstmals 1996 erschien. Margalit beschäftigt sich darin intensiv mit dem Verhältnis zwischen Selbstachtung und Demütigung, wobei er der sozialen Anerkennung einen wichtigen Stellenwert beimisst. Sein Verständnis floss in die Menschenwürdedebatte ein[64] und wird zunehmend populärer. Somit ist diese Linie deutlich jünger als jene, die sich der Menschenwürde über spezifisch menschliche Charakteristika annähert. Ebenso spielen bei dieser Konzeption Begründungsversuche keine allzu große Rolle.

---

[59] Pollmann 2018: Integrität, 292.

[60] Vgl. Tiedemann 2014: Was ist Menschenwürde?, 119.

[61] Vgl. Schaber 2012: Menschenwürde, 64.

[62] Siehe hierzu ebd., 64–66; Menke/Pollmann 2017: Philosophie der Menschenrechte, 141–143; Von der Pfordten 2023: Menschenwürde, 66–71. Bei Margalit findet man eine ausführliche Auseinandersetzung damit, welche Rolle der Gesellschaft und der sozialen Anerkennung bei der Ausbildung der eigenen Selbstachtung zukommt. Vgl. ders. 2018: Politik der Würde, 52–63.

[63] Vgl. Pufendorf 1994: Über die Pflicht des Menschen und des Bürgers nach dem Gesetz der Natur, 78. Siehe auch Von der Pfordten 2023: Menschenwürde, 66.

[64] Siehe hierzu Schaber 2012: Menschenwürde, 64–67.

5.3.1 Ausbildung der Selbstachtung durch soziale Anerkennung

Das Menschenwürdeverständnis setzt bei Margalits Begriff der Selbstachtung an, die er als jene Haltung definiert, „[...] die Menschen ihrem eigenen Menschsein gegenüber einnehmen [...].“[65] Die Selbstachtung zeichnet sich dadurch aus, dass sie unabhängig von Leistungen ist.[66] Es geht nicht darum, dass man sich aufgrund einer Leistung achtet bzw. von anderen geachtet wird, sondern dass man sich seines Menschseins bewusst ist und sich einen intrinsischen Wert zuschreibt.[67] Dabei gibt es für Margalit einen Zusammenhang zwischen der Würde und der Selbstachtung, wobei er nicht von einer inhärenten Würde ausgeht:

> Würde verkörpert gleichsam den äußeren Aspekt der Selbstachtung. Selbstachtung ist jene Haltung, die Menschen ihrem Menschsein gegenüber einnehmen, und Würde ist die Summe aller Verhaltensweisen, die bezeugen, daß ein Mensch sich selbst tatsächlich achtet.[68]

Würde ist für Margalit eine Verkörperung bzw. das Abbild der Selbstachtung.[69] Daran anknüpfend geht er der Frage nach, inwieweit Menschen bei der Ausbildung der Selbstachtung vom Respekt und der Anerkennung anderer Menschen abhängig sind. Zunächst beleuchtet er den Stoizismus, dessen Lehre darlegt, dass sich Menschen nicht von äußeren Dingen beeinflussen lassen sollen – dies gilt auch für die Ausbildung und Aufrechterhaltung der Selbstachtung. Der These nach ist Selbstachtung eine innere Haltung, die man unabhängig von anderen Menschen ausbilden und erhalten kann. So sind Sklav*innen dadurch frei, dass sie persönliche Gedanken bzw. ein eigenes Innenleben haben, das dem Herrn bzw. der Herrin unzugänglich ist.[70] Einen ähnlichen Zugang findet man bei Tzvetan Todorov. Er vertritt die Auffassung, dass man in einer Situation, in der man zu etwas gezwungen wird, seine Selbstachtung bewahren kann, indem man die Handlung zu einer selbst gewollten Handlung macht. Man passt seinen Willen der Wirklichkeit an, bewahrt dadurch seine Selbstachtung und ist in der Situation (innerlich) frei.[71]

---

[65] Margalit 2018: Politik der Würde, 61.

[66] Vgl. ebd., 128 f.

[67] Vgl. Schaber 2012: Menschenwürde, 64.

[68] Margalit 2019: Politik der Würde, 61.

[69] Vgl. ebd., 62 f.

[70] Vgl. ebd., 33–38.

[71] Vgl. Todorov 2019: Würde, 246–248.

Margalit sieht im Stoizismus eine überzogene sowie idealistische Position und kommt zu dem Schluss, dass der Umstand, von anderen anerkannt und nicht gedemütigt zu werden, eine wesentliche Rolle bei der Ausbildung der eigenen Selbstachtung spielt:[72]

> Menschen mit geringem sozialen Status („Sklaven") sind psychologisch nicht imstande, sich alleine dadurch von Demütigung zu befreien, daß sie den demütigen Herrn „außerhalb" ihrer Innenwelt ansiedeln.[73]

Margalits Urteil schließen sich Schaber[74], Von der Pfordten[75] sowie Menke und Pollmann an. Insbesondere die beiden Letztgenannten heben hervor, dass man die Selbstachtung nur mithilfe der Anerkennung anderer ausbilden kann. Andere Menschen tragen maßgeblich dazu bei, dass ein Gefühl der Selbstsicherheit vermittelt wird, auf dem die Selbstachtung und ein Verständnis für den eigenen Wert aufbauen.[76]

Margalits Konzept wird auf ein inhärentes, absolutes und universelles Menschenwürdeverständnis übertragen, indem die Menschenwürde „[…] als das [angeborene] Recht auf Selbstachtung […]"[77] aufgefasst wird. Stärker als bei der Konzeption, die sich auf menschliche Fähigkeiten und Eigenschaften bezieht, spielt hier die Tatsache eine wichtige Rolle, dass Menschen in soziale Kontexte eingebettet sind.[78] Nähere Begründungsversuche findet man in den Ansätzen nicht.[79] Zur Verletzung der Menschenwürde kommt es durch Demütigung und Entwürdigung – sprich zur Nichtanerkennung eines Menschen als Mensch.

---

[72] Vgl. Margalit 2018: Politik der Würde, 36 f.

[73] Ebd., 37.

[74] Vgl. Schaber 2012: Menschenwürde, 64 f.

[75] Vgl. Von der Pfordten 2023: Menschenwürde, 66 f.

[76] Vgl. Menke/Pollmann 2017: Philosophie der Menschenrechte, 141 f.

[77] Schaber 2012: Menschenwürde, 98.

[78] Vgl. Von der Pfordten 2023: Menschenwürde, 66.

[79] Schaber zeigt beispielsweise auf, dass man die Würde in diesem Konzept auf der Fähigkeit zur Selbstachtung begründen könnte. Von der Pfordten hebt hervor, dass man die Würde auf der inneren Eigenschaft der veränderlichen Selbstbewertung begründen könnte. Siehe hierzu 2012: Menschenwürde, 77 f.; Von der Pfordten 2023: Menschenwürde, 66.

5.3.2 Demütigung durch andere Menschen

Unter Demütigung versteht Margalit „[…] alle Verhaltensformen und Verhältnisse, die einer Person einen rationalen Grund geben, sich in ihrer Selbstachtung verletzt zu fühlen.“[80] Dies ist immer auf die Verweigerung der Anerkennung anderer Menschen zurückzuführen.[81] Dementsprechend kann das Gefühl der Demütigung nur die Folge des Verhaltens anderer Menschen sein. Von einem Tier oder einer Maschine kann man nicht gedemütigt werden. Dennoch setzt Demütigung nicht unbedingt ein menschliches Gegenüber voraus, dessen Ziel es ist, jemanden aktiv zu demütigen. Auch unwürdige Lebensbedingungen, die aufgrund des Verhaltens anderer Menschen zustande kommen, können als demütigend erfahren werden. Insofern kann der Einsatz von Maschinen in konkreten Situationen durchaus als demütigend empfunden werden.[82] Der Ansicht, dass Demütigung nur eine Folge des Verhaltens anderer Menschen sein kann, schließen sich auch andere Autor*innen an.[83]

Trotz allem liegt eine gewisse Widersprüchlichkeit darin, dass Menschen sich in ihrer Selbstachtung von anderen Menschen beeinträchtigen lassen. Margalit spricht in diesem Zusammenhang vom *Paradox der Entwürdigung*,[84] das ebenfalls häufig in der Literatur zur Menschenwürde genannt wird.[85] Das Paradox besagt, dass sich Menschen nicht von anderen Menschen in ihrer Selbstachtung einschränken lassen sollten. Dennoch *fühlen* sich Menschen durch demütigendes Verhalten in ihrer Selbstachtung und damit in ihrer Würde angegriffen, da die Einstellung zu sich selbst nicht unabhängig von anderen ist.[86] Für Schaber ist die Tatsache, von anderen Menschen gedemütigt werden zu können, der Ausgangspunkt dafür, dass jedem Menschen aufgrund der (inhärenten) Würde *das Recht auf*

---

[80] Margalit 2018: Politik der Würde, 21.

[81] Vgl. Honneth 1994: Kampf um Anerkennung, 212.

[82] Vgl. Margalit 2018: Politik der Würde, 21 f. Wie in nachfolgenden Kapiteln der vorliegenden Untersuchung deutlich wird, können durch den Einsatz von Pflegerobotern demütigende Momente in der professionellen Pflege entstehen.

[83] Vgl. hierzu Menke/Pollmann 2017: Philosophie der Menschenrechte, 143 f.

[84] Einen näheren Einblick zu Margalits Auslegung des Paradoxes der Entwürdigung findet man in Margalit 2018: Politik der Würde, Kapitel 7. Das Paradox der Entwürdigung, 121–134.

[85] Siehe hierzu unter anderem Schaber 2012: Menschenwürde, 66; Stoecker 2019: Theorie und Praxis der Menschenwürde, Kapitel *Menschenwürde und Paradox der Entwürdigung*, 31–50.

[86] Vgl. Schaber 2012: Menschenwürde. 66.

Selbstachtung bzw. *ein moralischer Anspruch auf Selbstachtung* zukommt. Aufgrund der Würde sollen Menschen ihre Selbstachtung ausbilden dürfen und ihnen dies auch von anderen Menschen zugestanden werden. Werden Menschen aus verschiedenen Gründen von anderen daran gehindert, stellt dies eine Verletzung ihrer Würde dar.[87]

Ebenso betonen Menke und Pollmann, dass mit der Würde das Recht verbunden ist, von anderen „[…] als ein ebenbürtiges Wesen ‚aus Fleisch und Blut' und nicht etwa als Ding, Maschine oder als Tier wahrgenommen [zu werden].“[88] Ralf Stoecker schreibt, dass eine massive und andauernde Missachtung durch andere dazu führt, dass man die Haltung gegenüber sich selbst negativ verändert und seine Selbstachtung (teilweise) einbüßt.[89] Auch er leitet daraus das Recht ab, nicht gedemütigt werden zu dürfen[90] und betont, dass Menschen in durch Krankheiten oder Unfälle ausgelösten Krisensituationen eine besondere Bestärkung in der Aufrechterhaltung ihrer Selbstachtung benötigen.[91]

5.4 Rechte, Schutzansprüche und Achtungsbereiche

Jedem Menschen stehen aufgrund der Menschenwürde Rechte, Schutzansprüche und Achtungsbereiche zu, die allgemein und unabhängig von einer staatlichen Gewalt gelten.[92] Die gängigen Rechte und Achtungsbereiche werden mit den genannten Charakteristika oder der Konzeption der Selbstachtung in Verbindung gebracht und zielen auf ihren Schutz ab. In beiden Fällen werden die Rechte, Schutzansprüche und Achtungsbereiche aus der Würde abgeleitet und oftmals mit den Menschenrechten in Verbindung gebracht.[93] Diesen Umstand verdeutlichen unter anderem Menke und Pollmann: Wird die Menschenwürde

[87] Vgl. ebd., 98.

[88] Menke/Pollmann 2017: Philosophie der Menschenrechte, 141.

[89] Vgl. Stoecker 2019: Theorie und Praxis der Menschenwürde, 56.

[90] Vgl. ebd., 58.

[91] Vgl. ebd., 59 f.

[92] Vgl. Schaber 2012: Menschenwürde, 99.

[93] Zichy leitet beispielsweise die dargelegten Rechte von der würdebegründenden Moralfähigkeit ab und betont, dass diese durch die Menschenrechte geschützt werden. Vgl. ders. 2021: Menschenwürde, 546. Menke und Pollmann verstehen Menschenwürde vor allem vom Aspekt der Selbstachtung her. Auch sie sehen in den Menschenrechten vor allem das Recht manifestiert, das Menschen gewährt ihre Selbstachtung ausbilden zu können. Vgl. dies. 2017: Philosophie der Menschenrechte, 147 f.

von einer *freiheitstheoretischen Konzeption* (einem Verständnis, das die Charakteristika betont) her gedeutet, geben die Menschenrechte vor, welche Bedingungen erfüllt sein müssen, damit Menschen ihre spezifisch personalen Fähigkeiten ausbilden und ausüben können. Wird die Menschenwürde hingegen mit dem Recht auf Selbstachtung in Verbindung gebracht, dann geben die Menschenrechte Rahmenbedingungen vor, die erfüllt sein müssen, damit Menschen ein Leben in Selbstachtung führen können. In beiden Fällen bezieht man sich somit auf die gleichen Rechte.[94] Dabei wird deutlich, dass es sowohl bei der Entwicklung und Aufrechterhaltung der würdebedingenden Fähigkeiten als auch bei der Ausbildung der Selbstachtung adäquate Lebensumstände braucht, die unter anderem in der AEMR festgehalten werden. Werden Menschen stark in der Ausübung ihrer spezifisch personalen Fähigkeiten eingeschränkt, ihnen die Selbstachtung genommen oder ihnen gar das Personsein abgesprochen, dann wird ihre Würde verletzt.[95]

Insbesondere im juristischen Bereich werden die Menschenrechte als jene Rechte aufgefasst, die aus der Menschenwürde hervorgehen.[96] Im philosophisch-ethischen Kontext ist man sich diesbezüglich nicht ganz einig, stellt aber dennoch den Bezug zu den Menschenrechten her. Heiner Bielefeldt betont beispielsweise, dass die codierten Menschenrechte als historisch unabgeschlossen betrachtet werden müssen. Sie geben zwar Antworten auf aktuelle Fragen, nicht jedoch notwendigerweise auf zukünftige Menschenwürdeverletzungen.[97] Ebenso herrscht in der philosophischen Debatte Uneinigkeit darüber, ob alle Menschenrechtsverletzungen als Würdeverletzungen zu verstehen sind.[98] So findet man in den 30 Artikeln Darlegungen, bei deren Verstoß eindeutig eine Verletzung der Menschenwürde vorliegt – z. B. beim Folterverbot. Es werden jedoch auch Rechte dargelegt, die über den Schutz der Menschenwürde hinausgehen.[99] Um dieses

---

[94] Vgl. Menke/Pollmann 2017: Philosophie der Menschenrechte, 164–166.

[95] Vgl. ebd., 142.

[96] Vgl. Den Hartogh 2014: Is Human Dignity the Ground of Human Rights?, 200. Schaber 2012: Menschenwürde, 98. Eine Auseinandersetzung über den Zusammenhang zwischen der Menschenwürde und den Menschenrechten findet man bei Kirste 2022: Die Würde des Menschen als Menschenrecht und Fundament der Menschenrechte.

[97] Vgl. Bielefeldt 2011: Auslaufmodell Menschenwürde?, 105 f.

[98] Vgl. ebd., 110 f. Schaber 2012: Menschenwürde, 91 f.

[99] Vgl. Schaber 2012: Menschenwürde, 91 f. In der Allgemeinen Erklärung der Menschenrechte heißt es in Artikel 24 beispielsweise, dass jede/r das Recht auf bezahlten Urlaub hat. Ein Verstoß gegen dieses Recht mag zwar moralisch falsch sein, aber verstößt nicht zwingend gegen die Würde. Hingegen stellt der Verstoß gegen das im 4. Artikel dargelegte Folterverbot immer eine Verletzung der Menschenwürde dar.

Problem zu umgehen, gibt es Versuche, die Rechte und Schutzansprüche, die aus der Menschenwürde hervorgehen, auf eine abstraktere Ebene zu heben und sie pointierter zusammenzufassen.

In einigen Darlegungen zur Menschenwürde findet man konkrete Auflistungen jener Rechte, die im Kern darauf abzielen, dass die besagten Fähigkeiten entwickelt und ausgeübt werden können bzw. das Recht auf Selbstachtung respektiert wird. Somit unterscheiden sie sich zwar in ihrer Ausgangslage, überschneiden sich jedoch in wesentlichen Teilen (z. B. beim Folterverbot[100]). Auf einige Darlegungen in der philosophischen Debatte wird nun stellvertretend verwiesen:

(1) Stoecker und Schaber, die die Menschenwürde mit dem Recht auf Selbstachtung verbinden, heben hervor, dass damit nicht nur eine Unterlassungspflicht verbunden ist, sondern auch der Anspruch an andere, bei der Ausbildung und Aufrechterhaltung der Selbstachtung unterstützend mitzuwirken. Eine genauere Konkretisierung zeigt sich für sie in den Artikeln der *Allgemeinen Erklärung der Menschenrechte*.[101]
(2) Zichy geht mit Blick auf eine spezifisch personale Fähigkeit (Moralfähigkeit) auf Rechte ein, die aus der Menschenwürde folgen. Aus der Moralfähigkeit leitet er absolute Rechte ab, die sich folgendermaßen zusammenfassen lassen: Jeder Mensch ist als Selbstzweck zu behandeln und darf nicht instrumentalisiert oder dehumanisiert werden. Außerdem sind Menschen als moralisch Gleiche anzuerkennen und zu behandeln. Eine grundlose Benachteiligung und Einschränkung ihrer würdebedingenden Fähigkeit ist deshalb unzulässig. Zudem folgt aus der Menschenwürde, dass Menschen das Recht haben, ihre spezifisch personalen Fähigkeiten (Moralfähigkeit) ausbilden und ausleben zu dürfen. Die Grenzen der Ausübung liegen dort, wo andere darin eingeschränkt werden, ihre würdebedingenden Fähigkeiten ausüben zu können. Zu guter Letzt muss das Recht auf materielle sowie immaterielle Ressourcen hervorgehoben werden, die Menschen brauchen, um die relevanten Fähigkeiten ausbilden und ausüben zu können. Wird mindestens ein Recht missachtet, liegt eine Verletzung der Würde vor.[102]
(3) Tiedemann zählt insgesamt vier Achtungsbereiche auf, die er für die Ausbildung und Bewahrung der Integrität und den Schutz der Menschenwürde als

[100] Das Folterverbot kann einerseits daraus abgeleitet werden, dass Menschen in ihrer spezifisch personalen Fähigkeit eingeschränkt werden. Andererseits kann Folter auch als Akt der Demütigung verstanden werden. In beiden Fällen liegt eine Menschenwürdeverletzung vor.

[101] Vgl. hierzu Stoecker 2019: Theorie und Praxis der Menschenwürde, 58–60; Schaber 2012: Menschenwürde, 98.

[102] Vgl. Zichy 2021: Menschenwürde, 545 f.

wichtig erachtet. Er betont, dass die Achtungsbereiche mit den Schutzbereichen der Menschenrechte übereinstimmen und baut sie auf dem Begriff der personalen Integrität auf, deren Verwirklichung er darauf zurückführt, dass man ein Mindestmaß an Willensfreiheit ausüben kann. Die Achtungsbereiche stellen Konkretisierungen der Menschenwürde dar: leibseelische Integrität, geistige Integrität, Integrität der Privatsphäre sowie die Integrität der Existenz. Mit der Hinzunahme einiger Beispiele macht Tiedemann deutlich, dass sich jeder Achtungsbereich ausdifferenzieren und konkretisieren lässt.[103]

(4) Abschließend muss der Ansatz von Dieter Birnbacher genannt werden, da dieser in den Einführungen von Schaber und Von der Pfordten hervorgehoben wird.[104] Birnbacher legt vier abstrakte Grundrechte dar:

> 1. Versorgung mit den biologisch notwendigen Existenzmitteln, 2. Recht auf Freiheit von starkem und fortdauerndem Schmerz, 3. Minimale Freiheit, 4. Minimale Selbstachtung.[105]

Die vier Grundrechte stellen einen Minimalbestand dar, denen niemand beraubt werden darf.[106] Die Menschenwürde wird verletzt, wenn mindestens eines der vier Grundrechte missachtet wird.[107] Aus Birnbachers Darlegung lässt sich herauslesen, dass die genannten Rechte sowohl mit Ansätzen vereinbar sind, die Menschenwürde mit spezifisch personalen Fähigkeiten verbinden (z. B. Recht auf minimale Freiheit) als auch mit jenen, die dem Begriff der Selbstachtung einen wesentlichen Faktor zuschreiben (Recht auf minimale Selbstachtung).

Mit dem Verweis auf die verschiedenen Darlegungen der Rechte sollte ein kurzer Einblick darüber gegeben werden, was gemeinhin unter Rechten und Achtungsbereichen im Zusammenhang mit der Menschenwürde verstanden wird. Neben all den ausformulierten Rechten, Schutzansprüchen und Achtungsbereichen muss

---

[103] Für eine Ausführliche Darlegung der Achtungsbereiche und deren Konkretisierungen siehe Tiedemann 2014: Was ist Menschenwürde?, 119–143.

[104] Vgl. Schaber 2012: Menschenwürde, 92. Von der Pfordten 2023: Menschenwürde, 78. Auch in anderen Darlegungen zur Menschenwürde wird auf das Konzept von Birnbacher verwiesen. Siehe hierzu exemplarisch Nordenfelt 2004: The Varities of Dignity, 78.

[105] Birnbacher 1995: Mehrdeutigkeiten im Begriff der Menschenwürde, 3.

[106] Vgl. Von der Pfordten 2023: Menschenwürde, 78.

[107] Vgl. Schaber 2012: Menschenwürde, 92 f.

jedoch auch betont werden, dass es schlichtweg weithin geteilte Intuitionen darüber gibt, worin Menschenwürdeverletzungen liegen:[108]

> Würdeverletzungen stellen eine Herabsetzung dar, die die Menschen – auch wenn Unterschiedliches unter Herabsetzungen verstanden werden kann – in dem verletzen, was sie als Menschen sein wollen: Wesen, die man achtet, Wesen, über die man nicht verfügt, sondern ihren Eigenwert anerkennt. Wesen, die ein eigenständiges Leben führen wollen.[109]

In der vorliegenden Arbeit, die auf der Frage aufbaut, wie die Würde pflegebedürftiger Menschen im Zusammenhang mit dem Einsatz von Pflegerobotern gewahrt bleibt, werden sich Missachtungen der Würde – durch die Hinzunahme dichterer Menschenbildannahmen – in den konkreten Fällen zeigen.

5.5 Zusammenfassung und Relevanz

Wie deutlich wurde, ist eine systematische und in sich geschlossene Darlegung der Menschenwürde nicht möglich. Dennoch kann festgehalten werden, dass die Menschenwürde gemeinhin als inhärent, absolut und universell verstanden wird und sie den höchsten moralischen Status des Menschen begründet. Die Menschenwürde wird somit als inhärente Eigenschaft verstanden, die jedem Menschen universell und unabhängig von bestimmten Leistungen zukommt. Durch sie wird der absolute Wert jedes Menschen begründet und aufgezeigt, warum ein menschliches Leben gegen nichts anderes abgewogen werden darf. Aufbauend auf den genannten Eigenschaften, die der Menschenwürde zugesprochen werden, zeigen sich zwei abstrakte Konzeptionen, die mit ihr verbunden werden:

Erstens setzen freiheitstheoretische Zugänge die Menschenwürde mit menschlichen Charakteristika in Verbindung – z. B. mit bestimmten Fähigkeiten (Selbstbestimmung bzw. Autonomie) und Eigenschaften (personale Integrität). Häufig werden solche Charakteristika herangezogen, um die Menschenwürde transzendentalphilosophisch zu begründen. Dabei wurde exemplarisch auf verschiedene würdebedingende Fähigkeiten eingegangen. Wie dabei deutlich wurde, unterscheiden sich die Ansätze eher in ihrer Interpretation als in ihrer Substanz.[110] Ebenso wurde gezeigt, dass – anknüpfend an den Fähigkeiten und

---

[108] Vgl. Röttger/Stoecker 2022: Menschenwürde als Leitkategorie für professionelles Entscheiden und Handeln im Pflege- und Gesundheitswesen, 181.

[109] Schaber 2012: Menschenwürde, 18.

[110] Vgl. Zichy 2021: Menschenwürde, 535.

Charakteristika – die Begriffe *Integrität* und *Person* mit Menschenwürde in Verbindung gebracht werden. Die Menschenwürde ist demnach als Personenwürde zu verstehen.

Zweitens wird die Menschenwürde mit dem Recht auf Selbstachtung in Verbindung gebracht. Selbstachtung zu haben bedeutet, sich selbst einen intrinsischen Wert zuzuschreiben. Dies ist nicht unabhängig von anderen Menschen möglich. Ein Akt der Demütigung, der definitionsgemäß gegen die Selbstachtung eines Menschen gerichtet ist, wird deshalb als Verletzung der Würde verstanden. Die Würde wird in diesem Zugang nicht (explizit) mit spezifisch personalen Fähigkeiten oder Eigenschaften in Verbindung gebracht, sondern mit dem Umstand, dass Menschen die Möglichkeit haben sollen, ihre Selbstachtung auszubilden.

Zu guter Letzt wurde aufgezeigt, dass aus der Menschenwürde bestimmte Rechte, Schutzansprüche und Achtungsbereiche abgeleitet werden, die darauf abzielen, die Würde des Menschen zu schützen. Dabei wurde deutlich, dass sich sowohl Ansätze, die sich an menschlichen Charakteristika orientieren, als auch Ansätze, die sich auf die Selbstachtung berufen, auf die gleichen Rechte – meist jene, die in der AEMR dargelegt werden – beziehen.

Trotz allem liegt der aufgezeigte Kernbereich der Menschenwürde auf einer abstrakten Ebene: Für sich allein genommen bleibt unklar, was es in konkreten Situationen bedeutet, seine spezifisch personalen Fähigkeiten ausbilden und ausüben zu wollen. Das Gleiche gilt für das Recht auf Selbstachtung. Damit die Verständnisse in die konkrete Praxis übersetzt und mit Inhalt gefüllt werden können, braucht es die Hinzunahme partikularer Menschenbilder. Aus diesem Grund gilt es, die hier dargelegten abstrakten Begriffe rund um die Menschenwürden mit konkreterem Inhalt zu füllen. Um die Frage zu beantworten, wie die spezifisch personalen Fähigkeiten sowie das Recht auf Selbstachtung *pflegebedürftiger* Menschen gewahrt werden können, wird hierzu auf spezifische Menschenbildannahmen, die im professionellen Pflegekontext vorhanden sind, zurückgegriffen. Daran anknüpfend kann im weiteren Verlauf die Frage beantwortet werden, wie die Menschenwürde der pflegebedürftigen Menschen im Hinblick auf den Einsatz von Pflegerobotern gewahrt werden kann.

Teil II
Professionelle Pflege, Menschenbilder und Menschenwürde

Im ersten Teil wurde das theoretische Fundament für das weitere Vorgehen dargelegt. Dabei wurde unter anderem deutlich, was unter Menschenbildern zu verstehen ist und welche philosophischen und juristischen Grundlagen der Wert der Menschenwürde aufweist. Außerdem wurde näher auf den abstrakten Kernbereich des modernen Menschenwürdeverständnisses eingegangen und die Bedeutung partikularer Menschenbilder zur Ausdeutung der Menschenwürde hervorgehoben.

Im folgenden Teil liegt der Fokus darauf, die Menschenwürde als ethischen Wert mit der Hinzunahme partikularer Menschenbildannahmen zu konkretisieren. Daran anknüpfend wird in Teil III geklärt, wie Roboter menschenwürdig im Kontext der professionellen Pflege eingesetzt werden können. Die Annahmen müssen sich auf Menschen mit Pflegebedarf beziehen und dem professionellen Pflegekontext zugrunde liegen. Hierzu eignet sich der Rückgriff auf (implizite) sektorale Menschenbildannahmen, die den Pflegefachpersonen in Aus- und Fortbildungen vermittelt werden und auf die sie bei ihrer Arbeit zurückgreifen. Bevor dieser Schritt vollzogen werden kann, gilt es, sich der professionellen Pflege anzunähern. Mit Blick auf die Pflegeethik wird auf die Menschenwürde sowie das Themenfeld *Menschenbilder* eingegangen. In weiterer Folge werden drei verschiedene Quellen herangezogen, von denen man ausgehen kann, dass sie dem Pflegepersonal bekannt sind und einen Einfluss auf ihr sektorales Menschenbild haben. Es werden die Menschenbilder, die den Quellen (implizit) zugrunde liegen, hervorgehoben. Daran anknüpfend werden jene Menschenbildannahmen, die Überschneidungen aufweisen, mit dem Kernbereich der Menschenwürde in Verbindung gebracht und dieser dadurch für den Pflegekontext konkretisiert.

Menschenwürde und Menschenbilder in der Pflegeethik

6

Das sechste Kapitel nimmt eine einführende Funktion ein und dient dazu, sich der professionellen Pflege anzunähern. Aus diesem Grund wird ein Einblick in das Berufsverständnis gegeben, das im deutschsprachigen Raum vorherrschend ist und auf einige berufsethische Grundlagen eingegangen. Dabei wird deutlich, welche Rolle der Menschenwürde in pflegeethischen Quellen zugesprochen wird. Ebenso zeigt sich, dass das Themenfeld *Menschenbilder* in der Pflegeethik eine hohe Präsenz aufweist. Somit werden die Konzepte, die im ersten Teil auf einer theoretischen Ebene dargelegt wurden, nun mit dem Pflegeberuf und der damit verbundenen Berufsethik in Verbindung gebracht.

6.1 Hinführung zur professionellen Pflege und ihrer Berufsethik

6.1.1 Begriffliche Annäherung

In verschiedenen Darlegungen zur professionellen Pflege wird darauf verwiesen, dass *Pflege* zunächst als allgemeine menschliche Fähigkeit verstanden werden kann, die das eigene Überleben und Wohlbefinden sichert, in den Alltag jedes Menschen fällt[1] und nicht nur auf sich selbst bezogen ist, sondern auch auf

---

[1] Siehe hierzu exemplarisch Uzarewicz/Uzarewicz 2005: Das Weite suchen, 30; Wied/Warmbrunn (Hrsg.) 2012: Pschyrembel Pflege, 626; Körtner 2022: Grundkurs Pflegeethik, 37. Die Darlegungen darüber, was unter Pflege als allgemeine menschliche Fähigkeit zu verstehen ist, bleiben abstrakt.

D. Jost, *Menschenwürde und Pflegeroboter*, Techno:Phil – Aktuelle Herausforderungen der Technikphilosophie 13,
https://doi.org/10.1007/978-3-662-73005-8_6

andere Menschen ausgeweitet werden kann.[2] Ebenso wird hervorgehoben, dass Menschen in manchen Lebensabschnitten oder gar ihr ganzes Leben die Unterstützung anderer in Anspruch nehmen müssen. Bei der Selbstpflege auf die Hilfe anderer angewiesen zu sein, stellt somit keinen ‚Sonderfall' dar, sondern ist Teil des menschlichen Lebens.[3] Im ‚normalen' Alltag wird das häufig nicht mitberücksichtigt. So kritisiert Ruth Schwert im *Handbuch für Pflegeethik*, dass in der Gesellschaft ein Menschenbild vorzuherrschen scheint, in dem Pflegebedürftigkeit stereotyp mit hohem Alter in Verbindung gebracht wird.[4] Es ist kaum ein Bewusstsein dafür da, dass (temporäre) Pflegebedürftigkeit sowie eine erhöhte Vulnerabilität in jeder Phase des Lebens auftreten können und in bestimmten Phasen – in der Säuglingszeit und in der frühen Kindheit – alle Menschen betrifft.[5] Pflege als allgemeine menschliche Fähigkeit zur Selbstpflege und Pflege Anderer wird als *Pflege im weiten Sinne* (*care/caring*) verstanden.[6]

Das Pflegeverständnis, das dieser Untersuchung zugrunde liegt, bezieht sich auf die *Pflege im engen Sinne*. Demnach ist Pflege ein Beruf bzw. ein professionelles Handeln (*nursing*), das an das Verständnis der *Pflege im weiten Sinne* anknüpft.[7] Mittels fachkundigem Wissen sollen Menschen mit Pflegebedarf dabei unterstützt werden, ihr Überleben und Wohlbefinden zu sichern. Demnach ist *Pflege im engen Sinne* eine professionelle Tätigkeit, die von Personen ausgeführt wird, die ein Pflegestudium bzw. eine Pflegeausbildung absolviert haben oder sich

[2] Vgl. Arndt 1996: Ethik denken, 10; Ferner Körtner 2022: Grundkurs Pflegeethik, 37; Wied/Warmbrunn (Hrsg.) 2012: Pschyrembel Pflege, 626. In Pschyrembel Pflege findet man folgende Definition: „Pflege: (engl.) *nursing, care*; menschliche Fähigkeit und Aktivitäten, Bedingungen für das Überleben oder Wohlbefinden von Menschen zu sichern oder herzustellen. Pflegehandlungen finden auf sich selbst gerichtet oder von Mensch zu Mensch statt." Wied/Warmbrunn (Hrsg.) 2012: Pschyrembel Pflege, 626.

[3] Vgl. Uzarewicz/Uzarewicz 2005: Das Weite suchen, 30. Ferner Arndt 1996: Ethik denken, 7–10.

[4] Auch in der Auseinandersetzung mit Pflegerobotern wird das deutlich. Ein Blick in die Literatur zur ethischen Beurteilung von Pflegerobotern zeigt, dass diese meist im Hinblick auf ältere Menschen bewertet werden. Siehe hierzu exemplarisch Österreichische Bioethikkommission 2018: Roboter in der Betreuung alter Menschen; Sorell/Draper 2014: Robot Carers, Ethics, and older People; Sharkey 2014: Robots and Human Dignity; Sharkey/Sharkey 2012: Granny and the Robot.

[5] Vgl. Schwerdt 2020: Advanced Nursing Practice, 97. Siehe auch Pfabigan 2008: Pflegeethik – Interdisziplinäre Grundlagen, 41 f.

[6] Vgl. Körtner 2022: Grundkurs Pflegeethik, 37.

[7] Vgl. ebd.

gerade in der Ausbildung zur Pflegefachperson befinden und in Krankenhäusern, Pflegeheimen oder in der Heimbetreuung arbeiten.[8]

Der Ursprung des heutigen Berufsverständnisses geht auf die zweite Hälfte des 20. Jahrhunderts zurück. Ab dieser Zeit wird der Pflegeberuf zu einem unabhängigen, qualifizierten und eigenständigen Beruf mit eigenem Verantwortungsbereich[9] sowie einer eigenständigen Grundlage.[10] Die Gesellschaft stellt Ressourcen zur Professionalisierung zur Verfügung und vertraut darauf, sich in Fällen des Pflegebedarfs in die Hände fachlich kompetenter Expert*innen zu begeben.[11] Pflegefachpersonen wird dabei ein eigenverantwortlicher Kompetenzbereich zugestanden, der „[...] den gesamten Pflegeprozess, Gesundheitsförderung, Gesundheitsberatung, Pflegeforschung wie auch Ausbildungs- und Führungsaufgaben [umfasst].“[12]

Der *International Council of Nurses* (ICN) – der wichtigste Zusammenschluss von über 130 nationalen Pflegeberufsverbänden – definiert professionelle Pflege folgendermaßen:

> Pflege umfasst die eigenverantwortliche Versorgung und Betreuung, allein oder in Kooperation mit anderen Berufsangehörigen, von Menschen aller Altersgruppen, von Familien oder Lebensgemeinschaften, sowie von Gruppen und sozialen Gemeinschaften, ob krank oder gesund, in allen Lebenssituationen (Settings). Pflege schließt die Förderung der Gesundheit, Verhütung von Krankheiten und die Versorgung und Betreuung kranker, behinderter und sterbender Menschen ein.[13]

Die *Pflege im engen Sinne* übernimmt somit jenen Teil der Selbstpflege, den Menschen nicht (mehr) durchführen können, auf eine professionelle Art und Weise. Dabei steht – anders als in den meisten medizinischen Fachgebieten – nicht unbedingt das Ziel der Heilung im Vordergrund. Vielmehr soll dem Menschen mit Pflegebedarf das Gefühl von Integrität gegeben werden und der Fokus auf seinen vorhandenen Möglichkeiten und Fähigkeiten liegen. Insofern gleicht gute Pflege das aus, was nicht (mehr) möglich ist und stärkt die vorhandenen Fähigkeiten

[8] Dieses Verständnis deckt sich mit jenem des *ICN-Ethikkodex*, der den Anspruch erhebt, sowohl von Pflegefachpersonen als auch von Studierenden eingehalten zu werden. Siehe hierzu ICN 2021: Ethikkodex, Fußnote 1 und 2.

[9] Vgl. Lay 2022: Ethik in der Pflege, 102 f.

[10] Vgl. Fölsch 2021: Ethik in der Pflegepraxis, 22.

[11] Vgl. Arndt 1996: Ethik denken, 11.

[12] Fölsch 2021: Ethik in der Pflegepraxis, 29.

[13] Deutscher Berufsverbund für Pflegeberufe (DBfK): Definition der Pflege – International Council of Nurses ICN.

pflegebedürftiger Menschen.[14] Das Ziel besteht darin, die Person zu begleiten und ihr eine möglichst hohe Lebensqualität zu ermöglichen.[15] Zugleich ist ein Bewusstsein für die Individualität der Betroffenen vorhanden, die in der Pflege berücksichtigt werden soll.[16] In diesem Sinne wird gute Pflege als Beziehungsarbeit verstanden, die nicht nur wissenschaftlich-fachliche, sondern auch spezifisch emotionale Anforderungen mit sich bringt.[17] Manfred Hülsken-Giesler schreibt hierzu:

> Gute Pflege kann demnach heute als Interaktionsarbeit beschrieben werden, die Aspekte der Gefühlsarbeit [...], der Emotionsarbeit [...] und der Kooperationsarbeit [...] umfasst und wissensbasiert (externe Evidenz) und körpernah immer in enger Abstimmung mit den Besonderheiten des Einzelfalls, also z. B. den biographisch-sozialisatorischen Präferenzen und Wünschen und den je spezifischen situativen Gegebenheiten (interne Evidenz) gemeinsam mit dem Pflegeempfänger zu erbringen und daher nur begrenzt standardisierbar ist.[18]

6.1.2 Die Professionalisierung des Pflegeberufs und das Aufkommen der Pflegeethik

Ein Blick in die Geschichte der professionellen Pflege verdeutlicht, dass sie sich bis in das 20. Jahrhundert der Medizin unterordnete.[19] Während der Beruf des Arztes ab dem 18. Jahrhundert ein immer höheres Ansehen erlangt, wurden Pflegetätigkeiten von ungebildeten Wärter*innen[20] übernommen.[21] Als im 19. Jahrhundert immer mehr bürgerliche Frauen in den Pflegeberuf einsteigen, kommt

---

[14] Vgl. Maio 2017: Mittelpunkt Mensch, 276–278.

[15] Vgl. Körtner 2022: Grundkurs Pflegeethik, 36.

[16] Vgl. Hülsken-Giesler/Daxberger 2018: Robotik in der Pflege aus pflegewissenschaftlicher Perspektive, 128.

[17] Vgl. Remmers 2018: Pflegeroboter. Analyse und Bewertung aus Sicht pflegerischen Handelns und ethischer Anforderungen, 167.

[18] Hülsken-Giesler 2020: Robotik für die Pflege, 148.

[19] Siehe hierzu ausführlich Messner 2017: Geschichte der Pflege.

[20] Früher wurde der Pflegedienst als Wartdienst bezeichnet. Meist wurden ungebildete Menschen aus niedrigen sozialen Schichten für den Wartdienst angelernt. Mit dem Aufkommen besser ausgebildeter Pflegepersonen bekam der Begriff *Wärter*in* eine negative Konnotation. Vgl. Hiemetzberger et al. 2016: Berufsethik und Berufskunde, 131.

[21] Siehe hierzu ausführlich Hiemetzberger et al. 2016: Berufsethik und Berufskunde, 104f und 131. Ferner Messner 2017: Geschichte der Pflege, 72–75.

es zur ‚Verweiblichung'[22] der Pflege, die in den Pflegewissenschaften bis heute kritisch aufgearbeitet wird.[23] Das damit verbundene Bild einer fürsorglichen, aufopfernden (weiblichen) Pflegeperson, die sich vollkommen dem Arzt unterordnet, reichte bis in das 20. Jahrhundert hinein.[24] Über einen langen Zeitraum waren Ärzte für (ethische) Entscheidungen zuständig. Deshalb wurde Pflege mit Machtlosigkeit in Bezug auf ethische Fragen verbunden.[25] Erst ab den 1950ern kommt es zu einer grundlegenden Veränderung des Pflegeverständnisses. Der Beruf der Pflege entwickelt sich weg von einem gehorsamen Hilfsdienst der Medizin hin zu einem unabhängigen, qualifizierten und eigenständigen Beruf.[26] Unter diesem Vorzeichen entsteht der *Ethik-Kodex des International Council of Nurses* (1953), in dem anfangs noch die Loyalität gegenüber Ärzt*innen als oberste Berufsnorm betont wird. Im Laufe der Jahrzehnte entfernt man sich immer weiter von diesem Grundsatz. Heute bezieht man die grundlegende pflegeberufliche Verantwortung auf den pflegebedürftigen Menschen.[27]

Insgesamt findet eine Entwicklung statt, in der der Beruf zunehmend professionalisiert wird und eigenständige Grundlagen entwickelt werden.[28] Aus diesem Grund thematisiert man ab den 1970ern in den angloamerikanischen Ländern

---

[22] Wie Hiemetzberger et al. betonen, waren es bürgerliche Frauen gewohnt, sich Männern unterzuordnen sowie aufgetragenen Aufgaben pflichtbewusst nachzugehen. Außerdem sprach man Frauen eine höhere Emotionalität als Männern zu und musste ihnen weniger Lohn zahlen. Pflege wurde als Hilfsdienst der Pflege gesehen, mit der ‚weibliche' Tugenden wie Mitmenschlichkeit, Wärme und persönliche Anteilnahme verbunden sind. Siehe hierzu dies. 2016: Berufsethik und Berufskunde, 115 f.

[23] Vgl. Schewior-Popp et al. 2021: Thiemes Pflege, 56. Ferner Messner 2017: Geschichte der Pflege, 96–98; Hiemetzberger et al. 2016: Berufsethik und Berufskunde, 115 f.; Bischoff 1994: Frauen in der Krankenpflege; Pfabigan 2008: Pflegeethik – Interdisziplinäre Grundlagen, 28 f.

[24] Vgl. Fölsch 2021: Ethik in der Pflegepraxis, 22.

[25] Vgl. Großklaus-Seidel 2002: Ethik im Pflegealltag, 17. Dass das Pflegepersonal in der ersten Hälfte des 20. Jahrhunderts bei seinen Tätigkeiten von ethischen Fragen entkoppelt zu sein schien, zeigt sich sehr deutlich am Umgang mit jenen Pflegepersonen, die im Nationalsozialismus an der Euthanasie und Tötung von Menschen beteiligt waren. Ein Großteil des beteiligten Pflegepersonals wurde nicht zur Verantwortung gezogen. Begründet wurde dieses Vorgehen damit, dass sie lediglich Anweisungen befolgten und ihren aufgetragenen Dienst ausführten. Damit wurden Pflegepersonen an typisch ‚weiblichen' Eigenschaften wie Selbstlosigkeit, Dienstbeflissenheit und Gehorsamkeit gemessen und deshalb nicht verurteilt. Siehe hierzu Messner 2017: Geschichte der Pflege 111–118. Ferner Steppe (Hrsg.) 2013: Krankenpflege im Nationalsozialismus.

[26] Vgl. Lay 2022: Ethik in der Pflege, 102 f.

[27] Vgl. Birnbacher 2011: Ethik der Pflege, 403.

[28] Vgl. Fölsch 2021: Ethik in der Pflegepraxis, 22.

vermehrt ethische Inhalte in der Pflegeausbildung. Es werden ethische Prinzipien formuliert und das Pflegepersonal für moralisches Handeln in konkreten pflegepraktischen Situationen geschult.[29] Im deutschsprachigen Raum setzt die Entwicklung in den 1990ern ein.[30] Damit verbunden kommt die Diskussion auf, ob es für den Pflegeberuf eine eigene systematisch ausgearbeitete Ethik braucht oder ob die Bezugnahme auf die Medizinethik ausreicht.[31] Befürworter*innen einer eigenständigen Pflegeethik legen den Fokus vor allem auf die Pflegepraxis und betonen, dass „[...] auftretende Probleme im Berufsalltag mit dem medizinischen Blick als institutionalisierter Leitdisziplin nicht wahrgenommen oder thematisiert werden."[32]

Mittlerweile hat sich die Pflegeethik(engl. *nursing ethics*[33]) als eigenständige Bereichsethik innerhalb der angewandten Ethik etabliert. Dennoch zeigt sich eine gewisse Nähe zur Medizinethik, deren zentrale systematische Elemente teilweise übernommen und auf den Pflegekontext übertragen werden. Dieser Umstand lässt sich darauf zurückführen, dass eine enge Kooperation zwischen den beiden Berufsgruppen vorhanden ist und sich pflegeethische Fragestellungen häufig mit jenen der Medizinethik überschneiden.[34]

Als wichtigstes Teilgebiet der Pflegeethik gilt – bezogen auf die Pflegepraxis – die Ethik der Pflegepraxis.[35] Sie wird insbesondere in Lehr-, Aus- und Fortbildungsbüchern thematisiert und richtet sich an das professionelle Pflegepersonal. Hier steht die „[...] systematisch geordnete Reflexion des pflegerischen Alltags [...]"[36] bzw. das „[...] Nachdenken über verantwortliches Handeln im Rahmen der Berufsausübung der Pflege [...]"[37] im Vordergrund. Dementsprechend soll mithilfe der Ethik der Pflegepraxis beim Pflegepersonal ein Bewusstsein dafür geschaffen werden, wie wichtig ethisch begründetes Handeln

[29] Vgl. Lay 2022: Ethik in der Pflege, 102 f.

[30] Vgl. Steppe 1995: Vorwort zur deutschen Ausgabe, 7 f.

[31] Siehe hierzu Rehbock 2000: Braucht die Pflege eine eigene Ethik.

[32] Großklaus-Seidel 2002: Ethik im Pflegealltag, 112.

[33] Vgl. Körtner 2022: Grundkurs Pflegeethik, 37.

[34] Siehe hierzu ausführlich ebd., 37–44.

[35] Vgl. Lay 2022: Ethik in der Pflege, 78 f. Lay unterteilt die Pflegeethik in vier Teilbereiche: Ethik in der Pflegepraxis, Ethik in der Pflegewissenschaft, Ethik im Pflegemanagement und Ethik in der Pflegepädagogik. Siehe ausführlich ebd., 78–101. Bei Hiemetzberger findet man mit Verweis auf Lay die gleiche Unterscheidung. Siehe hierzu dies. 2020: Ethik in der Pflege, 112–118.

[36] Lindner 1999: Lernziel „guter Mensch"?, 46.

[37] Van der Arend 1998: Pflegeethik, 24.

in der alltäglichen Pflegepraxis ist.[38] Die Pflegefachpersonen sollen darin bestärkt werden, moralische Verantwortung in der Praxis zu übernehmen.[39] Hierfür werden in der Pflegeethik zentrale theoretische Ansätze, Normen und Prinzipien der allgemeinen Ethik dargelegt und für den Pflegekontext konkretisiert. Die Theorien liefern Kriterien, an denen sich das Pflegepersonal bei ethischen Entscheidungen orientieren kann.[40] Dabei hat die Darlegung der ethischen Theorien und Prinzipien mindestens drei Gründe: Erstens werden den Pflegefachpersonen rational nachvollziehbare Argumente für ihre Handlungsoptionen gegeben – sie sollen rational begründen können, warum sie eine Handlung setzen.[41] Zweitens sind Pflegefachpersonen dadurch in der Lage, ethische Probleme aus verschiedenen Perspektiven wahrzunehmen, sowie Werte, Normen und Prinzipien tiefergehend zu reflektieren.[42] Drittens wird durch die Kenntnis verschiedener ethischer Theorien und Prinzipien ein Bewusstsein dafür geschaffen, dass je nach Pflegesituation verschiedene Theorien oder Prinzipien herangezogen werden können.[43]

Der Aufbau der Lehrbücher bzw. Kapitel zur Pflegeethik folgt einem ähnlichen Schema. Zu Beginn wird meist eine allgemeine Einführung darüber gegeben, was unter Ethik und zentralen ethischen Begriffen verstanden wird. In weiterer Folge werden allgemeine ethische Theorien dargelegt, die für den Pflegekontext spezifiziert werden.[44] Ebenso wird auf zentrale ethische Werte und Prinzipien verwiesen, die ebenfalls auf den Pflegekontext umgelegt werden.[45] Die Theorien

[38] Vgl. Lay 2022: Ethik in der Pflege, 95.

[39] Vgl. Bobbert 2002: Patientenautonomie und Pflege, 118 f.

[40] Vgl. Menche et al. 2023: Pflege Heute, 1439.

[41] Vgl. Hiemetzberger 2020: Ethik in der Pflege, 44.

[42] Vgl. Hiemetzberger et al. 2016: Berufsethik und Berufskunde, 33.

[43] Vgl. Knoll 2020: Mensch bleiben!, 149.

[44] In den Lehrbüchern wird auf die klassischen Ethikansätze wie die Tugendethik, die deontologische Ethik sowie die utilitaristische Ethik verwiesen. Ebenso werden auch modernere Ansätze wie beispielsweise die Care-Ethik hervorgehoben. Exemplarisch werden Situationen dargelegt und mit den verschiedenen Ethikansätzen verbunden. Siehe hierzu exemplarisch Hiemetzberger 2020: Ethik in der Pflege, 44–101; Körtner 2022: Grundkurs Pflegeethik, 19–26 und 75–91; Pfabigan 2008: Pflegeethik – Interdisziplinäre Grundlagen, 51–99.

[45] Man bezieht sich dabei insbesondere auf die medizinethischen Prinzipien (Respect for Autonomy, Nonmaleficience, Beneficience und Justice) von Beauchamp und Childress. Siehe hierzu dies. 2009: Principles of Biomedical Ethics, Part II. Einerseits werden die Prinzipien für den Pflegebereich konkretisiert und andererseits erweiterte Listen von Prinzipien für die Pflegepraxis aufgestellt. Beispielsweise legt Rabe eine abgewandelte Liste von Prinzipien dar, in die sie ein Prinzip der Würde sowie ein Prinzip des Dialogs einfügt. Siehe hierzu Rabe 2017: Ethik in der Pflegeausbildung. Hierauf wird in der vorliegenden Untersuchung in Abschnitt 6.2.2. eingegangen.

und Werte werden nur selten miteinander verknüpft.[46] Wie nun gezeigt wird, werden in diesem Zusammenhang sowohl der Wert der Menschenwürde als auch das Themenfeld *Menschenbilder* in der Pflegeethik thematisiert.

6.2 Die Thematisierung der Menschenwürde im Kontext der Pflege

Wie man aus mehreren Quellen entnehmen kann, ist mit der Menschenwürde der Anspruch verbunden, dass diese eine zentrale Leitkategorie im Gesundheitswesen darstellt.[47] Aus diesem Grund soll ein Überblick darüber gegeben werden, inwieweit man sich in Ethikkodizes, Chartas sowie Aus- und Fortbildungsbüchern zur Pflege und Pflegeethik explizit mit dem Wert der Menschenwürde auseinandersetzt und diesen den Pflegefachpersonen inhaltlich näherbringt.

6.2.1 Die Menschenwürde in Ethikkodizes und Chartas des Pflegeberufs

Für den Pflegeberuf gibt es Ethikkodizes und Chartas, in denen dargelegt wird, welchen Grundlagen gute Pflege unterliegen soll. Sie knüpfen meist an den Menschenrechten an, verweisen dadurch (indirekt) auf die Menschenwürde und sollen dem Pflegepersonal eine Grundorientierung geben sowie deren pflegepraktisches Handeln erleichtern.[48]

Ethikkodizes

Als wichtigster internationaler Leitfaden für ethisches Handeln im Pflegeberuf gilt der *Ethikkodex des International Council of Nurses* (ICN), auf den weiter unten näher eingegangen wird. In der Präambel wird explizit auf die Anerkennung der

[46] Siehe hierzu beispielhaft Körtner 2022: Grundkurs Pflegeethik; Hiemetzberger et al. 2016: Berufsethik und Berufskunde; Sauer/May 2011: Ethik in der Pflege; Schewior-Popp et al. 2021: Thiemes Pflege. Teil 1: Grundlagen des Pflegeberufs. Kapitel 5: Ethik – Herausforderungen und Entscheidungen, 177–192; Menche et al. 2023: Pflege Heute. Kapitel 49, 1434–1453.

[47] Siehe hierzu exemplarisch Röttger/Stoecker 2022: Menschenwürde als Leitkategorie für professionelles Entscheiden und Handeln im Pflege- und Gesundheitswesen, 195 f. Siehe auch Baranzke 2021: Würde, Preis und Scham in der Pflege, 133–135; Schewior-Popp et al. 2021: Thiemes Pflege, 161; Menche et al. 2023: Pflege Heute, 1441.

[48] Vgl. Lay 2022: Ethik in der Pflege, 357–359.

Menschenrechte und das Recht auf Würde verwiesen.[49] Ethikkodizes, die von nationalen Pflegeverbänden und Organisationen aufgestellt werden, orientieren sich größtenteils am *ICN-Ethikkodex* und stehen in ihren grundlegenden Annahmen im Einklang mit diesem. Insofern verwundert es nicht, dass auch bei ihnen die Würde des Menschen einen zentralen Stellenwert einnimmt.[50] Exemplarisch wird dies an der *Rahmen-Berufsordnung des Deutschen Pflegerates* deutlich. In der Präambel wird – mit Verweis auf das *Grundgesetz* – die Unantastbarkeit der Würde hervorgehoben.[51] Auch im Leitfaden *Ethik in der Pflegepraxis* (2004) des Schweizer Berufsverbandes der Pflegefachfrauen und Pflegefachmänner (SBK) gilt die Würde als oberstes Prinzip.[52] Doch nicht nur in für den Pflegeberuf relevanten Ethikkodizes wird die Würde thematisiert. Auch in anderen pflegepraxisrelevanten Dokumenten hat die Menschenwürde einen hohen Stellenwert, nämlich in Chartas.

Chartas

Das deutsche Bundesministerium für Familie, Senioren, Frauen und Jugend veröffentlichte 2006 die *Charta der Rechte hilfe- und pflegebedürftiger Menschen.*[53] In der Präambel wird die Würde und Einzigartigkeit jedes Menschen hervorgehoben und betont, dass pflegebedürftigen Menschen die gleichen Rechte wie allen anderen Menschen zukommen:

> Jeder Mensch hat uneingeschränkten Anspruch darauf, dass seine Würde und Einzigartigkeit respektiert werden. Menschen, die Hilfe und Pflege benötigen, haben die gleichen Rechte wie alle anderen Menschen. Sie dürfen in ihrer besonderen Lebenssituation in keiner Weise benachteiligt werden. Da sie sich häufig nicht selbst vertreten können, tragen Staat und Gesellschaft eine besondere Verantwortung für den Schutz ihrer Würde.[54]

In weiterer Folge werden in der Charta acht Rechte aufgezählt. Hierzu zählen unter anderem „[…] das Recht auf Hilfe zur Selbsthilfe, sowie auf Unterstützung, um ein möglichst selbstbestimmtes und selbständiges Leben führen zu

---

[49] Vgl. ICN 2021: Ethikkodex, 4.

[50] Siehe hierzu Körtner 2021: Grundkurs Pflegeethik, 120–137.

[51] Vgl. Deutscher Pflegerat 2004: Rahmen-Berufsordnung des Deutschen Pflegerates, 3. Ferner Körtner 2021: Grundkurs Pflegeethik, 129.

[52] Vgl. SBK 2004: Ethik in der Pflegepraxis, 27. Ferner Körtner 2021: Grundkurs Pflegeethik, 129.

[53] Vgl. BMFSFJ 2018: Charta der Rechte hilfe- und pflegebedürftiger Menschen. Ferner Baranzke 2013: Menschenwürde und Pflege, 635 f.

[54] BMFSFJ 2018: Charta der Rechte hilfe- und pflegebedürftiger Menschen, 6.

können."[55] Weitere Rechte, die hervorgehoben werden, sind das Recht auf Privat- und Intimsphäre, das Recht auf Pflege, die auf den persönlichen Bedarf ausgerichtet ist und das Recht auf umfassende Informationen. Ebenso zentral ist das Recht auf Wertschätzung, das Recht auf Austausch mit anderen Menschen sowie das Recht auf Teilhabe am gesellschaftlichen Leben.[56] Im Jahr 2010 veröffentlichte die Europäische Union die *Europäische Charta der Rechte und Pflichten älterer hilfe- und pflegebedürftiger Menschen.* Inhaltlich unterscheidet sie sich von der in Deutschland gültigen Charta dahingehend, dass lediglich auf ältere Menschen Bezug genommen wird, nicht aber auf Menschen, die schon in jüngeren Jahren auf Pflege angewiesen sind. Es werden zehn zentrale Rechte pflegebedürftiger Menschen aufgelistet, die inhaltlich starke Überschneidungen mit jenen Rechten aufweisen, die in der deutschen Charta dargelegt werden.[57] Wie Baranzke betont, beinhalten die genannten Chartas keine Sonderrechte, sondern konkretisieren lediglich „[...] universal geltende Grund- und Menschenrechte, die durch die Situation der Hilfs- und Pflegebedürftigkeit nicht außer Kraft gesetzt werden dürfen."[58]

Zusammenfassend lässt sich festhalten, dass die Menschenwürde ausgehend von der *Allgemeinen Erklärung der Menschenrechte* in Ethikkodizes sowie Chartas zum Thema Pflegebedürftigkeit nicht nur einen wichtigen Stellenwert einnimmt, sondern als höchstes Prinzip des pflegerischen Handelns gesehen wird. Dabei erschließt sich aus dem Kontext, in dem der Begriff in den Dokumenten steht, dass Menschenwürde häufig mit dem Selbstbestimmungsrecht und der Schutzbedürftigkeit in Verbindung gebracht wird.[59] Eine nähere Spezifizierung findet man nicht.

6.2.2 Die Menschenwürde in Lehrbüchern und Lexika zur Pflegeethik

Der relevante Stellenwert, der der Menschenwürde in den Ethikkodizes und Chartas zugesprochen wird, schlägt sich nicht in den grundlegenden Lehrbüchern, Lexika und Einführungen zur Pflegeethik nieder. Wie Nele Röttger und Ralf

---

[55] Ebd., 8.

[56] Vgl. ebd.

[57] Siehe hierzu Europäische Charta der Rechte und Pflichten älterer hilfe- und pflegebedürftiger Menschen.

[58] Baranzke: Menschenwürde und Pflege, 636.

[59] Vgl. Körtner 2021: Grundkurs Pflegeethik, 146.

Stoecker betonen, ist der Vorbehalt gegenüber der Menschenwürde in der berufsbezogenen Ethik – unter die auch die Pflegeethik fällt – nicht ungewöhnlich. Häufig wird zwar von ‚menschenwürdiger Pflege' oder ‚Altern und Sterben in Würde' gesprochen, doch explizite Hervorhebungen, in denen näher erläutert wird, wie dies konkret umsetzbar ist, findet man kaum.[60] Eine tiefergehende Auseinandersetzung mit der Menschenwürde spielt in praxisbezogenen, einführenden Quellen zur Pflegeethik eine untergeordnete Rolle. Dabei zeigt ein Blick in verschiedene Bücher zur Pflegeethik, dass die Menschenwürde häufig (1) im Hinblick auf die Autonomie, (2) sehr allgemein oder (3) kaum thematisiert wird. Eine explizite Spezifizierung findet man in einführender Literatur zur Pflegeethik nicht:

(1) Ausgehend von Kant, den modernen juristischen Debatten sowie dem medizinethischen Prinzip der Patient*innenautonomie wird die Menschenwürde in einigen Darlegungen zur Pflegeethik mit dem Recht auf Freiheit und Selbstbestimmung bzw. mit der Fähigkeit zur Autonomie in Verbindung gebracht.[61] Im Mittelpunkt steht somit ein freiheitstheoretisches Würdekonzept.[62] Demnach wird die Würde einer pflegebedürftigen Person geachtet, wenn ihr persönlicher Wille sowie ihre individuellen Entscheidungen respektiert werden.[63] So schreibt Ulrich Körtner, dass die Autonomie und das Recht auf Selbstbestimmung zum Kern der Menschenwürde gehören.[64] Auch Martina Hiemetzberger bezieht den Respekt vor der Autonomie auf die Achtung der Menschenwürde.[65] Damit rückt ein Prinzip in den Vordergrund, dem in der Medizinethik ein zentraler Stellenwert zugeschrieben wird, nämlich die Patient*innenautonomie.

Es gibt jedoch Kritik daran, die Menschenwürde lediglich auf die Autonomie zurückzuführen. Marion Großklaus-Seidel betont, dass dadurch eine Engführung der Menschenwürde vorgenommen wird. Ebenso merkt sie kritisch an, dass die Autonomie oftmals mit Lebensqualität in Verbindung gebracht wird – ein Zuwachs an Autonomie sei mit einer Steigerung der Lebensqualität verbunden. Menschen mit Pflegebedarf erfüllen häufig

[60] Vgl. Röttger/Stoecker 2022: Menschenwürde als Leitkategorie für professionelles Entscheiden und Handeln im Pflege- und Gesundheitswesen, 177–179.

[61] Vgl. Baranzke: Menschenwürde und Pflege, 638.

[62] Vgl. Menke/Pollmann 2017: Philosophie der Menschenrechte, 164.

[63] Vgl. Baranzke: Menschenwürde und Pflege, 638.

[64] Vgl. Körtner 2023: Grundkurs Pflegeethik, 64.

[65] Vgl. Hiemetzberger 2020: Ethik in der Pflege, 66.

die Anforderungen nicht, die gemeinhin mit Autonomie assoziiert werden. Dadurch entsteht die Vorstellung, ein Leben ist unter bestimmten Voraussetzungen ‚lebensunwert' bzw. ‚menschenunwürdig'.[66] Man manövriert sich in eine ethisch problematische *Gesundheits- und Autonomie-Falle*.[67] Die Verbindung zwischen Autonomie und Lebensqualität suggeriert, dass die Lebensqualität objektiv messbar ist. Großklaus-Seidel verdeutlicht damit, dass ein Verständnis von Menschenwürde, das lediglich auf der Autonomie aufbaut, im Kontext der Pflege unzureichend ist.[68]

Eine ähnliche Position vertreten sowohl Monika Bobbert als auch Heike Baranzke. Sie räumen zwar der (potenziellen) Autonomie im Zusammenhang mit der Menschenwürde einen wichtigen Stellenwert ein (z. B. beim Recht auf Information und Zustimmung), betonen aber, dass eine Ausrichtung der Menschenwürde auf die Autonomie zu kurz greift. Wie Bobbert anmerkt, finden ethisch relevante Entscheidungen in der Pflegepraxis meist zwischen den Normen Patient*innenautonomie und Fürsorge statt. In diesem Sinne können auch andere moralische Rechte zum körperlichen und seelischen Wohlbefinden beitragen.[69] Ebenso weist Baranzke darauf hin, dass das Verhältnis zwischen Wohl (Fürsorge) und Wille (Selbstbestimmung) der Patient*innen im Hinblick auf die Wahrung der Menschenwürde keineswegs einfach zu lösen ist.[70] Sie betont, dass die Achtung der Menschenwürde im Kontext der Pflege über die Wahrung und Wiederherstellung der Autonomie hinausreicht.[71]

(2) Ferner findet man in Lehrbüchern zur Pflegeethik sowie Lexika zur Pflege eine breite und ausführliche Auseinandersetzung mit der Menschenwürde, bei der keine bzw. ungenaue Spezifizierungen für den Pflegebereich vorgenommen werden. Franziskus Knoll geht beispielsweise in seinem Lehrbuch zu Ethik und Anthropologie *Mensch bleiben!* ausführlich auf die Menschenwürde ein. Er hebt ihren historischen, theologischen und philosophischen Gehalt hervor und betont, dass die Würde des Menschen als oberster ethischer Bewertungsmaßstab gilt. Er zeigt historische Schlaglichter sowie ihre Stellung in der *Allgemeinen Erklärung der Menschenrechte* auf und

[66] Vgl. Großklaus-Seidel 2002: Ethik im Pflegealltag, 187 f.

[67] Vgl. Eibach 2000: Menschenwürde an den Grenzen des Lebens, 15.

[68] Vgl. Großklaus-Seidel 2002: Ethik im Pflegealltag, 190. Ferner Pfabigan 2008: Pflegeethik – Interdisziplinäre Grundlagen, 78 f.

[69] Vgl. Bobbert 2013: Menschenwürde und Pflege, 654 f.

[70] Vgl. Baranzke 2013: Menschenwürde und Pflege, 638.

[71] Ebd., 646.

verweist auf einige kritische Positionen.[72] Dabei lässt er offen, wie die Menschenwürde im Kontext der Pflege konkret gewahrt werden kann.

Bei Andrea Schiff und Hans-Ulrich Dallmann findet man ebenfalls eine ausführliche Auseinandersetzung mit der Menschenwürde, die in das Kapitel *Menschenwürde und Menschenrechte* eingegliedert ist. Auch sie legen historische Auseinandersetzungen dar, ehe sie das Extensionsproblem und verschiedene Zugänge zu einem modernen Würdeverständnis anschneiden.[73]

In Anlehnung an die biomedizinischen Prinzipien von Tom L. Beauchamp und John F. Childress legt Marianne Rabe die Würde als eigenständiges Prinzip fest. Sie verweist ebenfalls auf die Geschichte des Begriffs, wobei sie das zentrale Element der Würde darin sieht, einen Menschen nicht als Objekt zu behandeln. Dabei hebt sie die Wichtigkeit der wechselseitigen Anerkennung hervor. Für die nähere Bestimmung der Würde müssen andere Prinzipien, die Rabe in der Ausübung des Pflegeberufs als wichtig erachtet, hinzugezogen werden – z. B. Autonomie, Fürsorge, Gerechtigkeit, Verantwortung und Dialog. Der Inhalt des Würdeprinzips wird durch die anderen Prinzipien festgelegt.[74] Rabe schreibt hierzu:

> Die Würde des Menschen steht als übergeordnetes Prinzip im Mittelpunkt, mit der Vorstellung, dass sie die oberste Orientierung für die Ethik (nicht nur) im Gesundheitswesen ist und alle möglichen anderen Prinzipien schon enthält.[75]

In *Thiemes Pflege*, einem der wichtigsten Grundlagenlehrbücher, wird Rabes Prinzip der Würde aufgegriffen, jedoch in einer grafischen Darstellung neben die anderen Prinzipien gestellt und der Zusammenhang nicht näher erläutert.[76] Rabes Versuch, ein Prinzip der Würde in die Pflegepraxis einzuführen, bleibt sehr vage und unkonkret.

(3) Zuletzt kann hervorgehoben werden, dass die Menschenwürde in vielen Grundlagenlehrbüchern und Lehrbüchern zur Pflegeethik kaum thematisiert wird. Lediglich allgemeine Phrasen und alltägliche Verständnisse werden mit der Menschenwürde in Verbindung gebracht. Tiefergehende inhaltliche Auseinandersetzungen rund um die Pflegepraxis findet man nicht.

Dies wird zum Beispiel in dem Grundlagenlehrbuch *Pflege Heute* ersichtlich. Im Unterkapitel *Menschenrechte* widmet man der Menschenwürde

---

[72] Siehe hierzu Knoll 2020: Mensch bleiben!, 300–310.

[73] Vgl. Schiff/Dallmann 2021: Ethik in der Pflege, 77–81.

[74] Vgl. Rabe 2017: Ethik in der Pflegeausbildung, 108–110.

[75] Ebd., 107.

[76] Vgl. Schewior-Popp et al. 2021: Thiemes Pflege, 180.

lediglich einen kurzen, allgemeinen Absatz. Dabei stellt man eine Verbindung zu den Menschenrechten her und hebt den vielfältigen, alltäglichen Gebrauch hervor. So spricht man davon, dass Menschen unwürdig behandelt werden oder sich aufgrund eines körperlichen oder seelischen Verfalls in einer menschenunwürdigen Situation befinden.[77] Welchen Stellenwert die Menschenwürde innerhalb der Pflege einnimmt, wird nicht näher erläutert.

Auch in dem Grundlagenlehrbuch *Thiemes Pflege* wird der Menschenwürde nur ein kurzer Absatz gewidmet und auf die Darlegung im *Deutschen Grundgesetz* verwiesen. Im Umgang mit pflegebedürftigen Menschen wird die Menschenwürde insbesondere mit dem Recht auf Information sowie der Patient*innenautonomie in Verbindung gebracht.[78] Außerdem wird im Zusammenhang mit pflegeethischen und medizinischen Grundprinzipien auf das Prinzip der Würde eingegangen. Es wird hervorgehoben, dass die Integrität der Person zu schützen ist, anderen Menschen Wertschätzung und Achtung entgegengebracht werden muss und diese als Rechtspersonen anzuerkennen sind.[79]

Auch in anderen Lehrbüchern wird Menschenwürde kaum thematisiert. Beispielsweise verweist Hiemetzberger in den Lehrbüchern *Ethik in der Pflege* sowie *Berufskunde- und Berufsethik* auf den moralischen Wert der Menschenwürde und setzt diesen in einer Grafik in das Zentrum der Werte Respekt, Liebe, Fairness, Wohltätigkeit, Freundschaft, (soziales) Verantwortungsbewusstsein, Wertschätzung, Autonomie, Treue, Freiheit, Solidarität, Mitmenschlichkeit, Freundlichkeit, Hilfsbereitschaft, Ehrlichkeit und Respekt. Eine genaue Darstellung, wie die Werte mit der Menschenwürde verknüpft sind, erfolgt nicht.[80]

Wie aus den Kodizes und Chartas hervorgeht, stellt die Menschenwürde im Zusammenhang mit den Menschenrechten eine zentrale Leitkategorie im Gesundheitswesen dar.[81] Der Blick in die Literatur, die für die Pflegeausbildung und -praxis relevant ist, macht jedoch deutlich, dass keine konkreten Vertiefungen zur Menschenwürde als Leitkategorie vorhanden sind.

---

[77] Vgl. Menche et al. 2023: Pflege Heute, 1439 f.

[78] Vgl. Schewior-Popp et al. 2021: Thiemes Pflege, 161.

[79] Vgl. ebd., 180.

[80] Vgl. Hiemetzberger 2020: Ethik in der Pflege, 29 und Hiemetzberger et al. 2016: Berufsethik und Berufskunde, 18.

[81] Röttger/Stoecker 2022: Menschenwürde als Leitkategorie für professionelles Entscheiden und Handeln im Pflege- und Gesundheitswesen, 195 f.

Wie weiter unten gezeigt wird, können Quellen, die für die Pflegepraxis relevant sind (*ICN-Ethikkodex*, Grundlagenlehrbücher und Pflegetheorien) einen wichtigen Beitrag dazu leisten, die Menschenwürde im professionellen Pflegekontext zu spezifizieren, indem man auf (implizite) Menschenbildannahmen zurückgreift und sie mit dem abstrakten Menschenwürdekonzept verbindet. Dadurch ergibt sich die Möglichkeit, das moderne Menschenwürdeverständnis mit spezifischem, auf die professionelle Pflegepraxis ausgerichteten Inhalt zu füllen. Wie nun deutlich werden wird, wird mit der Bezugnahme auf Menschenbilder bzw. Menschenbildannahmen auf ein Themenfeld eingegangen, das in der Pflegeethik keineswegs unbekannt ist.

6.3 Die Thematisierung von Menschenbildern in der Pflegeethik

Wirft man einen Blick in die Literatur zur Pflegeausbildung, dann wird deutlich, dass in der Pflegeethik ein reflektiertes Wissen über Menschenbilder und ihre Wirkung auf die Pflegepraxis vorhanden ist.[82] In deutschsprachigen Lehrbüchern zur Pflegeethik taucht der Begriff entweder nebenbei auf oder wird explizit thematisiert. Einige Pflegewissenschaftler*innen wie Großklaus-Seidel machen darauf aufmerksam, dass das Bild, das man vom Menschen hat, eng mit Vorstellungen von Gesundheit und Krankheit verbunden ist, gewisse Werthaltungen ausdrückt und einem permanenten Veränderungsprozess unterliegt.[83] Darüber hinaus betont Knoll, „[d]ass […] es (1) im Grunde keine anthropologiefreie Zone in der Pflege gibt oder geben kann […]“[84], weil die Pflege eine auf den Menschen ausgerichtete Tätigkeit ist. Er hebt hervor, dass „[…] (2) eine Auseinandersetzung mit anthropologischen Gegenständen seitens der Angehörigen einer Pflegeprofession deshalb unverzichtbar ist.“[85] Sowohl Pflegefachpersonen als auch Menschen mit Pflegebedarf und deren Angehörige begegnen sich mit gegenseitigen Erwartungen, die auf die Menschenbilder der Beteiligten zurückzuführen sind.[86]

---

[82] Siehe hierzu exemplarisch Knoll 2020: Mensch bleiben!, 35–63; Lay 2022: Ethik in der Pflege, 337–345; Körtner 2022: Grundkurs Pflegeethik, 59 f.; Großklaus-Seidel 2002: Ethik im Pflegealltag, 19–97; Schiff/Dallmann 2021: Ethik in der Pflege, 58; Wied/Warmbrunn (Hrsg.) 2012: Pschyrembel Pflege, 552–554; Sauer/May 2011: Ethik in der Pflege, 18 f.

[83] Vgl. Großklaus-Seidel 2002: Ethik im Pflegealltag, 19.

[84] Knoll 2020: Mensch bleiben!, 64.

[85] Ebd., 64.

[86] Vgl. ebd., 64.

In *Pschyrembel Pflege* – einem der wichtigsten Wörterbücher für den Pflegeberuf – findet man zum Begriff *Menschenbild* einen ausführlichen Beitrag, der mit folgender Definition eingeleitet wird:

> Menschenbild: (engl.) *idea of man*; Vorstellungen vom Menschen in Unterscheidung zu anderen Lebewesen (v.a. Tieren), die das Handeln und Verhalten und deren kognitive, emotionale, biologische, physiologische und psychologische Aspekte beinhalten.[87]

Mit diesem Hintergrund gilt es zu zeigen, wie Menschenbilder in der Pflegeethik thematisiert werden und welcher Stellenwert ihnen in der Pflegepraxis zugeschrieben wird. Dadurch wird deutlich, dass das Thema *Menschenbilder* in pflegepraxisrelevanten Lehr-, Aus- und Fortbildungsbüchern eine hohe Präsenz aufweist. Wie sich zeigen wird, findet die Auseinandersetzung mit Menschenbildern auf drei Arten statt: Erstens wird die Rolle des Menschenbildes der einzelnen Pflegefachperson bei der Ausübung ihres Berufs betont. Zweitens findet eine Auseinandersetzung mit historischen und kulturellen Menschenbildern statt, die das heutige Verständnis professioneller Pflege beeinflussen. Drittens wird darauf eingegangen, dass verschiedenen pflegepraxisrelevanten Quellen implizite anthropologische Annahmen zugrunde liegen.

6.3.1 Persönliche Menschenbilder als Grundlage des pflegerischen Handelns

Die Definitionen von Menschenbildern, die man in der Pflegeethik findet, weisen große Ähnlichkeiten mit der Definition auf, die im ersten Teil dargelegt wurde.[88] Autor*innen pflegewissenschaftlicher Lehrbücher, die sich explizit mit Menschenbildern auseinandersetzen, betonen ihre Nähe zur Ethik sowie zur ethischen Entscheidungsfindung in der Pflegepraxis.[89] Damit wird deutlich, dass in

---

[87] Wied/Warmbrunn (Hrsg.) 2012: Pschyrembel Pflege, 552 (Hervorhebungen im Original).

[88] Knoll spricht von einer Vorstellung oder einem Bündel von Annahmen über den Menschen. Vgl. ders. 2020: Mensch bleiben!, 35. Sauer und May bezeichnen Menschenbilder als Konzepte zur Beschreibung des Wesens des Menschen. Vgl. dies. 2011: Ethik in der Pflege, 18. Schiff und Dallmann betonen, dass Menschenbilder den Blick auf die Patient*innen und Bewohner*innen prägen und mit Vorstellungen über ein gelingendes Leben verbunden sind. Vgl. dies 2021: Ethik in der Pflege, 58.

[89] Vgl. Knoll 2020: Mensch bleiben!, Kapitel I. Siehe auch Lay 2022: Ethik in der Pflege. Großklaus-Seidel 2002: Ethik im Pflegealltag. Sauer/May 2011: Ethik in der Pflege, 18 f.

der Pflegeethik – anders als in der philosophischen Ethik, in der man Menschenbildern eher kritisch gegenübersteht[90] – ein expliziter Zusammenhang zwischen ethischen Entscheidungen und Menschenbildern hergeleitet wird. Menschenbildern wird eine praktische Auswirkung auf den Pflegebereich zugesprochen.[91] Exemplarisch wird dies an Liliane Juchlis Vorwort zum Grundlagenwerk *Thiemes Pflege* deutlich. Hier legt sie ihr Pflegemotto dar: „Ich pflege als die, die ich bin.“[92] In weiterer Folge konkretisiert sie den Satz, indem sie hervorhebt, dass die Art und Weise, wie eine Pflegefachperson die Pflege ausführt, davon abhängig ist, welches Bild sie vom Menschen hat.[93] Auch Schiff und Dallmann heben hervor, dass sich die Menschenbilder der Pflegefachpersonen darauf auswirken, wie sie ihre Patient*innen bzw. Klient*innen wahrnehmen.[94]

Menschenbildern wird somit ein fundamentaler Stellenwert im praktischen Umgang des Pflegepersonals mit pflegebedürftigen Menschen zugesprochen. Die Autor*innen stimmen darin überein, dass die Ausbildung eines Menschenbildes von verschiedenen Faktoren abhängig ist: Das Menschenbild einer Pflegefachperson wird unter anderem durch die Kultur, Gesellschaft, berufliche Ausbildung,[95] Sozialisation[96] und die religiösen Überzeugungen beeinflusst.[97] Es wird erkannt, dass dem Handeln der Pflegefachperson gesellschaftliche, gruppenspezifische und individuelle Menschenbilder zugrunde liegen, wobei man davon ausgehen kann, dass sie in ihrem beruflichen Alltag vor allem auf ein sektorales Menschenbild zurückgreift.

Darüber, wie hoch der Stellenwert des Menschenbildes bei der ethischen Entscheidungsfindung einzuschätzen ist, ist man sich in der Pflegeethik uneinig. Während Reinhard Lay ein Modell der multiperspektivischen ethischen Entscheidungsfindung darlegt, in dem das Themenfeld *Menschenbilder* lediglich eine von

[90] Siehe hierzu ausführlich Zichy 2019: Menschenbild und Ethik, 8.

[91] Vgl. Großklaus-Seidel 2002: Ethik im Pflegealltag, 19.

[92] Juchli 2021: Die ATL (Aktivitäten des täglichen Lebens) – eine Ordnungsstruktur im Kontext eines ganzheitlichen Menschenbildes, 9.

[93] Vgl. dies. 2021: Die ATL (Aktivitäten des täglichen Lebens) – eine Ordnungsstruktur im Kontext eines ganzheitlichen Menschenbildes, 9.

[94] Vgl. Schiff/Dallmann 2021: Ethik in der Pflege, 58.

[95] Vgl. Wied/Warmbrunn (Hrsg.) 2012: Pschyrembel Pflege, 552; Schiff/Dallmann 2021: Ethik in der Pflege, 58.

[96] Vgl. Großklaus-Seidel 2002: Ethik im Pflegealltag, 19.

[97] Vgl. Sauer/May 2011: Ethik in der Pflege, 18.

sechs Argumentationsfiguren darstellt,[98] stellen sie für Großklaus-Seidel das Fundament ethischer Entscheidungen im pflegerischen Berufsalltag dar. Dies betrifft nicht nur die Betreuung von Patient*innen bzw. Klient*innen und den Umgang mit Angehörigen, sondern auch die Zusammenarbeit mit anderen Berufsgruppen. Überall spielen unbewusste und unreflektierte Menschenbilder und damit verbunden verdeckte Wertentscheidungen mit hinein.[99] In diesem Sinne stellen sie Leitbilder dar,[100] aus denen Handlungsanweisungen abgeleitet werden. Sie erfüllen die Funktion einer Orientierungshilfe im praktischen und forschenden Tun ein.[101]

Menschenbilder nehmen also einen fundamentalen Stellenwert im Umgang mit Patient*innen und Klient*innen ein. Aus diesem Grund betont unter anderem Großklaus-Seidel, dass die Pflegefachpersonen für ihre Menschenbilder sensibilisiert und auf die (unbewussten) anthropologischen Grundannahmen, die ihrer Arbeit zugrunde liegen, aufmerksam gemacht werden müssen:

> Die verdeckten Wertentscheidungen, die in Menschenbildern enthalten sind, können durch die Beschäftigung mit der Anthropologie entschlüsselt und kritisch auf ihre Konsequenzen für das berufliche Handeln in der Pflege hinterfragt werden. [...] Anthropologie bereitet in diesem Sinne die ethische Reflexion vor: Sie markiert Problemfelder im Gesundheitswesen und thematisiert grundlegende Denkrichtungen und zentrale Begriffe, aus denen Orientierungs- und Argumentationsmöglichkeiten für eine Ethik in der Pflege entstehen.[102]

Auch Timo Sauer und Arnd May bekräftigen, dass Pflegefachpersonen ihre Menschenbilder, die als Quelle moralischer Gebote und ethischer Argumentationen dienen, offenlegen und rational begründen können müssen.[103] Rabe hebt hervor, dass ein Curriculum für den Pflegeethikunterricht eine explizite Auseinandersetzung mit dem Thema *Menschenbilder* beinhalten sollte.[104]

---

[98] Siehe hierzu Lay 2022: Ethik in der Pflege, 336. Lay legt folgende Argumentationsfiguren dar: 1. Menschenbild 2. Konsequenzen 3. formale ethische Prinzipien 4. Pflegeethische Werte, 5. Moralische Regeln der Pflege, 6. Besonderheiten der Situation. Er betont, dass sich die unterschiedlichen Prinzipien nicht gegenseitig ausschließen, sondern ergänzen. Vgl. ebd., 336–363.

[99] Vgl. Großklaus-Seidel 2002: Ethik im Pflegealltag, 94.

[100] Vgl. Maio 2017: Mittelpunkt Mensch, 477.

[101] Vgl. Knoll 2020: Mensch bleiben!, 40 f.

[102] Vgl. Großklaus-Seidel 2002: Ethik im Pflegealltag, 94.

[103] Vgl. Sauer/May 2011: Ethik in der Pflege, 19.

[104] Siehe hierzu Rabe 2020: Die Vermittlung von Ethik in der Pflege, 154 f.

Zusammengefasst sind sich die Pflegeethiker*innen, die sich explizit mit Menschenbildern auseinandersetzen, einig, dass (1) Menschenbilder für Pflegefachpersonen eine fundamentale Ressource ihres beruflichen Handelns darstellen und (2) es in der Pflegeausbildung eine tiefergehende Auseinandersetzung mit Menschenbildern bräuchte. Insofern scheint ein Rückgriff auf implizite Annahmen über den Menschen in der Pflegepraxis, mit denen die Menschenwürde konkretisiert wird, äußerst vielversprechend zu sein.

6.3.2 Menschenbilder, die das heutige Pflegeverständnis beeinflussen

In der Pflegeethik erfolgt die Aufarbeitung von Menschenbildern nicht nur hinsichtlich des (unreflektierten) Einflusses, den diese auf die Pflegefachpersonen sowie ihren Umgang mit pflegebedürftigen Menschen haben. In einigen Lehrbüchern sowie Lexika, in denen Menschenbilder thematisiert werden, wird explizit auf ‚klassische' sowie neuere Menschenbilder hingewiesen, die einen Einfluss auf das Verständnis des Menschen im professionellen Pflegebereich haben. Auf einige Menschenbilder wird nun exemplarisch eingegangen.

Das christliche Menschenbild[105]

Wirft man einen Blick in die Geschichte der Pflege, dann wird schnell deutlich, dass das Christentum und das damit verbundene Menschenbild bis heute einen großen Einfluss auf das Verständnis von Pflege und die Wahrnehmung pflegebedürftiger Menschen hat.[106] So wird der Mensch in einem christlichen Menschenbild „[...] in der Ganzheit seiner körperlichen, seelischen, sozialen und geistigen Bedürfnisse [wahrgenommen]"[107] und als von Gott geschaffene, geliebte und eigenständige Person aufgefasst, der ein besonderer Wert zukommt. Demnach sind auch kranke und pflegebedürftige Menschen mit Respekt zu behandeln.[108] Diese Haltung gegenüber kranken und pflegebedürftigen Menschen einzunehmen, ist insbesondere durch das Wirken Jesu Christi beeinflusst, der diese Menschen in den Mittelpunkt seines Handelns stellte.[109] Wie Irene

---

[105] Eine ausführliche Auseinandersetzung mit dem christlichen Menschenbild in der professionellen Pflege findet man insbesondere bei Großklaus-Seidel 2002: Ethik im Pflegealltag, 30–38; Lay 2022: Ethik in der Pflege, 339–342.

[106] Siehe hierzu ausführlich Messner 2017: Geschichte der Pflege, 28–33.

[107] Lindner 1999: Lernziel „guter Mensch"?, 55.

[108] Vgl. ebd., 55. Siehe auch Lay 2022: Ethik in der Pflege 349 f.

[109] Vgl. Großklaus-Seidel 2002: Ethik im Pflegealltag, 33–38.

Messner betont, werden Krankheiten mit dem Aufkommen des Christentums positiv gedeutet: „Tod und Krankheiten brauchte man nicht zu fürchten, denn sie gaben den Menschen Gelegenheit, sich vor Gott zu bewähren.“[110] Darauf aufbauend etablierte sich im Pflegebereich der Grundsatz der Caritas (Nächstenliebe) und ein Verständnis, demnach der Dienst am Nächsten dem Dienst an Gott gleichkommt.[111]

Mit der Legalisierung des Christentums entstanden erste öffentliche soziale Einrichtungen (Hospitale), in denen man sich im Auftrag der Nächstenliebe um alte, kranke und pflegebedürftige Menschen kümmerte. In einem weiteren Schritt entstanden Klöster, in denen die Pflege übernommen wurde. Messner merkt an, dass Nächstenliebe und Barmherzigkeit bis heute in das Verständnis der Pflege einfließen. Einige Pflegefachpersonen orientieren sich im Umgang mit den Patient*innen und Klient*innen noch heute am christlichen Menschenbild und dem Wert der Nächstenliebe.[112] Der Einfluss des Christentums zeigt sich nicht nur auf der Individualebene. Auch heute noch werden viele Pflegeeinrichtungen und Krankenhäuser von Ordensgemeinschaften geführt, in deren Leitbildern man immer wieder auf den expliziten Verweis auf das christliche Menschenbild stößt.[113]

Das mechanistische Menschenbild[114]

Das mechanistische Menschenbild wird vor allem mit René Descartes in Verbindung gebracht und legt den Fokus auf eine technische Deutung des menschlichen Körpers.[115] In den *Meditationen über die Erste Philosophie* entwickelt Descartes einen Dualismus zwischen Körper (*res extensa*) und Geist (*res cognitans*). Er vergleicht den menschlichen Körper mit einer Uhr, die geistlose Bewegungen ausführt und gewissen Naturgesetzen gehorcht. Der Geist kann auf den Körper einwirken und ihn steuern. Nach Descartes Auffassung gleicht ein kranker

[110] Messner 2017: Geschichte der Pflege, 29.

[111] Vgl. Messner 2017: Geschichte der Pflege, 28 f.

[112] Vgl. ebd., 31 f.

[113] Siehe hierzu exemplarisch Krankenhaus der Elisabethinen Graz: Pflegedirektion. Hier findet sich folgender Absatz: „Verbindlicher Wegweiser für unser gesamtes pflegerisches Handeln und unsere Pflegequalität ist die Orientierung am christlichen Menschenbild. Wir begegnen dem Menschen mit Respekt und schätzen seine Stärken und Fähigkeiten.“

[114] Eine ausführliche Auseinandersetzung mit dem mechanistischen Menschenbild in der professionellen Pflege findet man insbesondere bei Großklaus-Seidel 2002: Ethik im Pflegealltag, 38–45; Wied/Warmbrunn (Hrsg.) 2012: Pschyrembel Pflege, 552 f.; Maio 2017: Mittelpunkt Mensch, 478–480.

[115] Vgl. Wied/Warmbrunn (Hrsg.) 2012: Pschyrembel Pflege, 552.

Mensch einer schlecht gefertigten bzw. kaputten Uhr.[116] Auf dem Cartesianismus aufbauend werden Körper und Geist als getrennte Entitäten verstanden. Das mechanistische Menschenbild sickerte in die Medizin ein, die dadurch den Fokus insbesondere auf den menschlichen Körper legte. So wurden Krankheiten nach ihren Ursachen eingeteilt und naturwissenschaftlich-analytische Krankheitskonzepte und Klassifikationen entwickelt.[117] Den Körper zu reparieren (und als Steigerung zu vervollkommnen), gilt bis heute in vielen medizinischen Fachrichtungen als oberstes Prinzip.[118] Obwohl man dabei den individuellen Menschen, seine Identität und seine Lebensgeschichte ausblendet, erzielte man mit dieser reduktionistischen Auffassung des Menschen große Erfolge, denn Krankheiten konnten äußerst effizient behandelt werden.[119]

Durch die Nähe zur (hierarchisch übergeordneten) Medizin übertrug sich das mechanistische Menschenbild auf den Pflegebereich und ist – laut *Pschyrembel Pflege* – heute noch verbreitet. Aus diesem reduzierten Menschenbild heraus werden pflegebedürftige Menschen als ‚dinglich-funktionalistische Objekte' gesehen. Man orientiert sich am körperlichen Defizit des Menschen, wobei psychische Aspekte eine untergeordnete Rolle spielen.[120] Wie Giovanni Maio betont, ist „[d]ie heutige Allgegenwart medizinischer Technik bei gleichzeitiger Verdrängung existenzieller Fragen aus dem Alltag der Medizin […] nur vor dem Hintergrund eines mechanistischen Menschenbildes denkbar."[121] Individuelle Ängste, Wünsche und Hoffnungen gelten in diesem System als ‚Störfaktoren'.[122] Ebenso sind ökonomisch-effiziente Diagnose- und Behandlungsschritte als Auswirkung dieses Menschenbildes zu erklären.[123] In *Pschyrembel Pflege* wird folgendes Fazit über das Menschenbild gezogen:

> Diesem partikularen (zergliedernden) oder reduzierten Menschenbild entspricht eine am körperlichen Defizit orientierte Pflegehaltung, -ausbildung und Arbeitsorganisation (z. B. Tätigkeitskataloge). Krankenpflege ist so verstanden technisches Handwerk

[116] Vgl. Descartes 2016: Meditationes de Prima Philosophia, 201–207. Eine noch radikalere Zuspitzung dieser Sichtweise auf den Menschen findet man bei dem französischen Arzt und Philosophen Julien Offray de La Mettrie (1709–1751), der den Menschen lediglich als Maschine beschreibt und ihm keine einzigartige Eigenschaft zuspricht. Siehe hierzu ders. 2016: Der Mensch eine Maschine.

[117] Vgl. Großklaus-Seidel 2002: Ethik im Pflegealltag, 44.

[118] Vgl. Wied/Warmbrunn (Hrsg.) 2012: Pschyrembel Pflege, 552 f.

[119] Vgl. Knoll 2022: Mensch bleiben!, 48 f.

[120] Vgl. Wied/Warmbrunn (Hrsg.) 2012: Pschyrembel Pflege, 553.

[121] Maio 2017: Mittelpunkt Mensch, 479.

[122] Vgl. Körtner 2022: Grundkurs Pflegeethik, 67.

[123] Vgl. Knoll 2020: Mensch bleiben!, 48 f.

und Reparaturbetrieb, keine Dienstleistung direkt am Menschen nach dem uno-actu-Prinzip.[124]

Das humanistische Menschenbild[125]

Mit dem Humanismus rückt der Mensch als vernunftbegabtes und rationales Wesen, das nach Autonomie, Selbstverwirklichung, Gesundheit, Identität, Unabhängigkeit und Freiheit strebt, in den Mittelpunkt.[126] Wie Großklaus-Seidel betont, hat der Begriff der Autonomie als Selbstbestimmung des Willens sowohl in die Medizin als auch in die Pflege Eingang gefunden. Dabei wird vor allem die menschliche Fähigkeit zur Selbstbestimmung hervorgehoben, die es zu berücksichtigen gilt.[127] Davon ausgehend muss das Verhältnis zwischen dem Pflegepersonal und den Patient*innen und Klient*innen so gestaltet werden, dass die Selbstbestimmung im Rahmen einer akzeptablen Abhängigkeit gefördert wird.[128] Konkret wird diese Auffassung in der Medizin als Patient*innenautonomie bezeichnet und richtet sich gegen einen strikten medizinischen bzw. pflegerischen Paternalismus.[129] Ärzte*innen und Pflegefachpersonen haben gegenüber pflegebedürftigen Menschen zwar einen Wissens- und Kompetenzvorsprung, diesen sollen sie aber dazu einsetzen, Betroffenen zu helfen, selbstbestimmte, vernünftige und begründete Entscheidungen zu treffen.[130] Als problematisch erweist sich dieses Menschenbild bei pflegebedürftigen Menschen, deren Autonomie aufgrund bestimmter Krankheiten oder Beeinträchtigungen nicht mehr gegeben ist.[131]

[124] Wied/Warmbrunn (Hrsg.) 2012: Pschyrembel Pflege, 553. Uno-Actu-Prinzip: „Gleichzeitigkeit von Produktion und Verbrauch bei der Leistungserbringung. Das Prinzip ist ein charakteristisches Merkmal von Dienstleistungen in Abgrenzung zu Sachleistungen und damit auch typisch für Gesundheitsleistungen." Pschyrembel Online: Uno-Actu-Prinzip.

[125] Die Bezeichnung *humanistisches Menschenbild* findet man lediglich bei Lay 2022: Ethik in der Pflege, 342 f. In anderen Darlegungen werden zentrale Elemente, die Lay diesem Menschenbild zuordnet, unter den Bezeichnungen *Der Mensch als atomistisches Einzelwesen* (vgl. Maio 2017: Mittelpunkt Mensch, 481 f.) und *Kants Entwurf von der menschlichen Vernunft und die Autonomie* (vgl. Großklaus-Seidel 2002: Ethik im Pflegealltag, 45–53.) dargestellt.

[126] Vgl. Lay 2022: Ethik in der Pflege, 342.

[127] Vgl. Großklaus-Seidel 2002: Ethik im Pflegealltag, 48.

[128] Vgl. Körtner 2022: Grundkurs Pflegeethik, 64 f.

[129] Vgl. Großklaus-Seidel 2002: Ethik im Pflegealltag, 48 f.

[130] Vgl. Knoll 2022: Mensch bleiben!, 298.

[131] Vgl. Großklaus-Seidel 2002: Ethik im Pflegealltag, 48.

'Ganzheitliche' Menschenbilder[132]

Zuletzt muss darauf verwiesen werden, dass man heute – unter Berücksichtigung verschiedener Disziplinen – versucht, eine ganzheitliche bzw. multidimensionale Sicht auf den Menschen im Pflegebereich zu etablieren.[133] In *Pschyrembel Pflege* werden zwei ganzheitliche Zugänge zu Menschenbildern beschrieben, die zumindest ansatzweise in die Praxis hineinwirken. Hierbei handelt es sich einerseits um ein ganzheitliches Menschenbild, das den Menschen aus einer analytischen Perspektive wahrnimmt und andererseits um ein Menschenbild, das einen phänomenologischen Zugang wählt.[134]

Ersteres Menschenbild wird im Wörterbuch *Pschyrembel Pflege* als *integrierendes Menschenbild* bezeichnet. Der Mensch wird als ganzheitlicher Organismus verstanden, der sich aus bio-psycho-sozio-(spirituellen) Einzelteilen zusammensetzt. Die Teile stehen in wechselseitiger Beziehung, sind aufeinander angewiesen und befinden sich im Austausch mit der Umwelt. Der Mensch ist somit mehr als die Summe seiner Teile. Das soll in der Pflege mitberücksichtigt werden.[135]

Das zweite ganzheitliche Menschenbild ist das *unitäre Menschenbild*, das den Menschen als untrennbare Einheit wahrnimmt und ihn von seiner Leiblichkeit her deutet.[136] Aus diesem Grund greift man auf die (leib)phänomenologische Ideengeschichte zurück. Es wird hervorgehoben, dass der Mensch die Welt und sich selbst über seinen Leib erfährt. Die Wahrnehmung wird als subjektive, individuelle Erfahrung gesehen, die nicht über Technik und Apparaturen dargestellt bzw. abgelesen werden kann. Die Pflegepraxis wird aus diesem Menschenbild heraus als Beziehungs- und Berührungsberuf verstanden. Die Pflege zielt darauf ab, die Menschen beim Streben nach ihrer Ganzheitlichkeit zu unterstützen.[137]

---

[132] Eine ausführliche Auseinandersetzung mit ganzheitlichen Menschenbildern in der professionellen Pflege findet man insbesondere bei Wied/Warmbrunn (Hrsg.) 2012: Pschyrembel Pflege, 533. Ferner Körtner 2022: Grundkurs Pflegeethik, 31.

[133] Vgl. Körtner 2022: Grundkurs Pflegeethik, 31.

[134] Vgl. Wied/Warmbrunn (Hrsg.) 2012: Pschyrembel Pflege, 553 f.

[135] Vgl. ebd., 553.

[136] Vgl. ebd.

[137] Vgl. Wied/Warmbrunn (Hrsg.) 2012: Pschyrembel Pflege, 553 f.

6.3.3 Verdeckte anthropologische Aussagen in Bereichen der professionellen Pflege

Abschließend lässt sich darauf hinweisen, dass implizite Menschenbilder bzw. anthropologische Annahmen in verschiedenen Bereichen der Pflege vorhanden sind. Knoll hebt hervor, dass es in der Pflege keine anthropologiefreien Zonen gibt und man dementsprechend in Pflegeleitbildern, Aussagen der Weltgesundheitsorganisation, Lehrbüchern, Pflegetheorien und der Pflegegesetzgebung auf (implizite) anthropologische Annahmen trifft.[138] Auf einige der genannten Quellen wird nun näher eingegangen. Sie dienen – mit Ausnahme der *Pflegeleitbilder* – als Bezugsquellen für die Analyse der (sektoralen) Annahmen über den Menschen in der Pflegepraxis. Warum sich diese Quellen eignen, wird im siebten Kapitel näher erläutert.

Pflegeleitbilder
Unter Pflegeleitbildern versteht man Werte, Ziele und Handlungsvorgaben, die sich Organisationen und Einrichtungen geben, die auf professionelle Pflege spezialisiert sind. In Pflegeleitbildern wird unter anderem hervorgehoben, was in der Institution unter Krankheit bzw. Gesundheit verstanden wird. Außerdem geben sie Hinweise darauf, welches Pflegekonzept oder Pflegemodell angewendet wird. Nicht zuletzt liegen Pflegeleitbildern (implizite) Aussagen über ein bestimmtes Menschenbild zugrunde.[139] Seit den 1990ern sind Krankenhäuser und Pflegeeinrichtungen verpflichtet, Pflegeleitbilder darzulegen, um transparent zu machen, an welchen Grundsätzen ihr pflegerisches Handeln ausgerichtet ist.[140]

ICN-Ethikkodex
Der bereits erwähnte *ICN-Ethikkodex* ist ein internationaler Ethikkodex für Pflegefachpersonen. Er wurde 1953 erstmals vom Weltbund der Krankenschwestern und Krankenpfleger veröffentlicht und wird laufend überprüft und bestätigt. Die letzte Fassung stammt aus dem Jahr 2021.[141] Der *ICN-Ethikkodex* soll Pflegefachpersonen unter Berücksichtigung professioneller Standards bei der ethischen Entscheidungsfindung dienen. Darin finden internationale ethische Standards – wie die Achtung der Menschenrechte sowie kultureller Rechte, die Wahrung der

---

[138] Siehe hierzu ausführlich Knoll 2020: Mensch bleiben!, 64–95.

[139] Vgl. Wied/Warmbrunn (Hrsg.) 2012: Pschyrembel Pflege, 527. Siehe auch Knoll 2020: Mensch bleiben!, 64–67.

[140] Vgl. Knoll 2020: Mensch bleiben!, 64–67.

[141] Vgl. Körner 2022: Grundkurs Pflegeethik, 121.

Wahlfreiheit usw. – Eingang.[142] Dem *ICN-Ethikkodex* liegen, wie im nächsten Kapitel deutlich wird, (implizite) Annahmen über den Menschen zugrunde, die für die Spezifizierung der Menschenwürde relevant sind.

Lehr- und Ausbildungsbücher

In der deutschsprachigen Pflegeausbildung spielen vor allem zwei Lehrbücher eine zentrale Rolle, nämlich *Pflege Heute* und *Thiemes Pflege*. Beide Bücher stellen den Anspruch, ein ganzheitliches Pflegeverständnis darzulegen, wodurch ihnen (implizite) anthropologische Annahmen zugrunde liegen.[143] In *Thiemes Pflege* wird mit Bezugnahme auf Juchli rudimentär angedeutet, dass man sich seit der ersten Auflage (1969) an den 12 ATL (Aktivitäten des täglichen Lebens) orientiert. Die zwölf Elemente dienen dazu, den (pflegebedürftigen) Menschen methodisch fassbar zu machen und Kategorien aufzustellen. Es handelt sich gleichsam um ein modellhaftes Menschenbild.[144] Auf das Themenfeld *Menschenbilder* wird in dem Buch nicht näher eingegangen. Bis heute prägt es den Blick vieler Pflegeausbildungsabsolvent*innen auf pflegebedürftige Menschen im deutschsprachigen Raum.

Auch in der aktuellen Auflage von *Pflege Heute* wird der Begriff *Menschenbild* nicht erwähnt. Ein Blick in ältere Auflagen – z. B. in die 4. und 5. Auflage – zeigt jedoch, dass man sich im Zusammenhang mit Ethik und Handeln explizit mit Menschenbildern auseinandersetzt.[145] In beiden Auflagen wird betont, dass sich die Arbeit mit den Patient*innen an dem persönlichen Menschenbild ausrichtet. Außerdem werden verschiedene Sichtweisen auf den Menschen beschrieben: Der Mensch als abhängiges Wesen, der Mensch als empfindendes und lernendes Wesen, der Mensch in seiner Einzigartigkeit und Würdehaftigkeit. Im weiteren Verlauf wird auf die Unterscheidung zwischen individuellen und wissenschaftlichen Menschenbildern eingegangen.[146]

Sowohl in der aktuellen Ausgabe von *Pflege Heute* als auch in jener von *Thiemes Pflege* werden explizite anthropologische Verweise ausgeklammert. Dennoch

---

[142] Vgl. ICN 2021: Ethikkodex, 3 f.

[143] Vgl. Knoll 2020: Mensch bleiben!, 86–88.

[144] Siehe hierzu Schewior-Popp et al. 2021: Thiemes Pflege, 9 f.

[145] In der vierten Auflage trägt ein Unterkapitel den Titel *Menschenbilder als Grundlage des Handelns in sozialen Berufen*. In der fünften Auflage trägt ein ganzes Kapitel den Titel *Menschenbilder und Ethik*. In der aktuellen Auflage findet man keinen Verweis auf das Themenfeld *Menschenbilder*.

[146] Siehe hierzu Menche et al. (Hrsg.) 2007: Pflege Heute. Vierte Auflage, 2–7 und dies. (Hrsg.) 2011: Pflege Heute. Fünfte Auflage, 2–4.

lassen sich aus den beiden Büchern (implizite) Annahmen über den Menschen herauslesen, die ebenfalls zur Spezifizierung der Menschenwürde beitragen können.

Pflegetheorien

Pflegetheorien stellen Metaparadigmen der Pflege dar, werden in der wissenschaftlichen Auseinandersetzung mit der professionellen Pflege entwickelt und sollen dem Pflegepersonal eine theoriegestützte Orientierung im Umgang mit pflegebedürftigen Menschen bieten.[147] Bis heute ist die konkrete Bedeutung des Begriffs *Pflegetheorie* nicht eindeutig geklärt.[148] Man ist sich jedoch einig, dass Pflegetheorien Aussagen über die vier Teilbereiche *Mensch*, *Umgebung*, *Gesundheit* und *Pflege* beinhalten müssen. Dementsprechend liegen auch ihnen (implizite) Menschenbilder zugrunde. Mittlerweile gibt es eine Vielzahl an Pflegetheorien, die verschiedenen Kategorien zugeordnet werden. Die gängigste Kategorisierung geht auf Afaf Meleis zurück, die die Theorien in (1) Bedürfnismodelle, (2) Interaktionsmodelle, (3) Ergebnismodelle[149] und (4) humanistische Theorien unterteilt.[150] Auch Pflegetheorien liegen verdeckte anthropologische Annahmen zugrunde, die im Zusammenhang mit der Spezifizierung der Menschenwürde eine wichtige Rolle spielen können.

Wie deutlich wurde, weist das Themenfeld *Menschenbilder* in pflegeethischen Lehrbüchern eine hohe Präsenz auf. In der Pflegeethik ist ein Bewusstsein dafür vorhanden, dass Pflegefachpersonen (unreflektierte) lebensweltliche bzw. sektorale Menschenbilder in den Beruf mitbringen, das heutige Berufsverständnis von verschiedenen Menschenbildern geprägt ist sowie verdeckte anthropologische Annahmen in unterschiedlichen Bereichen der professionellen Pflege vorhanden sind.

---

[147] Vgl. Knoll 2020: Mensch bleiben!, 67.

[148] Siehe hierzu ausführlich Neumann-Ponesch 2021: Modelle und Theorien in der Pflege, 60–71.

[149] Vgl. Knoll 2020: Mensch bleiben!, 68 f.

[150] Vgl. Meleis 2008: Die Theorieentwicklung der Pflege in den USA, 21 f.

7 Menschenbildannahmen, die in die Pflegepraxis hineinwirken

Nachdem ein Einblick in das professionelle Pflegeverständnis und in die Auseinandersetzung mit der Menschenwürde sowie Menschenbildern in pflegepraxisrelevanter Literatur gegeben wurde, soll die Frage beantwortet werden, welche impliziten Menschenbilder bzw. Annahmen über den Menschen den Pflegefachpersonen in der Ausübung ihres Berufs vermittelt werden und in ihr sektorales Menschenbild hineinwirken. Dadurch kann der abstrakte Kernbereich der Menschenwürde mit pflegepraktischem Inhalt gefüllt und für die Beantwortung der Forschungsfrage konkretisiert werden.

Die jeweiligen Menschenbilder der Pflegefachpersonen weisen aufgrund ihres unterschiedlichen kulturellen, religiösen und sozialen Hintergrunds mehr oder weniger feine Unterschiede auf.[1] In der Untersuchung liegt der Fokus auf Annahmen, an denen sich die meisten Pflegefachpersonen (im deutschsprachigen Raum) während ihres beruflichen Alltags orientieren. Es geht darum, welche (sektoralen) Menschenbilder den Pflegefachpersonen (implizit) vermittelt werden, die ihren Umgang mit pflegebedürftigen Menschen beeinflussen. Aus diesem Grund wird ein Einblick in drei verschiedene Quellenbereiche (*ICN-Ethikkodex*, Grundlagenlehrbücher, Pflegetheorien) gegeben, denen allen gemeinsam ist, dass sie in Lehr-, Aus- und Fortbildungen thematisiert werden und den Pflegefachpersonen bekannt sein müssen. Die in den Quellen enthaltenen Menschenbilder weisen Schnittmengen auf, aus denen zentrale sektorale Menschenbildannahmen abgeleitet werden können.

[1] Siehe hierzu das Abschnitt 6.3.1. Siehe ferner Wied/Warmbrunn (Hrsg.) 2012: Pschyrembel Pflege, 552; Schiff/Dallmann 2021: Ethik in der Pflege, 58; Großklaus-Seidel 2002: Ethik im Pflegealltag, 19; Sauer/May 2011: Ethik in der Pflege, 18.

D. Jost, *Menschenwürde und Pflegeroboter*, Techno:Phil – Aktuelle Herausforderungen der Technikphilosophie 13,
https://doi.org/10.1007/978-3-662-73005-8_7

7.1 Das Menschenbild, das dem ICN-Ethikkodex zugrunde liegt

Der *ICN-Ethikkodex* gilt als international anerkannte Leitlinie für ethisches Verhalten im Pflegeberuf und legt bestimmte ethische Werte, Verantwortlichkeiten und berufliche Rechenschaftspflichten fest, die sich explizit an Pflegefachpersonen sowie Pflegeschüler*innen richten.[2] In einschlägigen deutschsprachigen Pflegelehrbüchern wie *Pflege Heute* und *Thiemes Pflege* wird er als Basis ethischen Handelns herangezogen.[3] Pflegefachpersonen kommen in der Ausbildung sowie im Beruf mit dem *ICN-Ethikkodex* in Kontakt und werden dementsprechend ihr pflegeberufliches Handeln an seinen Empfehlungen ausrichten – dies ist auch der Anspruch, der mit dem Kodex verbunden ist.[4] Aus diesem Grund lohnt sich eine Analyse der (impliziten) Menschenbildannahmen, die dem Kodex zugrunde liegen.

Der *International Council of Nurses* (ICN) wurde 1899 gegründet und hat seinen Sitz in Genf. Heute gehören ihm über 130 Berufsverbände[5] an. Er gilt als älteste internationale Berufsorganisation von Pflegefachpersonen und verfolgt weltweit das Ziel, Pflege auf hohem Niveau sowie eine vernünftige Gesundheitspolitik durchzusetzen. Der ICN setzt sich für die Entwicklung von Strategien der Berufspolitik und die Klassifikation von Pflegebegriffen ein. Dadurch treibt er die Qualitätssicherung und Professionalisierung voran. 1953 wurde der *ICN-Ethikkodex* erstmals veröffentlicht. Er wird in regelmäßigen Abständen überarbeitet und gilt in Fachkreisen als wichtigster Ethikkodex für Pflegeberufe.[6] In der aktuellen Fassung (2021) wird explizit erwähnt, dass der Kodex „[…] von den Pflegefachpersonen in allen Aspekten ihrer Arbeit verstanden, verinnerlicht und angewendet werden [muss].“[7] Damit dies gelingt, muss er eine zentrale Rolle innerhalb der Pflegeausbildung spielen.[8] Neben dem

---

[2] Vgl. ICN 2021: Ethikkodex, 3.

[3] Vgl. Knoll 2020: Mensch bleiben!, 88.

[4] Siehe hierzu ICN 2021: Ethikkodex, 6.

[5] Dem ICN gehören unter anderem der Deutsche Berufsverband für Pflegeberufe, der Österreichische Gesundheits- und Krankenpflegeverband sowie der Schweizer Berufsverband der Pflegefachfrauen und Pflegefachmänner an. Siehe hierzu ICN: Our Members.

[6] Vgl. Zinke 2018: Der ICN-Ethikkodex für Pflegende, 45.

[7] ICN 2021: Ethikkodex, 44 f.

[8] Vgl. ICN 2021: Ethikkodex, 3–5.

ICN-Ethikkodex gibt es mehrere nationale Ethikkodizes, die sich alle mehr oder weniger explizit auf ihn beziehen.[9]

Die aktuelle Version des *ICN-Ethikkodex* umfasst etwas mehr als 30 Seiten. Auf den ersten Seiten wird der Zweck des Kodex erläutert, ehe in der Präambel die wichtigsten grundlegenden Verantwortlichkeiten sowie einige pflegeberufliche Grundwerte dargelegt werden. Es wird kein Anspruch auf eine abschließende Auflistung erhoben.[10] Die professionellen Werte, die dargelegt werden, beziehen sich auf vier Bereiche: (1) Pflegefachpersonen und Patient*innen oder Menschen mit Pflegebedarf, (2) Pflegefachpersonen und die Praxis, (3) Pflegefachpersonen und globale Gesundheit, (4) Pflegefachpersonen und die Profession.[11] Da der *ICN-Ethikkodex* internationale Gültigkeit beansprucht, sind viele Ausformulierungen allgemein gehalten.[12] Dennoch enthält er implizite Annahmen über den Menschen.

7.1.1 Annahmen über den (pflegebedürftigen) Menschen im ICN-Ethikkodex

(1) Vulnerabilität und Endlichkeit

Im *ICN-Ethikkodex* wird betont, dass sich die berufliche Verantwortung der Pflegefachpersonen auf Menschen ausrichtet, die „[....] jetzt oder in Zukunft Pflege benötigen [...].“[13] Dabei wird festgehalten, dass der Bedarf nach Pflege universell und überall auf der Welt vorhanden ist.[14] Implizit lässt sich die fundamentale Annahme herauslesen, dass Menschen als Wesen aufgefasst werden, die im Laufe ihres Lebens auf Unterstützung und Hilfe anderer angewiesen sind oder sein können. Dabei wird von einem engen Zusammenhang zwischen Krankheiten und Pflegebedarf ausgegangen. Dies wird durch vier grundlegende Verantwortlichkeiten deutlich, die in der Präambel genannt werden und von den Pflegefachpersonen anerkannt werden müssen: „Gesundheit fördern, Krankheit verhüten, Gesundheit wiederherstellen sowie Leiden lindern und ein würdiges Sterben unterstützen.“[15] Der Mensch ist somit ein Wesen, das gesund oder krank sein kann, Leidenserfahrungen macht

[9] Vgl. Sauer/May 2011: Ethik in der Pflege, 36.

[10] Vgl. ICN 2021: Ethikkodex, 3–5.

[11] Vgl. ebd., 23.

[12] Vgl. Hiemetzberger et al. 2016: Berufsethik und Berufskunde, 58.

[13] Vgl. ICN 2021: Ethikkodex, 9.

[14] Vgl. ebd., 4.

[15] Ebd.

und irgendwann sterben muss: Er ist ein vulnerables und endliches Wesen. Gleichzeitig schwingt in den Verantwortungen die normativ relevante Annahme mit, dass Menschen gesund sein wollen, keine Leiderfahrungen machen wollen und eine Vorstellung davon haben, was es heißt, in Würde zu sterben. Die Aufgabe der Pflegefachpersonen besteht darin, die (pflegebedürftigen) Menschen beim Erreichen dieser Ziele zu unterstützen.[16]

Die Darlegung ist sehr abstrakt. Deshalb wird im Ethikkodex näher ausgeführt, wie das gelingt. Dabei lassen sich weitere Annahmen herauslesen, an denen sich das pflegerische Handeln im Sinne des Kodex ausrichten soll. Einen ersten Einblick bietet ein Abschnitt aus der Präambel:

> Der Pflege inhärent ist die Achtung der Menschenrechte, einschließlich der kulturellen Rechte, des Rechts auf Leben und Wahlfreiheit, das Recht auf Würde und respektvolle Behandlung. Die Pflege ist respektvoll und uneingeschränkt in Bezug auf die Merkmale Alter, Hautfarbe, Kultur, kulturelle Zugehörigkeit, Behinderung oder Krankheit, Geschlecht, sexuelle Orientierung, Nationalität, Politik, Sprache, ethnische Zugehörigkeit, religiöse oder spirituelle Überzeugungen, rechtlicher, wirtschaftlicher oder sozialer Status.[17]

(2) Selbstbestimmtes, starkes Individuum

Wie im vorherigen Zitat deutlich wird, verweist man in dem Kodex zunächst auf die Achtung der Menschenrechte.[18] Da man in der AEMR von einem Individuum im starken Sinne ausgeht,[19] lässt sich dies auch auf den *ICN-Ethikkodex* übertragen. Die Annahme wird verstärkt, indem in der Präambel ebenfalls auf das Recht auf Wahlfreiheit verwiesen wird: Dem Menschen als Individuum wird die Fähigkeit zugestanden, selbst zwischen bestimmten Möglichkeiten wählen und entscheiden zu können, wobei ihm zugleich das Recht zugesprochen wird, die Fähigkeit ausüben zu können. Somit handelt es sich hierbei nicht nur um eine deskriptive Eigenschaft, sondern auch um eine normative – Menschen sollen wählen können. Dazu braucht es jedoch relevante Informationen, die den Menschen mit Pflegebedarf zur Verfügung

---

[16] Vgl. ebd.

[17] Ebd.

[18] Im Glossar des Ethikkodex findet man folgende Erklärung zu den Menschenrechten: „Die Menschenrechte sind allen Personen eigen, unabhängig von Nationalität, Geschlecht, nationaler oder ethnischer Herkunft, Hautfarbe, Religion, Sprache oder sonstigen Status. Sie reichen von den grundlegendsten – dem Recht auf Leben – bis hin zu den Rechten auf Nahrung, Bildung, Arbeit, Gesundheit, gesunde Lebensbedingungen und Freiheit. (Angepasst vom Büro des Hohen Kommissars der Vereinten Nationen für Menschenrechte, ohne Datum)" Ebd., 26.

[19] Vgl. Zichy 2017: Menschenwürde und Menschenbild, 91.

gestellt werden müssen und den jeweiligen sprachlichen, kognitiven Bedürfnissen und mentalen Zuständen angepasst sind.[20] Damit rückt ein Aspekt in den Mittelpunkt, der in der Medizin und Pflege als Patient*innenautonomie bekannt ist und den *informed consent* (aufgeklärte Zustimmung) bei medizinischen und pflegerischen Eingriffen hervorhebt.[21]

Auch im *ICN-Ethikkodex* wird insbesondere der Respekt vor der Autonomie und die aufgeklärte Zustimmung betont.[22] Im Begriffsglossar am Ende des Kodex wird zusätzlich auf den Begriff der Selbstbestimmung verwiesen. Sie wird als „[d]as Recht, dass die eigenen Entscheidungen respektiert werden […]“[23], definiert. Dies gilt jedoch nur, sofern man sich oder andere nicht schädigt und kein kognitives oder affektives Unvermögen aufweist.[24]

(3) Absolute Gleichheit trotz verschiedener Merkmale

Ein weiterer Aspekt, der sich aus dem Verweis auf die AEMR ergibt, ist jener, dass jeder Mensch als gleichwertig angesehen wird. Im Ethikkodex wird dieser Umstand an verschiedenen Stellen deutlich: In der Präambel wird beispielsweise betont, dass die Pflege respektvoll gegenüber jedem Menschen zu sein hat. Unterstrichen wird die Gleichheit aller Menschen durch die Bezugnahme auf verschiedene Merkmale, wie „[…] Alter, Hautfarbe, Kultur, kulturelle Zugehörigkeit, Behinderung oder Krankheit, Geschlecht, sexuelle Orientierung, Nationalität, Politik, Sprache, ethnische Zugehörigkeit, religiöse oder spirituelle Überzeugungen, rechtlicher, wirtschaftlicher oder sozialer Status […]“,[25] die keinerlei Auswirkungen auf die Pflege haben dürfen.[26] Somit drücken die genannten Merkmale zwar aus, dass sich Menschen in bestimmten Aspekten voneinander unterscheiden, dies jedoch keinen Einfluss auf die Qualität der Pflege haben darf.

Verstärkt wird die Annahme der Gleichheit durch die Betonung, dass Pflegefachpersonen sich für soziale Gerechtigkeit bei der Ressourcenzuteilung und der Gesundheitsversorgung einsetzen sollen. Menschen sollen eine faire Verteilung der zur Verfügung stehenden Ressourcen erhalten.[27] Im Glossar wird dies spezifiziert und darauf verwiesen, dass die Güter und Leistungen unparteiisch und im Sinne

[20] Vgl. ICN 2021: Ethikkodex, 9.

[21] Vgl. Großklaus-Seidel 2002: Ethik im Pflegealltag, 142.

[22] Vgl. 2021: Ethikkodex, 11.

[23] Ebd., 27.

[24] Vgl. ebd.

[25] Ebd., 4.

[26] Vgl. ebd.

[27] Vgl. ebd., 9.

der Menschenrechte verteilt werden sollen.[28] Zuletzt wird durch den Verweis auf die Würde deutlich, dass Menschen Wesen sind, denen der gleiche absolute Wert zukommt. In der Pflege müssen sie als solche behandelt sowie in ihrer Würde unterstützt und respektiert werden.[29]

(4) Kultureller Kontext

Als vierte Annahme lässt sich nennen, dass Menschen kulturelle und soziale Wesen sind. Auch dies geht zunächst aus der Präambel des Ethikkodex hervor. Neben dem Verweis auf die Menschenrechte werden die kulturellen Rechte erwähnt, die aus pflegerischer Sicht zu respektieren sind. Daraus lässt sich die Annahme ableiten, dass Mensch immer schon in Gemeinschaften, kulturelle Kontexte sowie die damit verbundenen Bräuche und Werte eingebettet sind[30] und diese einen wichtigen Teil des Menschseins ausmachen. Dies gilt es in der Pflege zu berücksichtigen. Gleichzeitig wird durch die Betonung der kulturellen Vielfalt deutlich, dass sich der Ethikkodex nicht auf ein bestimmtes kulturelles bzw. religiöses Menschenbild beruft, sondern den Anspruch erhebt, auf einer abstrakteren Ebene zu liegen.

(5) Soziales Nahumfeld

Neben dem Verweis auf den kulturellen Kontext wird auf die soziale Verbundenheit des Menschen mit seinen Mitmenschen in der näheren Umgebung eingegangen. Immer wieder taucht in diesem Zusammenhang der Begriff der Familie auf, die im Glossar als „[....] soziale Einheit, die aus Mitgliedern besteht, die durch Blut, Verwandtschaft, emotionale oder rechtliche Beziehung zueinander verbunden sind [...]“[31], definiert wird. Von dieser Einheit wird angenommen, dass sie einen zentralen Stellenwert im Leben eines Menschen einnimmt. So wird beispielsweise darauf hingewiesen, dass sowohl der einzelne (pflegebedürftige) Mensch als auch die Familien Informationen in Bezug auf die Pflege bekommen sollen.[32]

(6) Zuwendung und Beziehungen

Sowohl in der Präambel als auch in Punkt 1.8 wird auf professionelle Werte eingegangen, an denen sich Pflegefachpersonen orientieren sollen. Hierbei werden

---

[28] Vgl. ebd., 27.

[29] Vgl. ebd., 9.

[30] Vgl. ebd., 4. Siehe auch ebd., 9.

[31] Vgl. ebd., 25.

[32] Vgl. ebd., 9.

„Respekt, Gerechtigkeit, Verlässlichkeit, Fürsorge, Mitgefühl, Empathie, Vertrauenswürdigkeit und Integrität“[33] genannt. In einigen der Werte kommt der hohe Stellenwert der menschlichen Zuwendung zum Ausdruck. Im Glossar wird noch einmal verdeutlicht, dass sich Pflegefachpersonen in ihrer Beziehung zu pflegebedürftigen Menschen an diesen Werten orientieren sollen. Die Werte werden als Tugenden bezeichnet. Eine nähere Ausformulierung findet man jedoch nicht. Dennoch reicht die Darlegung aus, um zu erkennen, dass dahinter die Annahme steckt, dass (pflegebedürftige) Menschen eine besondere Zuwendung brauchen und Empathie, Fürsorge und Mitgefühl für eine gute Pflege essenziell sind. Ebenso spielt der Aspekt der Beziehung mit hinein. Demnach brauchen Menschen Beziehungen, wobei diese im Rahmen der Pflegepraxis festgelegte Grenzen aufweisen müssen.[34]

Verstärkt wird die Annahme, dass Mensch Zuwendung und Beziehungen brauchen, durch den Verweis auf Punkt 1.11, in dem auf das Verhältnis zwischen Pflege und moderner Technologie bzw. Künstlicher Intelligenz eingegangen wird:

> Pflegefachpersonen stellen sicher, dass der Einsatz von Technologie und wissenschaftlichen Fortschritten mit der Sicherheit und den Rechten von Menschen vereinbar ist. Bei künstlicher Intelligenz oder Geräten wie Robotern oder Drohnen sorgen Pflegefachpersonen dafür, dass die Pflege personenzentriert bleibt und solche Geräte menschliche Beziehungen unterstützen und nicht ersetzen.[35]

Aus diesem Zitat lassen sich zwei wesentliche Elemente im Zusammenhang mit Pflege herauslesen:

Erstens nimmt man in der aktuellen Version des *ICN-Ethikkodex* die anstehenden Herausforderungen in Zusammenhang mit Robotern und Künstlicher Intelligenz wahr. Man bezieht hierzu Stellung, indem man betont, dass der Einsatz solcher Technologien nicht zum Abbau personenzentrierter Pflege führen darf. Vielmehr wird empfohlen, dass Roboter und Künstliche Intelligenz zwischenmenschliche Beziehungen fördern sollen. Zweitens hebt Punkt 1.11 die Wichtigkeit personenzentrierter Pflege und zwischenmenschlicher Beziehungen hervor. Darin wird ein

---

[33] Vgl. ebd., 4 und 10.

[34] Vgl. ebd., 27.

[35] Ebd., 10. Die Darlegung zu moderner Technologie lautet in der englischen Fassung des Ethikkodex folgendermaßen: „Nurses ensure that the use of technology and scientific advances are compatible with the safety, dignity and rights of people. In the case of artificial intelligence or devices, such as care robots or drones, nurses ensure that care remains person-centred and that such devices support and do not replace human relationships.“ ICN 2021: The ICN Code of Ethics for Nurses, 8 (Hervorhebungen im Original). Hervorzuheben ist, dass in der englischen Version auf die Würde (*dignity*) verwiesen wird. In der deutschen Version ist dies nicht der Fall.

Wert erkannt, der nicht durch den Einsatz von Künstlicher Intelligenz, Maschinen oder Robotern ersetzt werden kann.

(7) Eigenständige Persönlichkeit mit individuellen Präferenzen
Nicht nur in dem oben genannten Zitat, sondern auch an anderen Stellen wird die wichtige Rolle personenzentrierter und *evidence-informed*[36] Pflege hervorgehoben.[37] Darunter versteht man, dass Eigenschaften, Merkmale und Präferenzen sowie kulturelle und religiöse Überzeugungen der pflegebedürftigen Person respektiert und in die Planung und Durchführung der Pflege einbezogen werden sollen.[38] Dieser Aspekt wird nicht weiter vertieft. Dennoch lässt sich daraus ableiten, dass Menschen Persönlichkeiten sind und individuelle Präferenzen aufweisen, die bei einer guten Pflege beachtet werden müssen.

(8) Privatsphäre
Zuletzt lässt sich die Annahme herausgreifen, dass Menschen eine Privatsphäre brauchen. Im Ethikkodex wird dies insbesondere mit Blick auf personenzentrierte (individuelle) Daten thematisiert und betont, dass diese vertraulich zu behandeln sind und sich der Umgang mit ihnen nach rechtlichen Vorgaben zu richten hat.[39] Es wird somit festgehalten, dass Menschen gewisse Bereiche brauchen, die sie nicht jedem/jeder preisgeben wollen. Im Glossar wird die Privatsphäre weiter gefasst und als „[…] Recht auf Freiheit von Eingriffen in die persönlichen Angelegenheiten, Informationen oder den eigenen Körper […]“[40] definiert.

7.1.2 Zusammenfassung des Menschenbildes im ICN-Ethikkodex

Zusammenfassend kann festgehalten werden, dass sich aus dem *ICN-Ethikkodex* acht Annahmen über den Menschen herauslesen lassen, die im Umgang mit Menschen mit Pflegebedarf zentral sind. Es ergibt sich folgendes Menschenbild:

---

[36] Im Glossar des Ethikkodex findet man folgende Erklärung zur Evidence-informed Praxis: „‘Evidence-informed‘ Praxis ist ein Prozess, um fundierte klinische Entscheidungen zu treffen. Forschungsevidenz wird mit klinischer Erfahrung, Werten von Patientinnen Präferenzen und den bestehenden Verhältnissen zusammengeführt. (Woodbury & Kuhnke 2014)“ ICN 2021: Ethikkodex, 25.

[37] Vgl. ICN 2021: Ethikkodex, 10.

[38] Vgl. ebd., 26.

[39] Vgl. ebd., 9.

[40] Vgl. ebd., 27.

1. Menschen sind vulnerable und endliche Wesen, zu deren Leben Gesundheit, Krankheit, Leid und die Phase des Sterbens gehören. Gesundheit, Abwendung von Krankheit und Leid sowie ein würdevoller Tod gelten als erstrebenswert. Um dies zu erreichen, brauchen Menschen in einigen Phasen ihres Lebens die Unterstützung anderer.
2. An der AEMR anknüpfend werden Menschen als Individuen im starken Sinne verstanden, die die Fähigkeit zur Selbstbestimmung und Wahlfreiheit aufweisen und diese trotz des Pflegebedarfs ausüben möchten.
3. Menschen werden trotz unterschiedlicher Merkmale wie Religiosität, Nationalität, kultureller Herkunft usw. als gleichwertig angesehen.
4. Menschen gehören einem kulturellen Kontext an und tragen dadurch bestimmte Werte in sich. Ebenso wollen sie bestimmte Bräuche ausüben, die ihnen wichtig sind.
5. Menschen sind in ein Nahumfeld – im Ethikkodex als Familie bezeichnet – eingebettet, dem ein zentraler Stellenwert in ihrem Leben zugesprochen wird.
6. Menschen sind auf Beziehungen zu anderen Menschen angewiesen und brauchen Zuwendung.
7. Menschen weisen eine eigenständige Persönlichkeit auf und haben individuelle Präferenzen, die in der Pflege zu berücksichtigen sind.
8. Menschen brauchen eine Privatsphäre. Sie wollen über sich selbst verfügen können und nicht alle Daten Preis geben.

Der *ICN-Ethikkodex* gibt einen ersten Einblick in ein Menschenbild, das in den Umgang mit pflegebedürftigen Menschen einsickert. Daran anschließend wird nun ein Blick in die beiden Lehrbücher *Thiemes Pflege* sowie *Pflege Heute* geworfen. Dabei zeigen sich einige Überschneidungen mit dem *ICN-Ethikkodex*. Gleichzeitig werden einige Annahmen deutlich näher beleuchtet und Annahmen hinzugezogen, die im *ICN-Ethikkodex* nicht vorhanden sind.

7.2 Das Menschenbild in den Grundlagenlehrbüchern

Thiemes Pflege und *Pflege Heute* gelten im deutschsprachigen Raum als die auflagenstärksten Grundlagenlehrbücher. Beide Klassiker stellen den Anspruch, ein ganzheitliches Pflegeverständnis darzulegen:[41] Auf der Website des Thieme Verlags wird *Thiemes Pflege* als anerkannter Klassiker bezeichnet, mit dem man für eine generalisierte Pflegeausbildung vorbereitet wird. Hervorgehoben wird, dass

[41] Vgl. Knoll 2020: Mensch bleiben!, 86.

das Buch von Pflegenden für Pflegende geschrieben wurde und die evidenzbasierte Pflege sowie die Achtung der Bedürfnisse der Pflegeempfänger*innen im Mittelpunkt stehen.[42] Auf der Website des Elsevier Verlags findet man ebenfalls eine kurze Beschreibung zum Lehrbuch *Pflege Heute*. Es wird darauf verwiesen, dass „[…] Generationen von Auszubildenden mit diesem Buch gelernt, und unzählige Lehrerinnen und Lehrer […] ihren Unterricht damit aufgebaut [haben]“[43]. Auch *Pflege Heute* stellt den Anspruch, das ideale Lehrbuch für eine generalistische Pflegeausbildung zu sein.[44]

Die beiden Werke legen auf jeweils über 1400 Seiten dar, was im Rahmen des Pflegeberufegesetzes unter guter Pflege verstanden wird. Dementsprechend weisen sie große Überschneidungen auf und beziehen sich (implizit) auf ähnliche Annahmen über den Menschen, die bei der Pflegepraxis zu berücksichtigen sind.

7.2.1 Annahmen über den Menschen in Thiemes Pflege und Pflege Heute

(1) Pflegebedürftigkeit

Zu Beginn lässt sich hervorheben, dass Pflegebedürftigkeit als etwas aufgefasst wird, das wesentlich zum Menschsein gehört.

Die Bedeutung der Pflegebedürftigkeit wird ausführlich in *Pflege Heute* behandelt. Es wird explizit darauf hingewiesen, dass Pflegebedürftigkeit nicht zwangsläufig mit der Tatsache zu tun hat, krank zu sein: Jeder Mensch durchlebt Stadien, in denen er nicht für sich selbst sorgen kann und auf die Hilfe anderer angewiesen ist. Somit besteht Pflegebedürftigkeit nicht nur bei gesundheitlichen Beeinträchtigungen,[45] sondern ist auch Teil bestimmter Lebensstadien. Dies zeigt sich unter anderem bei Neugeborenen, die ohne Hilfe anderer nicht überlebensfähig wären. Ebenso sind ältere Menschen häufig auf die Unterstützung anderer angewiesen.[46] In *Thiemes Pflege* wird die Tatsache, dass Pflegebedürftigkeit nicht notwendigerweise an Krankheit geknüpft ist, nicht explizit erwähnt, sondern zeigt sich daran, dass sich zwei Kapitel mit der Pflege schwangerer Frauen, Neugeborener[47] sowie

---

[42] Vgl. Thieme: Thiemes Pflege.

[43] Elsevier: Pflege Heute + E-Book.

[44] Vgl. ebd.

[45] Vgl. Menche et al. 2023: Pflege Heute, 369 f.

[46] Vgl. ebd., 338.

[47] Siehe hierzu Schewior-Popp et al. 2021: Thiemes Pflege, 1013–1043.

älterer Menschen[48] – also Menschen, die nicht zwangsläufig krank, aber trotzdem auf Pflege angewiesen sind – auseinandersetzen.

(2) Gesundheits-Krankheits-Kontinuum

Auch wenn Pflegebedürftigkeit nicht notwendigerweise als an Krankheit geknüpft aufgefasst wird, wird eine gewisse Nähe zwischen beiden Aspekten sichtbar. Die beiden Grundlagenlehrbücher heben im Zusammenhang mit Pflegebedürftigkeit hervor, dass sich Menschen ihr ganzes Leben lang zwischen den beiden Polen *Gesundheit* und *Krankheit* bewegen. Dies wird als *Gesundheits-Krankheits-Kontinuum* bezeichnet und untrennbar mit dem Menschsein verknüpft.[49] Beide Pole sind von verschiedenen Faktoren abhängig, die auf bio-psycho-soziale Wechselwirkungen zurückgeführt werden.[50] So gibt es nicht nur biologische, sondern auch soziale und psychische Gesundheitsgefahren.[51]

Organisationen wie die WHO versuchen Gesundheit eindeutig zu definieren,[52] doch gerade das subjektive Erleben von Gesundheit und Krankheit wird in der professionellen Pflege als wichtig erachtet – man ist nur so krank, wie man sich fühlt.[53] Daran anknüpfend wird Gesundsein bzw. das subjektive Empfinden von Gesundheit als das erstrebenswertere Gut angesehen. Insofern spielt die Gesundheitsförderung in der professionellen Pflege eine zentrale Rolle.[54] Um dieses Ziel zu erreichen, griff man sowohl in der Medizin als auch in der Pflege lange Zeit auf die Pathogenese[55] zurück. Jahrhunderte lang wurde unter dieser Prämisse die Entstehung von Krankheiten erforscht und große Erfolge erzielt. Dennoch wurde deutlich, dass dieses Modell für die Prävention gesundheitsbedingter Pflegebedürftigkeit nicht ausreicht.

---

[48] Siehe hierzu ebd., 1312–1328.

[49] Vgl. Menche et al. 2023: Pflege Heute, 370 f.; Schewior-Popp et al. 2021: Thiemes Pflege, 209.

[50] Vgl. Menche et al. 2023: Pflege Heute, 370 f.; Schewior-Popp et al. 2021: Thiemes Pflege, 207.

[51] Vgl. Menche et al. 2023: Pflege Heute, 378–380; Schewior-Popp et al. 2021: Thiemes Pflege, 209 f.

[52] Die Definition der WHO lautet: „Die Gesundheit ist ein Zustand des vollständigen körperlichen, geistigen und sozialen Wohlergehens und nicht nur das Fehlen von Krankheit und Gebrechen." WHO: Verfassung der Weltgesundheitsorganisation (Stand 06.07.2020), 1. Würde man diese Definition anwenden, gäbe es kaum einen Menschen, der als gesund gilt.

[53] Vgl. Menche et al. 2023: Pflege Heute, 372; Schewior-Popp et al. 2021: Thiemes Pflege, 203.

[54] Vgl. Menche et al. 2023: Pflege Heute, 372 f.; Schewior-Popp et al. 2021: Thiemes Pflege, 211 f.

[55] Der Pathogenese liegt die (mechanistische) Annahme ‚Wer die Ursache kennt, beherrscht die Folgen' zugrunde.

Daraufhin entwickelte sich im Laufe des 20. Jahrhunderts das Konzept der Salutogenese.[56] Sie hat bis heute einen wesentlichen Einfluss auf das Bild des Menschen in der Pflege.[57]

(3) Individuelles Krankheitserleben und Sinnfragen

Menschen reagieren unterschiedlich auf gesundheitliche Probleme und die daraus resultierende Abhängigkeit von anderen. Oftmals rutschen sie in eine Lebenskrise. Die Krankheit bzw. Pflegebedürftigkeit wird als Hindernis empfunden, das einen davon abhält, seine Lebensziele zu verwirklichen.[58] Eng damit verbunden ist die Tatsache, dass mit dem Erleben der Krankheit bzw. der Pflegebedürftigkeit Sinnfragen auftauchen.[59] In *Thiemes Pflege* wird *Sinn im Leben zu finden* zu den zwölf ATL (Aktivitäten des täglichen Lebens) gezählt.[60] Hier knüpft auch der Aspekt der Spiritualität bzw. Religiosität an. Lebenserfahrungen und insbesondere das individuelle Krankheitserleben sowie existenzielle Fragen werden häufig in ein größeres Ganzes eingeordnet.[61] Im allgemeinen Pflegediskurs wird dieser Aspekt des Menschseins zunehmend wichtiger.[62]

(4) Streben nach Gesundheit und Selbstständigkeit

Die nächste Annahme knüpft an der Darlegung in *(2) Gesundheits-Krankheits-Kontinuum* an. Es wird davon ausgegangen, dass Menschen sich selbst pflegen und auf ihre Gesundheit achten wollen. Dadurch rücken die Eigenverantwortlichkeit des individuellen Menschen sowie die Selbstpflege in den Vordergrund.[63] Demnach besteht eine wichtige Aufgabe des Pflegepersonals darin, die Krankheitsprävention zu fördern und zum Erhalt der Gesundheit und der Selbstständigkeit beizutragen.[64]

Dabei beruft man sich in beiden Grundlagenlehrbüchern auf Aaron Antonovskys Modell der *Salutogenese*. Dem Modell nach wirken permanent *Stressoren* – wie zum Beispiel Krankheitserreger, Umweltbelastungen und soziale Konflikte – als

---

56 Auf die Salutogenese wird im vierten Punkt näher eingegangen.

57 Vgl. Menche et al. 2023: Pflege Heute, 372 f.; Schewior-Popp et al. 2021: Thiemes Pflege, 208–210.

58 Vgl. Schewior-Popp et al. 2021: Thiemes Pflege, 613.

59 Vgl. Menche et al. 2023: Pflege Heute, 353; Schewior-Popp et al. 2021: Thiemes Pflege, 612.

60 Vgl. Schewior-Popp et al. 2021: Thiemes Pflege, 611.

61 Vgl. Menche et al. 2023: Pflege Heute, 353.

62 Siehe hierzu unter anderem Knoll 2020: Mensch bleiben!, Kapitel VI. Spiritualität in der Pflege, 322–365.

63 Vgl. Menche et al. 2023: Pflege Heute, 373 f.

64 Vgl. Schewior-Popp et al. 2021: Thiemes Pflege, 214.

störende bzw. schädigende Faktoren auf den Menschen ein. Sie gilt es mit *Widerstandsressourcen* – wie gesundheitsförderndem Wissen und Handeln – in Schach zu halten. Außerdem wird auf die psychischen Fähigkeiten des Menschen verwiesen, denn die persönliche Lebenseinstellung wird als zentraler Faktor gesehen, um gesundheitliche Probleme zu lösen. Der Mensch kann und soll ein *Kohärenzgefühl* ausbilden. Dieses setzt sich aus dem Gefühl der Verstehbarkeit (Umwelt wahrnehmen, ordnen und verstehen können), der Handhabbarkeit (Überzeugung, dass Schwierigkeiten lösbar sind) und der Sinnhaftigkeit (Überzeugung, dass das Leben sinnvoll ist) zusammen. Dem Modell nach bleiben Menschen mit ausgeprägten Widerstandsressourcen und einem stabilen Kohärenzgefühl gesund bzw. werden eher wieder gesund.

Pflegefachpersonen sollen Maßnahmen setzen, durch die pflegebedürftige Menschen dazu angeleitet werden, ein höheres Kohärenzgefühl und stärkere Widerstandsressourcen aufzubauen – sie sollen zur Selbstpflege angeleitet werden.[65] Durch die Anregung zur Selbstpflege sowie dem eigenen präventiven Zutun soll ein höheres Maß an Selbstständigkeit ermöglicht werden, wodurch zugleich die Lebensqualität steigt. In *Pflege Heute* steht hierzu folgendes:

> Patientenedukation dient dazu, Menschen mit Pflegebedarf oder gesundheitlichen Einschränkungen sowie ihre Angehörigen zur Selbstpflege zu befähigen. Das soll ihnen ermöglichen, Autonomie, Würde und Selbstkontrolle im Alltag zu bewahren oder zurückzugewinnen.[66]

(5) Endlichkeit

In den Lehrbüchern wird auf einen weiteren relevanten Aspekt des Menschenseins verwiesen, der in der Gesellschaft häufig verdrängt wird, nämlich, dass Menschen endliche Wesen sind und sich jeder und jede – sofern er/sie nicht plötzlich aus dem Leben gerissen wird – irgendwann in der Sterbephase befindet.[67] Heute geht man bei der Sterbephase nicht mehr von einem Phasenmodell wie jenem von Elisabeth Kübler-Ross aus. Vielmehr ist ein Bewusstsein dafür da, dass sich die Sterbephase psychisch durch ein ambivalentes Verhalten und Erleben zwischen leben und sterben wollen ausdrückt. Der körperliche Sterbeprozess zeichnet sich durch ein hohes Schlafbedürfnis, zunehmende Schwäche und einen reduzierten Allgemeinzustand

[65] Vgl. Menche et al. 2023: Pflege Heute, 373 f.; Schewior-Popp et al. 2021: Thiemes Pflege, 208 f.

[66] Menche et al. 2023: Pflege Heute, 1222.

[67] Vgl. Schewior-Popp et al. 2021: Thiemes Pflege, 613.

aus. Ebenso treten Angst- und Verwirrtheitsphasen auf. Im Sterbeprozess soll beobachtet werden, ob jemand Ruhe oder Betreuung braucht. Letztlich geht es um die Bedürfnisse eines individuellen Menschen.[68]

(6) Kommunikation

Ein weiterer Aspekt, auf den verwiesen werden muss, ist jener, dass das Themenfeld *Kommunikation* in den beiden Lehrbüchern in eigenen Kapiteln abgehandelt und in der Pflegepersonal-Patient*in-Konstellation als äußerst wichtig angesehen wird.[69] Dabei lässt sich herauslesen, dass Menschen nicht nur miteinander kommunizieren wollen, sondern dies einen wichtigen Teil des Zusammenlebens ausmacht.

In *Thiemes Pflege* hebt man hervor, dass mit Kommunikation mehr verbunden ist als der Austausch von Informationen. Durch sie können Gemeinsamkeiten und Partizipation hergestellt werden. Man tritt in einen gegenseitigen Dialog, in dem man sich wechselseitig wahrnimmt, miteinander interagiert[70] und eine Beziehung zueinander aufbaut. Kommunikation macht demnach einen wesentlichen Anteil an gelungener Pflege aus. In *Pflege Heute* wird das Kapitel zur Kommunikation in ähnlicher Weise begonnen und darauf verwiesen, dass sie einen existenziellen Stellenwert für das Überleben des Menschen und das Zusammenleben mit anderen Menschen einnimmt:

> Kommunikation findet immer statt, wenn sich zwei Menschen etwas mitteilen oder miteinander in Verbindung stehen. Dabei ist unter „Mitteilen" nicht nur die sprachgebundene Mitteilung (Gespräche, Briefwechsel) zu verstehen, sondern alle möglichen Botschaften, die ausgetauscht werden. Bereits bei kurzen und unauffälligen Begegnungen beginnen Menschen zu kommunizieren, sei es durch kurze Blickkontakte, ein freundliches Lächeln oder das demonstrative Wegschauen.[71]

Die Durchführung einer Pflegetätigkeit ohne Kommunikation ist undenkbar. Dabei wird in beiden Büchern auf Paul Watzlawick verwiesen, der betont, dass es unmöglich ist, ‚nicht nicht zu kommunizieren'.[72] In *Thiemes Pflege* wird Pflege in diesem Zusammenhang als ‚Berührungs- und Kommunikationsberuf' bezeichnet.[73]

---

[68] Vgl. Menche et al. 2023: Pflege Heute, 495–498.

[69] Vgl. Schewior-Popp et al. 2021: Thiemes Pflege, 591.

[70] Vgl. ebd., 586.

[71] Menche et al. 2023: Pflege Heute, 1200.

[72] Vgl. ebd., 1205; Schewior-Popp et al. 2021: Thiemes Pflege, 587 f. Siehe auch Watzlawick 2015: Man kann nicht nicht kommunizieren.

[73] Vgl. Schewior-Popp et al. 2021: Thiemes Pflege 2021, 593.

In *Pflege Heute* wird ausführlich darauf hingewiesen, dass menschliche Kommunikation in drei Arten unterschieden werden kann: in verbale, nonverbale und leibliche Kommunikation. Durch die verbale Kommunikation werden Gedanken, Pläne und Ideen mittels Sprache mitgeteilt. Nonverbale Kommunikation äußert sich bewusst und unbewusst über die Körperhaltung, Gestik und Mimik. Es gibt Situationen, in denen verbale und nonverbale Äußerungen voneinander abweichen. Solche Situationen müssen erkannt und insbesondere nonverbale Äußerungen der pflegebedürftigen Menschen mitberücksichtigt werden. Als dritte Form der Kommunikation wird die leibliche Kommunikation genannt. Auch Blicke, die Wahrnehmung der Stimme und Berührungen spielen eine wichtige Rolle.[74]

Da Kommunikation nicht immer gelingt, werden Pflegefachpersonen dazu angehalten, zu prüfen und nachzufragen, ob die pflegebedürftige Person richtig verstanden wird. Gleichzeitig müssen sich Pflegefachpersonen klar und deutlich ausdrücken.[75] In *Thiemes Pflege* wird betont, dass sie hohe kommunikative Kompetenzen aufweisen müssen.[76]

(7) Beziehungen und Intim- und Privatsphäre

Außerdem werden Menschen als Beziehungswesen aufgefasst, die in unterschiedlichen Beziehungskonstellationen zu anderen Menschen stehen. Das jeweilige Verhältnis zur Intimität wird an die Art der Beziehung geknüpft. In Pflegekonstellationen sticht insbesondere der asymmetrische Beziehungscharakter hervor, der in der professionellen Pflege unter dem Begriff *Patient*in-Pflegefachperson-Beziehung* thematisiert wird. Die Beziehung steht in einem besonderen Spannungsverhältnis und bewegt sich zwischen Nähe, Distanz und Scham. Während das Pflegepersonal in den intimen Raum[77] eindringen muss und intime Einblicke in das Leben der pflegebedürftigen Personen erhält, weiß diese kaum etwas über ihr Gegenüber. Dabei entsteht eine Asymmetrie zwischen der Pflegefachperson und der pflegebedürftigen Person sowie ein unterschiedliches Verhältnis von Nähe und Distanz.[78]

Menschen ist es in der Regel unangenehm, wenn Fremde in ihren Intimraum eindringen, wie dies zum Beispiel bei körperbezogenen Pflegetätigkeiten der Fall

---

[74] Vgl. Menche et al. 2023: Pflege Heute, 1200–1204.

[75] Vgl. ebd., 1205–1207.

[76] Vgl. Schewior-Popp et al. 2021: Thiemes Pflege, 587.

[77] Unter dem intimen Raum versteht man die Grenze des Körpers bis ca. 50 cm. In diesen Raum werden in der Regel nur enge Familienangehörige, Kinder und Partner*innen toleriert. Siehe hierzu Menche et al. 2023: Pflege Heute, 388.

[78] Vgl. Menche et al. 2023: Pflege Heute, 387 f.

ist.[79] Die Intimsphäre ist ein höchst privater Bereich.[80] Häufig muss die Pflegefachperson jedoch in diesen Raum eintreten. Hinzu kommt, dass die Abhängigkeit von der Pflegefachperson sowie das Unvermögen, eine Tätigkeit nicht selbst ausführen zu können, mit Scham verbunden sind.[81] Die Scham steht in enger Verbindung mit Schuld-, Angst- und Minderwertigkeitsgefühlen sowie mit der Sorge vor einem Ehrverlust.[82] Das kann den Genesungsprozess verlangsamen. Mit diesem Hintergrund gilt es, die Selbstständigkeit der Person mit Pflegebedarf zu fördern und den privaten Raum so weit wie möglich zu respektieren.[83]

(8) Veranlagung und Entwicklung zur individuellen Persönlichkeit

Eine weitere implizite Annahme, die man in den beiden Grundlagenlehrbüchern immer wieder herauslesen kann, ist diejenige, dass Menschen Individuen mit einer persönlichen Geschichte und einer einzigartigen Persönlichkeit sind.

In *Thiemes Pflege* wird betont, dass „[...] Lebensläufe von Menschen [...] immer individuell spezifisch und lediglich hinsichtlich bestimmter Merkmale bzw. Merkmalskonstellationen vergleichbar bzw. ähnlich oder verschieden [sind]."[84] In ähnlicher Weise findet diese Auseinandersetzung auch in *Pflege Heute* statt. Hier wird thematisiert, dass Menschen sich ihr ganzes Leben in einem Entwicklungsprozess befinden, der sowohl Gemeinsamkeiten als auch Unterschiede zu anderen Menschen aufweist. So treten bestimmte Entwicklungen bei jedem gesunden Menschen in einem ähnlichen Zeitraum auf.[85]

Außerdem wird deutlich, dass menschliches Leben durch verschiedene Lebensphasen geprägt ist. Man entwickelt sich vom Säugling zum Kind, vom Jugendlichen zum frühen und mittleren Erwachsenen bis hin zum älteren Menschen.[86] Hinzu kommt, dass die individuelle Entwicklung sowie die Anlagen jedes Menschen betont werden.[87] Hier wird zum Beispiel auf die Rolle des *Geschlechts* verwiesen und hervorgehoben, dass sich dieses auf die eigene Persönlichkeit auswirkt. In *Pflege Heute*

[79] Vgl. ebd., 96 f.

[80] Vgl. Schewior-Popp et al. 2021: Thiemes Pflege, 603.

[81] Vgl. Menche et al. 2023: Pflege Heute, 388.

[82] Vgl. Schewior-Popp et al. 2021: Thiemes Pflege, 602.

[83] Vgl. Menche et al. 2023: Pflege Heute, 388.

[84] Schewior-Popp et al. 2021: Thiemes Pflege, 194.

[85] Vgl. Menche et al. 2023: Pflege Heute, 338 f.; Schewior-Popp et al. 2021: Thiemes Pflege, 194 f.

[86] Vgl. Schewior-Popp et al. 2021: Thiemes Pflege, 196–198.

[87] Vgl. Menche et al. 2023: Pflege Heute, 338 f.; Schewior-Popp et al. 2021: Thiemes Pflege, 194 f.

wird zwischen biologischem und sozialem Geschlecht unterschieden und die Wichtigkeit der Geschlechtsidentität betont.[88] In *Thiemes Pflege* wird Kind, Mann und Frau sein zu den zwölf ATL gezählt und das biologische und soziale Geschlecht als wichtiger Faktor der eigenen Identität betrachtet.[89]

Zu den weiteren individuellen Veranlagungen der Persönlichkeitsentwicklung zählen die genetische Veranlagung, die körperliche Konstitution, die Intelligenz, das psychische Temperament und die Grundstrukturen der Persönlichkeit.[90] Doch Menschen entwickeln sich nicht nur aufgrund ihrer individuellen Veranlagungen und Erlebnisse. Die Persönlichkeitsentwicklung und Geschichte eines Menschen stehen immer im Zusammenhang mit der Gesellschaft und der Umwelt.[91] Man geht davon aus, dass all diese Einflüsse miteinander korrespondieren.[92]

(9) Gesellschaft und Kultur

Zudem wird davon ausgegangen, dass sich die Persönlichkeit eines Menschen nur innerhalb einer Gesellschaft entwickeln kann. In beiden Büchern wird der Aspekt der Sozialisation betont. So wirkt sich der soziale Kontext auf die Entwicklung des Individuums aus.[93] Über die Gesellschaft eignet man sich Normen, Werte und Verhaltenserwartungen an.[94] Die Kultur spielt dabei als übergeordnetes System eine wichtige Rolle. In *Pflege Heute* wird *Kultur* mit Verweis auf Edward Taylors Definition dargestellt:

> [Unter Kultur wird] jenes komplexe Ganze verstanden, das das Wissen, den Glauben, die Kunst, die Moralauffassung, die Gesetze, die Sitten und alle anderen Fähigkeiten und Gewohnheiten umfasst, die sich der Mensch als Mitglied der Gesellschaft aneignet.[95]

---

[88] Vgl. Menche et al. 2023: Pflege Heute, 346.

[89] Vgl. Schewior-Popp et al. 2021: Thiemes Pflege, 598.

[90] Vgl. Schewior-Popp et al. 2021: Thiemes Pflege, 196.

[91] Vgl. Menche et al. 2023: Pflege Heute, 338 f.; Schewior-Popp et al. 2021: Thiemes Pflege, 194 f.

[92] Vgl. Menche et al. 2023: Pflege Heute, 338 f.; Schewior-Popp et al. 2021: Thiemes Pflege, 194–196.

[93] Vgl. Menche et al. 2023: Pflege Heute, 341 f.; Schewior-Popp et al. 2021: Thiemes Pflege, 194 f.

[94] Vgl. Menche et al. 2023: Pflege Heute, 343 f.

[95] Menche et al. 2023: Pflege Heute, 352. Siehe auch Brunkhorst 1984: Kultur, 321.

Zwischen allen Kulturen gibt es Gemeinsamkeiten und Unterschiede, die sich auf das individuelle Krankheitsempfinden und den Pflegeprozess auswirken.[96] In diesem Zusammenhang wird auch auf Religionen verwiesen, die ebenfalls auf die Sozialisierung des Menschen einwirken und das Krankheitsverständnis prägen.[97]

(10) Familie als wichtige Sozialisationsinstanz

Der Mensch wird nicht nur in einer kulturellen Gesellschaft verortet, sondern insbesondere in einer Familie, in der man die Basispersönlichkeit ausbildet. Die Familie wird als primäre Sozialisationsinstanz aufgefasst, die (in einen kulturellen Kontext eingebettet) das eigene Verhalten und Erleben entscheidend mitprägt und unter anderem die gesellschaftliche Position festlegt. Wie in *Thiemes Pflege* hervorgehoben wird, prägt die Familie unter anderem das Milieu und die Bildungschancen. Dadurch legt sie den Grundstein für die späteren Phasen des Lebens.[98] Auch in *Pflege Heute* wird betont, dass diese Aspekte in der Pflege mitberücksichtigt werden müssen.[99]

(11) Individualität und Persönlichkeit

Wie schon angeklungen ist, weist jeder Mensch eine persönliche Geschichte auf, die durch Anlagen, Sozialisation und individuelle Vorstellungen geprägt ist. Damit verbunden ist die Annahme, dass Menschen individuelle Personen mit eigenen Lebensgeschichten sind, die in der Pflege berücksichtigt werden müssen.

In *Thiemes Pflege* wird dies vorwiegend mit dem Verweis darauf deutlich, dass Menschen – anknüpfend an ein ‚westliches' Zeitverständnis – in drei Zeitebenen (Vergangenheit, Gegenwart und Zukunft) verortet sind. Die Vergangenheit des Menschen fließt in die Gegenwart und die Zukunft hinein.[100] Dass die persönliche Vergangenheit in der Pflege als wichtig erachtet wird, zeigt sich am *biografischen Pflegeansatz* bzw. an der *Biographiearbeit*. Hier wird betont, dass die individuelle Lebenserfahrung sowie die Potenziale des pflegebedürftigen Menschen zu berücksichtigen sind. Es geht darum, die Lebensgeschichte und die Lebenswelt der Patient*innen und Klient*innen kennenzulernen, sie in die Pflegesituation einzubeziehen und ihr dadurch eine gewisse Stabilität zu geben. Ebenso kann dies helfen, besser auf Gewohnheiten, Eigenheiten und Bedürfnisse einzugehen.[101] In *Pflege*

---

[96] Vgl. Menche et al. 2023: Pflege Heute, 352 f.

[97] Vgl. ebd., 353–355.

[98] Vgl. Schewior-Popp et al. 2021: Thiemes Pflege, 200.

[99] Vgl. Menche et al. 2023: Pflege Heute, 349–352.

[100] Vgl. Schewior-Popp et al. 2021: Thiemes Pflege, 569.

[101] Vgl. Menche et al. 2023: Pflege Heute, 469; Schewior-Popp et al. 2021: Thiemes Pflege, 113 f.

Heute wird hervorgehoben, dass die Biographiearbeit mit der Menschenwürde in Verbindung steht: „Sie trägt der Individualität und letztlich der Menschenwürde Rechnung."[102] Ebenso wird die Wichtigkeit der *personenbezogenen Pflege* hervorgehoben, in der der individuelle Mensch im Mittelpunkt der Pflege steht.[103] Auch die Darlegung zur *patientenzentrierten Gesprächsführung* verdeutlicht, dass individuelle Aspekte des Menschen bei pflegerischen Handlungen mitberücksichtigt werden müssen.[104] Auf diese Pflegeansätze wird im letzten Kapitel der Untersuchung ausführlicher eingegangen. In *Thiemes Pflege* wird betont, dass die Individualität nicht nur bei Pflegeaktivitäten berücksichtigt werden muss, sondern dass Menschen auch ihre Freizeit und ihren Raum individuell gestalten wollen. Pflegebedürftigen Menschen soll zugestanden werden, dass sie in Pflegeinstitutionen ihre eigenen Gegenstände haben und ihre persönliche Kleidung anziehen können.[105]

(12) Aggression und Gewalt

Ein weiterer Aspekt, auf den in den Lehrbüchern eingegangen wird, ist jener, dass Menschen zu Aggression und Gewalt in der Lage sind. Zwar wird dies in der Gesellschaft oftmals tabuisiert,[106] doch legt man in *Thiemes Pflege* ausführlich dar, dass Gewalt ein ‚ewig menschliches Phänomen' ist und in jeder Kultur auftritt.[107] Eine Annahme über den Menschen im Kontext der Pflege lautet somit, dass Menschen zu Gewalt und Aggression tendieren können. Dies wird in der Ausbildung mitberücksichtigt und in den beiden Grundlagenlehrbüchern aufgegriffen. In beiden Büchern wird auf die personelle, kulturelle und strukturelle Gewalt verwiesen, wobei insbesondere die personelle Gewalt thematisiert wird. Gerade die in Pflegesituationen vorhandene Beziehungskonstellation kann dazu führen, dass Gewalt von der pflegebedürftigen Person, den Angehörigen oder vom Pflegepersonal ausgeht.[108] In *Thiemes Pflege* werden folgende Ursachen genannt: „[…] Gemengelage aus Macht, Unterdrückung, Ohnmacht, Angst und Wut, Hilflosigkeit, Scham, Autonomie- und Kontrollverlust […]."[109]

---

[102] Menche et al. 2023: Pflege Heute, 469.
[103] Vgl. ebd., 343–353.
[104] Vgl. ebd., 1210.
[105] Vgl. Schewior-Popp et al. 2021: Thiemes Pflege, 577.
[106] Vgl. ebd., 615.
[107] Vgl. ebd., 187 f.
[108] Vgl. ebd., 187 f.; Menche et al. 2023: Pflege Heute 2023, 389 f.
[109] Schewior-Popp et al. 2021: Thiemes Pflege 2021, 188.

Von Seiten der Menschen mit Pflegebedarf liegen die Ursachen unter anderem in der Tatsache, dass sie sich in einer Ausnahmesituation befinden oder ein aggressionsförderndes Krankheitsbild vorliegt. Beim Pflegepersonal kann die Ursache in Überforderung, emotionaler Abgestumpftheit und einem überhöhten Helferideal liegen. Im Normalfall haben Menschen diese Aggressionen im Griff. In manchen Situationen – wie sie im Kontext der Pflege auftreten – gelingt die Kontrolle nicht mehr. Dann drückt sich die Aggression beispielsweise in körperlicher, seelischer, verbaler sowie sexueller Gewalt oder in Vandalismus aus.[110]

(13) Sicherheitsempfinden

Zuletzt muss auf einen Aspekt eingegangen werden, der vor allem in *Thiemes Pflege* hervorgehoben wird und zu den ATL zählt. Die Annahme, die hierzu genannt werden kann, ist jene, dass Menschen im Leben Sicherheit erfahren möchten. In *Thiemes Pflege* findet man folgendes Zitat:

> Jeder Mensch möchte in seinem Leben Sicherheit erfahren. Er möchte Halt und Orientierung im Leben, sich getragen fühlen, festen Boden unter den Füßen spüren. Der Mensch möchte aus einer Position des „Sich-sicher-Fühlens“ handeln und sich entwickeln.[111]

Das Sicherheitsempfinden variiert von Mensch zu Mensch. Im Pflege- und Gesundheitsbereich besteht zunächst der Anspruch, ein Gefühl der Sicherheit nach außen zu vermitteln. Menschen sollen wissen, dass sie gut versorgt werden, falls sie auf das Gesundheits- und Pflegesystem zurückgreifen müssen. Werden Menschen jedoch pflegebedürftig, geht es darum, sie bestmögliche zu behandeln und ihnen im Pflegeprozess ein Sicherheitsgefühl zu vermitteln. Dieser Aspekt wird in dem Themenfeld *Patient*innensicherheit* näher beleuchtet. Dabei sollen sowohl ein Sicherheitsgefühl vermittelt als auch entsprechende Sicherheitsstandards eingehalten werden. In *Thiemes Pflege* wird außerdem thematisiert, dass im System häufig Strukturen vorherrschen, die der Vermittlung von Sicherheit entgegenstehen, dies zeigt sich zum Beispiel an der personellen Unterbesetzung und den ausgeprägten Hierarchieebenen.[112]

---

[110] Vgl. Menche et al. 2023: Pflege Heute, 389 f.

[111] Schewior-Popp et al. 2021: Thiemes Pflege, 540.

[112] Vgl. ebd., 540–553.

7.2.2 Zusammenfassung des Menschenbildes der Grundlagenlehrbücher

Zusammenfassend lässt sich festhalten, dass sich aus den beiden Grundlagenlehrbüchern *Pflege Heute* und *Thiemes Pflege* ein Bündel aus insgesamt 13 allgemein gehaltenen Annahmen über den Menschen herauslesen lässt:

1. Menschen sind Wesen, die in bestimmten Lebensabschnitten einer gewissen Pflegebedürftigkeit unterliegen und dadurch auf die Unterstützung anderer angewiesen sind.
2. Menschen bewegen sich permanent in einem Gesundheits-Krankheits-Kontinuum. Sowohl Krankheiten als auch Phasen, in denen man sich gesund fühlt, werden als zum Menschsein gehörend aufgefasst.
3. Menschen erleben Krankheiten als Hindernisse. Zugleich eröffnen sie Räume für individuelle Sinnfragen, die im Alltag häufig nicht gestellt werden.
4. Menschen streben nach Selbstständigkeit und Gesundheit. Demnach ist es besser, selbstständig leben zu können und gesund zu sein als krank und pflegebedürftig.
5. Menschen sind endliche Wesen und befinden sich irgendwann in der Phase des Sterbens, mit der besondere Bedürfnisse einhergehen.
6. Für Menschen ist Kommunikation essenziell. Sie erstreckt sich über den verbalen Austausch von Informationen hinaus. Durch sie kann – auch durch nonverbale und leibliche Kommunikation – Nähe und Vertrauen geschaffen werden.
7. Menschen sind Beziehungswesen. Ihr Verhältnis zu Intimität, Nähe und Distanz ergibt sich aus der Art der Beziehung.
8. Menschen entwickeln sich sowohl körperlich als auch persönlich weiter. Die Anlagen dazu werden im einzelnen Menschen verortet.
9. Menschen sind Teil einer Gesellschaft sowie eines kulturellen Umfelds. Dies wirkt sich auf die Entwicklung der Persönlichkeit aus.
10. Menschen sind in ein familiäres Umfeld eingebettet, das ebenfalls einen Einfluss auf die Entwicklung der Persönlichkeit hat.
11. Menschen bilden im Laufe des Lebens eine Persönlichkeit aus, die es in der Pflege zu berücksichtigen gilt.
12. Menschen bergen in sich ein Gewalt- und Aggressionspotenzial, das in bestimmten Pflegesituationen zum Ausdruck kommen kann.
13. Menschen haben das Bedürfnis nach Sicherheit.

Einige Annahmen, die in den beiden Grundlagenlehrbüchern enthalten sind, weisen Ähnlichkeiten zu jenen auf, die im Zusammenhang mit dem *ICN-Ethikkodex* dargelegt wurden. An einigen Stellen ist das Menschenbild jedoch deutlich dichter und stärker auf die konkrete Praxis ausgerichtet.

7.3 Menschenbilder in ausgewählten Pflegetheorien

Zuletzt richtet sich der Blick auf (implizite) Annahmen über den Menschen, die den verschiedenen Pflegetheorien zugrunde liegen. Pflegetheorien beschreiben auf einer theoretischen Ebene, was unter professioneller Pflege verstanden wird. Die verschiedenen Theorien werden dem Pflegepersonal in Aus- und Fortbildungen nähergebracht und geben eine Orientierung darüber, wie die Pflegehandlungen umgesetzt werden sollen. Dementsprechend steht der Umgang mit pflegebedürftigen Menschen im Mittelpunkt.[113] Wie bei den anderen Quellen wird in den Pflegetheorien häufig ein Zusammenhang zwischen Krankheit und Pflegebedürftigkeit hergestellt.

Anstatt einzelne Theorien verschiedener Autor*innen darzustellen und die darin enthaltenen Menschenbilder zu analysieren, werden die (modellhaften) Menschenbilder anhand einer gängigen Pflegetheorieklassifizierung skizzenhaft dargelegt. Diese findet man in Lehrbüchern wie *Pflege Heute* sowie *Thiemes Pflege* und in anderen pflegepraxisnahen Quellen.[114]

7.3.1 Hinführung zu Pflegetheorien

Die Entwicklung von Pflegetheorien steht in einem engen Zusammenhang mit der Akademisierung des Pflegeberufs, die ihren Anfang zu Beginn des 20. Jahrhunderts in den USA nahm. Ab den 1950ern wird die Ausbildung zunehmend in den Hochschulbereich verlagert. Dadurch werden eigenständige pflegetheoretische Ansätze immer wichtiger.[115] Die Entwicklung von Pflegetheorien zielt darauf ab, die Pflege „[…] von einem Beruf mit diffusen und häufig noch

---

[113] Vgl. Knoll 2020: Mensch bleiben!, 67.

[114] Siehe hierzu exemplarisch Schewior-Popp et al. 2021: Thiemes Pflege, 81 f.; Menche et al. 2023: Pflege Heute, 1473–1476; Knoll 2020: Mensch bleiben!, 69; Neumann-Ponesch 2021: Modelle und Theorien in der Pflege, 83–86; Wied/Warmbrunn (Hrsg.) 2012: Pschyrembel Pflege, 101, 253, 411 und 441 f.

[115] Vgl. Moers/Schaeffer 2011: Pflegetheorien, 37–39.

hausarbeitsnahen Aufgaben zu einer Tätigkeit, die durch Systematik und Konzepte geleitet ist […]"[116], aufzuwerten. In der aktuellen pflegewissenschaftlichen Literatur herrscht Uneinigkeit darüber, ob man von Pflegetheorien oder Pflegemodellen sprechen soll.[117] In der Untersuchung werden die beiden Begriffe synonym verwendet.[118]

Florence Nightingale (1820–1910) gilt als pflegetheoretische Vordenkerin.[119] Ihr Buch *Notes of Nursing* (1859) enthält die erste theoretische Auseinandersetzung mit dem Feld der Pflege.[120] Nightingales Ziel bestand darin, den Stand der Krankenpflege aufzuwerten und hervorzuheben, dass gute Pflege sowohl von theoretischem Wissen als auch von erlernten praktischen Fertigkeiten abhängig ist.[121] Heute findet man folgende Erklärungen zu Pflegetheorien:

> Pflegetheorien versuchen, die Komponenten und Aufgaben von Pflege in einen analytischen und beschreibenden Kontext zu stellen, um Fragen für alle am Pflegeprozess Beteiligten zu klären. […] Pflegetheorien beschreiben das Soll in der Pflege![122]

Damit eine Pflegetheorie als solche bezeichnet werden kann, muss sie einen Bezug zu den essenziell zu betrachtenden Grundkompetenzen der professionellen Pflege herstellen und sich auf die vier Paradigmen *Person/Mensch*, *Umwelt/Umgebung*, *Gesundheit* und *Pflege* beziehen.[123] Die Theorieentwicklung gilt als eine der zentralen Errungenschaften der Pflegedisziplin.[124]

---

[116] Neumann-Ponesch 2021: Modelle und Theorien in der Pflege, 41.

[117] Eine ausführliche Auseinandersetzung findet man zum Beispiel bei Neumann-Ponesch 2021: Modelle und Theorien in der Pflege, 52–97.

[118] In Pschyrembel Pflege wird betont, dass die beiden Begriffe in Bezug auf die Pflegepraxis synonym verwendet werden. Die Differenzierung findet erst im pflegewissenschaftlichen Diskurs statt. Dies ist für die vorliegende Untersuchung nicht relevant. Siehe hierzu Wied/Warmbrunn (Hrsg.) 2012: Pschyrembel Pflege, 641 und 649.

[119] Vgl. Wied/Warmbrunn (Hrsg.) 2012: Pschyrembel Pflege, 649 f.

[120] Vgl. Neumann-Ponesch 2021: Modelle und Theorien in der Pflege, 99. Siehe auch Nightingale 2011: Notes on Nursing.

[121] Vgl. Hiemetzberger et al. 2016: Berufsethik und Berufskunde, 110.

[122] Neumann-Ponesch 2021: Modelle und Theorien in der Pflege, 67 f.

[123] Siehe hierzu ausführlich Bartholomeyczik et al. 2008: Lexikon der Pflegeforschung, 68; Knoll 2020: Mensch bleiben!, 68.

[124] Vgl. Marriner-Tomey 1992: Pflegetheoretikerinnen und ihr Werk, 98.

7.3.2 Die Klassifizierung von Pflegetheorien

Ein Großteil der Pflegetheorien und -modelle wurde zwischen 1966 und 1976 entwickelt. Die heute noch populären Theorien von Virginia Henderson (1966), Dorothea Orem (1971) und Callista Roy (1976) gehen auf diesen Zeitraum zurück.[125] Martin Moers und Doris Schaeffer betonen, dass die Pflegetheoretiker*innen versuchen, „[a]us unterschiedlichen Perspektiven kommend, [...] Pflege in allgemeingültiger Form in ihren Grundelementen zu fassen und die dazu erforderlichen Begriffs- und Klassifikationssysteme zu entwerfen.“[126] In der ersten Phase herrschte ein regelrechter Theorieboom, aus dem viele *grand theories* hervorgingen. Mit einem viel rezipierten Beitrag von Donaldson und Crowley (1978)[127] kam eine neue wissenschaftstheoretische Position auf. Die beiden Autoren argumentieren, dass große Theorien nicht ausreichen, um das Phänomen der Pflege zu erschließen. Vielmehr bedarf es einen theorienpluralistischen Zugang. Dies führte dazu, dass Metatheoretiker*innen die Theorien systematisierten und in Klassifikationssysteme einordneten. Dadurch erlangten die Pflegetheorien insbesondere in den 1990ern eine neue internationale Popularität. Sie waren nun geordnet und verständlich. Bis heute werden die Theorien meist im Zusammenhang mit dem Verweis auf eine bestimmte Kategorie dargestellt.[128]

Trotz allem sah man sich damals mit einem Theorie-Praxis-Gefälle konfrontiert: Die Theorien seien zu allgemein und abstrakt, wenig aussagekräftig und geben keine Antworten auf konkrete pflegepraktische Anliegen.[129] Aus diesem Grund wandte man sich in der Forschung empirisch fundierten, bereichsbezogenen Theorien mittlerer und geringerer Reichweite zu, die einen hohen Grad an Konkretheit und Kontextbezug aufweisen.[130] Heute liegt der Fokus in der Forschung insbesondere auf der Ausarbeitung solcher Theorien.[131] In den Grundlagenlehrbüchern spiegelt sich diese Entwicklung nicht wider. Zwar werden die

---

[125] Vgl. Moers/Schaeffer 2011: Pflegetheorien, 39–47. Ein Blick in die Grundlagenbücher zeigt, dass diese Theorien heute noch gelehrt werden. Siehe hierzu Schewior-Popp et al. 2021: Thiemes Pflege. Teil 1 Grundlagen des Pflegeberufs. 3 Pflegetheorien, Pflegewissenschaft und Pflegeforschung, 80–109. Vgl. auch Menche et al. 2023: Pflege Heute, 50.3 Pflegetheorien und Pflegemodelle, 1469–1481.

[126] Moers/Schaeffer 2011: Pflegetheorien, 49.

[127] Siehe hierzu Donaldson/Crowley 1978: The Discipline of Nursing.

[128] Vgl. Moes/Schaeffer 2011: Pflegetheorien, 52 f.

[129] Vgl. ebd., 55 f.

[130] Vgl. Stemmer 2003: Pflegetheorien und Pflegeklassifikationen, 52.

[131] Vgl. Moes/Schaeffer 2011: Pflegetheorien, 62.

Theorien geringerer und mittlerer Reichweite in *Pflege Heute* und *Thiemes Pflege* erwähnt, doch widmet man sich ausführlicher den *grand theories* und einigen konkreten Ansätzen.[132]

Bei der Darstellung der *grand theories* wird im Pflegekontext häufig auf die Klassifizierung von Afaf Meleis zurückgegriffen.[133] Sie legt 1985 drei Denkschulen (*schools of thougts*) dar und unterteilt die vorhandenen Pflegetheorien in bedürfnisorientierte (*needs*), interaktionsorientierte (*interaction*) und ergebnisorientierte (*outcomes*) Ansätze. In einem Beitrag aus dem Jahr 1997 führt Meleis eine vierte Kategorie ein, nämlich die Denkschule der Humanist*innen.[134] Die Thematisierung von *grand theories* und der Verweis auf Meleis' Einteilung in der Pflegeausbildung stößt nicht überall auf Zustimmung. Jörg Hallensleben kritisiert, dass Pflegetheorien oftmals einen unberechtigten Geltungsanspruch erheben und mit ihnen eine subjektive Vorstellung von guter Pflege verbunden ist. Außerdem wirft er Meleis vor, dass ihre Typologie „[…] aus unzureichend begründeten Einzelkategorien besteht."[135]

Auch wenn die Kritik ihre Berechtigung hat, werden die Menschenbilder in der Untersuchung anhand der Klassifizierungen von Meleis ausgearbeitet und dabei stellvertretend auf häufig rezipierte Pflegetheorien verwiesen. Da sie in dieser Form in Lehrbüchern dargelegt werden, ist davon auszugehen, dass sie einen Einfluss auf das sektorale Menschenbild des Pflegepersonals haben.

7.3.3 Das Menschenbild bedürfnisorientierter Pflegetheorien

Der Fokus der *Bedürfnis-* bzw. *Defizitdenkschule* liegt darauf, dass Pflegefachpersonen bei der Erfüllung grundlegender Bedürfnisse helfen sollen, denen Menschen nicht (mehr) selbstständig nachkommen können.[136] Dabei werden Menschen mit einer Bedürfnishierarchie in Verbindung gebracht. Wie Meleis

---

[132] Vgl. Schewior-Popp et al. 2021: Thiemes Pflege, 81 f. Siehe auch Menche et al. 2023: Pflege Heute, 1473–1478.

[133] Vgl. Schewior-Popp et al. 2021: Thiemes Pflege, 81 f. Siehe auch Menche et al. 2023: Pflege Heute, 1473–1476. Siehe hierzu außerdem exemplarisch Knoll 2020: Mensch bleiben!, 69; Neumann-Ponesch 2021: Modelle und Theorien in der Pflege, 83–86; Wied/Warmbrunn (Hrsg.) 2012: Pschyrembel Pflege, 101, 253, 411 und 441 f.

[134] Vgl. Neumann-Ponesch 2021: Modelle und Theorien in der Pflege, 83–86.

[135] Hallensleben 2003: Typologien von Pflegemodellen, 65.

[136] Vgl. Meleis 1999: Pflegetheorie. Gegenstand, Entwicklung und Perspektiven des theoretischen Denkens in der Pflege, 302 f.

betont, ist diese Denkschule eng an eine biomedizinische Sicht auf den Menschen geknüpft,[137] da dieser auf zentrale Bedürfnisse reduziert wird.[138]

Meleis zählt die Theorien von Faye Abdellah, Virginia Henderson und Dorothea Orem zu der Denkschule. Die drei Theoretikerinnen hatten einen großen Einfluss auf die pflegetheoretische Entwicklung in anderen Ländern.[139] In den deutschsprachigen Lehrbüchern werden heute hauptsächlich Henderson, Orem sowie die Theorie von Roper, Logan und Tierney rezipiert. Eine der bekanntesten deutschsprachigen Vertreterinnen ist Monika Krohwinkel.[140]

Für die Analyse des Menschenbildes bedürfnisorientierter Pflegetheorien wird auf die drei Zugänge von Henderson, Orem sowie Roper, Logan und Tierney Bezug genommen, da diese überschneidend in den beiden Grundlagenwerken *Thiemes Pflege* und *Pflege Heute* genannt werden. Es lassen sich fünf zentrale Annahmen über den Menschen hervorheben, die der Denkschule zugrunde liegen:

(1) Biomedizinische Grundannahme

Meleis betont, dass bedürfnisorientierten Theorien eine biomedizinische bzw. pathogenetische Sicht auf den Menschen zugrunde liegt.[141] Im Vordergrund steht vor allem der Körper, wobei Krankheiten behandelt oder vorbeugend verhütet werden können, wenn man ihre Ursache kennt. Psycho-soziale Aspekte spielen eine untergeordnete Rolle.[142] Auf den Pflegebereich umgelegt, liegt dem biomedizinischen Modell die Ansicht zugrunde, dass es für den Pflegebedarf einen kausalen Zusammenhang gibt. Geht man in der Pflege der Ursache des Problems nach und schätzt darauf aufbauend den Pflegebedarf richtig ein, kann das Problem behoben werden.[143] Um diesen Blick auf den Menschen besser verstehen zu können, muss auf weitere Annahmen eingegangen werden.

---

[137] Vgl. ebd.

[138] Vgl. Fawcett 1996: Pflegemodelle im Überblick, 35.

[139] Vgl. Meleis 1999: Pflegetheorie. Gegenstand, Entwicklung und Perspektiven des theoretischen Denkens in der Pflege, 302 f.

[140] Siehe hierzu Menche et al. 2023: Pflege Heute, 1473 f.; Knoll 2020: Mensch bleiben!, 69; Schewior-Popp et al. 2021: Thiemes Pflege, 82–88. Ebenso kann Juliane Juchli, auf deren Aktivitäten des täglichen Lebens das Grundlagenlehrbuch *Thiemes Pflege* aufbaut, den Bedürfnistheoretiker*innen zugeordnet werden. Siehe hierzu Schewior-Popp et al. 2021: Thiemes Pflege, 85 f.

[141] Vgl. Meleis 1999: Pflegetheorie. Gegenstand, Entwicklung und Perspektiven des theoretischen Denkens in der Pflege, 303.

[142] Vgl. Menche et al. 2023: Pflege Heute, 372.

[143] Vgl. ebd., 1473.

(2) Bedürfnisse und Lebensaktivitäten

In den Theorien nimmt die Ansicht, dass Menschen bestimmte Bedürfnisse bzw. zentrale menschliche Lebensaktivitäten aufweisen, einen fundamentalen Stellenwert ein. Mit Bezugnahme auf die Bedürfnistheorie von Abraham Maslow werden die Bedürfnisse bzw. Lebensaktivitäten als hierarchisch geordnet aufgefasst.[144] Nach Maslow weisen Menschen fünf Bedürfnisstufen auf: 1. Physiologische Bedürfnisse, 2. Sicherheitsbedürfnisse, 3. Soziale Bedürfnisse, 4. Bedürfnis nach Wertschätzung, 5. Bedürfnis nach Selbstentfaltung.[145] Höhere Bedürfnisse zeigen sich (im Normalfall) erst, wenn die grundlegenden Bedürfnisse erfüllt sind. Steht genügend Nahrung zur Verfügung und ist das Bedürfnis nach Sicherheit gedeckt, werden höhere Bedürfnisse wie das Bedürfnis nach Selbstentfaltung wichtig.[146]

In den bedürfnisorientierten Pflegetheorien orientiert man sich an der Maslowschen Einteilung, denn auch hier liegt der Fokus zunächst auf der Erfüllung körperlicher Bedürfnisse sowie auf dem Bedürfnis nach Sicherheit. Weiter oben stehen Bedürfnisse wie Zugehörigkeit, Liebe, Wertschätzung und Selbstverwirklichung.[147] Der Bezug zum biomedizinischen Modell wird daran deutlich, dass körperliche Bedürfnisse wichtiger als andere bewertet werden.[148] Nachdem die grundlegenden Bedürfnisse erfüllt sind, werden höhere Bedürfnisse relevant, die nicht mehr zwingend in den Bereich der professionellen Pflege fallen.[149]

Menschen werden somit als Wesen gesehen, die hierarchisch geordnete Bedürfnisse aufweisen. Sind die grundlegenden Bedürfnisse gedeckt, werden höhere Bedürfnisse wichtiger. Die Theoretikerinnen führen jeweils verschiedene grundlegende Bedürfnisse bzw. Lebensaktivitäten an, die sich zum Teil überschneiden. Die Erfüllung der unteren Bedürfnisse gilt als wesentlicher Faktor für das Überleben.[150]

---

[144] Vgl. Meleis 1999: Pflegetheorie. Gegenstand, Entwicklung und Perspektiven des theoretischen Denkens in der Pflege, 303.

[145] Vgl. Menche et al. 2023: Pflege Heute, 1474. Siehe auch Maslow 1981: Motivation und Persönlichkeit, 46–87.

[146] Vgl. Maslow 1981: Motivation und Persönlichkeit, 63 f.

[147] Vgl. Meleis 1999: Pflegetheorie. Gegenstand, Entwicklung und Perspektiven des theoretischen Denkens in der Pflege, 303.

[148] Vgl. ebd.

[149] Vgl. ebd., 306.

[150] Henderson legt 14 Grundbedürfnisse dar. Siehe hierzu ausführlich dies. 2008: Das Wesen der Pflege, 47. Bei Roper, Logan und Tierney zählen 12 zentrale Lebensaktivitäten auf, mit denen Menschen ihr ganzes Leben konfrontiert sind. Siehe hierzu Schewior-Popp et al. 2021: Thiemes Pflege, 83–85; Roper et al. 2009: Das Roper-Logan-Tierney-Modell, 27–93. Orem zählt acht allgemeine Selbstpflegeerfordernisse auf. Siehe hierzu Meleis 1999: Pflegetheorie. Gegenstand, Entwicklung und Perspektiven des theoretischen Denkens in der Pflege,

(3) Streben nach Selbstständigkeit, Unabhängigkeit und Gesundheit

Daran anschließend liegt der Denkschule die Annahme zugrunde, dass Menschen selbstständig ihre grundlegenden Bedürfnisse erfüllen möchten sowie nach Unabhängigkeit von anderen streben. Dabei wird der Begriff der Gesundheit mit der Erfüllung der Bedürfnisse in Verbindung gebracht, denn es macht einen wichtigen Anteil an der Gesundheit und dem Wohlbefinden des Menschen aus, wenn dieser selbst seine Bedürfnisse erfüllen kann.[151]

Sehr ausführlich wird die Rolle der Selbstständigkeit bzw. Selbstfürsorge in Orems Theorie beschrieben: Erwachsene verfügen in der Regel über die Fähigkeit, geeignete Versorgungsmaßnahmen durchzuführen, um sich in einer sich verändernden Umwelt zu erhalten und in Fällen des Ungleichgewichts regulativ einzugreifen. Orem spricht in diesem Zusammenhang von der wichtigen Rolle der Selbstfürsorge.[152] Die Möglichkeit, sich selbst versorgen zu können, steht dabei im engen Zusammenhang mit dem eigenen Wohlbefinden.[153] Roper, Logan und Tierney betten den Menschen in ein Abhängigkeits-Unabhängigkeits-Kontinuum ein. Demnach bewegen sich Menschen permanent zwischen den beiden Polen und sind in den einzelnen Lebensaktivitäten auf mehr oder weniger Unterstützung anderer angewiesen.[154] Doch auch sie betonen, dass der Mensch nach Selbstständigkeit und Unabhängigkeit strebt.[155]

(4) Krankheit und Pflegebedürftigkeit

Krankheiten sowie Pflegebedürftigkeit gelten als Gegensatz zu Gesundheit und Selbstständigkeit. Ein Mensch ist krank bzw. pflegebedürftig, wenn er seine grundlegenden Bedürfnisse nicht (mehr) selbstständig erfüllen kann. In diesem Sinne wird Pflege als unterstützende, heilende und wiederherstellende Tätigkeit verstanden. Der Fokus liegt auf den grundlegenden Bedürfnissen. Pflegebedürftige Menschen sollen dabei unterstützt werden, diese so gut wie möglich selbst zu erfüllen. Meleis hebt hervor, dass damit die Annahme verbunden ist, dass Krankheiten und der damit einhergehende Pflegebedarf kein essenzieller Teil des Menschseins ist. Krankheiten

---

303–306; Orem 1997: Strukturkonzepte der Pflegepraxis, 208; Orem 2008: Eine Theorie der Pflegepraxis, 88 f.

[151] Vgl. Meleis 1999: Pflegetheorie. Gegenstand, Entwicklung und Perspektiven des theoretischen Denkens in der Pflege, 303–306.

[152] Vgl. Orem 2008: Eine Theorie der Pflegepraxis, 88 f.

[153] Vgl. Hartweg 2015: Dorothea Orem's Self-Care Deficit Nursing Theory, 107.

[154] Vgl. Roper et al. 2009: Das Roper-Logan-Tierney-Modell, 74–76.

[155] Vgl. Knoll 2020: Mensch bleiben!, 74.

werden lediglich als Abweichungen aufgefasst, die korrigiert werden müssen.[156] Dies entspricht einer biomedizinischen Sichtweise. Henderson schreibt hierzu:

> Die einzigartige Funktion der Pflege besteht darin, dem kranken oder auch gesunden Individuum bei der Verrichtung von Aktivitäten zu helfen, die seiner Gesundheit oder Wiederherstellung (oder auch einem friedlichen Sterben) förderlich sind und die er ohne Beistand selbst ausüben würde, wenn er über die erforderliche Stärke, Willenskraft oder Kenntnis verfügte.[157]

Für Orem liegt die Notwendigkeit der Pflege auf dem Selbstfürsorgedefizit begründet. Wenn Menschen nicht in der Lage sind, ihrer Selbstfürsorge nachzukommen, dann brauchen sie die Hilfe anderer. Dementsprechend nimmt die Pflegefachperson eine unterstützende Rolle ein.[158] Roper, Logan und Tierney heben in erster Linie hervor, dass Pflegefachpersonen vorhandene Eigenkräfte fördern und zur Eigeninitiative anregen sollen.[159]

(5) Individuell geprägte innere und äußere Faktoren

Alle Menschen weisen die gleichen Grundbedürfnisse auf – jeder muss essen, trinken, sich sauber halten usw. Es gibt jedoch individuelle Abweichungen darin, wie die Bedürfnisse bestmöglich erfüllt werden.[160] Insbesondere Roper, Logan und Tierney gehen darauf näher ein. Sie benennen fünf Faktoren, die die Lebensaktivitäten bzw. Bedürfnisse beeinflussen und sich von Mensch zu Mensch unterscheiden. Hierbei handelt es sich um körperliche, psychologische, soziokulturelle, umgebungsabhängige und sozioökonomische Faktoren. Da sich die Faktoren bei jedem Menschen auf unterschiedliche Weise zusammensetzen, muss dies bei der Erfüllung der grundlegenden Bedürfnisse und der Pflege mitberücksichtigt werden.[161] Auch bei Orem findet sich der Verweis auf unterschiedliche kulturelle Prägungen bei der Selbstpflege wieder.[162]

---

[156] Vgl. Meleis 1999: Pflegetheorie. Gegenstand, Entwicklung und Perspektiven des theoretischen Denkens in der Pflege, 308.

[157] Henderson 2008: Das Wesen der Pflege, 42.

[158] Vgl. Hartweg 2015: Dorothea Orem's Self-Care Deficit Nursing Theory, 108.

[159] Vgl. Roper et al. 2009: Das Roper-Logan-Tierney-Modell, 142 f.

[160] Vgl. Knoll 2020: Mensch bleiben!, 74.

[161] Vgl. hierzu ausführlich Roper et al. 2009: Das Roper-Logan-Tierney-Modell, 76–91.

[162] Vgl. Hartweg 2015: Dorothea Orem's Self-Care Deficit Nursing Theory, 107.

Zusammenfassung des Menschenbildes

1. Menschen werden aus einer biomedizinischen Sicht betrachtet. Demnach geht man davon aus, dass es eine behandelbare Ursache dafür gibt, wenn ein Mensch pflegebedürftig ist.
2. Menschen weisen hierarchisch geordnete Bedürfnisse auf. Während die Erfüllung der unteren Bedürfnisse dazu beiträgt, das Leben aufrechtzuerhalten, liegt der Fokus bei den höheren Bedürfnissen auf Wertschätzung und Selbstverwirklichung. Im Mittelpunkt der Pflege steht die Erfüllung der grundlegenden Bedürfnisse.
3. Menschen streben nach Selbstfürsorge, Selbstständigkeit und Unabhängigkeit. Sie wollen ihre grundlegenden Bedürfnisse selbst erfüllen und gelten als gesund, wenn sie dazu in der Lage sind.
4. Menschen sind krank bzw. pflegebedürftig, wenn sie ihre grundlegenden Bedürfnisse nicht mehr selbst erfüllen können. Um diese erfüllen zu können, ist man auf Unterstützung angewiesen, die dazu anregen soll, seine Pflege selbst zu übernehmen.
5. Menschen weisen die gleichen fundamentalen Bedürfnisse auf. Ihre Erfüllung weicht jedoch aufgrund verschiedener innerer und äußerer Faktoren voneinander ab.

Anzumerken ist, dass Meleis darauf verweist, dass „[d]ie Wahrnehmung von Klienten, der Fokus auf die Umwelt und die Rolle von Pflegekraft-Patient-Interaktionen in Dialogen und Interventionen [in den bedürfnistheoretischen Theorien] nicht ausreichend entwickelt [sind].“[163]

7.3.4 Das Menschenbild interaktionsorientierter Pflegetheorien

Bei der *Denkschule der Interaktion* liegt der Fokus stärker auf der Interaktion und der Beziehung zwischen den Patient*innen bzw. Klient*innen und den Pflegefachpersonen.[164] Dabei distanzieren sich die Vertreter*innen interaktionsorientierter Pflegetheorien nicht grundlegend von bedürfnisorientierten Ansätzen.[165] Dennoch steht die Interaktion zwischen der pflegebedürftigen Person und der

[163] Meleis 1999: Pflegetheorie. Gegenstand, Entwicklung und Perspektiven des theoretischen Denkens in der Pflege, 306.

[164] Vgl. ebd., 308 f.

[165] Vgl. Meleis 2008: Die Theorieentwicklung der Pflege in den USA, 21.

Pflegefachperson im Mittelpunkt, da sich dadurch eine Beziehung entwickelt,[166] die den Heilungs- und Pflegeprozess maßgeblich beeinflusst. Probleme innerhalb der Pflege werden auf eine fehlende bzw. fehlerhafte Beziehung zurückgeführt. Außerdem sollen pflegebedürftige Menschen dabei unterstützt werden, einen Sinn in ihrer Krankheit zu finden und sich persönlich zu entwickeln.[167] In die Ansätze fließen interaktionistische, phänomenologische und existenzphilosophische Ideen ein.[168] Meleis ordnet folgende Pflegetheoretiker*innen der interaktionsorientierten Denkschule zu: Imogene King, Ida Jean Orlando, Josephine Paterson und Loretta Zderad[169], Hildegard Peplau, Joyce Travelbee und Ernestine Wiedenbach.[170] In der aktuellen deutschsprachigen Literatur wird insbesondere die Theorie von Peplau rezipiert.[171] Deshalb werden zentrale Elemente, die dem Menschenbild dieser Denkschule zugrunde liegen, mit Verweisen auf ihre Theorie dargelegt.

(1) Krankheiten als Leiderfahrungen und Lebensereignisse

Sowohl Krankheiten als auch Gesundheit werden als grundlegend zum menschlichen Leben gehörend aufgefasst, wobei sich Krankheiten durch zwei Aspekte auszeichnen: Einerseits werden sie mit Leid sowie Hilfsbedürftigkeit in Verbindung gebracht und enthalten dadurch negative Elemente. Andererseits stellen sie Lebensereignisse sowie unvermeidliche Erfahrungen dar, durch die sich Menschen persönlich weiterentwickeln können. Somit enthalten Krankheiten auch positive Elemente. Findet man (mithilfe der Pflegefachperson) einen Sinn in der Krankheit und integriert sie in sein Leben, dann führt dies zu einer *Wachstumserfahrung*. In

---

166 Vgl. dies. 1999: Pflegetheorie. Gegenstand, Entwicklung und Perspektiven des theoretischen Denkens in der Pflege, 306.

167 Vgl. dies. 2008: Die Theorieentwicklung der Pflege in den USA, 21.

168 Vgl. dies. 1999: Pflegetheorie. Gegenstand, Entwicklung und Perspektiven des theoretischen Denkens in der Pflege, 306 f.

169 Zur Theorie von Paterson und Zderad muss angemerkt werden, dass Meleis diese später der humanistischen Denkschule zuordnet. Die Theorie wird in der Untersuchung deshalb unter dem Aspekt der humanistischen Theorien betrachtet.

170 Vgl. Meleis 1999: Pflegetheorie. Gegenstand, Entwicklung und Perspektiven des theoretischen Denkens in der Pflege, 308 f.

171 Siehe hierzu exemplarisch Menche et al. 2023: Pflege Heute, 1476; Neumann-Ponesch 2021: Modelle und Theorien in der Pflege, 153–163. Knoll 2020: Mensch bleiben!, 69 f.

Krankheiten liegt somit das Potenzial, als Persönlichkeit zu reifen.[172] Hierzu lässt sich auf folgendes Zitat von Peplau verweisen:

> Für den Patienten kann die Krankheit eine Quelle neuen Lernens sein, das Früchte zeitigt, die unmittelbar von Nutzen sind und sich in künftigen Lebenssituationen günstig auswirkt.[173]

Dementsprechend werden Krankheiten – anders als in bedürfnisorientierten Ansätzen – als in ein gutes menschliches Leben integrierbar wahrgenommen.[174] Trotz allem gilt Gesundheit als erstrebenswerter. Sie wird als Voraussetzung dafür gesehen, ein kreatives, konstruktives, produktives und gesellschaftlich anerkanntes Leben führen zu können[175] sowie ein Gefühl des Wohlbefindens zu verwirklichen.[176] In der Pflege zielt man darauf ab, die Gesundheit wiederherzustellen.[177]

(2) Teil eines Prozesses

Außerdem wird davon ausgegangen, dass sich Menschen in einem Entwicklungsprozess befinden. In diesem Zusammenhang wird von *Selbstverwirklichung, Steigerung des menschlichen Potenzials* oder *Entwicklung der Persönlichkeit* gesprochen. Aus dieser Perspektive muss die Erfahrung von Krankheit und Hilfsbedürftigkeit in das persönliche Leben integriert werden und von der betroffenen Person als etwas aufgefasst werden, an dem sie wachsen kann, das zur Steigerung der Selbstverwirklichung beiträgt und einen Anteil an der Entwicklung ihrer Persönlichkeit hat. Pflegefachpersonen sollen pflegebedürftige Menschen bei diesem Prozess unterstützen.[178] Peplau schreibt, dass der Fokus der Pflege überwiegend darauf liegen soll, pflegebedürftigen Menschen dabei zu helfen, ihre eigenen Fähigkeiten weiterzuentwickeln und die Krankheit als Quelle neuen Lernens zu sehen. Die Erfahrungen können sich positiv auf den Umgang mit zukünftigen Situationen auswirken.[179]

---

[172] Vgl. Meleis 1999: Pflegetheorie. Gegenstand, Entwicklung und Perspektiven des theoretischen Denkens in der Pflege, 308–313.

[173] Peplau 1997: Zwischenmenschliche Erfahrungen in der Pflege, 49.

[174] Vgl. Meleis 1999: Pflegetheorie. Gegenstand, Entwicklung und Perspektiven des theoretischen Denkens in der Pflege, 308.

[175] Vgl. Neumann-Ponesch 2021: Modelle und Theorien in der Pflege, 157.

[176] Vgl. Meleis 1999: Pflegetheorie. Gegenstand, Entwicklung und Perspektiven des theoretischen Denkens in der Pflege, 312.

[177] Vgl. Neumann-Ponesch 2021: Modelle und Theorien in der Pflege, 157.

[178] Vgl. Meleis 1999: Pflegetheorie. Gegenstand, Entwicklung und Perspektiven des theoretischen Denkens in der Pflege, 310–312.

[179] Vgl. Peplau 1997: Zwischenmenschliche Beziehungen in der Pflege, 49.

(3) Hilfs- und Pflegebedürftigkeit

Pflegebedürftigkeit ist in der Denkschule eng mit Krankheit verbunden – ist der Mensch krank und erfährt dadurch Leid und Hilflosigkeit, ist er auf die Unterstützung anderer angewiesen. Ihm muss dabei geholfen werden, das Leid zu verhüten oder zu akzeptieren.[180] Hilfs- und Pflegebedürftigkeit gilt dabei als weniger erstrebenswert. Die Patient*innen bzw. Klient*innen werden als hilflose Wesen aufgefasst, die unterschiedliche, nicht abgedeckte Bedürfnisse aufweisen und der Situation Bedeutungs- und Sinnkonstruktionen verleihen müssen.[181] Meleis schreibt hierzu:

> [Die Theoretiker*innen] definierten Pflege als Fürsorge und Versorgung, als Unterstützung (aller anderen Heilberufe) und als Hilfe für Patientinnen und Patienten bei der Sinnsuche und der Suche nach Handlungen, die das menschliche Potential und Wohlbefinden steigern.[182]

Aus dem Zitat geht hervor, dass mit Pflegebedürftigkeit sowohl der Umstand verbunden ist, (aufgrund einer Krankheit) auf körperliche Unterstützung angewiesen zu sein, als auch beim persönlichen Umgang mit der Krankheit Hilfe zu brauchen. Eine Aufgabe des Pflegepersonals besteht darin, auf die Reaktion der pflegebedürftigen Person in Bezug auf ihre Krankheit einzugehen.[183] Pflegefachpersonen sollen den Betroffenen dabei helfen, ihre Gesundheit wiederzuerlangen, das Wohlbefinden zu steigern und letztlich ihre Persönlichkeit weiterzuentwickeln.[184] Dabei wird Pflege nicht als mechanistischer Akt, sondern als humanistischer, interpersonaler Prozess verstanden.[185] Letztlich gilt es als erstrebenswert, sich selbst pflegen zu können bzw. einen positiven Umgang mit der Situation zu finden.

(4) Interaktion und Beziehung

All den Theorien, die der Denkschule zugeordnet werden, liegt die Annahme zugrunde, dass Menschen interagierende und kommunizierende Wesen sind, die Beziehungen zu anderen Menschen aufbauen. Was das für Menschen bedeutet, die

---

[180] Vgl. Meleis 1999: Pflegetheorie. Gegenstand, Entwicklung und Perspektiven des theoretischen Denkens in der Pflege, 312.

[181] Vgl. dies. 2008: Die Theorieentwicklung der Pflege in den USA, 21.

[182] Dies. 1999: Pflegetheorie. Gegenstand, Entwicklung und Perspektiven des theoretischen Denkens in der Pflege, 308.

[183] Vgl. Peplau 1997: Zwischenmenschliche Beziehungen in der Pflege, 48.

[184] Vgl. Meleis 1999: Pflegetheorien: Gegenstand, Entwicklung und Perspektiven des theoretischen Denkens in der Pflege, 310.

[185] Vgl. ebd., 308.

nicht pflegebedürftig sind, wird nicht näher erläutert. Die Annahme wird lediglich im Zusammenhang mit pflegebedürftigen Menschen ausgebreitet.[186]

Die Interaktion wird als „[…] interpersonaler Prozeß [verstanden], der zwischen einer hilfsbedürftigen Person und einer Person, die Hilfe geben kann, stattfindet."[187] Sowohl die Struktur als auch die Art der Beziehung gelten als entscheidend für den Pflege- und Heilungsprozess. Demnach werden viele Probleme, die im Pflegeprozess auftreten, auf die Beziehung zwischen den Patient*innen und den Pflegefachpersonen zurückgeführt.[188] Entsteht zwischen ihnen keine Beziehung, werden Ziele wie die Verminderung von Leid und die Unterstützung bei der Suche nach Sinn verfehlt.[189] Pflege ist somit ein reziproker Interaktionsprozess. Interaktionsorientierte Theorien dienen den Pflegefachpersonen als Hilfestellung, wie eine gesundheitsfördernde und Leid lindernde Beziehung zu den Patient*innen aufgebaut werden kann.[190] Dabei wird immer wieder der therapeutische Aspekt hervorgehoben, der der Pflege zugrunde liegt.[191]

Peplau weist darauf hin, dass das Wissen um den Stellenwert der Interaktion und des Beziehungsaufbaus eine wichtige Voraussetzung für Pflegefachpersonen ist, um „[…] in Pflegesituationen verständnisvoller zu beobachten und einfühlsamer zu handeln […]."[192] Dabei muss die Intuition der Pflegefachperson in das pflegerische Handeln einfließen.[193]

(5) Individualität und Einzigartigkeit

Abschließend muss darauf verwiesen werden, dass die Annahme, jeder Mensch besitze eine einzigartige Individualität, von zentraler Bedeutung ist. So betont Meleis, dass bei der Pflege die Einzigartigkeit und das Wertesystem einer Person mitberücksichtigt werden müssen – sprich, die Integrität muss gewahrt bleiben. Ebenso sind an die Individualität unterschiedliche Bedürfnisse geknüpft, die zu beachten sind. Aus diesem Grund muss die Perspektive der pflegebedürftigen Person bei der

---

[186] Vgl. ebd., 306 f.

[187] Ebd., 308.

[188] Vgl. dies. 2008: Die Theorieentwicklung der Pflege in den USA, 21.

[189] Vgl. dies. 1999: Pflegetheorie. Gegenstand, Entwicklung und Perspektiven des theoretischen Denkens in der Pflege, 310 f.

[190] Vgl. ebd., 306 f.

[191] Vgl. dies., 2008: Die Theorieentwicklung der Pflege in den USA, 21.

[192] Peplau 2008: Interpersonale Beziehungen in der psychiatrischen Pflege, 58.

[193] Vgl. Meleis 1999: Pflegetheorie. Gegenstand, Entwicklung und Perspektiven des theoretischen Denkens in der Pflege, 313.

Einschätzung der Krankheit einbezogen werden. Jeder Mensch nimmt seine Krankheit anders wahr. Ebenso möchte nicht jeder Mensch bei der gleichen Diagnose auf die gleiche Weise gepflegt werden. Daher muss sich die Pflege interaktiv an den individuellen Bedürfnissen ausrichten und die Betroffenen als gleichwertige Partner*innen in den Pflegeprozess involviert werden.[194] Dabei gilt es, soziale und kulturelle Gegebenheiten zu berücksichtigen.[195]

Zusammenfassung des Menschenbildes

1. Gesundheit sowie der Umstand, krank zu sein, gehören wesentlich zum Menschsein. Gesundheit ist mit dem Gefühl des Wohlempfindens verbunden, Krankheiten hingegen mit Leid. Dennoch liegt in Krankheiten das Potenzial zur persönlichen Weiterentwicklung.
2. Menschen befinden sich in einem Prozess, in dem Krankheiten Quellen neuen Lernens sein können.
3. Menschen, die krank sind, sind oftmals hilfs- und pflegebedürftig. Dabei brauchen sie nicht nur körperliche, sondern auch psychische Unterstützung, um die Krankheit in ihr Leben eingliedern zu können und einen Sinn darin zu finden.
4. Menschen sind Interaktions- und Beziehungswesen. Die Beziehung zwischen einer pflegebedürftigen Person und einer Pflegefachperson hat einen wesentlichen Anteil daran, ob der Heilungsprozess voranschreitet und die Krankheit angenommen und als Erfahrungsquelle akzeptiert wird.
5. Jeder Mensch besitzt eine einzigartige Individualität, die im Pflegeprozess beachtet werden soll.

Abschließend muss darauf hingewiesen werden, dass Meleis über die Denkschule der Interaktionstheoretiker*innen schreibt, dass ihr keine umfassende Sicht auf den Menschen zugrunde liegt. Der Fokus der Theorien liegt hauptsächlich darauf, dass Menschen als interaktive Wesen wahrgenommen werden. Bio-psycho-kulturelle Faktoren sowie das Metaparadigma *Umwelt* werden kaum berücksichtigt.[196]

---

[194] Vgl. ebd., 312.

[195] Knoll 2020: Mensch bleiben!, 70.

[196] Vgl. Meleis 1999: Pflegetheorie. Gegenstand, Entwicklung und Perspektiven des theoretischen Denkens in der Pflege, 314.

7.3.5 Das Menschenbild ergebnisorientierter Pflegetheorien

Die dritte Denkschule legt den Fokus auf das Ergebnis pflegerischen Handelns.[197] Für Meleis liegen die Gemeinsamkeiten der Theorien darin, dass der Pflegeprozess auf „[…] die Wiederherstellung eines Gleichgewichts, von Stabilität und Erhalt von Energie oder Steigerung von Harmonie zwischen dem Individuum und der Umwelt […]"[198] abzielt. Der Fokus der Pflege liegt nicht auf dem Pflegeprozess, sondern auf dem Endergebnis.[199] Pflege wird in Begriffen von Pflegeergebnissen (*outcomes*) beschrieben und Konzepte wie „[…] Anpassung, Gleichgewicht, ausgewogenes Verhaltenssystem, Stabilität, Energieerhalt und harmonisches Zusammenspiel mit der Umgebung […]"[200] herangezogen. Dabei wird auf Adaptions-, System- und Entwicklungstheorien zurückgegriffen. Als Vertreterinnen solcher Theorien gelten Dorothy Johnson, Mira Estrin Levine, Martha Rogers und Callista Roy.[201]

Silvia Neumann-Ponesch merkt an, dass Meleis' Theorienauswahl nicht nachvollziehbar ist, da die Gemeinsamkeiten auf einer sehr abstrakten Ebene liegen.[202] Auch Hallersleben bezeichnet die Kategorie als unscharf.[203] In den deutschsprachigen Lehrbüchern wird vor allem auf die Theorien von Rogers und Roy verwiesen,[204] weshalb die beiden Theorien exemplarisch herangezogen werden.

---

[197] Vgl. Schewior-Popp et al. 2021: Thiemes Pflege, 84. Siehe auch Neumann-Ponesch 2021: Modelle und Theorien in der Pflege, 85.

[198] Meleis 1999: Pflegetheorie. Gegenstand, Entwicklung und Perspektiven des theoretischen Denkens in der Pflege, 315.

[199] Vgl. Meleis 2008: Die Theorieentwicklung der Pflege in den USA, 22.

[200] Ebd.

[201] Vgl. dies. 1999: Pflegetheorie. Gegenstand, Entwicklung und Perspektiven des theoretischen Denkens in der Pflege, 314–316.

[202] Vgl. Neumann-Ponesch 2021: Modelle und Theorien in der Pflege, 85.

[203] Vgl. Hallersleben 2003: Typologien von Pflegemodellen, 64.

[204] Siehe hierzu Menche et al. 2023: Pflege Heute, 1476; Neumann-Ponesch 2021: Modelle und Theorien in der Pflege, 142–52. Knoll 2020: Mensch bleiben!, 71 f. Angemerkt werden muss, dass Rogers Theorie ein parawissenschaftlicher Charakter nachgesagt wird, weshalb sie in den Pflegewissenschaften oftmals als unwissenschaftlich und praxisfern gilt. In der Untersuchung wird sie dennoch exemplarisch miteinbezogen, da sie in zentralen Lehrbüchern erwähnt wird. Siehe hierzu die von den Herausgeber*innen angehängten Anmerkungen in Rogers 2008: Für ein neues Pflegeverständnis im Zeitalter der Raumfahrt, 141.

(1) Ganzheitlichkeit und Offenheit

Zunächst muss darauf hingewiesen werden, dass in der Denkschule der Anspruch auf eine ganzheitliche Sicht auf den Menschen gestellt wird. Der Mensch ist mehr als die Summe seiner Teile. Roy bezeichnet den Menschen als ganzheitliches, adaptives System und versteht ihn als ein Ganzes, das aus voneinander abhängigen Teilen besteht. In dem System findet eine Interaktion statt, die sich durch Inputs, Outputs und Feedbackprozesse ausdrückt. Innere und äußere Reize stimulieren das System, wobei es (im Sinne der Adaption bzw. Anpassung) auf diese reagieren muss.[205]

Auch Rogers fasst den Menschen ganzheitlich auf. Er ist ein Gesamtsystem, das sie als Energiefeld bezeichnet.[206] Mit diesem Begriff möchte Rogers Offenheit und Dynamik ausdrücken. Der Mensch wird als ganzheitliche Person bezeichnet, worunter sie folgendes versteht:

> Ein irreduzibles, mehrdimensionales Energiefeld, das durch ein Muster gekennzeichnet ist und Merkmale aufweist, die dem Ganzen spezifisch sind und nicht aus dem Wissen der Teile hervorgesagt werden können.[207]

(2) Einbettung in eine Umwelt

Eine weitere zentrale Annahme dieser Denkschule, ist jene, dass der Mensch in eine Umwelt eingebettet ist. Die Umwelt verändert sich ständig, wodurch der Mensch zu einer Reaktion gedrängt wird. Das gibt dem Menschen die Chance, sich zu entwickeln und immer wieder neue Lösungen finden zu müssen.

Für Roy besteht die Umwelt aus der Welt innerhalb und außerhalb des menschlichen Adaptionssystems.[208] Sie unterscheidet zwischen körperlicher, konkreter und gesellschaftlicher Umwelt. Alle Umwelteinflüsse wirken auf den Menschen als Reize ein. Um darauf reagieren zu können, muss der Mensch Energie aufwänden[209] und sich dazu verhalten.[210] Die Adaption als positive Reaktion dient dem Überleben, dem Wachstum, der Reproduktion und der Rollenerfüllung.[211]

In Rogers Theorie wird die Umwelt deutlich abstrakter beschrieben, denn sie wird – wie der Mensch – als Energiefeld (*enviromental field*) bezeichnet, das mit

---

[205] Vgl. Roy/Andrews 2008: Das Adaptationsmodell, 229 f.

[206] Vgl. Neumann-Ponesch 2021: Modelle und Theorien in der Pflege, 149.

[207] Rogers 2008: Für ein neues Pflegeverständnis im Zeitalter der Raumfahrt, 145.

[208] Vgl. Roy/Andrews 2008: Das Adaptationsmodell, 244.

[209] Vgl. ebd., 230–232.

[210] Vgl. ebd., 234.

[211] Vgl. ebd., 246.

dem Menschen (*human field*) in einer dynamischen Wechselwirkung steht.[212] Indem Rogers in beiden Fällen von Energiefeldern spricht, möchte sie die Trennung der beiden Systeme aufheben. Mensch und Umwelt müssen als aneinandergekoppelt betrachtet werden.[213] Der Ausdruck *Energie* soll die Überlappung von Mensch und Umwelt verdeutlichen. Butcher und Malinski schreiben hierzu: „[T]he science of unitary human beings focuses on human beings as irreducible wholes inseparable from their environment.“[214]

(3) Entwicklungsprozess

Eine weitere Annahme, auf die im Zusammenhang mit ergebnisorientierten Theorien hingewiesen werden muss, ist jene, dass sich der Mensch durch die Auseinandersetzung mit der Umwelt permanent weiterentwickelt.

Bei Roy wird der Aspekt der Entwicklung nur kurz angeschnitten. Sie verweist darauf, dass die Fähigkeiten, mit denen der Mensch auf die veränderten Umstände reagiert, bei jedem unterschiedlich ausgebildet sind. Die Fähigkeiten sind von (un)bewussten Erfahrungen abhängig, die sich im Laufe des Lebens ansammeln.[215] Rogers bezeichnet die Entwicklungsprozesse als *Homöodynamik*[216] und möchte damit verdeutlichen, dass sich die menschliche Entwicklung im Austausch mit der Umwelt vollzieht.[217] Zugleich vollzieht sich im Menschen eine physiologische Entwicklung, durch die sich sein Energiefeld weiterentwickelt. Dies zeigt sich beispielsweise am Prozess des Alterns – es findet eine Energieentwicklung statt.[218]

(4) Gesundheit als Integrität und Fähigkeit zur Selbstregulierung

Ein Mensch gilt als gesund, wenn er selbstständig auf die Einflüsse, die auf ihn einwirken, reagieren kann und dadurch in Harmonie mit sich selbst und seiner

---

[212] Vgl. Butcher/Malinski 2015: Martha E. Rogers Science of Unitary Human Beings, 239.

[213] Vgl. Neumann-Ponesch 2021: Modelle und Theorien in der Pflege, 143 f.

[214] Butcher/Malinski 2015: Martha E. Rogers Science of Unitary Human Beings, 257.

[215] Vgl. Roy/Andrews 2008: Das Adaptationsmodell, 233.

[216] Rogers führt den Begriff *Homöodynamik* in ihre Pflegetheorie als Gegenentwurf zur starren Verwendung des Begriffs *Homöostase* ein. Homöostase beschreibt die Regulierung und den Ausgleich von Stoffwechselvorgängen. Mit der Bezeichnung *Homöodynamik* möchte Rogers verdeutlichen, dass der Mensch in seiner Entwicklung permanent im Austausch mit der Umwelt steht, die es in der Pflege zu berücksichtigen gilt. Siehe hierzu Wied/Warmbrunn (Hrsg.) 2012: Pschyrembel Pflege, 407.

[217] Vgl. Rogers 2008: Für ein neues Pflegeverständnis im Zeitalter der Raumfahrt, 146.

[218] Vgl. ebd., 141.

Umwelt lebt.[219] In den Theorien wird berücksichtigt, dass vollkommene Gesundheit nicht für jeden Menschen erreichbar ist. Aus diesem Grund wird Gesundheit als *Zielperspektive* – als Zustand, den man anstrebt – verstanden.[220] Zugleich hängt Gesundheit immer auch mit individuellem Wohlbefinden zusammen, wobei das maximale Wohlbefinden einer Person erzielt werden soll.[221]

So richtet sich Roy explizit gegen eine starre Definition von Gesundheit. Für sie hängt Gesundheit eng mit der Möglichkeit zur Adaption zusammen:[222]

> Gesundheit wird im Licht menschlicher Ziele und der Sinnhaftigkeit menschlicher Existenz gesehen. Die Erfüllung dieser Lebensziele wird in Integriertheit und Ganzsein sichtbar. So gesehen ist Gesundheit der Zustand und Prozeß, ein integrierter und ganzer Mensch zu sein und zu werden. Mangel an Integration bedeutet Mangel an Gesundheit.[223]

Für Rogers sind die Begriffe Krankheit und Gesundheit zwar kulturell geprägt, doch besteht Gesundheit letztendlich auch für sie darin, in Harmonie zu leben und selbstständig auf das Energiefeld der Umwelt reagieren zu können. Grundlegend hierfür ist, dass der Mensch sich trotz der stetigen Veränderungen (so selbstständig wie möglich) erhalten kann. Daran anknüpfend wird Gesundheit mit der Fähigkeit zur Selbstregulierung in Verbindung gebracht.[224]

(5) Krankheiten und Pflegebedürftigkeit

An diese Auffassung von Gesundheit anknüpfend wird ein Mensch als krank bzw. pflegebedürftig aufgefasst, wenn er nicht mehr selbstständig dazu in der Lage ist, auf die Umwelteinflüsse zu reagieren und das Gleichgewicht herzustellen.[225] Krankheiten gelten als unerwünschte Störungen, durch die man auf die Unterstützung anderer angewiesen ist.[226] Dementsprechend ist Pflege ein externer Regulationsmechanismus, mit dem das Gleichgewicht bzw. die Harmonie wiederhergestellt

---

[219] Vgl. Meleis 1999: Pflegetheorie. Gegenstand, Entwicklung und Perspektiven des theoretischen Denkens in der Pflege, 315.

[220] Vgl. Roy/Andrews 2008: Das Adaptationsmodell, 248.

[221] Vgl. Rogers 1970: An Introduction to the Theoretical Basis of Nursing, 86.

[222] Vgl. Roy/Andrews 2008: Das Adaptationsmodell, 245 f.

[223] Ebd., 246.

[224] Vgl. Neumann-Ponesch 2021: Modelle und Theorien in der Pflege, 145.

[225] Vgl. Meleis 1999: Pflegetheorie. Gegenstand, Entwicklung und Perspektiven des theoretischen Denkens in der Pflege, 316 f.

[226] Vgl. Neumann-Ponesch 2021: Modelle und Theorien in der Pflege, 147.

werden soll. Dabei muss der konkrete Bedarf der pflegebedürftigen Person mitberücksichtigt werden. Eine konkrete Pflegehandlung ist danach zu bewerten, ob sie das Gleichgewicht oder das Wohlbefinden einer Person, die individuelle Bedürfnisse hat, wiederherstellen kann.[227] Wie Roy und Andrews betonen, soll Pflege die Anpassung und Adaption fördern:

> Aufgab der Pflegekraft ist es, die Adaption bei Gesundheit und Krankheit zu fördern, die Beziehungen zwischen menschlichen Systemen und der Umwelt zu verbessern und dadurch Gesundheit zu fördern.[228]

Folglich sollen pflegebedürftige Menschen dabei unterstützt werden, so gut wie möglich selbstständig auf die äußeren Reize zu reagieren. Einen ähnlichen Zugang findet man bei Rogers. Sie betont, dass das harmonische Zusammenwirken zwischen Mensch und Umwelt gefördert sowie das menschliche Feld gestärkt werden soll.[229]

Zusammenfassung des Menschenbildes

1. Menschen werden als ganzheitliche Systeme aufgefasst, die mehr als die Summe ihrer Teile sind. Das menschliche System ist offen und reagiert auf innere und äußere Reize.
2. Menschen sind immer in eine Umwelt eingebettet, die sie permanent beeinflusst und Reaktionen von ihnen verlangt. Als Umwelt gilt alles, was von innen und außen auf das System des Menschen einwirkt.
3. Menschen befinden sich durch die permanenten Reaktionen in einem Entwicklungsprozess, der sich auf ihr Verhalten auswirkt.
4. Menschen gelten in dem permanenten Adaptions- und Reaktionsprozess als gesund, wenn sie die Fähigkeit zur Selbstregulierung ausüben und selbstständig auf die äußeren Umstände reagieren können. Dies führt zu Wohlbefinden. Trotz allem wird der Gesundheit eine individuelle Komponente zugesprochen, da sie nicht immer vollständig verwirklicht werden kann.
5. Menschen sind krank bzw. pflegebedürftig, wenn sie nicht mehr selbstständig auf die Reize, die auf ihr System einwirken, reagieren können. Im Pflegeprozess sollen sie dabei unterstützt werden, so gut wie möglich auf die Einflüsse zu reagieren.

---

[227] Vgl. Meleis 1999: Pflegetheorie. Gegenstand, Entwicklung und Perspektiven des theoretischen Denkens in der Pflege, 316 f.

[228] Roy/Andrews 2008: Das Adaptationsmodell, 248.

[229] Vgl. Rogers 1971: An Introduction to the Theoretical Basis of Nursing.

7.3.6 Das Menschenbild humanistischer Pflegetheorien

Meleis entwickelt die *Denkschule der Humanist*innen* erst einige Jahre nach den anderen Denkschulen[230] und ordnet ihr jene Theorien zu, die den versorgenden und fürsorgenden (*caring*) Charakter der Pflege hervorheben. Als zentral werden die reziproke Beziehung zwischen der pflegebedürftigen Person und der Pflegefachperson sowie der Dialog und die Präsenz angesehen. Pflege wird als caring-Beziehung verstanden, die sowohl die pflegebedürftige Person als auch die Pflegefachperson verändert.[231] Meleis zählt zu dieser Denkschule die Theorie von Jean Watson sowie jene von Josephine Paterson und Loretta Zderad.[232]

Hallensleben hebt zu dieser Denkschule kritisch hervor, dass Meleis Merkmale wie Caring, Dialog und Fürsorge anführt, diese jedoch nicht näher erläutert. Außerdem gehe sie von Merkmalen aus, die sie schon in der interaktionistischen Denkschule thematisiert.[233] Auch Neumann-Ponesch weist darauf hin, dass die Denkschule große Überschneidungen mit jener der interaktionsorientierten Pflegetheorien aufweist.[234] Trotz der kritischen Anmerkungen wird die humanistische Denkschule in den Grundlagenlehrbüchern neben den anderen Denkschulen dargelegt.[235] Dabei wird vor allem auf die Theorie von Madeleine Leininger eingegangen.[236]

(1) Ganzheitlichkeit

Zunächst muss hervorgehoben werden, dass die Theorien, die der Denkschule zugeordnet werden, den Anspruch erheben, eine ganzheitliche Perspektive auf den Menschen zu haben. Er wird als komplexes Wesen verstanden, „[...] das sich nach einer umfassenden Wahrnehmung sehnt, weshalb sich eine Reduktion auf (kranke) Organe oder Körperteile verbietet."[237] Dementsprechend sollen pflegebedürftige Menschen nicht als Pflegeobjekte gesehen werden, bei denen der Fokus auf der

[230] Vgl. Hallensleben 2003: Typologien von Pflegemodellen, 64.

[231] Vgl. Meleis 2008: Die Theorieentwicklung der Pflege in den USA, 21 f.

[232] Vgl. ebd.

[233] Vgl. Hallensleben 2003: Typologien von Pflegemodellen, 64.

[234] Vgl. Neumann-Ponesch 2021: Modelle und Theorien in der Pflege, 85.

[235] Vgl. Schewior-Popp et al. 2021: Thiemes Pflege, 81 f.; Menche et al. 2023: Pflege Heute, 1476.

[236] Siehe hierzu Schewior-Popp et al. 2021: Thiemes Pflege, 88 f.; Menche et al. 2023: Pflege Heute, 1476 f.; Knoll 2020: Mensch bleiben!, 73.

[237] Knoll 2020: Mensch bleiben!, 73.

Krankheit oder der Beeinträchtigung liegt. Vielmehr soll ihre Ganzheitlichkeit in die Pflege miteinbezogen werden.[238]

(2) Subjektsein und Individualität

An der ganzheitlichen Sicht anknüpfend, wird der Individualität und Subjektivität des Menschen ein wichtiger Stellenwert zugesprochen. Es wird angenommen, dass Menschen individuelle Subjekte sind, die (aktiv) in die Pflege einbezogen werden wollen.[239] Paterson und Zderad schreiben beispielsweise, dass „[d]ie Einzigartigkeit des individuellen Wesens […] eine allen Menschen gemeinsame Eigenart [ist].“[240] Alle Menschen wollen ihre Freizeit individuell gestalten und haben persönliche Hoffnungen, Wünsche und Träume.[241] Besonders Leininger hebt hervor, dass kulturelle und soziale Faktoren die Individualität jedes Menschen beeinflussen und ihre Lebensweise fundamental bestimmten.[242]

Außerdem wird der Einbezug der Individualität des Menschen mit dem Verweis darauf deutlich, dass sich die Pflegefachperson in die pflegebedürftige Person hineinversetzen soll, um die Welt aus ihrer Sicht zu verstehen. Zderad schreibt hierzu:

> Um einen anderen Menschen wirklich als einzigartiges Individuum zu behandeln, um seine subjektive Sicht zu verstehen, statt ihn als Objekt zu betrachten, und um mit ihm, statt für ihn agieren zu können, ist es notwendig, die Perspektive des anderen zu übernehmen und die Welt mit dessen Augen zu sehen. Während sich die Pflege also mit der objektiven Welt des Patienten, mit seinem Umfeld, seiner Behandlung, seinen Medikamenten, seinen Hilfsmitteln auseinandersetzt, muß sie sich auch der anderen Hälfte der Welt des Menschen, seiner subjektiven inneren Welt zuwenden.[243]

(3) Kulturelle und soziale Beeinflussung

Außerdem werden Menschen als kulturell und sozial beeinflusste Wesen aufgefasst, wie insbesondere bei Leininger deutlich wird. Die Annahme, dass Menschen durch soziale und kulturelle Faktoren geprägt sind, steht im Mittelpunkt ihrer Theorie.[244]

---

[238] Vgl. Zderad 2008: Empathie in der Pflege, 171; Knoll 2020: Mensch bleiben!, 76.

[239] Vgl. Knoll 2020: Mensch bleiben!, 76. Zderad 2008: Empathie in der Pflege, 171.

[240] Paterson/Zderad 1999: Humanistische Pflege, 13.

[241] Vgl. Zderad 2008: Empathie in der Pflege, 171.

[242] Vgl. Knoll 2020: Mensch bleiben!, 73.

[243] Zderad 2008: Empathie in der Pflege, 171.

[244] Vgl. Knoll 2020: Mensch bleiben!, 73.

Werte und Lebensweisen, verwandtschaftliche Verhältnisse, religiöse und philosophische Prägungen, politische und gesetzliche sowie wirtschaftliche, technologische und bildungsbedingte Faktoren wirken sich auf den einzelnen Menschen aus und prägen sein individuelles Krankheits- und Gesundheitserleben maßgeblich.[245] Dieser Faktor muss für Leininger in der Pflegepraxis mitberücksichtigt werden. Darauf aufbauend führt sie den Begriff der *transkulturellen Pflege* (*transcultural nursing care*) ein und hebt hervor, dass Pflegefachpersonen transkategoriale Kompetenzen aufweisen müssen.[246]

(4) Fürsorge und Selbsttätigkeit

Eine weitere Annahme, die humanistischen Theorien zugrunde liegt, ist jene, dass Fürsorge und Abhängigkeit von anderen bzw. *caring* einen wesentlichen Teil des Menschseins ausmachen. Fürsorge wird als universelles menschliches Phänomen aufgefasst:[247] „[Leininger] argued that what humans need is human caring to survive from birth to old age, when ill or well."[248]

Leininger ist eine der ersten, die den Fürsorgebegriff in die Pflege einführt und ihn zu einem zentralen Baustein humanistischer Theorien macht.[249] Fürsorge wird dabei nicht nur mit Pflegebedürftigkeit und Krankheit verbunden. Sie hat auch einen wesentlichen Anteil am Erhalt der Gesundheit, der persönlichen Weiterentwicklung und dem Umgang mit Situationen wie körperlicher Beeinträchtigung oder dem Sterben. Die Denkschule hebt somit hervor, dass Fürsorge einen wichtigen Teil des menschlichen Lebens ausmacht. Menschen sind ihr ganzes Leben auf die gegenseitige Fürsorge angewiesen, die sich durch ein unterstützendes und förderndes Verhalten gegenüber anderen Menschen auszeichnet.[250] So wird die Fähigkeit, das eigene Wesen zu entfalten, erst durch das fürsorgende Mitwirken anderer Menschen möglich.[251]

1988 verdeutlicht Watson in einem Zitat, dass die anthropologische Annahme, dass Menschen Fürsorge brauchen, verstärkt in den pflegerischen und medizinischen Kontext einfließen sollte: „[…] the future of medicine and nursing belongs to

[245] Vgl. Schewior-Popp et al. 2021: Thiemes Pflege, 88.

[246] Vgl. Wehbe-Alamah 2015: Madeleine Leininger's Theory of Culture Care Diversity and Universality, 304.

[247] Vgl. Marriner-Tomey 1992: Pflegetheoretikerinnen und ihr Werk, 238 f.

[248] Wehbe-Alamah 2015: Madeleine Leininger's Theory of Culture Care Diversity and Universality, 304.

[249] Vgl. Neumann-Ponesch 2021: Modelle und Theorien in der Pflege, 112.

[250] Vgl. Marianner-Tomey 1992: Pflegetheoretikerinnen und ihr Werk, 238 f.

[251] Vgl. Neumann-Ponesch 2021: Modelle und Theorien in der Pflege, 121.

caring more than *curing*."[252] Den Patient*innen und Klient*innen soll mit einer fürsorgenden Haltung begegnet werden, wobei dadurch nicht mehr zwingend – wie in anderen Denkschulen – konkret zu erzielende (medizinische) Ergebnisse im Vordergrund stehen, sondern der ganze Mensch.[253] Dabei gilt auch in dieser Denkschule, dass Pflege – im Sinne der Fürsorge – darauf ausgerichtet sein soll, einem Menschen mit Pflegebedarf Hilfe zur Selbsthilfe zu ermöglichen.[254]

(5) Dialog und zwischenmenschlicher Kontakt

Zu guter Letzt werden Menschen als Wesen aufgefasst, für die Kontakt zu anderen Menschen wichtig ist – Sie wollen mit anderen in einen Dialog treten.[255] Der zwischenmenschliche Dialog ist tiefergehender als der (sprachliche) Austausch von Informationen. Im Dialog sind Menschen vollkommen präsent. Es fließen reziproke, intersubjektive Erfahrungen mit ein. Gute Pflege wird demnach als Dialog verstanden, in dem die pflegebedürftige Person und die Pflegefachperson eine Beziehung zueinander aufbauen, die sich auf beide auswirkt.[256] Paterson und Zderad schreiben hierzu:

> Das Element des Intersubjektiven oder Zwischenmenschlichen, das „zwischen", durchzieht alle Pflegehandlungen wie ein unterirdischer Strom, der die Nährstoffe von Heilung und Entfaltung mit sich führt.[257]

Zderad bringt in diesem Zusammenhang den Begriff der Empathie ins Spiel: „Empathie aber ist eine Art intersubjektive Beziehung, d. h. der Akzent liegt auf zwei *Subjekten* und dem, was *zwischen* ihnen geschieht […]."[258] Für Zderad kann durch Empathie eine Beziehung zwischen der Pflegefachperson und dem Menschen mit Pflegebedarf aufgebaut werden, in der Vorstellungen, Gefühle, Reaktionen sowie die Individualität besser wahrgenommen werden.[259] So wird dem *Zwischen*, dass

---

[252] Watson 1988: New Dimensions of Human Caring Theory, 175.

[253] Vgl. Knoll 2020: Mensch bleiben!, 76.

[254] Vgl. Zderad 2008: Empathie in der Pflege, 171.

[255] Vgl. Schewior-Popp et al. 2021: Thiemes Pflege, 83. In den humanistischen Theorien wird vor allem auf das Konzept von Martin Buber zurückgegriffen, das dieser unter anderem in dem Buch ders. 1983: *Ich und Du* entwirft. Vgl. Paterson/Zderad 2008: Eine phänomenologische Annäherung an die Pflege, 163. Siehe auch dies 1999: Humanistische Pflege, 43.

[256] Vgl. Meleis 2008: Die Theorieentwicklung der Pflege in den USA, 21 f.

[257] Paterson/Zderad 1999: Humanistische Pflege, 40.

[258] Zderad 2008: Empathie in der Pflege, 173.

[259] Vgl. ebd., 178 f.

sich nur zwischen (zwei) Menschen durch Dialog und Beziehung ergeben kann, ein fundamentaler Wert zugesprochen.

Zusammenfassung des Menschenbildes

1. Menschen werden als Ganzheiten aufgefasst. In der Pflege soll der Fokus auf dem ganzen Menschen liegen. Dementsprechend wird nicht nur eine Erkrankung oder Verletzung gepflegt und versorgt, sondern der ganze Mensch.
2. Menschen haben eine Individualität, die sich unter anderem durch Träume, Wünsche und Hoffnungen ausdrückt. Für Pflegefachpersonen gilt, sich in den individuellen Menschen hineinzuversetzen und mit ihm gemeinsam den Pflegeprozess zu klären.
3. Menschen sind soziale bzw. kulturelle Wesen. Ihre Lebensweisen ergeben sich aufgrund kultureller sowie sozialer Einflüsse, die in der Pflege mitberücksichtigt werden sollen.
4. Menschen sind ihr ganzes Leben lang auf gegenseitige Fürsorger angewiesen. Nicht nur der kranke und pflegebedürftige Mensch braucht Fürsorge. Auch gesunde Menschen sind für den Erhalt ihrer Gesundheit auf die Unterstützung anderer Menschen angewiesen, wobei diese immer auf die Förderung der Selbstständigkeit ausgerichtet sein soll.
5. Menschen brauchen zwischenmenschlichen Kontakt und Dialog. Es wird angenommen, dass in dem Kontakt zwischen Menschen etwas Besonderes liegt. Die dialogische Begegnung mit anderen Menschen trägt zum Wohlbefinden bei und führt dazu, dass man sich weiterentwickelt.

7.3.7 Fazit zu den Menschenbildern in den Pflegetheorien

In der Auseinandersetzung mit den jeweiligen Menschenbildern, die den vier Denkschulen zugrunde liegen, wird ersichtlich, dass es zunächst große Unterschiede in der Wahrnehmung des Menschen gibt. Deutlich zeigt sich dies am Stellenwert der Krankheit bzw. Pflegebedürftigkeit: Während Bedürfnistheoretiker*innen Krankheit und Pflegebedürftigkeit mit Dysfunktionalität assoziieren, sehen Interaktionstheoretiker*innen und Humanistische Theoretiker*innen darin etwas, was essenziell zum Menschsein gehört. Ebenso wird die Rolle von Beziehungen und der Kommunikation unterschiedlich bewertet. Einig ist man sich hingegen in zwei Punkten: Erstens wird der Individualität jedes Menschen eine wichtige Rolle zu gesprochen. Jeder Mensch wird als Individuum aufgefasst – dies muss im Pflegeprozess berücksichtigt werden. Zweitens lässt sich aus allen vier Denkschulen herauslesen, dass es besser ist, sich selbst pflegen zu können. Dementsprechend wird professionelle Pflege als Hilfe zur Selbstpflege verstanden.

8 Menschenwürdige Pflege und praxisrelevante Menschenbildannahmen

Nachdem verschiedene Quellen analysiert und zentrale Annahmen über Menschen (mit Pflegebedarf) herausgefiltert wurden, gilt es, die Ergebnisse im Hinblick auf die Menschenwürde zusammenzutragen. Die analysierten Quellen enthalten zwar kein einheitliches (sektorales) Menschenbild, dennoch zeigen sich an einigen Stellen Überschneidungen und ähnliche Tendenzen in den Annahmen. Diese eignen sich dazu, die Menschenwürde für den Pflegekontext zu konkretisieren. Man kann davon ausgehen, dass die nun aufgezeigten Annahmen den Pflegefachpersonen mehr oder weniger bekannt sowie Teil ihres sektoralen Menschenbildes sind und dementsprechend in die Pflegepraxis hineinwirken.

Die folgenden Annahmen bauen auf der Grundannahme auf, dass der Mensch ein vulnerables, hilfs- und unterstützungsbedürftiges Wesen ist. Diese Grundannahme wird zunächst in Zusammenhang mit der Menschenwürde erläutert, ehe daran anknüpfend folgende Annahmen über den Menschen, der auf Pflege angewiesen ist, hervorgehoben werden:

- Menschen streben nach Selbstständigkeit.
- Menschen sind individuell und weisen einzigartige Persönlichkeiten auf.
- Menschen sind durch einen kulturellen und sozialen Hintergrund geprägt.
- Menschen brauchen Privatsphäre.
- Menschen sind auf Kommunikation angewiesen.
- Menschen brauchen menschliche Zuwendung und soziale Beziehungen.

Die hervorgehobenen Annahmen dienen in weiterer Folge dazu, den Kernbereich der Menschenwürde im Hinblick auf pflegebedürftige Menschen anzureichern und für den Pflegekontext zu konkretisieren. Der Kernbereich der inhärenten,

D. Jost, *Menschenwürde und Pflegeroboter*, Techno:Phil – Aktuelle Herausforderungen der Technikphilosophie 13,
https://doi.org/10.1007/978-3-662-73005-8_8

universellen und unabwägbaren Menschenwürde, die den höchsten moralischen Status des Menschen begründet, setzt sich aus den folgenden beiden Zugängen zusammen:

- Ausbildung und Schutz der spezifisch personalen Fähigkeiten (z. B. Selbstbestimmung und Autonomie) und der persönlichen Integrität
- Recht auf Ausbildung der Selbstachtung durch die Anerkennung anderer Menschen

Mit der Hinzunahme der Menschenbildannahmen kann gezeigt werden, was zu berücksichtigen ist, damit (pflegebedürftige) Menschen sowohl ihre spezifisch personalen Fähigkeiten ausbilden bzw. ausüben können als auch ihre Selbstachtung ausgebildet bzw. gewahrt wird.

Am Ende werden die Ergebnisse in einer Tabelle zusammengetragen – dies erleichtert die Übersicht. In der Praxis kann es durchaus vorkommen, dass die Annahmen in verschiedenen Pflegesituationen unterschiedlich gewichtet werden müssen oder sich gegenseitig widersprechen. Welcher Menschenbildannahme der Vorzug zu geben ist, hängt von der Pflegesituation und den beteiligten Akteur*innen ab. In vielen Pflegesituationen gibt es keine einfachen Entscheidungen. Es müssen Schattierungen, Nuancen und Ambivalenzen berücksichtigt werden.[1]

8.1 Die Hilfs- und Pflegebedürftigkeit des Menschen

Zunächst muss hervorgehoben werden – auch wenn es rund um das Thema Pflege intuitiv erscheint –, dass in den analysierten Quellen der menschlichen Eigenschaft der Hilfs- bzw. Pflegebedürftigkeit ein besonderer Stellenwert zugesprochen wird. Die anderen Annahmen über den Menschen sowie die Menschenwürde werden aus diesem Blickwinkel betrachtet. Der Umstand der Hilfsbedürftigkeit ergibt sich nicht nur aufgrund von Krankheiten, Verletzungen oder sonstigen Beeinträchtigungen, sondern wird auch als natürlicher Bestandteil bestimmter Lebensstadien angesehen – z. B. im Säuglingsalter oder im hohen Alter.[2]

[1] Vgl. Maio 2017: Mittelpunkt Mensch, 281–283.

[2] Siehe hierzu exemplarisch ebd., 275–278; Uzarewicz/Uzarewicz 2005: Das Weite suchen, 30; Wied/Warmbrunn (Hrsg.) 2012: Pschyrembel Pflege, 626.

Die menschliche Eigenschaft der Hilfs- und Pflegebedürftigkeit ist in allen aufgezeigten Quellen enthalten, wird jedoch unterschiedlich bewertet. Für die weitere Darlegung spielen die Unterschiede keine Rolle. Es lässt sich trotz der Differenzen zusammenfassen, dass die Eigenschaft der Hilfs- und Pflegebedürftigkeit als etwas gesehen wird, das Teil des menschlichen Lebens ist und häufig mit Leid und Krankheit in Verbindung steht. Daran schließt nun die Frage an, wie die Menschenwürde unter dem Blickwinkel der Pflegebedürftigkeit gewahrt werden kann. Die sechs weiteren Annahmen knüpfen hier an.

Hilfs- bzw. Pflegebedürftigkeit und Menschenwürde

Hilfs- bzw. pflegebedürftige Personen sind damit konfrontiert, dass sie bestimmte physische und/oder kognitive Fähigkeiten nicht (mehr) ausüben können, teils unter starken Schmerzen leiden, in Bezug auf den weiteren Behandlungs- und Krankheitsverlauf verunsichert sind, eine erhöhte Abhängigkeit von anderen Menschen aufweisen[3] und sich möglicherweise nicht mehr als vollwertige Gesellschaftsmitglieder sehen.[4] Zu diesen Herausforderungen kommt hinzu, dass gut gemeinte Pflege schnell in eine paternalistische Fürsorge kippen kann[5] oder pflegebedürftige Menschen infantilisiert werden.[6] Auch strukturelle Probleme können dazu führen, dass Menschen auf den Pflegebedarf reduziert[7] oder schlichtweg objektifiziert und vernachlässigt werden.[8] Ebenso ist permanent die Gefahr der Scham gegeben.[9] All das führt, wie Röttger und Stoecker betonen, zu einer höheren Verletzlichkeit der Würde.[10] Mit Blick auf den Kernbereich der Menschenwürde lässt sich die erhöhte Verletzlichkeit insbesondere auf zwei Gründe zurückführen:

Erstens sind Menschen dadurch, dass sie pflegebedürftig sind, in ihren spezifisch personalen Fähigkeiten bzw. in ihren menschlichen Charakteristika beeinträchtigt. Konkret gesprochen, sind sie aufgrund körperlicher und/oder kognitiver Einschränkungen nicht (mehr) dazu in der Lage, ihre Willensfreiheit, Autonomie und

[3] Vgl. Röttger/Stoecker 2022: Menschenwürde als Leitkategorie für professionelles Entscheiden und Handeln im Pflege- und Gesundheitswesen, 182.

[4] Vgl. Immenschuh/Marks 2022: Scham und Würde in der Pflege, 47 f.

[5] Siehe hierzu exemplarisch Hiemetzberger 2020: Ethik in der Pflege, 68 f.

[6] Vgl. Abt-Zegelin 2009: Sprache und Pflege, 253.

[7] Vgl. Marin 2016: Reflexion über Krankheit, 149. Siehe auch Körtner 2022: Grundkurs Pflegeethik, 67.

[8] Vgl. Baranzke 2021: Würde, Preis und Scham in der Pflege, 135 f.

[9] Siehe hierzu Marks/Immenschuh 2022: Scham und Würde in der Pflege.

[10] Vgl. Röttger/Stoecker 2022: Menschenwürde als Leitkategorie für professionelles Entscheiden und Handeln im Pflege- und Gesundheitswesen, 182.

Selbstbestimmung in einer Weise auszuüben, wie es erwachsene Personen können (sollten), die nicht auf Hilfe anderer angewiesen sind.[11] Das kann sich auf die personale Integrität der pflegebedürftigen Personen auswirken, weil sie ohne Unterstützung nicht mehr nach ihren eigenen Vorstellungen leben kann.[12] Die Dimension der spezifisch personalen Fähigkeiten[13] wird durch die Hervorhebung der folgenden sechs Annahmen mit pflegepraxisrelevantem Inhalt gefüllt. Dabei wird gezeigt, wie unter Berücksichtigung der Menschenbildannahmen die Selbstbestimmung bzw. Autonomie sowie damit verbundene Achtungsbereiche konkret geschützt werden können und letztlich die Würde pflegebedürftiger Menschen gewahrt wird.

Zweitens kann sich der Umstand der Pflegebedürftigkeit auf die Selbstachtung der betroffenen Menschen auswirken. Pflegebedürftige Menschen befinden sich in einer Situation, die oftmals nicht mit dem eigenen Selbstbild in Einklang steht. Wie Röttger und Stoecker betonen, ist das Selbstbild eng an die sozialen Umstände und die damit verbundenen Rollen, Aufgaben und Überzeugungen geknüpft. Viele der Elemente, die man selbstverständlich in sein Selbstbild integriert hat, können durch den Umstand der Pflegebedürftigkeit bedroht sein:[14]

> Durch Krankheit oder Beeinträchtigung kann es dazu kommen, dass Menschen sehr damit zu kämpfen haben, dass ihr Bild von sich selbst nicht mehr mit den aktuellen Bedingungen ihres Lebens zusammenpasst. Sie erleben ihre Situation als massive Bedrohung der Selbstachtung.[15]

Gerade in ‚westlichen Industrienationen' wird Pflegebedürftigkeit häufig mit Schwäche assoziiert.[16] Hinzu kommt, dass man sich als Belastung für andere wahrnimmt. Dieser Umstand kann sich auf das eigene Selbstwertgefühl auswirken und die Selbstachtung beeinträchtigen.[17] Aus diesem Grund braucht es einen deutlich sensibleren zwischenmenschlichen Umgang mit der betroffenen Person. Um die Würde einer pflegebedürftigen Person zu wahren, muss sie anerkannt und in ihrer

---

[11] Vgl. ferner Schrems 2020: Vulnerabilität in der professionellen Pflegebeziehung, 54 f.

[12] Siehe hierzu ferner: Pollmann 2018: Integrität, 292.

[13] Die ausführliche Darlegung zu den spezifisch personalen Fähigkeiten findet sich in Abschnitt 5.1.

[14] Vgl. Röttger/Stoecker 2022: Menschenwürde als Leitkategorie für professionelles Entscheiden und Handeln im Pflege- und Gesundheitswesen, 185.

[15] Ebd.

[16] Vgl. Immenschuh/Marks 2022: Scham und Würde in der Pflege, 49 f.

[17] Vgl. Röttger/Stoecker 2022: Menschenwürde als Leitkategorie für professionelles Entscheiden und Handeln im Pflege- und Gesundheitswesen, 185.

Selbstachtung gestärkt werden. Mit der Einbindung der dargelegten anthropologischen Annahmen kann gezeigt werden, worin die Bewahrung sowie Verletzungen im Zusammenhang mit dem aus der Würde hervorgehenden Recht auf Selbstachtung liegen und welche Achtungsbereiche damit verbunden sind.

Zunächst muss klargestellt werden, dass im Pflegekontext auch jene Menschen im Hinblick auf die Menschenbildannahmen wahrgenommen werden, die diese in der Realität nicht (mehr) aufweisen. Dies ist zum Beispiel bei Komapatient*innen der Fall und kann folgendermaßen veranschaulicht werden: Erstens werden in allen analysierten Quellen die Annahmen ausnahmslos mit allen pflegebedürftigen Menschen in Verbindung gebracht. Es wird keine Ausnahme in Bezug auf Menschen gemacht, die beispielsweise kognitiv nicht dazu in der Lage sind, ihre Selbstständigkeit wiederzuerlangen oder ihre Persönlichkeit auszubilden. Zweitens lässt sich auch im Umgang mit solchen Patient*innen kein anderes Menschenbild beobachten. So liegt eines der Hauptziele bei der Behandlung von Komapatient*innen – wie bei anderen Patient*innen auch – in der Genesung und Wiederherstellung der Selbstständigkeit.[18] Außerdem haben auch jene Menschen, die die spezifisch personalen Fähigkeiten ausüben können bzw. keine Selbstachtung aufbauen können, aufgrund ihrer inhärenten Menschenwürde das Recht, menschenwürdig behandelt zu werden.[19]

8.2 Die Spezifizierung der Menschenwürde durch die Hinzunahme sechs zentraler Annahmen über Menschen mit Pflegebedarf

8.2.1 Menschen streben nach Selbstständigkeit

Die erste Annahme über den (pflegebedürftigen) Menschen, die aus der durchgesehenen Literatur hervorgehoben werden kann, ist jene, dass Menschen nach Selbstständigkeit streben und ihre Pflege selbst übernehmen wollen. Dies wird häufig mit Gesundheit zusammen gedacht – wer gesund ist, kann sich selbst pflegen. Auf Pflegehandlungen anderer Menschen verzichten zu können, wird insofern als erstrebenswert angesehen. Es ist besser bzw. lebenswerter, wenn man sich selbst die Haare waschen, das Essen zum Mund führen und den Tag

[18] Vgl. Schäfer 2017: Vom Koma zum Hirntod, 52–54.

[19] Siehe hierzu ferner Quante 2010: Menschenwürde und personale Autonomie, 216; Zichy 2020: Menschenwürde als Personenwürde, 20.

planen kann. Eine professionelle Pflege, die diese Annahme über den Menschen mitberücksichtigt, zielt darauf ab, bestmögliche Voraussetzungen für die Selbstständigkeit zu schaffen und unterstützt die pflegebedürftige Person bei ihrer Selbstpflege.

Während der *ICN-Ethikkodex* keine explizite Aussage zur Selbstständigkeit macht, zieht sich die Annahme wie ein roter Faden durch die beiden Grundlagenlehrbücher. Immer wieder wird hervorgehoben, dass Menschen sich selbst pflegen wollen und gezeigt, wie sie zur Selbstpflege angeleitet werden können. Menschen sollen durch Beratung und Schulung dazu angeleitet werden, ihre Selbstständigkeit möglichst schnell wiederzuerlangen bzw. möglichst lange zu erhalten. Auch in einigen pflegetheoretischen Denkschulen stößt man auf die Annahme, dass Menschen nach Selbstständigkeit streben. So geht man in der bedürfnisorientierten Denkschule davon aus, dass Menschen prinzipiell selbst ihre Bedürfnisse erfüllen wollen und dies einen wichtigen Anteil an der Ausbildung der eigenen Integrität ausmacht.[20] In der Kategorie der ergebnisorientierten Denkschulen wird der Begriff *Selbstregulation* verwendet und hervorgehoben, dass Menschen selbst auf die Umwelteinflüsse reagieren wollen.[21]

Selbstständigkeit und Menschenwürde

Mit Blick auf die Menschenwürde lässt sich erstens ein Zusammenhang zwischen den spezifisch personalen Fähigkeiten – Selbstbestimmung bzw. Autonomie – und der Annahme, dass Menschen nach Selbstständigkeit streben, herstellen. Denn Selbstständigkeit trägt dazu bei, dass man die spezifisch personalen Fähigkeiten aktiv ausüben kann und dadurch seine personale Integrität ausbildet. So wird beispielsweise niemand einer querschnittgelähmten, aber geistig gesunden Person, die sich nicht selbstständig pflegen kann, absprechen, dass sie die Fähigkeit zur Autonomie besitzt und ausüben will.[22] Der Raum, in dem sie ihre Selbstbestimmung ausüben könnte, wäre größer, wenn sie nicht auf die Hilfe anderer angewiesen wäre. Mit einem höheren Grad an Selbstständigkeit geht ein größerer Handlungsspielraum einher, in dem man die Fähigkeit zur Selbstbestimmung bzw. Autonomie aktiv ausüben kann. Gerade für das persönliche Empfinden von Selbstbestimmung bzw. Autonomie und die Wahrung der personalen Integrität macht es einen Unterschied,

---

[20] Vgl. Meleis 1999: Pflegetheorie. Gegenstand, Entwicklung und Perspektiven des theoretischen Denkens in der Pflege, 303–306.

[21] Vgl. Roy/Andrews 2008: Das Adaptationsmodell, 245 f.

[22] Vgl. Stirnimann 2014: Autonomie und Selbständigkeit, 704 f.

ob bzw. in welchem Grad man bei (pflegerischen) Tätigkeiten von anderen Menschen (un)abhängig ist. Werden Menschen nicht in ihrer Selbstständigkeit gestärkt und dadurch in ihrer Selbstbestimmung und Autonomie eingeschränkt, führt das letztlich dazu, dass sie ihre personale Integrität nicht ausbilden können und ihre spezifisch personalen Fähigkeiten verkümmern – ihnen wird die Chance genommen, sich als selbstbestimmte Subjekte wahrzunehmen.[23] Es findet eine Missachtung ihrer Würde statt. Die Hilfe zur Selbstständigkeit kann somit als wichtiger Akt zur Herstellung der personalen Integrität verstanden werden.[24]

Zweitens kann die Annahme, dass (pflegebedürftige) Menschen nach Selbstständigkeit streben, mit dem Recht auf Selbstachtung verbunden werden. Gerade im Kontext der Pflege tritt die Gefahr, seine Selbstachtung zu verlieren, besonders deutlich in den Vordergrund. Der Umstand, auf die Hilfe anderer Menschen angewiesen zu sein, könnte auch bei noch so guter Pflege in den Betroffenen das Gefühl auslösen, nur noch eine Belastung oder ‚Arbeit' für andere zu sein.[25] Vor diesem Hintergrund kann ein höherer Grad an Selbstständigkeit und die Tatsache bei einigen Tätigkeiten nicht auf andere angewiesen zu sein, das Selbstwertgefühl und damit verbunden die Selbstachtung steigern. Wie Katharina Gröning betont, kann die Selbstachtung gemindert werden, wenn man bei schambehafteten Situationen Hilfe benötigt.[26] Wird ein Mensch hingegen darin bestärkt, seine Selbstständigkeit auszuüben, dann kann sich das positiv auf seine Selbstachtung auswirken, da er seltener in Situationen gerät, in denen er um Hilfe bitten muss oder die Gefahr der Scham gegeben ist.

Mit Blick auf die Selbstständigkeit empfiehlt man in *Pschyrembel Pflege*, Absprache mit den Patient*innen zu halten und pflegerisch lediglich dort einzugreifen, wo es notwendig ist. Dementsprechend soll – je nach Pflegebedarf – teilkompensatorische oder kompensatorische Pflege durchgeführt werden.[27]

---

[23] In diesem Zusammenhang lässt sich auf Zichy verweisen, der betont, dass Menschen ein Recht auf ein Mindestmaß an Handlungsfreiheit haben. Dadurch soll garantiert werden, dass die spezifisch personalen Fähigkeiten nicht verkümmern. Vgl. Zichy 2021: Menschenbilder, 545.

[24] Siehe hierzu ferner Stirnimann 2014: Autonomie und Selbständigkeit 705.

[25] Vgl. Röttger/Stoecker 2022: Menschenwürde als Leitkategorie für professionelles Entscheiden und Handeln im Pflege- und Gesundheitswesen, 185.

[26] Vgl. Gröning 2014: Entweihung und Scham, 80.

[27] Vgl. Wied/Warmbrunn (Hrsg.) 2012: Pschyrembel Pflege, 759.

8.2.2 Menschen sind individuell und weisen einzigartige Persönlichkeiten auf

Die zweite Annahme über den Menschen, die hervorgehoben werden muss, ist jene, dass jeder (pflegebedürftige) Mensch eine einzigartige Individualität und Persönlichkeit aufweist.[28] Zugleich wird es als wichtig erachtet, dass diese im Pflegeprozess mitberücksichtigt und eingebunden wird. Das bedeutet, dass in der Pflege auf die einzigartigen Merkmale, Eigenschaften, Gewohnheiten und Eigenheiten jedes Menschen geachtet werden soll. Dieser Annahme nach ist (menschenwürdige) Pflege nur begrenzt standardisierbar. Zwei Personen, die die gleiche Erkrankung und in der Theorie die gleiche Unterstützung bräuchten, könnten in der Praxis einen völlig anderen Umgang benötigen, damit ihre Persönlichkeit und Individualität gewahrt bleibt.[29]

Die Menschenbildannahme ist fast in allen analysierten Quellen vorhanden, wobei man Unterschiede in der Intensität der Behandlung dieses Themas findet: Im *ICN-Ethikkodex* wird zunächst hervorgehoben, dass jeder Mensch einzigartige Eigenschaften, Merkmale sowie individuelle Präferenzen aufweist. Daran anknüpfend wird der personenzentrierten Pflege ein wichtiger Stellenwert zugesprochen. Pflege soll auf den jeweiligen individuellen Menschen ausgerichtet sein.[30] In den Grundlagenlehrbüchern findet man deutlich mehr Informationen über die genannten Menschenbildannahme. Hier heißt es unter anderem, dass jeder Mensch verschiedene Grundvoraussetzungen – z. B. die genetische Veranlagung sowie bestimmte Persönlichkeitsgrundstrukturen – aufweist, die sich im Laufe seines Lebens weiter ausbilden.[31]

Letztlich hat jeder Mensch seine persönliche Lebensgeschichte und einen einzigartigen Lebenslauf, der erst mit dem Lebensende abgeschlossen ist. Es wird hervorgehoben, dass man im Pflegeprozess auf die individuellen Eigenschaften und Merkmale jedes Menschen achten soll. Auch in den pflegetheoretischen Denkschulen findet man Verweise, dass die Individualität und Persönlichkeit jedes Menschen respektiert werden muss. In bedürfnisorientierten Ansätzen wird betont, dass Menschen neben gemeinsamen Grundbedürfnissen auch individuelle

---

[28] In Pschyrembel Pflege wird bei der Erklärung zur Individualität auf die Persönlichkeit verwiesen. Die Begriffe werden somit zum Teil synonym verwendet. Siehe hierzu ebd., 525 und 602.

[29] Vgl Kehl 2018: Wege zu verantwortungsvoller Forschung und Entwicklung im Bereich der Pflegerobotik, 143.

[30] Vgl. ICN 2021: Ethikkodex, 10 und 26.

[31] Vgl. Menche et al. 2023: Pflege Heute, 338 f.; Schewior-Popp et al. 2021: Thiemes Pflege, 194 f.

Bedürfnisse aufweisen – dies wird jedoch nicht näher ausformuliert.[32] In interaktionstheoretischen Ansätzen wird hervorgehoben, dass nicht alle Menschen, die die gleiche Krankheit oder Verletzung aufweisen, auf die gleiche Art und Weise gepflegt werden wollen.[33] In humanistischen Ansätzen steht ein individuelles Subjekt im Mittelpunkt, das persönliche Eigenschaften sowie individuelle Hoffnungen und Träume hat.[34]

Menschenwürde und Persönlichkeit sowie Individualität
Im Hinblick auf die Annahme, dass Persönlichkeit und Individualität wichtig sind, lässt sich die Wahrung der Würde mit der Hinzunahme der Menschenbildannahme in zweierlei Hinsicht konkretisieren:

Erstens sind Persönlichkeit und Individualität mit den spezifisch personalen Fähigkeiten verknüpft, da Menschen aufgrund dieser Fähigkeiten ihre eigene Persönlichkeit ausbilden und ihre Lebensführung realisieren können.[35] Es geht darum, selbstbestimmt und autonom über persönliche Bereiche und Vorstellungen des eigenen Lebens zu entscheiden. All das trägt zur Ausbildung und Integrität der eigenen Persönlichkeit bei.[36] Somit müssen Menschen mit Pflegebedarf als Expert*innen für ihr eigenes Wohl gesehen und ihre selbstbestimmten Entscheidungen respektiert werden, solange diese mit pflegerischen und medizinischen Standards vereinbar sind. Wird ihnen kein Handlungsspielraum zur Entfaltung der individuellen Bedürfnisse zugestanden, besteht auch hier – wie im Fall der Selbstständigkeit – die Gefahr, dass die Fähigkeit zur Selbstbestimmung verkümmert und sich die Person nicht mehr in ihrer Individualität und Persönlichkeit wahrnimmt. Aus diesem Grund sollten, wo immer es möglich ist, den pflegebedürftigen Personen Alternativen angeboten werden und die Letztentscheidung ihnen überlassen werden.[37] Unter Berücksichtigung der Persönlichkeit und Individualität gehört es zum Akt der Selbstbestimmung, dass Menschen selbst darüber entscheiden können, wie sie sich kleiden, welchen Freizeitaktivitäten sie nachgehen wollen, wie sie ihren Tag gestalten wollen oder

[32] Vgl. Knoll 2020: Mensch bleiben!, 74. Siehe auch Roper et al. 2009: Das Roper-Logan-Tierney-Modell, 76–91.

[33] Vgl. Meleis 1999: Pflegetheorie. Gegenstand, Entwicklung und Perspektiven des theoretischen Denkens in der Pflege, 312.

[34] Vgl. Zderad 2008: Empathie in der Pflege, 171.

[35] Vgl. Quante 2017: Personale Autonomie, Dependenz und Würde im Kontext der Pflege, 4 und 11.

[36] Vgl. ebd., 4 und 11. Siehe hierzu auch Von der Pfordten 2023: Menschenwürde, 59–61.

[37] Vgl. Immenschuh/Marks 2022: Scham und Würde in der Pflege, 97. Ferner Bobbert 2020: Entscheidungen Pflegender zwischen Expertise, Förderung der Selbstbestimmung und Fürsorge, 78 f.

wie sie gepflegt werden möchten. All das trägt zur Ausbildung und Wahrung der Persönlichkeit sowie zur Entfaltung der Individualität bei.

Zweitens kann der Einbezug der Persönlichkeit und Individualität auch mit der Wahrung der Selbstachtung in Verbindung gebracht werden. Werden Menschen in ihrer Individualität und Persönlichkeit von anderen akzeptiert und anerkannt, führt dies zu einer Erhöhung ihrer Selbstachtung.[38] Ursula Immenschuh und Stephan Marks betonen, dass Pflegefachpersonen eine Trennung zwischen der pflegebedürftigen Person und einer Handlung oder Aktion, die diese setzt, ziehen sollen. Denn der individuellen pflegebedürftigen Person steht immer Anerkennung zu,[39] durch die die Selbstachtung ausgebildet wird.

Wie in der Literatur deutlich wird, gibt es schon einige Pflegeansätze, die den hohen Stellenwert der Individualität und Persönlichkeit in den Mittelpunkt der Pflege rücken und unter diesem Vorzeichen die Menschenwürde der pflegebedürftigen Menschen bewahren. Dies wird am personenbezogenen bzw. personzentrierten Ansatz sowie bei der Biographiearbeit deutlich. In den Zugängen wird die Persönlichkeit der pflegebedürftigen Menschen stärker in die Pflege eingebunden. Es wird auf den individuellen Menschen, der eine persönliche Geschichte aufweist, sowie individuelle Bedürfnisse und Wünsche hat, eingegangen.[40] Der Ansatz wird im zehnten Kapitel aufgegriffen und näher beleuchtet.[41]

8.2.3 Menschen weisen einen sozialen und kulturellen Hintergrund auf

Eine weitere Menschenbildannahme, die sich aus den analysierten Quellen herauslesen lässt, ist jene, dass Menschen Wesen sind, die in ein soziales Nahumfeld eingebettet sind, welches wiederum von einem kulturell geprägten größeren Bereich umgeben ist. Die damit einhergehenden sozialen und kulturellen Prägungen wirken sich auf die Persönlichkeit sowie das Erleben der Pflegebedürftigkeit

---

[38] Vgl. Immenschuh 2018: Scham und Würde in der Pflege, 117.

[39] Vgl. Immenschuh/Marks 2022: Scham und Würde in der Pflege, 55.

[40] Für eine vertiefende Auseinandersetzung mit den genannten Theorien siehe unter anderem Brooker 2008: Person-zentriert pflegen; Von Dach/Mayer (Hrsg.) 2023: Personzentrierte Pflegepraxis; Sanderson/Bailey 2015: Praxishandbuch person-zentrierte Pflege; Specht-Tomann 2018: Biografiearbeit in der Gesundheits-, Kranken- und Altenpflege; Ruhe 2014: Praxishandbuch Biografiearbeit; Menche et al. 2023: Pflege Heute; Schewior-Popp et al. 2021: Thiemes Pflege.

[41] Siehe hierzu Abschnitt 10.3.

aus. Insofern wird in den Quellen betont, dass auf den kulturellen sowie sozialen Hintergrund jedes Menschen Rücksicht genommen werden muss:

Im *ICN-Ethikkodex* wird sowohl auf die Achtung der kulturellen Rechte[42] als auch auf den hohen Stellenwert der Familie bzw. des näheren sozialen Umfelds eingegangen.[43] In den beiden Grundlagenlehrbüchern werden die kulturellen und sozialen Aspekte zunächst unter dem Begriff *Sozialisation* thematisiert.[44] Das Nahumfeld sowie der kulturelle Kontext, in den man eingebunden ist, wirken sich auf die persönliche Entwicklung aus. Es werden kulturelle Bräuche und Werte erlernt, nach denen man sein Leben ausrichtet. Durch das soziale Umfeld eignet man sich gesellschaftliche Werte und Normen an.[45] Bei den Pflegetheorien stößt man lediglich in der Kategorie der humanistischen Theorien auf ein Bild, das den Menschen als sozial und kulturell geprägtes Wesen auffasst. Menschen sind demnach durch verschiedene Faktoren, wie zum Beispiel durch verwandtschaftliche Verhältnisse oder religiöse Prägungen, geprägt. Auch politische, gesetzliche, wirtschaftliche, technologische und bildungsbedingte Faktoren wirken sich auf das Individuum aus.[46]

Menschenwürde und der soziale und kulturelle Hintergrund

Der Kernbereich der Menschenwürde lässt sich mit dem Blick darauf, dass Menschen einen kulturellen und sozialen Hintergrund aufweisen, folgendermaßen konkretisieren:

Erstens lässt sich die Möglichkeit, dass pflegebedürftige Menschen ihre kulturellen Gewohnheiten, Bräuche und Rituale ausüben können, mit dem Aspekt der spezifisch personalen Fähigkeiten sowie der persönlichen Integrität verbinden. Denn sich dafür entscheiden zu können, welche sozialen und kulturellen Bräuche wichtig sind, geht aus einem Akt der Selbstbestimmung hervor. Werden pflegebedürftige Menschen nicht darin bestärkt, diese auszuüben, dann besteht ebenfalls die Gefahr, dass die Fähigkeiten verkümmern. Es muss somit die Möglichkeit bestehen, sich selbstbestimmt und autonom zu kulturellen und sozialen Vorlieben und Tabus äußern zu können.

---

[42] Vgl. ICN 2021: Ethikkodex, 4 und 9.

[43] Vgl. ebd., 9.

[44] Vgl. Menche et al. 2023: Pflege Heute, 341 f. Schewior-Popp et al. 2021: Thiemes Pflege, 194 f.

[45] Vgl. Schewior-Popp et al. 2021: Thiemes Pflege, 200; Menche et al. 2023: Pflege Heute, 349–352.

[46] Vgl. Wehbe-Alamah 2015: Madeleine Leininger's Theory of Culture Care Diversity and Universality, 304.

Zweitens wird durch die Anerkennung des kulturellen und sozialen Hintergrunds die Selbstachtung der betroffenen Person gewahrt oder gesteigert, weil schlichtweg ein prägender Teil von ihr respektiert wird.[47] Pflegebedürftige Menschen können dadurch eine Pflege erfahren, „[...] die ihre kulturellen und religiösen Bedürfnisse nicht nur respektiert, sondern auch berücksichtigt und ihnen so Zugehörigkeit und Anerkennung vermittelt.“[48] Insbesondere kann eine kulturelle Tabuverletzung als demütigend erfahren werden oder ein Schamgefühl auslösen. Das kann sich wiederum auf die Selbstachtung der pflegebedürftigen Person auswirken, wie folgendes Beispiel verdeutlicht: Im muslimischen Kontext gibt es ein Enthüllungstabu. Eine muslimische Frau soll sich nicht vor fremden Männern enthüllen. Für eine Muslima, die sich strikt an dieses Gebot hält, könnte es zutiefst demütigend sein, von einer männlichen Pflegefachperson gepflegt zu werden. Dies könnte sich wiederum auf ihre Selbstachtung auswirken.[49] Hingegen könnte die Möglichkeit, von einer Frau gepflegt zu werden, die Selbstachtung der Person steigern. Ebenso geht eine Verletzung der Selbstachtung bzw. der Würde einer pflegebedürftigen Person einher, wenn man ihr mit Vorurteilen begegnet und sie aufgrund ihrer kulturellen bzw. sozialen Herkunft stigmatisiert. Man entzieht ihr die Anerkennung,[50] die wichtig ist, um die eigene Selbstachtung auszubilden.

Dass die Achtung der sozialen und kulturellen Dimension des Menschen wichtig ist, wird mittlerweile auch in der pflegewissenschaftlichen Literatur thematisiert und hierzu einige Ansätze aufgezeigt. Ausgehend von Leiningers humanistischem Pflegemodell werden verschiedene pflegerische Zugänge entwickelt, die den kulturellen Hintergrund der pflegebedürftigen Personen mitberücksichtigen. Häufig spricht man von kultursensitiver, kultursensibler oder transkultureller Pflege. Im Kern geht es bei all den Darlegungen darum, eine Pflege auszuüben, die den sozialen und kulturellen Hintergrund unter dem Vorzeichen der Menschenwürde achtet.[51] Es soll pflegebedürftigen Menschen ermöglicht werden, weiterhin ihren Platz im sozialen und kulturellen Gefüge einzunehmen.[52]

---

[47] Vgl. Immenschuh 2018: Scham und Würde in der Pflege, 117.

[48] Immenschuh/Marks 2022: Scham und Würde in der Pflege, 51.

[49] Vgl. Lenthe 2019: Transkulturelle Pflege, 123 f.

[50] Vgl. Röttger/Stoecker 2022: Menschenwürde als Leitkategorie für professionelles Entscheiden und Handeln im Pflege- und Gesundheitswesen, 190. Siehe ferner Immenschuh 2018: Scham und Würde in der Pflege, 116.

[51] Für eine vertiefende Auseinandersetzung mit den genannten Theorien siehe unter anderem Lenthe 2019: Transkulturelle Pflege; Visser/De Jong 2002: Kultursensitive Pflege. Siehe auch ICN 2021: Ethikkodex, 4 und 9.

[52] Vgl. Marin 2016: Reflexionen über Krankheit, 150.

8.2.4 Menschen brauchen Privatsphäre

Eine weitere Menschenbildannahme, auf die hingewiesen werden muss, ist jene, dass Menschen ein Bedürfnis nach Privatheit haben. In der Philosophie beschäftigt man sich schon seit geraumer Zeit mit der Privatheit.[53] Die heutige Debatte ist vor allem durch den Artikel *The Right to Privacy* (1890) geprägt. Darin betonen Samuel Warren und Louis Brandeis, dass Menschen das Recht haben, in Ruhe gelassen zu werden.[54] Auch Alan F. Westins Buch *Privacy and Freedom* (1967) hat einen großen Einfluss auf das heutige Verständnis von Privatheit. Er vertritt die Ansicht, dass Menschen nicht nur das Recht haben, in Ruhe gelassen zu werden, sondern auch, welche persönlichen Informationen sie weitergeben wollen.[55] Mittlerweile gibt es eine breite Debatte über das freiheits- und autonomiefördernde Potenzial der Privatheit.[56]

Der Aspekt der Privatheit wird nur im *ICN-Ethikkodex* und den Grundlagenlehrbüchern angeschnitten, trägt jedoch zu einer nähren Konkretisierung der Menschenwürde für die Pflegepraxis bei. Dabei fällt auf, dass in den beiden Quellen verschiedene Elemente von Privatheit aufgezeigt werden. Im *ICN-Ethikkodex* wird Privatheit zunächst mit personenzentrierten Daten in Verbindung gebracht. Erst im zweiten Schritt wird hervorgehoben, dass Menschen das Bedürfnis nach einem Bereich haben, in dem sie ungestört über sich selbst verfügen können.[57] In den Grundlagenlehrbüchern wird Privatheit damit verknüpft, dass Menschen einen Intimbereich haben, der nur ihnen und wenigen anderen Menschen zugänglich ist. Dringt eine fremde Person in den Bereich ein, kann das bei der

---

[53] Einen historischen Einblick zum Thema der Privatheit findet man bei Stanford Encyclopedia of Philosophy: Privacy; Geuss 2013: Privatheit.

[54] Siehe hierzu Warren/Brandeis 1989: The Right to Privacy.

[55] Siehe hierzu Westin 1967: Privacy and Freedom.

[56] Siehe zur (rechts)philosophischen Debatte über die Privatheit unter anderem Stanford Encyclopedia of Philosophy: Privacy; Geuss 2013: Privatheit. Heute taucht die Debatte über die Privatheit vor allem im Zusammenhang mit der Digitalisierung auf. Siehe hierzu Zuboff 2019: The Age of Surveillance Capitalism. In einem Interview mit Amnesty Internatinonal antwortet die Medien- und Kommunikationswissenschaftlerin auf die Frage, warum uns Privatsphäre so wichtig ist, folgendes: „Die Privatsphäre hat eine wichtige Funktion für unsere Autonomie. Wenn wir eine Privatsphäre haben, können wir letztlich verhindern, von anderen manipuliert zu werden. Sie schützt uns davor, von anderen dominiert oder bloßgestellt zu werden. Nehmen wir das Beispiel Citizen Score in China [...]. Während Bürger*innen überwacht werden, werden sie permanent kontrolliert. Die Menschen verfügen nicht mehr über die selbstbestimmte Fähigkeit, zu handeln. Sie werden mit Diskriminierung konfrontiert, wenn sie etwas tun, das nicht der Norm entspricht." De Gregorio 2022: „Die Privatsphäre hat eine wichtige Funktion für unsere Autonomie."

[57] Vgl. ICN 2021: Ethikkodex, 9 und 27.

betroffenen Person Scham auslösen. Dieser Bereich bezieht sich sowohl auf den eigenen Leib als auch auf den persönlichen Raum.

Mit der Privatheit sind drei verschiedene Aspekte verknüpft: (1) Zunächst geht mit der Privatheit einher, dass Menschen einen persönlichen Rückzugsraum haben wollen, in dem sie nicht von anderen gestört werden.[58] Dieser Raum ist oftmals mit persönlichen Gegenständen ausgestattet.[59] In Krankenhäusern und Pflegeeinrichtungen, die als semiöffentliche Räume gelten,[60] ist es oftmals schwierig, solch einen Raum herzustellen. (2) Außerdem betrifft der Wert der Privatheit die leibliche Intimsphäre. Pflegefachpersonen führen eine körpernahe Dienstleistung aus. Sie versorgen Wunden und helfen bei der Körperpflege. Dabei besteht die Gefahr, dass die Grenzen der pflegebedürftigen Menschen überschritten werden.[61] (3) Zu guter Letzt muss darauf verwiesen werden, dass sowohl bei der ambulanten als auch bei der stationären Pflege private und hochsensible Daten anfallen.[62]

Menschenwürde und Privatheit

(1) Ein privater Rückzugsraum ist für die Ausbildung und den Erhalt der spezifisch personalen Fähigkeiten (Selbstbestimmung bzw. Autonomie) sowie die Wahrung der persönlichen Integrität wichtig.[63] Menschen brauchen einen persönlichen Raum, in dem sie ungestört über sich selbst reflektieren und verfügen können:[64]

> Innerhalb dieses Zwischenraums nimmt die Person probehalber zeitweise Standpunkte ein, mit denen sie sich noch nicht identifizieren will und mit denen sie vor allem nicht von anderen identifiziert werden will.[65]

Wie aus dem Zitat hervorgeht, stellt der private Rückzugsraum einen Zwischenraum dar, in dem man über sich reflektieren kann. Man kann neue Dinge

---

[58] Vgl. Tiedemann 2014: Was ist Menschenwürde?, 138.

[59] Vgl. BMFSFJ 2018: Charta der Rechte hilfe- und pflegebedürftiger Menschen, 12 f.

[60] Vgl. Uzarewicz/Uzarewicz 2005: Das Weite suchen, 132 f.

[61] Wie schon im Abschnitt 8.2.2. betont wurde, hat jeder Mensch ein anderes Empfinden in Bezug auf Nähe und Distanz. Inwieweit eine Pflegehandlung als Eindringen in die Privatsphäre aufgefasst wird, unterscheidet sich von Mensch zu Mensch. Vgl. hierzu Immenschuh/Marks 2022: Scham und Würde in der Pflege, 96.

[62] Vgl. Immenschuh/Marks 2022: Scham und Würde in der Pflege, 96.

[63] Vgl. Margalit 2018: Politik der Würde, 200. Ferner Coeckelbergh 2022: Robot Ethics, 57.

[64] Vgl. Tiedemann 2014: Was ist Menschenwürde?, 138 f.

[65] Ebd., 138.

ausprobieren und Standpunkte einnehmen, die man anderen (noch) nicht mitteilen möchte. Im privaten Bereich können spezifisch personale Fähigkeiten wie Selbstbestimmung oder Autonomie ausgelebt und ein Gefühl für sich selbst entwickelt werden. Nimmt man Menschen diesen Raum und setzt sie permanent der Öffentlichkeit aus, wie es in einigen Pflegeinstitutionen der Fall ist, kann das zum Verlust des Selbstgefühls und zu einer Selbstentfremdung führen.[66]

Außerdem kann mit dem Respekt vor dem privaten Raum die Selbstachtung der pflegebedürftigen Menschen gesteigert werden, da Grenzen respektiert und anerkannt werden. Ihnen wird zugestanden, dass sie einen Raum haben, in dem nicht alles wahrgenommen wird[67] und der ihrer persönlichen Kontrolle unterliegt.[68] Dies kann als Zeichen der Anerkennung betrachtet werden und dementsprechend die Selbstachtung steigern. Trotz allem ist nicht jeder Eingriff in den privaten Raum als Menschenwürdeverletzung zu sehen. Dies ist erst der Fall, wenn eine Missachtung des privaten Raums häufig oder über einen längeren Zeitraum stattfindet. Ebenso problematisch ist es, wenn man ständig damit rechnen muss, dass jemand in den privaten Raum eindringen könnte.[69] Es besteht kein Problem darin, wenn man während eines Krankenhausaufenthaltes mehrere Tage in einem Mehrbettzimmer verbringt bzw. damit rechnen muss, dass jederzeit jemand vom Personal den Raum betritt. Es stellt jedoch eine Herausforderung dar, wenn man in einer Pflegeinstitution wie einem Senior*innenheim wohnt und keine private Rückzugsmöglichkeit hat.

(2) Auch die Achtung der leiblichen Intimsphäre kann aus der Sicht der Selbstbestimmung und Autonomie betrachtet werden, denn Menschen möchten – im Sinne personaler Integrität – selbst über sich und ihren Leib verfügen können. Das bedeutet, dass man selbst entscheiden möchte, inwieweit jemand in den leiblichen Intimbereich eindringen darf.

Aus Sicht der Selbstachtung ist besonders hervorzuheben, dass es im privaten Intimbereich sehr schnell zu schambehafteten Situationen kommen kann. Nicht zu Unrecht bezeichnet Léon Wurmser die Scham als *Hüterin der Würde*[70]. Scham gilt als eine der schmerzhaftesten Emotionen. Ist man pflegebedürftig, dann lässt sich Beschämung oftmals nicht ganz vermeiden. So kann beispielsweise der Umstand, nicht mehr ohne Hilfe auf die Toilette gehen zu können,

---

[66] Vgl. Tiedemann 2014: Was ist Menschenwürde, 138–141.

[67] Vgl. Immenschuh/Marks 2022: Würde und Scham in der Pflege, 43 f.

[68] Vgl. Margalit 2018: Politik der Würde, 203.

[69] Vgl. Tiedemann 2014: Was ist Menschenwürde, 138–141.

[70] Immenschuh 2018: Würde und Scham in der Pflege, 116. Siehe auch Wurmser 1997: Die Maske der Scham.

als beschämend empfunden werden. In einer Pflege, in der man die Intimsphäre wart und die Selbstachtung der pflegebedürftigen Person schützt, versucht man zusätzliche Scham zu ersparen und der pflegebedürftigen Person zu vermitteln, dass sie trotz ihrer Hilfsbedürftigkeit als gleichwertiger Mensch anerkannt und respektiert wird.[71] Dies gelingt zum Beispiel, indem bei Pflegetätigkeiten ein geschützter Raum zur Verfügung gestellt wird[72] und ein Prozess des *undoing shame* vorgenommen wird.[73] All das kann das Selbstwertgefühl der betroffenen Person schützen und zur Wahrung der Selbstachtung beitragen.[74] Sowohl bei der Anerkennung der spezifisch personalen Fähigkeiten als auch bei der Wahrung der Selbstachtung, braucht es von Seiten der Pflegefachpersonen Fingerspitzengefühl, Wissen und Können.[75]

(3) In Bezug auf private Daten gilt, dass auch hier die Selbstbestimmung der pflegebedürftigen Personen gewahrt bleiben muss. Das bedeutet, dass ein Einverständnis bei der Erhebung und Weitergabe eingeholt werden muss.[76] Aus Sicht der Anerkennung der Person sollten nur solche Daten erhoben und weitergegeben werden, die notwendig sind.[77] In der Pflegewissenschaft findet man viele Darlegungen, die den rechtlichen sowie ethischen Aspekt der Privatheit betonen und sich unter anderem auf die DSGVO (Datenschutz-Grundverordnung) berufen.[78]

8.2.5 Menschen sind auf Kommunikation angewiesen

Die vorletzte Annahme über pflegebedürftige Menschen, die hervorgehoben werden muss, steht in einem engen Verhältnis zur letzten. Sie besagt, dass Menschen

---

[71] Vgl. Immenschuh/Marks 2022: Würde und Scham in der Pflege, 44–46.

[72] Vgl. Immenschuh 2018: Würde und Scham in der Pflege, 117 f. Siehe auch Immenschuh/Marks 2022: Würde und Scham in der Pflege.

[73] Immenschuh/Marks 2022: Würde und Scham in der Pflege, 87. Unter *undoing shame* wird ein aktiver Prozess verstanden, mit dem schambesetze Situationen bewältigt werden können. Dadurch soll die Situation für alle Beteiligten angenehmer werden. Vgl. ebd. Siehe auch Heimerl 2006: Choreographie der Entblößung.

[74] Vgl. Röttger/Stoecker 2022: Menschenwürde als Leitkategorie für professionelles Entscheiden und Handeln im Pflege- und Gesundheitswesen, 185.

[75] Vgl. Immenschuh 2018: Scham und Würde in der Pflege, 116.

[76] Vgl. Immenschuh/Marks 2022: Scham und Würde in der Pflege, 96.

[77] Vgl. Immenschuh 2018: Würde und Scham in der Pflege, 117 f. Siehe auch Immenschuh/Marks 2022: Würde und Scham in der Pflege.

[78] Siehe hierzu exemplarisch Althammer (Hrsg.) 2019: Datenschutz in der Pflege; Leuchtner 2018: Datenschutz in der Pflege.

auf Kommunikation angewiesen sind, weil sie einerseits Informationen einholen und andererseits ihre Bedürfnisse mitteilen wollen. Daran anknüpfend wird der Kommunikation zwischen den Pflegefachpersonen und den Klient*innen und Patient*innen ein wichtiger Wert zugesprochen. Dadurch können zentrale Details in Bezug auf die Pflege geklärt werden. Außerdem werden die pflegebedürftigen Personen in den Prozess eingebunden und können ihre Anliegen mitteilen. Ebenso ist mit dieser Annahme verbunden, dass Menschen Beziehungen zu anderen Menschen aufbauen und erhalten wollen. Auf diese Dimension von Kommunikation wird im nächsten Kapitel näher eingegangen.

Während man im *ICN-Ethikkodex* keine Aussage zum Stellenwert der Kommunikation findet, widmet man sich ihr sehr ausführlich in den Grundlagenlehrbüchern. In beiden Fällen wird das Themenfeld in eigenständigen, längeren Kapiteln behandelt. Kommunikation ist einerseits wichtig, um Informationen weiterzugeben und Bedürfnisse mitzuteilen. Andererseits werden durch Kommunikation Gemeinsamkeiten ausgetauscht, aneinander partizipiert und letztlich eine Beziehung aufgebaut. Die Kapitel in den Lehrbüchern widmen sich nicht nur der verbalen Kommunikation, sondern betonen auch, dass Menschen sich (unbewusst) nonverbal und leiblich ausdrücken.[79] In den Kategorien der Pflegetheorien wird ebenfalls der wichtige Stellenwert der Kommunikation betont. So wird aus bedürfnistheoretischer Sicht Kommunikation als wichtiges menschliches Bedürfnis gesehen.[80] Bei interaktionsorientierten Theorien steht die Interaktion zwischen der Pflegefachperson und dem pflegebedürftigen Menschen im Mittelpunkt. Wie im Namen der Theorien ersichtlich wird, wird Interaktion und daran anschließend der Kommunikation eine Schlüsselrolle für gute Pflege zugesprochen. Kommunikation spielt eine wichtige Rolle, um eine Beziehung aufzubauen[81] und seine Bedürfnisse zu äußern. In humanistischen Ansätzen wird Kommunikation unter dem Begriff des Dialogs behandelt. Anknüpfend an Martin Buber steht hier insbesondere der Aufbau einer Beziehung im Vordergrund.[82]

Im vorliegenden Unterkapitel liegt der Fokus darauf, dass (pflegebedürftige) Menschen kommunizieren wollen, um sich (1) zu informieren und (2) mitteilen zu können. Die Dimension der Kommunikation, durch die Beziehungen geschaffen und erhalten werden, wird im darauffolgenden Unterkapitel thematisiert.

---

[79] Siehe hierzu Schewior-Popp et al. 2021: Thiemes Pflege. Kapitel 19, 586–596; Menche et al. 2023: Pflege Heute, 1203–1205.

[80] Vgl. Henderson 2008: Das Wesen der Pflege, 47. Siehe auch Roper et al. 2009: Das Roper-Logan-Tierney-Modell, 27–93.

[81] Vgl. Knoll 2020: Mensch bleiben!, 70.

[82] Vgl. Meleis 2008: Die Theorieentwicklung der Pflege in den USA, 21 f.

Menschenwürde und Kommunikation

(1) Zunächst ist Kommunikation aus Sicht der Informationsbeschaffung zu betrachten. Demnach ist Kommunikation für pflegebedürftige Menschen wichtig, um Informationen für den eigenen Willensbildungsprozess zu erhalten und eine begründete, selbstbestimmte Entscheidung treffen zu können. Zwar beschaffen sich Menschen häufig selbst Informationen, jedoch sind sie in letzter Instanz auf die Kommunikation und den Abgleich ihres Wissensstandes mit anderen (Menschen) angewiesen.[83] Dies wird auch in die *Charta der Rechte hilfe- und pflegebedürftiger Menschen* festgehalten, in der betroffenen Menschen ein Recht auf „[…] eine fachlich kompetente, umfassende, unabhängige und individuelle Beratung […]“[84] zugestanden wird. Gerade im Kontext der Pflege, in der Menschen auf die Unterstützung anderer angewiesen sind, die in den persönlichen Bereich eindringen (müssen), ist es umso wichtiger, dass sie über diverse Pflegevorgänge aufgeklärt werden und Informationen darüber erhalten, warum eine Pflegehandlung gesetzt wird. In diesem Zusammenhang wird im Pflegebereich vom *Recht auf informierte Zustimmung* gesprochen. Den pflegebedürftigen Personen wird zugestanden, dass sie aufgrund von Informationen und aus einem Akt der Selbstbestimmung bzw. Autonomie eine Pflegehandlung annehmen oder ablehnen können. Sie werden durch die Kommunikation aktiv in die Pflege miteingebunden.[85]

Im Sinne der Anerkennung und dem Recht auf Selbstachtung ist es wichtig, den Patient*innen und Klient*innen die Informationen auf eine verständliche Art und Weise mitzuteilen. Dabei müssen unter anderem ihre Individualität und Persönlichkeit sowie ihr sozialer und kultureller Hintergrund – also Annahmen über den Menschen, die, wie gezeigt wurde, im Pflegekontext relevant sind – einbezogen werden. So wird man jemandem, der keinen Bezug zum Gesundheitssektor hat, die Informationen auf eine andere Art und Weise vermitteln müssen als jemandem, der im Gesundheitssektor arbeitet.

(2) Daran anknüpfend muss jedem pflegebedürftigen Menschen zugestanden werden, dass er dem Pflegepersonal seine Anliegen und Bedürfnisse mitteilen kann, damit er/sie eine selbstbestimmte bzw. autonome Handlungen setzen kann und

[83] Vgl. Tiedemann 2014: Was ist Menschenwürde,128 f. Tiedemann schreibt hierzu: „Wo Kommunikation gänzlich ausbleibt, deprivieren Personen. Ihr Verstand regrediert oder entwickelt sich erst gar nicht, so dass schwerste geistige Behinderungen (Verblödung) oder Wahnvorstellungen das Ergebnis sind.“ Ebd., 129.

[84] BMFSFJ 2018: Charta der Rechte hilfe- und pflegebedürftiger Menschen, 16.

[85] Vgl. Bobbert 2020: Entscheidungen Pflegender zwischen Expertise, Förderung der Selbstbestimmung und Fürsorge, 77 f.

letztlich seine Integrität gewahrt wird. Sind pflegebedürftige Menschen aus kognitiven bzw. körperlichen Gründen eingeschränkt und nicht in der Lage, sich verbal mitzuteilen, gilt es nach nonverbalen Hinweisen Ausschau zu halten. Dadurch soll erkannt werden, ob es bei der Pflegehandlung ein Einverständnis oder eine Ablehnung gibt.[86] Falls dabei Hilfe gebraucht wird, kann auf verschiedene Möglichkeiten wie Sprachübersetzer oder Schreibhilfen zurückgegriffen werden.[87] Es müssen Strukturen geschaffen werden, die es den Patient*innen und Klient*innen ermöglichen sich zu äußern, wenn die Gefahr besteht, dass eine Pflegehandlung entgegen der Selbstbestimmung ausgeführt wird,[88] oder wenn es um die anderwärtige Erfüllung persönlicher Bedürfnisse geht. Letztlich ermöglicht eine gute Pflege, dass pflegebedürftige Menschen dazu ermutigt werden, sich auszudrücken, sich im Sinne ihrer Selbstbestimmung zu äußern und aktiv in die Pflege eingebunden werden. Eine gelungene Kommunikation bietet dadurch die Möglichkeit, einen Akt der Selbstbestimmung mitzuteilen – auch nonverbal.

Ebenso wirkt es sich auf die Selbstachtung aus, wenn pflegebedürftige Menschen die Möglichkeit haben, ihre Anliegen zu kommunizieren. Man bringt ihnen eine gewisse Wertschätzung entgegen und nimmt sie als gleichwertige Subjekte wahr, denen zugestanden wird, dass sie ihre Bedürfnisse äußern können. Dementsprechend muss auf nonverbale und leibliche Kommunikationsakte geachtet sowie Hilfsmittel zur Verfügung gestellt werden.[89]

Auch in weiterführender pflegewissenschaftlicher Literatur wird der Kommunikation ein zentraler Stellenwert zugesprochen. Dabei wird aufgezeigt, wie Strukturen geschaffen werden können, die Kommunikationsmöglichkeiten begünstigen. Ebenso wird hervorgehoben, dass es keine Pflegehandlung gibt, die nicht in irgendeiner Form als kommunikativer Akt verstanden werden kann:[90]

> Pflege bedeutet kommunizieren.

---

[86] Vgl. ebd., 77–79.

[87] Vgl. BMFSFJ 2018: Charta der Rechte hilfe- und pflegebedürftiger Menschen, 19.

[88] Vgl. Bobbert 2020: Entscheidungen Pflegender zwischen Expertise, Förderung der Selbstbestimmung und Fürsorge, 76.

[89] Vgl. BMFSFJ 2018: Charta der Rechte hilfe- und pflegebedürftiger Menschen, 19.

[90] Siehe hierzu exemplarisch Haunsmann 2020: Kommunikation in der Pflege; Matolycz 2009: Kommunikation in der Pflege.

> Gute Kommunikation hilft, andere Menschen zu verstehen und sich selbst verständlich zu machen; sie bewirkt, dass Patientinnen und Heimbewohner in Behandlung und Pflege aktiv einbezogen werden [...].[91]

8.2.6 Menschen brauchen menschliche Zuwendung und soziale Beziehungen

Zu guter Letzt muss darauf hingewiesen werden, dass der Annahme, Menschen brauchen soziale Beziehungen, ein wichtiger Stellenwert zugemessen wird. Da die analysierten Quellen auf das Pflegepersonal ausgerichtet sind, steht insbesondere der hohe Stellenwert der zwischenmenschlichen Zuwendung von Seiten der Pflegefachpersonen im Vordergrund.[92] Professionelle Pflege wird deshalb im pflegeethischen Bereich auch als Beziehungsarbeit verstanden.[93] Man geht davon aus, dass eine gelungene Beziehung bzw. Begegnung zwischen pflegebedürftigen Menschen und den Pflegefachpersonen zu einer erfolgreichen Pflege beiträgt und sich positiv auf das Wohlbefinden der Klient*innen und Patient*innen auswirkt. In den analysierten Quellen sticht diese Annahme aus den folgenden Gründen heraus:

Im *ICN-Ethikkodex* wird an mehreren Stellen ersichtlich, dass menschliche Zuwendung einen essenziellen Teil guter Pflege ausmacht. Deutlich zeigt sich das daran, dass Werte hervorgehoben werden, die von Seiten der Pflegefachpersonen eingehalten werden sollen. Hierzu lassen sich unter anderem Fürsorge, Mitgefühl, Empathie und Integrität nennen.[94] In den Grundlagenlehrbüchern betont man einen anderen Aspekt von Beziehungen. Es wird hervorgehoben, dass Pflegefachpersonen und pflegebedürftige Menschen in einer asymmetrischen Beziehung zueinander stehen, die durch ein einseitiges Abhängigkeitsverhältnis gekennzeichnet ist und sich in dem Spannungsverhältnis *Nähe-Distanz-Scham* bewegt. Um das Spannungsverhältnis zu lösen, müssen verschiedene Bedürfnisse respektiert werden – beispielsweise die Wahrung der Privatsphäre sowie die Möglichkeit zur

---

[91] Hausmann 2024: Kommunikation in der Pflege, 11.

[92] Siehe hierzu Manzeschke/Petersen 2020: Ethische Aspekte der Digitalisierung und Technisierung des Pflegealltags, 288 f.

[93] Siehe hierzu exemplarisch Lay 2022: Ethik in der Pflege, 115–118; Knoll 2020: Mensch bleiben!, 97; Bobbert 2013: Menschenwürde und Pflege, 655; Remmers 2018: Pflegeroboter. Analyse und Bewertung aus Sicht pflegerischen Handelns und ethischer Herausforderung, 166.

[94] Vgl. ICN 2021: Ethikkodex, 4, 10 und 27.

Kommunikation.[95] Auch in zwei der vier pflegetheoretischen Denkschulen wird der Beziehung ein hoher Wert zugesprochen. Sowohl in den interaktionsorientierten als auch in den humanistischen Denkschulen wird betont, dass Menschen Beziehungen zu anderen Menschen aufbauen wollen.[96] In der humanistischen Denkschule kommt der professionellen Empathie, die als eigenständiger Wert im *ICN-Ethikkodex* hervorgehoben wird, eine wichtige Bedeutung beim Aufbau der Beziehung zu.[97] Der Qualität der Beziehung wird ein essenzieller Anteil am Heilungsprozess zugesprochen. In der interaktionsorientierten Denkschule werden viele Probleme, die im Pflegeprozess auftreten können, auf eine fehlerhafte Beziehung zwischen der Pflegefachperson und der pflegebedürftigen Person zurückgeführt.[98] Bevor auf das Verhältnis zwischen der Menschenbildannahme und dem Menschenwürdekernbereich eingegangen wird, müssen vorab einige Aspekte zu dem besonderen Beziehungsverhältnis geklärt werden:

Pflegefachpersonen sind durch ihre ständige Präsenz oftmals die ersten und häufigsten Ansprechpartner*innen der Patient*innen bzw. Klient*innen.[99] Gleichzeitig „[sind] Menschen umso mehr auf individualisierte interpersonale Begegnung angewiesen [...], je schwächer, verletzlicher und bedürftiger sie sind [...].“[100] Daher ist eine positive Beziehung zu den Pflegefachpersonen essenziell.[101] Diese Beziehung ist jedoch asymmetrisch[102] und kann strukturell nicht in eine symmetrische bzw. reziproke Beziehung umgewandelt werden.[103] Es gibt in der Konstellation immer jemanden, der Fürsorge benötigt und jemanden, der eine fürsorgende Tätigkeit ausführt. Dabei besteht die Gefahr, dass die hilfsbedürftige, ‚schwächere‘ Person zum Objekt wird.[104] Dies ist zum Beispiel bei bevormundender bzw. paternalistischer Pflege der Fall. Hier wird nicht mehr auf die Bedürfnisse und Wünsche der pflegebedürftigen Person eingegangen, sondern über ihren Kopf hinweg entschieden.[105] Mit dem Verhältnis

---

[95] Vgl. Menche et al. 2023: Pflege Heute, 387 f. und Schewior-Popp et al. 2021: Thiemes Pflege, 602.

[96] Vgl. Meleis 2008: Die Theorieentwicklung der Pflege in den USA, 21 f.

[97] Vgl. Zderad 2008: Empathie in der Pflege, 173.

[98] Vgl. Meleis 2008: Die Theorieentwicklung der Pflege in den USA, 21.

[99] Vgl. Abt-Zegelin 2009: Sprache und Pflege, 252.

[100] Baranzke 2012: Menschenwürde in der Pflegebeziehung, 105.

[101] Vgl. Abt-Zegelin 2009: Sprache und Pflege, 252.

[102] Vgl. Röttger/Stoecker 2022: Menschenwürde als Leitkategorie für professionelles Entscheiden und Handeln im Pflege- und Gesundheitswesen, 187 f.

[103] Schües 2016: Ethik und Fürsorge als Beziehungspraxis, 265.

[104] Vgl. Bieri 2020: Eine Art zu leben, 117.

[105] Vgl. Schües 2016: Ethik und Fürsorge als Beziehungspraxis, 265 f.

zwischen der professionellen Pflegefachperson und der pflegebedürftigen Person sowie der asymmetrischen Beziehung, die zwischen ihnen besteht, ist ein „[...] komplizierte[s] Mit- und Ineinander von Gleichheit und Ungleichheit [...]"[106] verbunden. Gerade die Abhängigkeit birgt eine größere Verletzlichkeit der Würde pflegebedürftiger Menschen in sich.[107] Wie aus der Menschenwürde jedoch hervorgeht, haben alle Beteiligten – trotz der unterschiedlichen Handlungsspielräume – den gleichen moralischen Status, den es in der Pflegebeziehung zu berücksichtigen gilt.[108] Demnach sind Entwürdigungen gegeben, wenn pflegebedürftige Menschen in der Pflegebeziehung nicht als gleichwertig angesehen, aus der interpersonalen Anerkennungsgemeinschaft ausgeschlossen oder gar objektifiziert werden.[109] In einer gelungenen asymmetrischen Beziehung werden alle Beteiligten als gleichwertige Subjekte wahrgenommen[110] – eben auch jene, die durch einen Pflegebedarf kognitiv und/oder körperlich eingeschränkt sind.

Mit dem wichtigen Stellenwert, der Beziehungen und Begegnungen zugesprochen wird, ist auch der zweite Aspekt der Kommunikation, der weiter oben schon angeklungen ist, verbunden, nämlich die Tatsache, dass Kommunikation zur Entstehung und Erhaltung von Beziehungen beiträgt.[111] So ermöglichen gute Kommunikationsstrukturen, dass interpersonale Beziehungen zwischen den pflegenden und den pflegebedürftigen Personen aufgebaut und erhalten werden.[112] Es können Begegnungen stattfinden, in denen die Menschenwürde geachtet wird. Nun lässt sich der Stellenwert sozialer Beziehung mit dem Kernbereich der Menschenwürde verknüpfen.

Menschenwürde und soziale Beziehungen

Erstens lässt sich die Annahme, dass pflegebedürftige Menschen positive Beziehungen (zu den Pflegefachpersonen) brauchen, mit der Fähigkeit zur Selbstbestimmung sowie der personalen Integrität in Verbindung bringen. Denn für die Ausbildung und Ausübung der spezifisch personalen Fähigkeiten ist man bis zu einem gewissen Grad von Beziehungen zu anderen Menschen abhängig. Quante spricht in diesem Zusammenhang von der Dependenz in Bezug auf die Ausbildung und Ausübung der

---

[106] Baranzke 2012: Menschenwürde in der Pflegebeziehung, 95.

[107] Vgl. Röttger/Stoecker 2022: Menschenwürde als Leitkategorie für professionelles Entscheiden und Handeln im Pflege- und Gesundheitswesen, 187 f.

[108] Vgl. Baranzke 2012: Menschenwürde in der Pflegebeziehung, 96 f.

[109] Vgl. ebd., 99 f.

[110] Vgl. Schües 2016: Ethik und Fürsorge als Beziehungspraxis, 265 f.

[111] Vgl. Baranzke 2012: Menschenwürde in der Pflegebeziehung, 96.

[112] Vgl. ebd.,104 f.

spezifisch personalen Fähigkeiten,[113] wobei die Abhängigkeit im Kontext der Pflege besonders zum Vorschein tritt.[114] Ebenso sticht in der Pflege der relationale Hintergrund der Autonomie hervor, da pflegebedürftige Menschen bei der Ausübung der Fähigkeiten auf die Unterstützung anderer Menschen angewiesen sind. Konkret gesprochen, können jene ihre spezifisch personalen Fähigkeiten häufig erst durch die Beziehung zu den Pflegefachpersonen ausüben: Will eine pflegebedürftige Person einer Tätigkeit nachgehen, bei der sie Hilfe braucht, ist das nur mit der Unterstützung des Pflegepersonals möglich. In diesem Sinne muss eine fürsorgende Pflegebeziehung, die sich an der Wahrung der Menschenwürde orientiert, die Autonomie und Selbstbestimmung der Patient*innen und Klient*innen ermöglichen. Dabei nimmt Fürsorge, wie Stephan Kirste betont, eine dienende Funktion ein:

> Sie [die Fürsorge] ist Hilfe zur Selbsthilfe oder besser: zu wirklicher Selbstbestimmung. Daher wird sie von dieser begrenzt – wo eine autonome Entscheidung möglich und gewollt ist, darf die Fürsorge nicht paternalistisch eingreifen, auch wenn dies aus besten Motiven geschieht. Die Fürsorge bezieht ferner von der Autonomie ihre Zielsetzung – sie soll die Autonomie des anderen fördern.[115]

Die Beziehung zum Pflegepersonal muss die Ausübung der würdebedingenden Fähigkeiten bestärken. Es soll ein Verhältnis geschaffen werden, in dem pflegebedürftige Menschen sich ausdrücken und ihre Bedürfnisse mitteilen können. Viele (individuelle, kulturelle) Anliegen und Bedürfnisse, die pflegebedürftige Menschen haben, lassen sich erst in einer positiven Pflegebeziehung äußern. So traut sich ein betroffener Mensch möglicherweise erst über seinen kulturellen Hintergrund oder individuelle Gewohnheiten zu reden, wenn eine vertraute Beziehung zum Pflegepersonal besteht.[116] Des Weiteren werden Entscheidungsfindungen partizipativ und partnerschaftlich ausgehandelt. Die Patient*innen und Klient*innen treffen keine isolierten Entscheidungen, sondern sind immer in ein Beziehungsgeflecht eingebunden, das aus Pflegefachpersonen, Ärzt*innen, Angehörigen und Seelsorger*innen besteht.[117] Bei menschenwürdiger Pflege werden die Patient*innen und Klient*innen durch die Beziehung in ihren spezifisch personalen Fähigkeiten – Autonomie bzw. Selbstbestimmung – gestärkt.

---

[113] Vgl. Quante 2017: Personale Autonomie, Dependenz und Würde im Kontext der Pflege, 6.

[114] Vgl. ebd., 9.

[115] Kirste 2012: Rechtsphilosophische Argumente für Fürsorge und Autonomie, 574.

[116] Vgl. Immenschuh/Marks 2022: Scham und Würde in der Pflege, 94 f.

[117] Vgl. Körtner 2022: Grundkurs Pflegeethik, 65 f.

Zweitens lässt sich die Annahme, dass pflegebedürftige Menschen soziale Beziehungen brauchen, mit dem Recht auf Selbstachtung in Verbindung bringen. In einer positiven Pflegebeziehung wird den Patient*innen und Klient*innen das Gefühl von Respekt und Anerkennung vermittelt. Dabei spielt insbesondere die Art und Weise, wie kommuniziert wird, eine wichtige Rolle.[118] Wie Angelika Abt-Zegelin betont, kommt es in der Pflegepraxis immer wieder zu Situationen, in denen Pflegefachpersonen abwertende Begriffe verwenden. Es sind Begriffe, die den Eindruck erwecken, dass man es mit einem Pflegeobjekt zu tun hat: ‚ruhigstellen, fertigmachen, durchbetten, füttern, Pflegefall, Heiminsasse, Unterbringung'. Viele der Formulierungen stammen aus dem Transportwesen, dem Handwerk, dem Militär und der Ökonomie. Die Begriffe erwecken nicht den Anschein, als sind pflegebedürftige Personen gleichwertige Subjekte.[119] Auch andere Ethiker*innen wie Körtner weisen darauf hin, dass durch Begriffe unterschiedliche Bilder vom Menschen sowie deren Wert ausgedrückt werden. Spricht man beispielsweise vom ‚Ulcus auf Zimmer 3', drückt das etwas anderes aus als die Formulierung ‚Herr XY mit dem Ulcus, der in Zimmer drei liegt.'[120]

Auch die wohlgemeinte Infantilisierung, die sich sprachlich im *baby-talk* manifestiert, führt dazu, dass pflegebedürftige Menschen nicht als gleichwertige Personen anerkannt werden. So werden Begriffe wie ‚Pipi', ‚Thrönchen', ‚Lätzchen' verwendet oder bei bestimmten Fragen und Tätigkeiten auf die Wir-Form zurückgegriffen: „Na, wie geht's uns denn heute?" bzw. „Jetzt stehen wir mal auf". In diesen Situationen ist der Aufbau einer respektvollen Beziehung nicht möglich.[121] Abt-Zegelin schreibt hierzu: „Durch die Verkindlichung untergraben sie Würde und Autonomie."[122]

In diesem Sinne ist es wichtig, dass Pflegefachpersonen mit ihren Klient*innen bzw. Patient*innen auf Augenhöhe kommunizieren, sie mit ihren Namen ansprechen und in ihrer Nähe nicht *über* sie, sondern *mit* ihnen reden.[123] Wird ein pflegebedürftiger Mensch lediglich als ‚Pflegefall' gesehen und mit ihm auf diese Art und Weise kommuniziert, ist das zutiefst demütigend. Es kann zu einer Objektifizierung kommen, die sich negativ auf seine Selbstachtung auswirkt. Eine gelungene Pflegebeziehung ist nur möglich, wenn die andere Person anerkannt wird. Das gelingt nur, wenn man sie als gleichwertig ansieht, sie nicht auf ihre Pflegebedürftigkeit

---

[118] Vgl. Baranzke 2012: Menschenwürde in der Pflegebeziehung, 104.

[119] Vgl. Abt-Zegelin 2009: Sprache und Pflege, 250 f.

[120] Vgl. Körtner 2022: Grundkurs Pflegeethik, 60.

[121] Vgl. Abt-Zegelin 2009: Sprache und Pflege, 253.

[122] Ebd.

[123] Immenschuh/Marks 2022: Scham und Würde in der Pflege, 96.

reduziert und auf verdinglichende und infantilisierende Begriffe verzichtet. Auch die nonverbale Kommunikation ist beziehungsfördernd und kann Anerkennung vermitteln.[124] Immenschuh und Marks weisen auf die wichtige Rolle des Blicks in der Klient*innen-Pfleger*innen-Beziehung hin:

> Menschen anzublicken, sie zu sehen, ihnen in die Augen zu schauen, kann für sie bedeuten, als die gesehen und anerkannt zu werden, die sie sind. Gesehen zu werden, kann geradezu von therapeutischem Wert für einen Menschen sein.[125]

Wie man in weiterer pflegewissenschaftlicher Literatur herauslesen kann, versteht sich der Pflegeberuf grundlegend als Beziehungsberuf, womit bestimmte Ansprüche einhergehen. Es wird betont, dass sich die Beziehung zum Pflegepersonal durch eine Beziehung des Vertrauens bzw. der persönlichen Vertraulichkeit auszeichnet.[126] Pflegerische Handlungen sind nicht als bloße Maßnahmen, die gesetzt werden müssen, zu verstehen, sondern als Interaktion, in der die pflegebedürftige Person sowie die Pflegefachperson miteinander in Beziehung treten.[127] Zwischenmenschlicher Kontakt wird als Kernelement des Pflegeberufs gesehen. Als zentrale Werte gelten Fürsorge, Empathie und Zuwendung.[128] Insofern vollzieht das Pflegepersonal „[...] stellvertretend für die Gesellschaft einen höchst intensiven person- und bedürfniszentrierten Dienst am leidenden Menschen."[129]

Pflegefachpersonen nehmen die Situation der pflegebedürftigen Menschen auf eine besondere Weise wahr und bauen ein Verhältnis auf, das man in dieser Form in keinem anderen Beruf findet.[130] Pflege spielt sich in einem Prozess des Begegnens und Wahrnehmens ab, in dem es vor allem auf den interaktiv-dialogischen Austausch ankommt. Dadurch soll erfasst werden, was gerade angebracht ist und was nicht.[131] Knoll betont hierzu, dass „[e]in Interesse am Wohl des Anderen und eine

---

[124] So schreiben beispielsweise Röttger und Stoecker: „Respekt drückt sich u. a. in der Gestik und Körpersprache aus, beispielsweise durch Blickkontakt, im Zugewandtsein und darin, ein Gespräch zu Ende zu führen." Dies. 2022: Menschenwürde als Leitkategorie für professionelles Entscheiden und Handeln im Pflege- und Gesundheitswesen, 189.

[125] Immenschuh/Marks 2022: Scham und Würde in der Pflege, 94.

[126] Vgl. Lay 2022: Ethik in der Pflege, 116.

[127] Vgl. Bobbert 2013: Menschenwürde und Pflege, 655.

[128] Vgl. Kehl 2018: Wege zu verantwortungsvoller Forschung und Entwicklung im Bereich der Pflegerobotik, 147.

[129] Baranzke 2013: Menschenwürde und Pflege, 647.

[130] Vgl. Maio 2017: Mittelpunkt Mensch, 277.

[131] Vgl. ebd., 279 f.

vertrauensvolle Beziehung [gemeinsam etwas davon verwirklichen können], was als *gute Pflege* qualifiziert werden kann."[132]

8.3 Tabellarische Zusammenfassung

Annahmen über den pflegedürftigen Menschen	Kernbereich der Menschenwürde	
	Spezifisch personale Fähigkeiten (Autonomie bzw. Selbstbestimmung)	Anerkennung durch andere und Ausbildung der Selbstachtung
Streben nach Selbstständigkeit	Ein höherer Grad an Selbstständigkeit führt zu einem größeren Handlungsspielraum, indem man die Fähigkeiten der Autonomie und Selbstbestimmung ausüben kann.	Ein höherer Grad an Selbstständigkeit kann das Selbstwertgefühl und in weiterer Folge die Selbstachtung steigern.
Individualität und Persönlichkeit	Die Ausübung der Fähigkeiten tragen dazu bei, dass sich die Persönlichkeit und Individualität entfalten können.	Die Anerkennung der eigenen Persönlichkeit und Individualität steigert die Selbstachtung.
Sozialer und kultureller Hintergrund	Die Ausübung der Fähigkeiten trägt dazu bei, dass man selbst darüber bestimmen kann, welche kulturellen und sozialen Bräuche man ausüben möchte.	Die Anerkennung der sozialen und kulturellen Bräuche und Tabus sowie des kulturellen Hintergrunds steigert die Selbstachtung.
Bedürfnis nach Privatheit Persönlicher Rückzugsraum Leibliche Intimität Private Daten	Ein Rückzugsraum ist wichtig, um über sich und sein Handeln reflektieren zu können.	Der Respekt vor dem Rückzugsraum ist ein Akt der Anerkennung, der die Selbstachtung steigert.
	Man soll selbst darüber bestimmen können, wer wie weit in den privaten Bereich eindringen darf.	Der Schutz der leiblichen Intimität und die Abwendung von Scham können die Selbstachtung steigern.

(Fortsetzung)

[132] Knoll 2020: Mensch bleiben!, 100.

(Fortsetzung)

Annahmen über den pflegedürftigen Menschen	Kernbereich der Menschenwürde	
	Spezifisch personale Fähigkeiten (Autonomie bzw. Selbstbestimmung)	Anerkennung durch andere und Ausbildung der Selbstachtung
	Man muss das Einverständnis im Sinne der Erhebung und Weitergabe von Daten einholen.	Sensibler Umgang mit den Daten als Zeichen der Anerkennung.
Kommunikation Einholen von Informationen Bedürfnisse und Anliegen mitteilen	Man muss Informationen für den Willensbildungsprozess einholen, um einen Akt der Selbstbestimmung setzen zu können.	Informationen auf eine der Person angemessene Weise mitteilen.
	Man soll Akte der Selbstbestimmung mitteilen und umsetzen können.	Die Möglichkeit, sich mitteilen zu können, bedeutet, dass man anerkannt wird.
Soziale Beziehungen	Eine gute Pflegebeziehung ermöglicht es, dass (pflegebedürftige) Menschen in ihren Fähigkeiten zur Selbstbestimmung und Autonomie bestärkt werden.	Anerkennung pflegebedürftiger Menschen als gleichwertige Subjekte in einer asymmetrischen Beziehung.
Sonstige		

Teil III
Ethische Beurteilung von Robotern im Kontext der professionellen Pflege

Im ersten Teil wurde das theoretische Fundament dargelegt und näher auf Menschenbilder, den Wert der Menschenwürde, ihren Kernbereich sowie auf das Verhältnis zwischen der Menschenwürde und Menschenbildern eingegangen.

Im zweiten Teil wurde ein Blick auf das professionelle Pflegeverständnis im deutschsprachigen Raum geworfen und auf die Pflegeethik sowie die damit verbundenen Themenfelder *Menschenwürde* und *Menschenbilder* eingegangen. Daraufhin folgte eine tiefergehende Auseinandersetzung mit pflegepraxisrelevanten Quellen (*ICN-Ethikkodex*, Grundlagenlehrbücher, Pflegetheorien). Es wurden Menschenbilder herausgearbeitet, von denen man ausgehen kann, dass sie einen (impliziten) Einfluss auf das sektorale Menschenbild des Pflegepersonals haben. Daran anknüpfend wurden sich überschneidende sektorale Menschenbildannahmen hervorgehoben, die die Menschenwürde im Hinblick auf pflegebedürftige Menschen mit Inhalt füllen.

Im folgenden Teil liegt der Fokus auf dem Gegenstand, der unter Berücksichtigung der Menschenwürde bewertet werden soll, nämlich auf Pflegerobotern. Hierzu braucht es zunächst eine ausführliche Auseinandersetzung mit Pflegerobotern, in der deutlich wird, wie man diese definieren und von anderen Maschinen und Roboterarten abgrenzen kann. Ebenso werden zentrale Unterkategorien dargelegt und beispielhaft auf einige Pflegeroboter und Anwendungsmöglichkeiten eingegangen. Im letzten Kapitel erfolgt die ethische Beurteilung. Die Pflegeroboterkategorien werden mit den herausgearbeiteten sektoralen Menschenbildannahmen in Verbindung gebracht. Es wird dargelegt, wie durch ihren Einsatz die Menschenwürde gestärkt oder missachtet wird. Abschließend wird aufgezeigt, wie ein solches Vorgehen in die Praxis umgesetzt werden könnte und welche Aspekte bereits in der Entwicklung berücksichtigt werden müssten.

Pflegeroboter – Definition, Kategorien und Beispiele

9

Im neunten Kapitel steht eine ausführliche Auseinandersetzung mit Pflegerobotern im Mittelpunkt. Dabei wird deutlich werden, dass Pflegeroboter nicht als eigenständige Robotergruppe klassifizierbar sind, sondern eine heterogene Gruppe verschiedener Roboter darstellen, deren Gemeinsamkeit darin besteht, unter bestimmten Bedingungen im Kontext der professionellen Pflege eingesetzt zu werden und verschiedene Tätigkeiten zu übernehmen. Zu Beginn des Kapitels wird ein Überblick über die aktuelle Debatte sowie den entwicklungsgeschichtlichen Hintergrund von Pflegerobotern gegeben. In weiterer Folge wird näher auf das Feld der Robotik eingegangen und gezeigt, welche Voraussetzungen Maschinen erfüllen müssen, damit sie als Roboter im Allgemeinen und Pflegeroboter im Speziellen bezeichnet werden können. Ebenso werden verschiedene Roboterkategorien dargelegt und verdeutlicht, wie sich Pflegeroboter darin einordnen lassen. Abschließend erfolgt eine Unterscheidung zwischen verschiedenen Arten von Pflegerobotern sowie eine Darlegung diverser Beispiele.

D. Jost, *Menschenwürde und Pflegeroboter*, Techno:Phil – Aktuelle Herausforderungen der Technikphilosophie 13,
https://doi.org/10.1007/978-3-662-73005-8_9

9.1 Überblick über den aktuellen Stand zu Pflegerobotern

9.1.1 Entwicklungsgeschichtlicher Überblick

Die Entwicklung von Robotern beginnt in den 1950er Jahren parallel mit dem Auftreten der Computerwissenschaft und der KI-Forschung,[1] ist jedoch nicht zwangsläufig mit diesen verknüpft.[2] Der erste Roboter wurde 1954 von George Devol entwickelt und trägt den Namen *Unimate* (Abkürzung für *universal automation*). Er wurde für den industriellen Bereich hergestellt, hatte einen zwei Tonnen schweren Greifarm und konnte eine programmierte Aufgabe an der Gussmaschine übernehmen. Seinen ersten Einsatz hatte er am Fließband von General Motors.[3]

Der etymologische Ursprung des Begriffs *Roboter* geht auf den tschechischen Schriftsteller Karel Čapek (1890–1938) zurück, der 1920 ein Theaterstück mit dem Titel *R.U.R. – Rossum's Universal Robots* veröffentlicht.[4] Darin stellt eine Firma künstliche Menschen ohne Bewusstsein her, die für die echten Menschen diverse Arbeiten verrichten sollen. Im Lauf des Stücks lehnen sich die künstlichen Menschen gegen die echten Menschen auf und vernichten diese.[5] Čapek gibt den künstlich geschaffenen Wesen den Namen *Roboter*, welchen er vom tschechischen Wort *robotník* (dt. Zwangsarbeit) ableitet.[6] Heute ist der Begriff *Roboter* fixer Bestandteil des Sprachgebrauchs und wird mit einer Vielzahl unterschiedlicher Maschinen in Verbindung gebracht.[7] In immer mehr Bereichen sollen Roboter zum Einsatz kommen, um Menschen behilflich zu sein, ihnen Arbeit

---

[1] Vgl. Levy 2009: Love and Sex with Robots, 6–9. Ferner Ichbiah 2005: Roboter, 26–31.

[2] Vgl. Rosengrün 2021: Künstliche Intelligenz, 23. Ferner Fosch-Villaronga/Drukarch 2022: AI for Healthcare Robotics, 26.

[3] Vgl. Ichbiah 2005: Roboter, 28 und 207; Lenzen 2020: Künstliche Intelligenz, 81.

[4] Siehe hierzu exemplarisch Levy 2009: Love and Sex with Robots, 2; Devlin 2020: Turned On, 41; Lenzen 2023: Künstliche Intelligenz. Was sie kann und was uns erwartet, 84; Fosch-Villaronga/Drukarch 2022: AI for Healthcare Robotics, 9 f. Siehe auch Čapek 2004: R.U.R.

[5] Siehe hierzu Čapek 2004: R.U.R. Čapek beschreibt ein Szenario, das heute noch in diversen Filmen und Fernsehserien thematisiert wird. Siehe hierzu exemplarisch Nida-Rümelin/Weidenfeld 2020: Digitaler Humanismus.

[6] Vgl. Coeckelbergh 2022: Robot Ethics, 2. Siehe auch Devlin 2020: Turned On, 41.

[7] Vgl. Loh 2019: Roboterethik, 18.

abzunehmen oder sie zu unterhalten.[8] Dabei besteht kein einheitlicher Konsens darüber, wo die Grenze zwischen einer normalen Maschine und einem Roboter verläuft.[9] Dies erschwert eine eindeutige Definition.[10]

Die Idee des Einsatzes von Robotern breitet sich auch auf den Pflegebereich aus. Bereits in den 1980ern beginnt man mit der Herstellung von Robotern, die speziell in Krankenhäusern und Pflegeeinrichtungen eingesetzt werden sollen.[11] Somit setzt die Auseinandersetzung mit Pflegerobotern knapp 30 Jahre nach dem Auftreten des ersten Roboters ein.[12] Der erste Pflegeroboter, der zu dieser Zeit entwickelt wurde, ist *HelpMate*.[13] Er sollte einfache Hol- und Bringdienste übernehmen. Als der Roboter zu Beginn der 1990er präsentiert und testweise in Krankenhäusern und Pflegeeinrichtungen eingesetzt wurde, konnte er die hohen Erwartungen nicht erfüllen. Dementsprechend blieb sein flächendeckender Einsatz aus.[14] Ein zweiter Pflegeroboter, der zu dieser Zeit entwickelt wurde, trägt den Namen *Handy 1*. Er sollte zerebralgelähmte Menschen beim Essen unterstützen.[15] Ein weiterer Roboter, der in den 1990ern vorgestellt wurde, heißt *Pearl*. Seine Funktion hätte darin bestehen sollen, die Patient*innen in den Zimmern aufzusuchen und ihnen Nachrichten zu überbringen, sie an die Einnahme der Medikamente zu erinnern und pflegerelevante Informationen einzuholen.[16] Keines der robotischen Systeme konnte sich im Pflegebereich durchsetzen. Die Beispiele verdeutlichen, dass man in der Robotik von Beginn an verschiedene

---

[8] Gill A. Pratt spricht in diesem Zusammenhang von einer *kambrischen Explosion der Roboter*. Siehe hierzu ders. 2015: Is a Cambrian Explosion Coming for Robotics?. Ferner Lenzen 2023: Künstliche Intelligenz. Was sie kann und was uns erwartet, 85.

[9] Vgl. Devlin 2020: Turned On, 34 f. Ferner Fosch-Villaronga/Drukarch 2022: AI for Healthcare Robotics, 9 f.

[10] Vgl. Lenzen 2023: Künstliche Intelligenz. Was sie kann und was uns erwartet, 101.

[11] Vgl. Kehl 2018: Wege zu verantwortlicher Forschung und Entwicklung im Bereich der Robotik, 141 f.

[12] Vgl. Ichbiah 2005: Roboter, 207.

[13] *HelpMate* gilt gemeinhin als erster Pflegeroboter. Wie jedoch im weiteren Verlauf deutlich wird, erfüllt er nicht die Kriterien, die in der Untersuchung im Zusammenhang mit Pflegerobotern dargelegt werden. Somit ist *HelpMate* ein Roboter, der zwar im Kontext der Pflege eingesetzt werden sollte, aber kein Pflegeroboter.

[14] Vgl. Evans 1994: HelpMate®: An Autonomous Mobile Robot Courier for Hospitals, 1695–1700. Siehe auch Bekey 2014: Current Trends in Robotics, 22.

[15] Vgl. Topping 2000: An Overview of the Development of Handy 1, 188–192.

[16] Vgl. Bekey 2014: Current Trends in Robotics, 22.

Einsatzgebiete im Pflegekontext vor Augen hatte. Seit damals hat die Bandbreite an Ideen und Entwicklungen rund um Pflegeroboter zugenommen. Ein flächendeckender Einsatz von Pflegerobotern ist bisher nicht eingetreten.

9.1.2 Die aktuelle Situation

In den meisten Einführungsbüchern über Roboter weist das Themenfeld *Pflegeroboter* eine große Präsenz auf. Im wissenschaftlichen Bereich wird das an diversen Einführungen zur Roboterethik und Human-Robot Interaction deutlich.[17] Auch Leser*innen, die sich oberflächlich für Roboter interessieren, stoßen in populärwissenschaftlichen Büchern auf Pflegeroboter.[18] Außerdem werden sie in unzähligen Zeitungsartikeln thematisiert. Daran anknüpfend gibt es schon einige ethische Auseinandersetzungen, in denen Pflegeroboter und deren Einsatzmöglichkeiten in den Blick genommen werden.[19] Vereinzelt werden sie auch unter dem Vorzeichen der Menschenwürde und der Menschenrechte beurteilt, wobei die Darlegungen sehr allgemein gehalten[20] oder mit Martha Nussbaums Capability Ansatz verknüpft werden.[21]

---

[17] Siehe hierzu exemplarisch Loh 2019: Roboterethik, 26; Coeckelbergh 2022: Robot Ethics, 81–106; Misselhorn 2019: Grundfragen der Maschinenethik, 136–155; Bartneck et al. 2020: Mensch-Roboter-Interaktion, 203–206; Ichbiah 2005: 350–389; Lin et al. (Hrsg.) 2012: Robot Ethics; Siciliano/Khatib (Hrsg.) 2008: Springer Handbook of Robotics, 1199–1251.

[18] Siehe hierzu exemplarisch Grunwald 2019: Der unterlegene Mensch, 122–126; Devlin 2020: Turned On, 49–56; Lenzen 2023: Künstliche Intelligenz. Was sie kann und was uns erwartet.

[19] Vgl. hierzu exemplarisch Sparrow/Sparrow 2006: In the Hands of Machines; Sharkey/Sharkey 2012: Granny and the Robot; Van Wynsberghe 2016: Healthcare Robots; Bendel (Hrsg.) 2018: Pflegeroboter; Fosch-Villaronga 2020: Robots, Healthcare, and the Law; Österreichische Bioethikkommission 2018: Roboter in der Betreuung alter Menschen.

[20] Siehe hierzu exemplarisch Zardiashvili/Fosch-Villaronga 2020: „Oh Dignity too?" Said the Robot; Sharkey/Sharkey 2012: Granny and the Robot; Laitinen et al. 2019: Demands of Dignity in Robotic Care.

[21] Siehe hierzu Sharkey 2014: Robots and Human Dignity, 67–69 und 72–74. Eine nähere Ausführung zum Capability Ansatz findet man bei Nussbaum 2007: Frontiers of Justice; Dies. 2000: Women and Human Development. The Capability Approach. Einige Ethiker*innen bringen den Capability Ansatz mit Pflegerobotern in Verbindung, ohne dabei Bezug auf die Menschenwürde oder die Menschenrechte zu nehmen. Siehe hierzu Borenstein/Pearson 2010: Robot Caregivers; Coeckelbergh 2010: Health Care, Capabilities, and AI assistive Technology; Vallor 2011: Carebots and Caregivers.

Die Auseinandersetzungen mit Pflegerobotern erfolgen überwiegend mit dem Verweis auf drei große Herausforderungen, die den Pflegebereich immer stärker betreffen werden: Erstens lässt sich die weltweit zunehmende Hochaltrigkeit nennen – Menschen werden immer älter, wodurch der gesamtgesellschaftliche Pflegebedarf zunimmt.[22] Zweitens gibt es seit einigen Jahrzehnten einen Wandel in den Familienstrukturen. Oftmals leben die erwachsenen Kinder nicht mehr in der gleichen Stadt wie ihre Eltern oder fühlen sich nicht im gleichen Maße für sie verantwortlich, wie das bei früheren Generationen der Fall war.[23] Eine dritte Herausforderung stellt der Pflegenotstand dar. In den nächsten Jahrzehnten werden zehntausende Pflegefachpersonen fehlen.[24] Das Problem wird darauf zurückgeführt, dass einerseits immer weniger Menschen eine Pflegeausbildung absolvieren wollen, während andererseits viele Menschen den Pflegesektor nach kurzer Zeit wieder verlassen – der Pflegeberuf weist eine hohe Fluktuationsrate auf.[25] Pflegeroboter sollen eine Antwort auf die Herausforderungen bieten.[26] In der Debatte wird immer wieder auf Japan verwiesen. Japan ist aufgrund seiner überalterten Gesellschaft bereits stärker mit den drei Herausforderungen konfrontiert als andere Industrienationen. Hier werden viele Ressourcen aufgewendet, um dem steigenden Pflegebedarf mithilfe robotischer Systeme entgegenzutreten.[27]

In der Realität spiegelt sich der Mehrwert, der Pflegerobotern in der Literatur zugeschrieben wird, noch nicht wider. Ob Roboter in Zukunft eine zentrale Rolle spielen werden und eine Lösung für die genannten Herausforderungen darstellen, wird im deutschsprachigen Fachdiskurs unterschiedlich bewertet. Während auf der einen Seite die Ansicht vertreten wird, dass Pflegeroboter kaum einen Beitrag zu Rationalisierungseffekten leisten werden, wird auf der anderen Seite auf die hohen finanziellen Bemühungen der EU zur Förderung der Entwicklung und

---

[22] Vgl. Van Wynsberghe 2016: Healthcare Robots, 1; Sparrow/Sparrow 2006: In the Hands of Machines?, 143 f.; Remmers 2018: Pflegeroboter. Analyse und Bewertung aus Sicht pflegerischen Handelns und ethischer Anforderungen, 161 f; Seefeldt/Hülsken-Giesler 2020: Pflegeethik und Robotik in der Pflege, 274.

[23] Vgl. Remmers 2018: Pflegeroboter. Analyse und Bewertung aus Sicht pflegerischen Handelns und ethischer Anforderungen, 161 f; Sparrow and Sparrow 2006: In the Hands of Machines, 143.

[24] Vgl. Misselhorn 2019: Grundfragen der Maschinenethik, 136.

[25] Vgl. Van Wynsberghe 2016: Healthcare Robots, 1.

[26] Vgl. Van der Loos/Reinkensmeyer 2008: Rehabilitation and Health Care Robotics, 1223–1225.

[27] Vgl. Buxbaum/Sen 2018: Kollaborative Roboter in der Pflege, 7. Siehe auch Becker 2018: Robotik in der Gesundheitsversorgung, 245; Coeckelbergh 2022: Robot Ethics, 82; Foster 2018: Aging Japan; Robertson 2017: Robo sapiens japanicus.

Verbreitung von Robotern in der Pflege verwiesen.[28] Bis heute gibt es von den meisten Robotern nur Prototypen oder geringe Stückzahlen. Erst wenige Systeme werden routinemäßig im Pflegealltag eingesetzt.[29] Während Staubsauger- und Rasenmähroboter millionenfach gekauft werden, bleiben die großen Erfolge robotischer Systeme im Pflegebereich trotz jahrzehntelanger Forschung und Entwicklung aus. Diesen Umstand führt man unter anderem darauf zurück, dass es noch nicht gelungen ist, Systeme herzustellen, die in der Pflegepraxis einen deutlichen Mehrwert liefern. Wie Christoph Kehl anmerkt, könnte ein Grund darin liegen, dass in der Entwicklung insbesondere technische Imperative vorherrschen und die realen Bedürfnisse außer Acht gelassen werden:

> Demzufolge waren es also primär technologische Machbarkeitsvisionen, welche Forschung und Entwicklung vorangetrieben haben, weniger jedoch die tatsächlichen Problem- und Bedürfnislagen der relevanten Nutzergruppe. Das Resultat seien Artefakte, welche zwar technisch durchaus gelungen sein mögen, jedoch die komplexen Anforderungen an Pflege nicht angemessen erfüllen [...].[30]

In der Literatur werden folgende Pflegeroboter(prototypen) besonders häufig thematisiert: die robotische Esshilfe *My Spoon*, der Heberoboter *RI-MAN*, diverse Roboterbadewannen, die Serviceroboter *Care-O-bot*, *HelpMate* und *NurseBot*, die Therapieroboter *AIBO*, *JustoCat* sowie *Paro*.[31] Charakteristisch für die meisten dieser Roboter ist, dass sie lediglich als Prototypen existieren (z. B. *My Spoon*, *Care-O-bot*) oder in geringer Stückzahl eingesetzt werden (z. B. *Paro*).

9.2 Definition von Pflegerobotern

Nun wird auf Roboter im Allgemeinen eingegangen und verdeutlicht, welche Arten von Maschinen als Roboter klassifiziert werden können. Ebenso werden verschiedene Metakategorien dargelegt, in die die verschiedenen Arten von Robotern eingeteilt werden können. Daran anknüpfend wird aufgezeigt, worin sich Pflegeroboter von anderen Robotern unterscheiden.

[28] Vgl. Seefeldt/Hülsken-Giesler 2020: Pflegeethik und Robotik in der Pflege, 274 f.

[29] Vgl. Kehl 2018: Wege zu verantwortlicher Forschung und Entwicklung im Bereich der Robotik, 142; Siehe auch Decker et al. 2011: Service Robotics: Do You know your new Companion?, 37; Seefeldt/Hülsken-Giesler 2020: Pflegeethik und Robotik in der Pflege, 275.

[30] Kehl 2018: Wege zu verantwortlicher Forschung und Entwicklung im Bereich der Robotik, 142.

[31] Vgl. Pijetlovic 2020: Das Potential der Pflege-Robotik, 63 f.

Zuvor muss jedoch auf die begriffliche Unterscheidung zwischen *Roboter* und *Robotik* hingewiesen werden: Während erstere *spezielle* Maschinen sind, ist die Robotik eine wissenschaftliche Disziplin, die sich mit der Entwicklung von Robotern auseinandersetzt.[32]

9.2.1 Definition von Robotern im Allgemeinen

Sucht man nach einer Definition, mit der man Roboter erfassen kann, wird schnell deutlich, dass es keineswegs einfach ist, näher zu bestimmen, welche technischen Phänomene als *Roboter* klassifiziert werden können.[33] Das betrifft nicht nur das alltägliche Verständnis. Auch bei Robotiker*innen und Philosoph*innen gibt es keinen Konsens über eine gemeinsam geteilte Definition.[34] So liegt beispielsweise dem *Springer Handbook of Robotics* keine einheitliche Definition zugrunde.[35] Es werden verschiedene Arten maschineller Systeme wie sich frei bewegende Maschinen, ferngesteuerte Geräte, Greifarme und Exoskelette unter dem Begriff subsumiert.[36] Um das Problem einer konkreten Definition zu umgehen, wird in der Literatur oftmals nicht näher definiert, was unter *Roboter* verstanden wird. Da jedoch eine klare Unterscheidung zwischen Robotern und anderen technischen Systemen den Zugang zu Pflegerobotern vereinfacht und diese dadurch von anderen technischen Phänomenen abgegrenzt werden können, werden nun zwei Definitionen herausgegriffen, die im philosophischen Diskurs häufig herangezogen werden:

Eine erste Annäherung führt über das *sense-think-act paradigm*, das immer wieder genannt wird, um Roboter von anderen maschinellen Systemen abzugrenzen. Wie Aimee van Wynsberghe anmerkt, kann damit der Konsens darüber, was

[32] Vgl. Van Wynsberghe 2016: Healthcare Robots, 40. Die Begriffe werden in der Literatur oftmals synonym verwendet.

[33] Vgl. Loh 2019: Roboterethik, 18. Siehe auch Bekey 2014: Current Trends in Robotics, 17; Fosch-Villaronga/Drukarch 2021: On Healthcare Robots, 18.

[34] Vgl. Coeckelbergh 2022: Robot Ethics, 7–9. Siehe hierzu auch Hülsken-Giesler/Daxberger 2018: Robotik in der Pflege aus pflegewissenschaftlicher Perspektive, 130; Siciliano/Khatib (Hrsg.) 2008: Springer Handbook of Robotics; Fosch-Villaronga/Drukarch 2022: AI for Healthcare Robotics, 9–11.

[35] Vgl. Van Wynsberghe 2016: Healthcare Robots, 39; Siehe auch Siciliano/Khatib (Hrsg.) 2008: Springer Handbook of Robotics.

[36] Einen Überblick über verschiedene Systeme, die als Roboter bezeichnet werden, findet man bei Ichbiah 2005: Roboter.

ein Roboter ist, größtenteils abgedeckt werden.[37] Dem Paradigma nach müssen Roboter Sensoren (z. B. Kameras, Mikrofone) und geeignete Algorithmen (einen oder mehrere Prozessoren) aufweisen, die mit Aktoren (z. B. Rädern, Greifarmen, Lautsprecher) verbunden sind. Dementsprechend können sie maschinelle Wahrnehmung in maschinelles ‚Handeln' überführen, ohne von einem Menschen gesteuert zu werden.[38]

Im philosophischen Bereich wird häufig auf eine Definition von Catrin Misselhorn zurückgegriffen, die sich in großen Teilen mit dem *sense-think-act paradigm* deckt. An Misselhorns Definition anknüpfend schlägt Janina Loh eine etwas engere Definition vor. Der Ausgangspunkt beider Definitionen ist jener, dass Roboter *spezielle* Maschinen sind, die wie alle anderen Maschinen ein Antriebssystem sowie bewegliche Teile aufweisen, aber sich durch zusätzliche Elemente von normalen Maschinen unterscheiden.[39] Misselhorns Definition nach sind Roboter elektro-mechanische Maschinen, die a) einen Prozessor, b) Sensoren und c) Effektoren aufweisen.[40] Wie aus der Definition implizit hervorgeht, müssen Roboter nicht notwendigerweise mit Künstlicher Intelligenz ausgestattet sein. Der Prozessor kann ein vorgegebenes Programm enthalten, das dem Roboter einen minimalen ‚Handlungsspielraum' gibt. Das ist bei Industrierobotern der Fall, die permanent den gleichen Arbeitsschritt ausführen.[41] Loh fasst – auf der Definition von Misselhorn aufbauend – den Begriff *Roboter* enger, indem sie weitere Eigenschaften hinzufügt:

---

[37] Siehe hierzu Van Wynsberghe 2021: Healthcare Robots, 40 f.; Seefeldt/Hülsken-Giesler: Pflegeethik und Robotik in der Pflege, 275.

[38] Vgl. Hülsken-Giesler/Daxberger 2018: Robotik in der Pflege aus pflegewissenschaftlicher Perspektive, 130; Bekey 2014: Current Trends in Robotics, 17 f. Einen näheren Einblick zum Aufbau eines Roboters findet man in Bartneck et al. 2020: Mensch-Roboter-Interaktion, 21–46. Im Springer Handbook of Robotics wird der Begriff *sense-plan-act paradigm* verwendet. Siehe hierzu Kortenkamp et al. 2008: Robotic Systems Architectures and Programming, 189; Fosch-Villaronga/Drukarch 2022: AI for Healthcare Robotics, 10.

[39] Vgl. Loh 2019: Roboterethik, 16.

[40] Vgl. Misselhorn 2013: Robots are Moral Agents?; Ferner Misselhorn 2018: Roboterethik, 2; Rosengrün 2021: Künstliche Intelligenz, 23. Einen ähnlichen Zugang findet man bei Bartneck et. al. 2020: Mensch-Roboter-Interaktion, Kapitel 3: Wie ein Roboter funktioniert, 21–46. In dem Kapitel weisen die Autor*innen darauf hin, dass ein Roboter eine Hardware braucht (einen Körper), Sensoren und Aktoren aufweisen muss und eine Software vorhanden sein muss, mittels der er auf die Inputs reagieren kann.

[41] Vgl. Rosengrün 2021: Künstliche Intelligenz, 23 f; Ferner Bartneck et. al. 2020: Mensch-Roboter-Interaktion, 37–43. Devlin verweist ebenfalls darauf, dass Roboter im Gegensatz zu anderen Maschinen über Aktoren, eine Kontrollstruktur sowie Sensoren verfügen müssen, um einigen Aufgaben selbstständig nachgehen zu können. Vgl. dies. 2020: Turned On, 35.

> [Ein Roboter ist] eine elektro-mechanische Maschine [...], die a) über einen eigenständigen Körper, b) über mindestens einen Prozessor verfügt, c) Sensoren hat, die Informationen über die Welt sammeln, d) sowie über Effektoren oder Aktoren verfügt, die Signale in mechanische Abläufe übersetzt. Das Verhalten eines Roboters e) ist oder erscheint zumindest autonom, und er kann f) in seine Umgebung hineinwirken beziehungsweise physisch auf sie Einfluss nehmen.[42]

Loh ergänzt Misselhorns Definition um die Bedingung der scheinbaren Autonomie. Gleichzeitig wird bei ihrer Definition der Einbezug Künstlicher Intelligenz wichtig, denn je autonomer ein Roboter agieren soll, desto intelligenter muss er sein.[43]

Die beiden Definitionen umfassen nicht alle Systeme, die in der Praxis als Roboter bezeichnet werden, wie am chirurgischen Assistenzsystem *DaVinci* deutlich wird:[44] Auf der Website des Herstellers wird dieser als „integrierte Technologie für die roboter-assistierte Chirurgie" bezeichnet. Wirft man jedoch einen näheren Blick auf *DaVinci*, fällt auf, dass dieser durch eine Steuerkonsole von Ärzt*innen gelenkt wird und nicht selbstständig auf die Umwelt einwirkt – er ist eine ferngesteuerte Maschine.[45] Das gleiche trifft auf ferngesteuerte Drohnen zu.[46] Ebenso gibt es Maschinen, die auf den ersten Blick nicht mit dem Begriff *Roboter* assoziiert werden, die jedoch den Kriterien der Definition entsprechen. Dies ist bei selbstfahrenden Autos der Fall,[47] die dazu in der Lage sind, selbstständig auf den Straßenverkehr zu reagieren.[48]

Zwar lässt sich gegen eine strikte Trennung zwischen normalen Maschinen und Robotern einwenden, dass es hybride Systeme gibt, die sowohl (fern)gesteuerte als auch robotische Funktionen aufweisen, wie dies bei einigen selbstfahrenden Autos der Fall ist. Doch lässt sich hierzu entgegnen, dass solche Maschinen, je nach Modus, indem sie sich gerade befinden, als Roboter

[42] Loh 2019: Roboterethik, 17.

[43] Vgl. Rosengrün 2021: Künstliche Intelligenz, 23; Ferner Bartneck et. al. 2020: Mensch-Roboter-Interaktion, 37–43; Fosch-Villaronga/Drukarch 2022: AI for Healthcare Robotics, 12–15.

[44] Vgl. Loh 2019: Roboterethik, 17.

[45] Siehe hierzu Intuitiv: Da Vinci von Intuitiv. Siehe auch Loh 2019: Roboterethik, 26 f.

[46] Vgl. Loh 2019: Roboterethik, 17. Ferner Misselhorn 2019: Grundfragen der Maschinenethik, 157–159.

[47] Vgl. Lenzen 2020: Künstliche Intelligenz, 84 f. Siehe auch Loh 2019: Roboterethik, 22–24; Bartneck et al. 2020: Mensch-Roboter-Interaktion, 209.

[48] Es gibt sechs Stufen des autonomen Fahrens: 0 – manuelles Fahren, 1 – assistiertes Fahren, 2 – teilautomatisiertes Fahren, 3 – hochautomatisiertes Fahren, 4 – in bestimmten Fällen können Fahraufgaben vom Auto selbstständig getroffen werden, 5 – vollautomatisiertes Fahren. Siehe hierzu ausführlich Misselhorn 2019: Grundfragen der Maschinenethik, 185–188.

oder als vom Menschen gesteuerte Systeme betrachtet werden können. In der Analyse werden lediglich die robotischen, autonomen Funktionen der Maschinen mitberücksichtigt.

9.2.2 Metakategorien von Robotern

In der Literatur werden Roboter in verschiedene Kategorien unterteilt, wobei über die Einteilung kein Konsens besteht. In der vorliegenden Untersuchung erscheint zunächst eine Unterscheidung zwischen (1) Industrierobotern und (2) Robotern, die sich im Nahumfeld des Menschen bewegen, als sinnvoll:[49]

(1) Industrieroboter stellen die älteste und bis heute bedeutendste Gruppe von Robotern dar. Im Jahr 2023 waren weltweit ca. 4,3 Millionen Industrieroboter im Einsatz.[50] Sie übernehmen Tätigkeiten, die als *dully, dirty and dangerous*[51] gelten und agieren in einem Umfeld, in dem sich keine Menschen aufhalten. In den Fabriken ist eine räumliche Trennung mit diversen Sicherheitsmaßnahmen gegeben,[52] da sie nicht mit den nötigen Sensoren ausgestattet sind, um auf Menschen reagieren zu können.[53] Die bekanntesten Industrieroboter sind jene der Firma Kuka. Sie sind auf einer Drehscheibe fixiert und haben einen Greifarm, der aus sechs Achsen besteht. Mit ihm führen sie programmierte Arbeitsschritte aus.[54] Industrieroboter fallen in die Definition von Misselhorn, jedoch nicht in jene von Loh, da sie vorgegebene Abläufe ausführen und ihnen das Element der (scheinbaren) Autonomie fehlt.[55]

---

49 Eine weitere Metakategorie, die aufgestellt werden kann, ist jene der Kriegs- und Militärroboter. Mit ihrer Entwicklung sowie ihrem Einsatz treten völlig andere ethische Fragestellungen auf. Einen Einblick in die ethischen Fragen findet man bei Misselhorn 2019: Grundfragen der Maschinenethik, 155–184; Coeckelbergh 2022: Robot Ethics, 163–189; Loh 2019: Roboterethik, 31–34; Lin et al. (Hrsg.) 2014: Robot Ethics, 109–156.

50 Vgl. Statista: Geschätzter Bestand von Industrierobotern weltweit in den Jahren 2011 bis 2023.

51 Vgl. Marr 2017: The 4 Ds of Robotization. Ferner Loh 2019: Roboterethik, 20; Lin 2012: Introduction to Robot Ethics, 4; Manzeschke/Petersen 2020: Ethische Aspekte der Digitalisierung und Technisierung des Pflegealltags, 286 f.

52 Buxbaum/Sen 2018: Kollaborierende Roboter in der Pflege – Sicherheit in der Mensch-Maschine-Schnittstelle, 4.

53 Einen ausführlichen Einblick in die Geschichte der Industrieroboter findet man bei Ichbiah 2005: Roboter, 204–255.

54 Siehe hierzu Kuka: Produkte und Leistungen. Ferner Loh 2019: Roboterethik, 20.

55 Vgl. Rosengrün 2021: Künstliche Intelligenz, 24; Scheutz 2014: The Inherent Dangers of Unidirectional Emotional Bonds between Humans and Social Robots, 207.

(2) Roboter, die sich im Nahumfeld des Menschen bewegen, fallen größtenteils unter die Definition von Loh, da sie sich in der menschlichen Umwelt (z. B. auf der Straße, im Haushalt oder in Einkaufszentren) bewegen und teilweise auf komplexe Situationen reagieren müssen. Dementsprechend weisen sie einen höheren Autonomiegrad als Industrieroboter auf[56] und sind häufig mit Künstlicher Intelligenz ausgestattet.[57] Mit Robotern, die sich im Nahumfeld des Menschen bewegen, setzt man sich in der *Social Robotics* und der *Human-Robot Interaction* (HRI) auseinander.[58] In den Forschungsdisziplinen geht man der Frage nach, wie Roboter aussehen und interagieren müssen, damit sie von Menschen akzeptiert werden.[59] Bei ihrer Entwicklung wird bedacht, dass Menschen schnell dazu tendieren, nichtmenschliche Entitäten zu vermenschlichen[60] und „[…] menschenähnliche Züge in zufälligen Mustern oder banalen Objekten [zu sehen].“[61] Dieses Phänomen betrifft nicht nur das Aussehen eines Objekts, sondern auch die Art und Weise wie es sich bewegt bzw. verhält. Die Tatsache, dass das fremde Objekt – z. B. ein Roboter – einem Menschen (oder einem Haustier) ähnlich sieht und/ oder sich dementsprechend verhält, führt zu mehr Akzeptanz. Der Roboter erinnert an etwas Bekanntes. Das erleichtert den Umgang mit ihm.[62] Somit ist es nicht verwunderlich, dass viele Roboter, die sich im menschlichen Nahumfeld aufhalten, anthropomorphe Züge aufweisen.[63] Ist der Roboter zu menschenähnlich, kann ein Effekt auftreten, den Masahiro Mori als *Uncanny Valley* bezeichnet.[64] Fällt ein Roboter in das Uncanny Valley, dann wird er von den Nutzer*innen als unheimlich eingestuft und seine Präsenz führt zu Unbehagen.[65] Um die Probleme, die mit dem Uncanny Valley auftreten,

---

[56] Siehe hierzu Scheutz 2014: The Inherent Dangers of Unidirectional Emotional Bonds between Humans and Social Robots, 206.

[57] Vgl. Lenzen 2018: Künstliche Intelligenz, 25.

[58] Vgl. dies. 2023: Künstliche Intelligenz. Was sie kann und was uns erwartet, 230; Loh 2019: Roboterethik, 27; Bekey 2014: Current Trends in Robotics, 19.

[59] Vgl. Bartneck et. al. 2020: Mensch-Roboter-Interaktion, 16 f.

[60] Vgl. Loh 2019: Roboterethik, 76.

[61] Bartneck et al. 2020: Mensch-Roboter-Interaktion, 56.

[62] Vgl. ebd., 57–63.

[63] Siehe hierzu ausführlich Jost 2024: Wie soziale Roboter unser Vertrauen missbrauchen, 69–72.

[64] Vgl. Mori 2012: The Uncanny Valley.

[65] Siehe hierzu exemplarisch Coeckelbergh 2022: Robot Ethics, 137–148; Misselhorn 2024: Künstliche Intelligenz und Empathie, 98 f.; Bartneck et al. 2020: Mensch-Roboter-Interaktion, 60 f.; Bekey 2014: Current Trends in Robotics, 25 f.

zu verhindern, plädiert Mori dafür, Roboter nicht allzu menschenähnlich zu gestalten.[66]

Grob lassen sich Roboter, die sich im menschlichen Nahumfeld aufhalten, in die folgenden fünf Kategorien einteilen: (a) Cobots (kollaborative Roboter), (b) Service- und Haushaltsroboter, (c) soziale Roboter, (d) humanoide Roboter[67] und (e) körpergetragene robotische Systeme.[68]

(a) Roboter, die im Industriebereich mit Menschen zusammenarbeiten, nennt man Cobots bzw. kollaborative Roboter. Sie weisen Ähnlichkeiten mit den oben beschriebenen Industrierobotern auf, sind jedoch kleiner, leichter, elastischer und langsamer. Außerdem sind sie mit Sensoren ausgestattet, um auf die Arbeiter*innen in ihrem Umfeld zu reagieren. Sie können (zumindest rudimentär) mit Menschen kommunizieren, indem sie mitteilen, wohin sie als nächstes greifen.[69] Ein Cobot, der immer wieder genannt wird, ist *Sawyer*, der von der Firma Rethink Robotics entwickelt wurde.[70] Er hat einen Greifarm, den man für verschiedene Tätigkeiten programmieren kann. Auf einem Display hat er freundlich wirkende Augen, mit denen er seine Bewegungsziele andeutet.[71]

(b) Service- und Haushaltsroboter übernehmen Dienstleistungen in der Öffentlichkeit[72] oder im Haushalt. Wie Industrieroboter übernehmen sie alltägliche Tätigkeiten, die als langweilig, schmutzig und gefährlich gelten. Ähnlich wie Cobots treten Serviceroboter nicht notwendigerweise in eine direkte Interaktion mit den Menschen in ihrer Umgebung. Dennoch müssen sie auf komplexe Situationen reagieren können, da sie sich in ihrem Umfeld bewegen.[73] Die bekanntesten Beispiele sind Reinigungs- und Rasenmähroboter.[74]

---

[66] Vgl. Mori 2012: The Uncanny Valley, 100.

[67] Eine ähnliche Einteilung findet man bei Pijetlovic 2020: Das Potential der Pflege-Robotik, 34–38.

[68] Siehe hierzu Klein et al. 2018: Robotik in der Gesundheitswirtschaft, 14.

[69] Vgl. Lenzen 2023: Künstliche Intelligenz. Was sie kann und was uns erwartet, 102 f. Ferner Ramge 2018: Mensch und Maschine, 74–76; Lenzen 2020: Künstliche Intelligenz, 83 f.

[70] Vgl. Lenzen 2023: Künstliche Intelligenz. Was sie kann und was uns erwartet, 102 f.

[71] Siehe hierzu Bartneck et al. 2020: Mensch-Roboter-Interaktion, 16 f. und 101–103; Lenzen 2020: Künstliche Intelligenz, 84.

[72] Vgl. Levy 2008: Love and Sex with Robots, 7 f.

[73] Vgl. Bartneck et al. 2020: Mensch-Roboter-Interaktion, 194. Ferner Ichbiah 2005: Roboter, 157.

[74] Der erfolgreichste Heimroboter ist der Staubsaugerroboter *iRobot*. Er wurde weltweit millionenfach verkauft. Siehe hierzu Bartneck et al. 2020: Mensch-Roboter-Interaktion, 25.

Ebenso werden auch Zustellroboter der Kategorie zugeordnet.[75] Service- und Haushaltsroboter haben wie kollaborative Roboter meist kein menschen- oder tierähnliches Aussehen.[76]

(c) Soziale Roboter haben die Fähigkeit, mit Menschen in Interaktion zu treten.[77] Mark Coeckelbergh beschreibt diese Roboter als „[a]utonomous and intelligent robots that are designed to interact with humans and other smart devices, including other robots, in a way that follows social behavior."[78] Sie führen anders als Cobots oder Serviceroboter keine Tätigkeiten aus, mit denen sie physisch in die Welt einwirken. Ihre Besonderheit liegt darin, dass „[…] sie als kommunikative Vermittler fungieren, sich an komplexen Spielen beteiligen, Geschichten erzählen sowie ermutigen und allgemeine Anreize schaffen."[79] Sie weisen ein soziales Verhalten auf[80] und können als Weiterentwicklung von Chatbots gesehen werden.[81] Sie sind lernfähig, können Personen wiedererkennen und an früheren Gesprächen anknüpfen.[82] Letztlich zielt man bei der Entwicklung der meisten sozialen Roboter darauf ab, dass Menschen eine Beziehung zu ihnen aufbauen und sie als Freund*innen- oder Partner*innenersatz akzeptieren.[83] Deshalb werden sie auch als *relationale Artefakte*[84] bzw. *Beziehungsartefakte*[85] bezeichnet. Soziale Roboter sollen das Gefühl vermitteln, man interagiere mit einem echten Lebewesen bzw. mit einer realen Person.[86] Hierzu weisen sowohl ihr Design als auch

[75] Vgl. Klein et al. 2018: Robotik in der Gesundheitswirtschaft, 38 f.

[76] Vgl. Bartneck et al. 2020: Mensch-Roboter-Interaktion, 50.

[77] Vgl. Loh 2019: Roboterethik, 27.

[78] Coeckelbergh 2022: Robot Ethics, 56.

[79] Bartneck et al. 2020: Mensch-Roboter-Interaktion, 207.

[80] Vgl. ebd., 206 f.

[81] Einen näheren Einblick in den aktuellen Entwicklungstand von Chatbots gibt Misselhorn 2024: Künstliche Intelligenz und Empathie, 117–120.

[82] Vgl. Misselhorn 2024: Künstliche Intelligenz und Empathie, 114.

[83] Siehe hierzu exemplarisch Van Wynsberghe 2021: Healthcare Robots, 63 f.; Levy 2009: Love and Sex with Robots; Turkle 2011: Alone Together; Misselhorn 2024: Künstliche Intelligenz und Empathie; Rosengrün 2019: Künstliche Intelligenz, 82–88; Lenzen 2023: Künstliche Intelligenz. Was sie kann und was uns erwartet, 218–241; Jost/Zichy 2023: Homo digitalis und zwischenmenschliche Beziehungen; Jost 2024: Wie soziale Roboter unser Vertrauen missbrauchen.

[84] Misselhorn 2024: Künstliche Intelligenz und Empathie, 115.

[85] Lenzen 2023: Künstliche Intelligenz. Was sie kann und was uns erwartet, 241.

[86] Vgl. Misselhorn 2024: Künstliche Intelligenz und Empathie, 77 f.

ihr Verhalten besonders starke Mechanismen auf, die dazu verführen, ihnen innere Zustände und eine Persönlichkeit zuzusprechen.[87]

(d) Bei (sozialen) Robotern, deren Design sehr stark am Menschen angelehnt ist, spricht man von humanoiden Robotern.[88] Sie haben einen menschenähnlichen Torso und zwei Arme, deren Bewegungsradius jenem von Menschen entspricht.[89] Humanoide Roboter, deren Erscheinung dem Menschen gleicht, werden Androiden genannt. Sie sind mit einer künstlichen Haut überzogen, haben Zähne sowie Haare und tragen Kleidung.[90] Derzeit sind androide Roboter kaum mit Menschen zu verwechseln und wirken oftmals unheimlich. Dadurch fallen sie in das Uncanny Valley.[91]

(e) Zuletzt lassen sich robotische Systeme, die am Körper getragen werden bzw. robotische Exoskelette nennen. Ihr Einsatz zielt darauf ab, menschliche Fähigkeiten wiederherzustellen (z. B. im Rehabilitationsbereich) oder zu erweitern (z. B. im Militär oder Industriebereich).[92] Es gibt verschiedene Arten von Exoskeletten, wobei nicht jeder Exoskeletttyp als Roboter bezeichnet werden kann. Der Exoskeletthersteller German Bionic unterscheidet zwischen passiven Exoskeletten, die keine elektronischen Elemente aufweisen und aktiven sowie vernetzten Exoskeletten, die mittels Robotertechnologie funktionieren.[93] Damit ein Exoskelett als Roboter bezeichnet werden kann, muss es die weiter oben beschriebenen Merkmale (*sense-think-act paradigm*) aufweisen.

---

[87] Vgl. Lenzen 2023: Künstliche Intelligenz. Was sie kann und was uns erwartet, 230 f.; Misselhorn 2024: Künstliche Intelligenz und Empathie, 116. Ferner Rosengrün 2021: Künstliche Intelligenz, 23; Damniano/Dumouchel 2018: Anthropomorphism in Human-Robot Co-Evolution; Turkle 2011: Alone Together.

[88] Vgl. Van Wynsberghe 2016: Healthcare Robots, 41; Bekey 2014: Current Trends in Robotics, 25 f.

[89] Siehe hierzu Devlin 2018: Turned On, 43 f; Ramge 2018: Mensch und Maschine, 76 f.; Bekey 2014: Current Trends in Robotics, 25.

[90] Vgl. Breazeal et al. 2008: Social Robots that Interact with People, 1351.

[91] Vgl. Coeckelbergh 2022: Robot Ethics, 142–144. In dem Video *Humanoide Roboter auf der CES: Smarte Grusel-Geschöpfe* werden zwei Androide gezeigt, die dem Uncanny Valley zugeordnet werden. Vgl. FAZ 2022: Humanoide Roboter auf der CES. Smarte Grusel-Geschöpfe.

[92] Vgl. Klein et al. 2018: Robotik in der Gesundheitswissenschaft, 14.; Kazerooni 2008: Exoskeletons for Human Performance Augmentation, 773 f.

[93] German Bionic 2023: Was ist ein Exoskelett?.

Zusammenfassend lassen sich Roboter in folgende Kategorien unterteilen:

- Industrieroboter
- Roboter, die sich im Nahumfeld des Menschen bewegen
  - Kollaborative Roboter
  - Service- und Haushaltsroboter
  - Soziale Roboter
  - Humanoide Roboter
  - Robotische Systeme, die am Körper getragen werden

9.2.3 Vom Roboter zum Pflegeroboter

Bei der zuvor dargelegten Einteilung fehlt eine eigenständige Pflegeroboterkategorie. Dies ist darauf zurückzuführen, dass Pflegeroboter keine homogene Gruppe darstellen.[94] Im Pflegebereich muss auf verschiedene Funktionen zurückgegriffen werden, die in ähnlicher Weise auch in anderen Bereichen angewendet werden (z. B. Heben, redundante Bewegungen, soziale Interaktion).[95] So wird es aller Voraussicht nach keinen Allround-Roboter geben, der alle Tätigkeiten einer Pflegefachperson übernehmen wird. Hingegen kann man davon ausgehen, dass verschiedene Robotertypen mit unterschiedlichen Funktionen in der Pflege eingesetzt werden[96] – dieser Trend spiegelt sich auch in der aktuellen Entwicklung wider.

Daran anknüpfend wird in der Untersuchung die Auffassung vertreten, dass Roboter aus all den zuvor genannten Kategorien von Robotern, die sich im menschlichen Nahbereich aufhalten, als Pflegeroboter bezeichnet werden können, wenn sie im Pflegekontext eingesetzt werden und einen Einfluss auf das Verhältnis zwischen der Pflegefachperson und der Person mit Pflegebedarf haben. Dementsprechend bietet sich der Rückgriff auf ein kontextuelles Verständnis von Pflegerobotern an, wie es von Van Wynsberghe dargelegt wird:

> My definition of a care robot takes into account the care perspective, thus, I claim that care robots may be defined as any robot used in a care practice to meet care needs, used by either or both the care-provider or the care-receiver directly, and used in a

[94] Siehe hierzu Kehl 2018: Wege zu verantwortungsvoller Forschung und Entwicklung im Bereich der Pflegerobotik, 148 f.

[95] Vgl. Van Wynsberghe 2016: Healthcare Robots, 61.

[96] Vgl. Gisinger 2018: Pflegeroboter aus Sicht der Geriatrie, 120.

> care context like the hospital, nursing home, hospice or home setting. With this definition I aim to make clear that a care robot is one which will be integrated into a care practice and consequently is integrated into the therapeutic relationship between care-giver and care-receiver.[97]

Das Zitat verdeutlicht, dass jeder Roboter als Pflegeroboter bezeichnet werden kann, der (a) im Kontext der professionellen Pflege eingesetzt wird und (b) dabei unterstützt, Pflegebedürfnisse zu erfüllen.[98] Dadurch ist er (c) in eine Pflegepraxis eingebunden und hat einen Einfluss auf das Verhältnis zwischen der Pflegefachperson und der zu pflegenden Person.[99] Somit wird von einem relativ engen Verständnis von Pflegerobotern ausgegangen und überwiegend Systeme in den Blick genommen, die in der *professionellen* Pflege angewendet werden (könnten). Auch wenn Pflegeroboter aus einer kontextuellen Perspektive aufgefasst werden und jeder Roboter, der die drei genannten Bedingungen erfüllt, als Pflegeroboter bezeichnet werden kann, wird – wie bei den Beispielen hervorstechen wird – mitberücksichtigt, dass einige robotische Systeme speziell für den Pflegekontext entwickelt werden und die Pflegerobotik als Teilgebiet der Robotik aufgefasst werden kann.[100]

Alle Pflegeroboter haben gemeinsam, dass sie im Hinblick auf die Patient*innen und Klient*innen Tätigkeiten übernehmen sollen bzw. bei Tätigkeiten unterstützen sollen, die normalerweise vom Pflegepersonal ausgeführt werden.[101] Zwar gibt es Robotersysteme, die speziell für den Pflegebereich entwickelt werden – wie der Heberoboter *RIBA*[102] und die Esshilfe *MySpoon*[103] –, doch könnten solche Roboter mit einigen Adaptionen auch in der Industrie oder im Haushalt

---

[97] Van Wynsberghe 2016: Healthcare Robots, 62.

[98] Auch Vallor betont, dass Pflegeroboter im Hinblick auf die Erfüllung konkreter Bedürfnisse von Personen mit Pflegebedarf entwickelt werden. Er schreibt hierzu: „Carebots are robots designed for use in home, hospital, or other settings to assist in, support, or provide care for sick disabled, young, elderly, or otherwise vulnerable persons." Ders. 2011: Carebots and Caregivers, 252.

[99] Vgl. Van Wynsberghe 2016: Healthcare Robots, 62 f. Siehe auch Santoni de Sio/Van Wynsberghe 2016: When should we use Care Robots?, 1748.

[100] Die Firma Harmonic Drive SE hebt in ihrem Glossar auf ihrer Website die Bezeichnung *Pflegerobotik* hervor. Siehe hierzu dies.: Pflegerobotik.

[101] Vgl. Fosch-Villaronga/Drukarch 2022: AI for Healthcare Robotics, 78; Manzeschke/Petersen 2020: Ethische Aspekte der Digitalisierung und Technisierung des Pflegealltags, 287.

[102] RIKEN-TRI Collaboration Center for Human-Interactive Robot Research: RIBA.

[103] SECOM: Automating My Spoon through Image Processing.

eingesetzt werden.[104] Der humanoide Roboter *Pepper* wird nicht nur in Pflegeheimen, sondern auch in Einkaufszentren und Bildungseinrichtungen eingesetzt. Er soll Menschen Gesellschaft leisten und sie unterhalten.[105] In allen Anwendungsfeldern weist der Roboter das gleiche Betriebssystem auf. Der dargelegten kontextuellen Definition nach gilt *Pepper* als Pflegeroboter, wenn er (a) im professionellen Pflegekontext (z. B. im Pflege- oder Senior*innenheim) eingesetzt wird, um (b) ein Pflegebedürfnis zu erfüllen (z. B. Zuwendung und Kommunikation), wodurch er (c) einen Einfluss auf die Pflegepersonal-Patient*innen-Beziehung hat (z. B. weniger menschliche Zuwendung).

Zudem muss betont werden, dass der Großteil der Pflegeroboter in den nächsten Jahrzehnten in Krankenhäusern und Pflegeeinrichtungen anzutreffen sein wird, nicht jedoch in der häuslichen Pflege.[106] Dies ist auf mindestens zwei Gründe zurückzuführen: Erstens arbeiten Roboter in strukturierten Umgebungen besser. In Pflegeinstitutionen kommt es zu weniger unvorhersehbaren Situationen, auf die die Roboter reagieren müssen. Private Haushalte stellen deutlich komplexere Umgebungen dar. Hingegen können die Roboter optimal für Tätigkeitsfelder in Pflegeeinrichtungen und Krankenhäusern entwickelt werden. Dementsprechend sind hier größere Erfolge zu erwarten. Zweitens sind Roboter in der Anschaffung und Erhaltung sehr teuer. Pflegeinstitutionen sind eher dazu in der Lage, die Kosten aufzubringen.[107] Aus diesem Grund liegt der Fokus der ethischen Beurteilung von Pflegerobotern insbesondere auf ihren (potenziellen) Einsatzfeldern in Pflegeeinrichtungen sowie Krankenhäusern.

9.3 Unterteilung von Pflegerobotern

Nachdem eine Definition dargelegt wurde, aus der hervorgeht, welche Maschinen als Pflegeroboter bezeichnet werden können, steht eine systematische Unterteilung im Vordergrund, die sich auf die Einsatzfelder und Funktionen von Pflegerobotern bezieht. Hierzu wird zunächst ein Einblick in verschiedene Ansätze gegeben, die man in der Literatur findet, ehe ein eigener Vorschlag dargelegt wird, der sich an der jeweiligen Hauptfunktion eines Pflegeroboters orientiert. In einem weiteren Schritt werden die Kategorien näher beleuchtet und einige Beispiele genannt.

---

[104] Vgl. Van Wynsberghe 2016: Healthcare Robots, 61.

[105] Siehe hierzu Soft Bank: For better Business just add Pepper.

[106] Vgl. Sparrow 2016: Robots in aged Care, 449 f.

[107] Vgl. ebd.

9.3.1 Unterteilungen von Pflegerobotern in der Literatur

Eine sehr allgemein gehaltene Unterteilung, auf die in der englischsprachigen Literatur immer wieder verwiesen wird, findet man bei Amanda Sharkey und Noel Sharkey.[108] Sie heben drei Möglichkeiten hervor, wie Pflegeroboter eingesetzt werden könnten, die sie in weiterer Folge ausführlich diskutieren: „(1) to assist the elderly, and/or their carers in daily tasks; (2) to help monitoring their behaviour and health; and (3) to provide companionship."[109] Die vorgenommene Einteilung ist sehr ungenau und wird, wie weiter unten gezeigt wird, nicht allen Pflegerobotern gerecht.

Van Wynsberghe definiert Pflegeroboter bzw. *care robots* als jene Roboter, die Tätigkeiten übernehmen, die normalerweise von pflegenden Personen im Hinblick auf Personen mit Pflegebedarf durchgeführt werden. An Sharkey und Sharkey anknüpfend zeigt sie weitere Möglichkeiten auf, wie Pflegeroboter im Kontext der Pflege eingesetzt werden (könnten). So gibt es Roboter, die (1) bei körperbezogener Pflege sowie bei alltäglichen Dingen wie heben, baden usw. helfen (könnten). Andere erfüllen die Funktion, (2) Menschen Gesellschaft zu leisten, (3) sie an Medikamente zu erinnern oder die (4) Sicherheit zu erhöhen und Monitoring zu betreiben. Ebenso gelten für sie (5) Serviceroboter, die Essen, Medikamente usw. bringen, als Pflegeroboter. Zwei weitere maschinelle Systeme, die sie hinzuzählt, sind (6) mobile ‚Roboter', mit denen Ärzt*innen die Patient*innen im Zimmer besuchen und via Bildschirm mit ihnen kommunizieren können sowie (7) ‚Operationsroboter' wie beispielsweise *DaVinci.*[110] Van Wynsberghe nimmt eine deutlich größere Differenzierung vor, doch ist es fraglich, ob ferngesteuerte Maschinen, wie jene aus Kategorie 6 und 7 als Roboter definiert werden können. In der vorliegenden Untersuchung werden sie nicht als Pflegeroboter klassifiziert, weil es sich um vom Menschen gesteuerte Maschinen handelt. Außerdem muss darauf hingewiesen werden, dass Van Wynsberghe Companion Robots (Roboter, zu denen Menschen eine engere Beziehung aufbauen sollen) nicht zu Pflegerobotern zählt. Ihrer Auffassung nach erfüllen sie Bedürfnisse, die über den Kernaufgabenbereich des Pflegeberufs hinausgehen.[111]

---

[108] Siehe hierzu exemplarisch Van Wynsberghe 2016: Healthcare Robots, 61; Vallor 2011: Carerobots and Caregivers, 252; Coeckelbergh 2022: Robot Ethics, 83; Coeckelbergh 2022: Robot Ethics, 83; Österreichische Bioethikkommission 2018: Roboter in der Betreuung alter Menschen, 9; Sharkey 2014: Robots and Human Dignity, 69.

[109] Sharkey/Sharkey 2010: Granny and the Robots, 27.

[110] Vgl. Van Wynsberghe 2016: Healthcare Robots, 61–63.

[111] Siehe hierzu ebd., 63–65.

Eine weitere Klassifizierung, auf die verwiesen werden kann, ist jene von Eduard Fosch-Villaronga und Hadassah Drukarch. Sie unterteilen Pflegeroboter in (1) sozial unterstützende Roboter (*socially assistive robots* bzw. SARs) und (2) körperlich unterstützende Roboter (*physically assistive robots* bzw. PARs).[112] SARs werden in weiterer Folge in soziale Therapieroboter sowie soziale Care Robots unterschieden.[113] PARs werden in Roboter unterteilt, die Nutzer*innen im Alltag unterstützen, bestimmte Tätigkeiten übernehmen, bei der Rehabilitation eingesetzt werden oder Körperteile ersetzen.[114]

Im deutschsprachigen Raum lässt sich insbesondere auf zwei Quellen verweisen, in denen Kategorisierungen vorgenommen werden. Barbara Klein et al. stellen folgende Kategorien auf: (1) Roboter für die Rehabilitation – wie Exoskelette, stationäre oder mobile Trainingsgeräte, (2) Roboter für die Unterstützung des Pflegepersonals – wie Haushalts- und Serviceroboter, intelligente Pflegehilfsmittel, Telepräsenz- und Diagnoseroboter sowie emotionale Roboter, (3) Roboter zur Unterstützung zu Hause – wie Interaktionsroboter, Mobilitätshilfen und Assistenzroboter.[115]

In dem von Oliver Bendel herausgegebenen Sammelband *Pflegeroboter* werden in einigen Beiträgen ebenfalls verschiedene Kategorien dargelegt. So teilen Manfred Hülsken-Giesler und Sabine Daxberger Pflegeroboter in (1) sozio-assistive Systeme, (2) Service- und (3) Rehabilitationsroboter.[116] Eine ähnliche Klassifizierung findet man bei Heidrun Becker, die Pflegeroboter in (1) Trainingsgeräte und Hilfsmittel, (2) Telepräsenzroboter sowie Assistenzgeräte und (3) sozial-interaktive Roboter unterscheidet.[117] Bendel wählt einen anderen Zugang und unterscheidet zwischen Therapie- und Pflegerobotern. Für ihn zählen Serviceroboter, unterhaltende Roboter und Roboter, die bei körperbezogenen Pflegetätigkeiten unterstützen, zur zweiten Kategorie.[118]

Wie deutlich wird, gibt es verschiedene Möglichkeiten, wie Pflegeroboter unterteilt werden können. Für das weitere Vorgehen erweist sich allerdings keine der dargelegten Einteilungen als ergiebig. Aus diesem Grund wird – angeregt

---

[112] Vgl. Fosch-Villaronga/Drukarch 2022: AI for Healthcare Robotics, 24 f. Siehe auch Fosch-Villaronga/Drukarch 2021: On Healthcare Robots, 19 f.

[113] Vgl. Fosch-Villaronga/Drukarch 2022: AI for Healthcare Robotics, 61–64.

[114] Vgl. ebd., 73–83.

[115] Vgl. Klein et al. 2018: Robotik in der Gesundheitswirtschaft, 12–114.

[116] Vgl. Hülsken-Giesler/Daxberger 2018: Robotik in der Pflege aus pflegewissenschaftlicher Perspektive, 130–133; Siehe auch Seefeldt/Hülsken-Giesler 2020: Pflegeethik und Robotik in der Pflege, 275.

[117] Vgl. Becker 2018: Robotik in der Gesundheitsversorgung, 230–234.

[118] Vgl. Bendel 2018: Roboter im Gesundheitsbereich, 202–208.

durch die verschiedenen Zugänge – eine neue Einteilung vorgenommen, anhand der im zehnten Kapitel die ethische Beurteilung erfolgt.

9.3.2 Unterteilung von Pflegerobotern aufgrund ihrer jeweiligen Hauptfunktion

Der Untersuchung liegt ein kontextuelles Verständnis von Pflegerobotern zugrunde. Die folgende Einteilung orientiert sich an den verschiedenen Funktionen, die Roboter im Pflegekontext übernehmen sollen. Dabei werden die in Abschnitt 9.2.2. dargelegten Metakategorien mitberücksichtigt. Auch wenn es multifunktionale Roboter gibt,[119] werden die meisten Roboter im Hinblick auf *eine* zentrale Funktion eingesetzt bzw. entwickelt, die sie im Pflegekontext ausüben sollen. Trotz allem kann die Hauptfunktion aus mehreren Teilfunktionen bestehen. Außerdem gibt es keine trennscharfen Linien zwischen den vorgeschlagenen Pflegeroboterunterteilungen.

Nachfolgend werden hauptsächlich Roboter in den Blick genommen, die in strukturierten Umgebungen wie Krankenhäusern oder Pflegeeinrichtungen eingesetzt werden (könnten). Die Nutzung von Pflegerobotern im privaten Haushalt wird nicht mitberücksichtigt.[120] Roboter, die man im Kontext des professionellen Pflegebereichs vorfindet bzw. in Zukunft vorfinden könnte, lassen sich zunächst in die folgenden zwei übergeordneten Kategorien unterteilen: (1) in jene, die nicht direkt auf die pflegebedürftigen Menschen bezogen sind und (2) in jene, deren Hauptfunktionen sich auf die pflegebedürftigen Menschen beziehen. Sie übernehmen bestimmte *care tasks*:

(1) Zu den Robotern, die im Kontext der Pflege eingesetzt werden (könnten), aber nicht direkt auf Patient*innen oder Klient*innen bezogen sind, zählen diverse Service- und Haushaltsroboter.[121] Sie können Aufgaben übernehmen, die in den Pflegeeinrichtungen anfallen, aber keinen direkten Einfluss auf das Pflegesetting haben – solche Tätigkeiten werden als *noncare tasks* bezeichnet.[122] Wie ihre im privaten Haushalt eingesetzten Kollegen sollen sie repetitive

---

[119] Vgl. Sorell/Draper 2014: Robot Carers, Ethics, and older People, 184.

[120] Siehe hierzu Sparrow 2016: Robots in aged Care, 449 f; Van Wynsberghe 2016: Healthcare Robots, 62.

[121] Vgl. Klein et al. 2018: Robotik in der Gesundheitswirtschaft, 31–38.

[122] Siehe hierzu Coeckelbergh 2022: Robot Ethics, 83.

Haushalts- und Logistikaufgaben übernehmen[123] Sie erfüllen weder Pflegebedürfnisse noch haben sie einen Einfluss auf die Beziehung zwischen den Pflegefachpersonen und den Patient*innen bzw. Klient*innen. Es handelt sich nicht um Pflegeroboter.[124] Wie Jeanne Kreis anmerkt, sollte man sie deshalb nicht als *Pflegeroboter* bezeichnen, sondern lediglich von *Robotern in der Pflege* sprechen.[125]

Exemplarisch können Roboter genannt werden, die logistische Aufgaben wie Hol- und Bringdienste für das Pflegepersonal übernehmen: Der weiter oben beschriebene Roboter *HelpMate* wurde speziell für dieses Einsatzgebiet entwickelt[126] und ist dementsprechend kein Pflegeroboter. Auch autonome bzw. intelligente Pflegewägen könnten das Pflegepersonal entlasten, sind aber keine Pflegeroboter.[127] Am Fraunhofer-Institut wurde ein Pflegewagen entwickelt, der auf Knopfdruck gerufen werden kann. Er registriert, welche Materialien verwendet werden und kann diese selbstständig auffüllen. Wie in ersten Praxistests festgestellt wurde, erfolgt durch den Roboter eine Zeitersparnis für das Pflegepersonal.[128] Ein weiteres Einsatzgebiet wäre der Reinigungsbereich.[129] Roboter könnten Bodenreinigungen oder andere Tätigkeiten übernehmen, die im Zusammenhang mit Haushaltsrobotern bekannt sind. Die Firma SOMATIC präsentiert einen Roboter, der selbstständig Toiletten und Bäder reinigen kann.[130]

Da diese Roboter zwar im Kontext der Pflege angewendet werden (könnten), jedoch nicht auf den Kontakt mit pflegebedürftigen Menschen ausgerichtet sind, stellen sie kein ethisches Problem in Bezug auf den Umgang mit Patient*innen und Klient*innen dar.[131] Zwar merken Robert Sparrow und Linda Sparrow an, dass das Reinigungspersonal wichtige Kommunikationspartner*innen für Menschen mit Pflegebedarf darstellen und durch

---

[123] Vgl. Bartneck et al. 2020: 194; Ferner Sparrow/Sparrow 2006: In the Hands of Machines?, 146; Coeckelbergh 2022: Robot Ethics, 83; Fosch-Villaronga/Drukarch 2022: AI for Healthcare Robotics, 96.

[124] Vgl. Van Wynsberghe 2016: Healthcare Robots, 62.

[125] Vgl. Kreis 2018: Umsorgen, überwachen, unterhalten – sind Pflegeroboter ethisch vertretbar?, 215.

[126] Vgl. Evans et al. 1989: HelpMate™: A robotic materials transport system, 251–256.

[127] Vgl. Klein et al. 2018: Robotik in der Gesundheitswirtschaft, 31–34.

[128] Vgl. Fraunhofer IPA 2018: Forschungsprojekt»SeRoDi« präsentiert Abschlussergebnisse.

[129] Klein et al. 2018: Robotik in der Gesundheitswirtschaft, 41–44.

[130] Vgl. Somatic 2024: SOMATIC Commercial Cleaning Robotics.

[131] Vgl. Kreis 2018: Umsorgen, überwachen, unterhalten – sind Pflegeroboter ethisch vertretbar?, 215.

den Einsatz von Haushalts- und Servicerobotern eine Möglichkeit zwischenmenschlicher Interaktion wegfallen würde,[132] doch sollte die Erfüllung dieses Bedürfnisses primär in den Aufgabenbereich des Pflegepersonals fallen – dies geht unter anderem aus den aufgezeigten Menschenbildern hervor. Dementsprechend liegt hier ein strukturelles Problem vor, das nicht gegen den Einsatz von Service- und Haushaltsrobotern im Pflegebereich spricht.

Hans Buxbaum und Sumona Sen heben hervor, dass man bei der Entwicklung solcher Geräte auf das technische und ethische Know-how zurückgreifen könnte, das in der Mensch-Roboter-Kollaboration vorhanden und in der Industrie genutzt wird. Eine Implementierung solcher Systeme im Pflegebereich stellt keine allzu große Herausforderung dar.[133] Roboter, die *noncare tasks* übernehmen, werden am Ende der ethischen Beurteilung erneut aufgegriffen. Es ist vorstellbar, dass in Zukunft vermehrt an der Entwicklung solcher Roboter gearbeitet wird.

(2) Während die erste Kategorie sehr übersichtlich ist, weist die zweite Kategorie, nämlich jene von Robotern, deren Einsatz in Pflegeeinrichtungen konkret auf den pflegebedürftigen Menschen ausgerichtet ist – also Pflegeroboter –, eine deutlich größere Vielfalt auf. Aus diesem Grund ist es sinnvoll, Untergruppen zu bilden, die sich an der jeweiligen Hauptfunktion des in der Pflege einbezogenen Roboters orientieren, auch wenn in der Praxis keine eindeutigen Abgrenzungen möglich sind.

Zunächst lässt sich (a) jene Gruppe von Pflegerobotern nennen, deren Hauptfunktion darin besteht, bei konkreten körperbezogenen Pflegetätigkeiten zu assistieren. Die Gruppe kann in Roboter unterteilt werden, die Pflegefachpersonen bei der Ausführung von Pflegetätigkeiten unterstützen und in Roboter, die Pflegetätigkeiten wie z. B. Heben, Waschen oder Ankleiden automatisiert übernehmen.[134] Die zweite Unterkategorie, die genannt werden kann, ist (b) jene der persönlichen Service- und Assistenzroboter. Ihre Hauptfunktion besteht darin, die Nutzer*innen bei alltäglichen Herausforderungen zu unterstützen, indem sie Getränke oder sonstige Gegenstände anreichen.[135] Eine weitere Gruppe stellen (c) Monitoring Robots dar, die

---

[132] Vgl. Sparrow/Sparrow 2006: In the Hands of Machines?, 151 f. Siehe auch Sharkey/Sharkey 2012: Granny and the Robots, 29.

[133] Vgl. Buxbaum/Sen 2018: Kollaborierende Roboter in der Pflege, 20 f.

[134] Eine ähnliche Unterscheidung findet man bei Van Wynsberghe 2016: Healthcare Robots, 85–99.

[135] Vgl. Sharkey/Sharkey 2012: Granny and the Robot, 31 f.

auf das Verhalten und die Gesundheit der pflegebedürftigen Personen achten.[136] Die vierte Unterkategorie ist (d) jene der Therapieroboter bzw. Robot Pets. Hier rücken insbesondere jene Roboter in den Blick, die bei sozialen Therapien (Einzel- oder Gruppentherapien) eingesetzt werden. Abschließend lässt sich (e) jene Kategorie von Robotern nennen, deren Hauptfunktion darin besteht, pflegebedürftigen Menschen Gesellschaft zu leisten. Solche Roboter verfügen über soziale Kompetenzen und weisen oftmals ein humanoides Aussehen auf. Häufig werden sie als *Companion Robots* bezeichnet.[137]

Roboter, die im Pflegebereich eingesetzt werden (könnten), lassen sich hinsichtlich ihrer Hauptfunktion folgendermaßen unterteilen:

- Nicht auf den Menschen bezogene Roboter im Kontext der Pflege (Roboter in der Pflege)
  - Service- und Haushaltsroboter
- Auf den Menschen bezogene Roboter im Kontext der Pflege (Pflegeroboter)
  - Bei körperbezogener Pflege assistierende Roboter
    - Roboter, die die Pflegefachpersonen bei der körperbezogenen Pflege unterstützen
    - Roboter, die körperbezogene Pflegetätigkeiten automatisiert übernehmen
  - Persönliche Service- und Assistenzroboter
  - Monitoring Robots
  - Therapieroboter/Robot Pets
  - Soziale Roboter/Companion Robots

9.4 Konkrete Beispiele

Nun werden – an die Unterteilung anknüpfend – konkrete Roboterprojekte und ihre (möglichen) Einsatzgebiete hervorgehoben, wobei von den meisten Pflegerobotern lediglich Prototypen oder Projektentwürfe existieren.[138] Dabei wird gezeigt, in welche der zuvor dargelegten Metakategorien sich die jeweiligen Pflegeroboter einordnen lassen. Klare Abgrenzungen zwischen den verschiedenen Robotern sind nur bedingt möglich, da beispielsweise die Hauptfunktion eines Roboters darin bestehen kann, pflegebedürftigen Menschen im Alltag zu

[136] Vgl. ebd., 31–33; Sparrow/Sparrow 2006: In the Hands of Machines?, 146 f.

[137] Vgl. Sharkey/Sharkey 2012: Granny and the Robot, 33–35; Sparrow/Sparrow 2006: In the Hands of Machines, 147 f.; Van Wynsberghe 2016: Healthcare Robots, 63–65.

[138] Vgl. Bendel 2018: Roboter im Gesundheitswesen, 206.

assistieren, dieser jedoch zugleich (rudimentäre) soziale Kompetenzen aufweisen kann. Jene Roboter, die zwar im Umfeld der Pflege eingesetzt werden (könnten), aber keinen Einfluss auf die Pflegefachperson-Patient*in-Beziehung haben, werden nicht mitberücksichtigt.

9.4.1 Roboter, die bei körperbezogener Pflege eingesetzt werden

Die erste Gruppe von Pflegerobotern, die näher in den Blick genommen wird, ist jene, die bei der körperbezogenen Pflege assistieren (sollen). Wie in vorherigen Kapiteln dargestellt wurde, sind pflegebedürftige Menschen bei der Pflege ihres Körpers meist auf Unterstützung angewiesen. Viele der körperbezogenen Tätigkeiten werden in der Pflegewissenschaft den ATL (Aktivitäten des täglichen Lebens) zugeordnet.[139] Unter die Aktivitäten fallen Tätigkeiten wie sich zu bewegen, zu waschen und zu kleiden, zu essen und zu trinken. Eine der Kernaufgaben des Pflegepersonals besteht darin, die pflegebedürftigen Personen bei der Ausübung der körperlichen Aktivitäten zu unterstützen.[140]

Im Bereich der Robotik hat man erkannt, welches Potenzial in robotischen Systemen liegt, die den Patient*innen und Klient*innen bei körperbezogenen ATLs assistieren können. Somit besteht ihre Hauptfunktion in erster Linie darin, bei konkreten Pflegetätigkeiten zu assistieren und dabei zu helfen, die körperlichen Bedürfnisse zu erfüllen.[141] Ein Blick in die Literatur zeigt, dass es verschiedene Möglichkeiten gibt, wie Roboter unterstützend bei der körperbezogenen Pflege eingebunden werden können: Einerseits gibt es Roboter, die Pflegefachpersonen bei der Ausführung der Pflegetätigkeiten assistieren. Andererseits gibt es jene, die Pflegetätigkeiten ohne den Einbezug einer Pflegefachperson ausführen können. Zwar besteht in beiden Fällen die Hauptfunktion des Roboters darin, die körperbezogenen Bedürfnisse der pflegebedürftigen Person zu erfüllen, doch ist im ersten Fall eine Pflegefachperson eingebunden, während im zweiten Szenario keine Pflegefachperson benötigt wird.[142] Auf die Unterscheidung wird mit der Hinzunahme konkreter Beispiele näher eingegangen.

[139] Vgl. Van Wynsberghe 2016: Healthcare Robots, 85; Fosch-Villaronga/Drukarch 2022: AI for Healthcare Robotics, 21.

[140] Siehe hierzu exemplarisch Schewior-Popp et al. 2021: Thiemes Pflege.

[141] Vgl. Van Wynsberghe 2016: Healthcare Robots, 85 f.

[142] Vgl. ebd., 91. Sieh auch Coeckelbergh 2022: Robot Ethics, 89.

Roboter, die die Pflegefachpersonen bei der körperbezogenen Pflege unterstützen

Zunächst stehen jene Roboter im Vordergrund, die die Pflegefachpersonen bei körperbezogenen Pflegetätigkeiten an den Patient*innen und Klient*innen unterstützen sollen – z. B. beim Heben und Umsetzen.[143] Hierzu werden verstärkt robotische Exoskelette getestet, die aus dem Bereich der Rehabilitation, des Militärs[144] und der Industrie stammen.[145] Bei Untersuchungen, in denen robotische Exoskelette in der Pflegepraxis eingesetzt werden, zeigt sich ihr positives Potenzial: Während die Pflegefachperson körperlich entlastet wird, ändert sich der ursprüngliche Ablauf der Pflege und das Verhältnis zwischen der Pflegefachperson und den Klient*innen bzw. Patient*innen nicht.[146] Abgesehen davon, dass die Pflegefachperson vor dem Hebevorgang ein Robotersystem anlegt, wird der Pflegeprozess in gewohnter Weise durchgeführt. Der Roboter ersetzt die Pflegefachperson nicht, sondern unterstützt sie.[147] Dabei besteht weiterhin die Möglichkeit, Augenkontakt mit der zu hebenden Person herzustellen, mit ihr über ihre Bedürfnisse zu reden, auf nonverbale Signale zu achten und schlichtweg mit ihr in Beziehung zu treten. Die Pflegefachperson kann den Hebevorgang individuell an die Person anpassen und weitere pflegerelevante Informationen einholen. Das Robotersystem reagiert auf die biometrischen Signale der Pflegefachperson und fängt das Gewicht der Person, die gehoben wird, ab. Dadurch ist die Pflegefachperson weiterhin in den Hebeprozess involviert.[148] Robotische Exoskelette, die in diesem Zusammenhang genannt und teilweise schon eingesetzt werden, sind *HAL*[149], *HULC* (Human Universal Load Carrier) und *Honda Walking Assist Device with Bodyweight Support System*.[150]

Aktuell gibt es keine Robotersysteme, die in ähnlicher Weise bei anderen Pflegetätigkeiten eingesetzt werden. Es ist allerdings denkbar, dass in Zukunft auch andere Robotersysteme entwickelt und angewendet werden, die die grundlegende Pflegeinteraktion zwischen der Pflegefachperson und der pflegebedürftigen Person

---

[143] Vgl. Van Wynsberghe 2016: Healthcare Robots, 86 f. Sieh auch Coeckelbergh 2022: Robot Ethics, 89.

[144] Vgl. Van Wynsberghe 2016: Healthcare Robots, 91.

[145] Vgl. Kazerooni 2008: Exoskeletons for Human Performance Augmentation, 773–780; Fosch-Villaronga/Drukarch 2022: AI for Healthcare Robotics, 77.

[146] Siehe hierzu unter anderem Satoh et al. 2009: Bathing Care Assistance with Robot Suit HAL.

[147] Vgl. Drukarch/Fosch-Villaronga 2022: AI and Healthcare Robotics, 77.

[148] Vgl. Van Wynsberghe 2016: Healthcare Robots, 96 f.; Ferner Fosch-Villaronga/Drukarch 2022: AI for Healthcare Robotics, 77.

[149] Vgl. Satoh et al. 2009: Bathing Care Assistance with Robot Suit HAL.

[150] Vgl. Van Wynsberghe 2016: Healthcare Robots, 91.

nicht verändern.[151] Roboter, die dieser Kategorie von Pflegerobotern zugeordnet werden, fallen weitestgehend in die Metakategorien *Exoskelette* und *kollaborative Roboter*.

Roboter, die körperbezogene Pflegetätigkeiten automatisiert übernehmen

Neben Robotern, die Pflegefachpersonen bei der Ausführung einer körperbezogenen Pflegetätigkeit unterstützen, gibt es jene Roboter, die Pflegetätigkeiten vollautomatisiert übernehmen (sollen). Sie werden als *replacement robots* bezeichnet.[152] Für bestimmte Pflegetätigkeiten, die in der Regel von Pflegefachpersonen ausgeführt werden, werden eigens Roboter entwickelt, die diese übernehmen sollen.[153] Bei der Ausführung der körperbezogenen Pflegetätigkeit soll keine Pflegefachperson mehr gebraucht werden.[154] Fosch-Villaronga und Drukarch schreiben hierzu: „Such robots are physical representation of human nurses and, such, are capable of assisting doctors in the hospital context in the same way."[155] Beispielhaft lassen sich folgende Roboter nennen, die in Zukunft eingesetzt werden könnten:

My Spoon soll die Tätigkeit des Esseneingebens übernehmen. Er wurde vor einigen Jahren von der japanischen Firma SECOM präsentiert und besteht aus einem speziellen Teller sowie einem Roboterarm, an dessen Ende sich ein Löffel und eine Gabel befinden. Dadurch kann er selbstständig das Essen vom Teller aufnehmen und zum Mund der Person führen. Er weist keinerlei soziale Kompetenzen auf.[156] Ähnliche robotische Esshilfen sind *Bestic* von Camanio Care[157] sowie *Obi*.[158] Ein Roboter, der im Zusammenhang mit Hebetätigkeiten entwickelt wird, ist *RIBA* (Robot for Interactive Body Assistance). *RIBA* wurde erstmals 2007 präsentiert und ist der erste Roboter, der eine Person vom Bett auf einen Stuhl setzen kann. Er hat ein Gesicht, das an einen Teddybären erinnert, und zwei menschenähnliche

---

[151] Van Wynsberghe beschreibt einen fiktiven Roboter namens *roaming toilet*. In dem von ihr dargelegten Szenario reagiert der Roboter nur auf das Kommando der Pflegefachperson und kann ihr eine Bettpfanne bringen, die sie in weiterer Folge einer Patientin reicht. Nachdem die Pflegetätigkeit beendet ist, gibt die Pflegefachperson dem Roboter die Bettpfanne zurück, die dieser reinigt. Dadurch ist die Pflegefachperson vor möglichen Gesundheitsgefahren geschützt. Zugleich kann der Roboter Informationen zum Gesundheitszustand sammeln und in der Akte der Patientin vermerken. Vgl. ebd., 116–119.

[152] Vgl. ebd., 74.

[153] Vgl. ebd., 85; Sharkey/Sharkey 2012: Granny and the Robots, 29.

[154] Vgl. Misselhorn 2018: Grundfragen der Maschinenethik, 136.

[155] Fosch-Villaronga/Drukarch 2022: AI for Healthcare Robotics, 78 f.

[156] Vgl. Ebray: My Spoon.

[157] Vgl. Klein et al. 2018: Robotik in der Gesundheitswirtschaft, 87.

[158] Vgl. Fosch-Villaronga/Drukarch 2022: AI for Healthcare Robotics, 78 f.

Arme, die mit Sensoren ausgestattet sind, um bestmöglich auf die zu hebende Person reagieren zu können.[159] *RIBA* führt den Hebevorgang automatisiert aus. Indem er die Patient*innen bzw. Klient*innen begrüßt und sich von ihnen verabschiedet, ist er zu einfacher sozialer Interaktion in der Lage. *RIBA* weist Kameras und Mikrofone auf, um akustischen und visuellen Anweisungen zu folgen.[160] Ein weiterer Roboter, der im Zusammenhang mit der Übernahme einer Pflegetätigkeit genannt wird, ist *Sanyo electric bathtub for bathing.*[161] Hierbei handelt es sich um einen Ideenentwurf.[162] Es existiert jedoch der Prototyp eines an der menschlichen Gestalt orientierten Waschroboters namens *Cody*. Er kann bettlägerige Menschen mit einem Waschlappen waschen.[163] Ein Roboter, der die Haare pflegebedürftiger Menschen waschen kann, ist der *Panasonic hair washing robot*.[164] Auch die Entwicklung von Robotern, die bei anderen Tätigkeiten wie beim Ankleiden oder auf der Toilette helfen, ist vorstellbar. Ebenso könnten Tätigkeiten wie ein Verbandswechsel oder eine Blutabnahme zukünftig von Robotern übernommen werden.[165]

Van Wynsberghe verdeutlicht am Beispiel der Hebetätigkeit, wie ein Pflegevorgang aussehen könnte, der von einem vollautomatisierten Roboter wie *RIBA* durchgeführt wird und keine Pflegefachperson mehr benötigt. In ähnlicher Weise könnte der Vorgang auch bei Wasch- und Essrobotern ablaufen: Der Roboter fährt zu der Person, die gehoben und umgesetzt werden möchte. Die Person muss sich richtig positionieren und gibt das Kommando für den Start des Hebevorgangs. Die Art und Weise, wie die pflegebedürftige Person gehoben wird, wird größtenteils standardisiert ausgeführt. Auch bei Esshilfe- und Waschrobotern wäre der Pflegevorgang aller Voraussicht nach standardisiert.[166]

Da die Roboter, die körperbezogene Pflegetätigkeiten übernehmen sollen, Vorgänge ausführen, die in ähnlicher Weise auch im Industriebereich angewendet

---

[159] Vgl. RCT: World's first Robot that can lift up a human in its arms.

[160] Vgl. Salton 2009: RIBA the friendly robot nurse.

[161] Vgl. Sharkey/Sharkey 2012: The Rights and Wrongs of Robot Care, 269; Van Wynsberghe 2016: Healthcare Robots, 85.

[162] Vgl. Kamiyama 2021: Comeback for futurist Version of Human Washing Machine.

[163] Vgl. Bendel 2018: Roboter im Gesundheitsbereich, 206; Siehe auch Kreis 2018: Umsorgen, überwachen, unterhalten – sind Pflegeroboter ethisch vertretbar?, 224; Healthcare Robotics Lab 2010: Towards an Assistive Robot that Autonomously Performs Bed Baths for Patient Hygiene.

[164] Vgl. IEEE Spectrum 2013: Hair Washing Robot. Siehe auch Sharkey 2014: Robots and Human Dignity, 69.

[165] Vgl. Früh/Gasser 2018: Erfahrungen aus dem Einsatz von Pflegerobotern für Menschen im Alter, 38.

[166] Vgl. Van Wynsberghe 2016: Healthcare Robots, 92 f.

werden (redundante, teilweise schwere Arbeitsvorgänge wie Heben, Waschen, Essenseingabe), weisen sie Ähnlichkeiten mit kollaborativen Robotern auf.

9.4.2 Persönliche Service- und Assistenzroboter

Die zweite Gruppe von Pflegerobotern, die nun näher beleuchtet wird, ist jene der persönlichen Service- und Assistenzroboter. Die Hauptfunktion dieser Roboter besteht darin, die Patient*innen und Klient*innen bei alltäglichen Herausforderungen zu unterstützen. Sie sollen ihnen Getränke und Teller reichen[167] oder Gegenstände bringen, die sich außerhalb ihres Bewegungsradius befinden.[168] Ebenso sollen sie zu rudimentärer Kommunikation in der Lage sein und Informationen an die Nutzer*innen weiterleiten.

Bei persönlichen Service- und Assistenzrobotern handelt es sich um Pflegeroboter, weil sie ein Pflegebedürfnis erfüllen und einen Einfluss auf die Beziehung zwischen der Pflegefachperson und der pflegebedürftigen Person haben, wie folgendes Beispiel verdeutlicht: Ein bettlägeriger Patient hätte gerne eine Wasserflasche, die auf der anderen Seite des Zimmers steht. Ohne Hilfe erreicht er sie nicht. Steht kein Roboter zur Verfügung, müsste er jemanden vom Pflegepersonal rufen, der/die ihm die Flasche reicht. Wäre hingegen ein Roboter im Einsatz, dann wäre dies nicht nötig, da er dem Patienten die Flasche bringen könnte. Durch diesen Vorgang wäre das Pflegepersonal entlastet.[169] Ebenso könnte ein Serviceroboter dabei behilflich sein, der Person die Kleidung zu reichen oder bei der Ausübung von Hobbys zu helfen. Solche Service- und Assistenzroboter sind schon testweise im Einsatz:

Der Roboter *Lio* wurde von der Firma F&P Robotics entwickelt. Er bewegt sich mithilfe von Rädern fort, hat einen viereckigen Körper mit einem Greifarm und wird auf der Website folgendermaßen beworben:

> Lio, der mobile Assistenzroboter mit einem funktionalen Greifarm, unterstützt Menschen in ihrem Alltag und entlastet gleichzeitig das Fachpersonal. Durch Unterhaltung und Aktivierung der Patienten oder Bewohner leistet Lio einen Beitrag zur

[167] Vgl. Früh/Gasser 2018: Erfahrungen aus dem Einsatz von Pflegerobotern für Menschen im Alter, 39.

[168] Vgl. Klein et al. 2018: Robotik in der Gesundheitswirtschaft, 67.

[169] Vgl. Kreis 2018: Umsorgen, überwachen, unterhalten – sind Pflegeroboter ethisch vertretbar?, 218; Siehe auch F&P Robotics 2019: Lio – Personal Care Robot Assist at Home.

> Verbesserung der Lebensqualität. Zudem kann er durch die Übernahme von Routineaufgaben dem Fachpersonal mehr Zeit einräumen, sich dem Menschen zu widmen.[170]

Lio kann selbstständig durch das Gebäude navigieren und Menschen ausweichen. Er besteht aus einer weichen Hülle, hat eine Ablagefläche, auf der er Gegenstände abstellen kann und ein Tablet-Display, über das er Informationen weitergibt. Außerdem ist er zu Spracherkennung und einfacher sozialer Interaktion in der Lage.[171] Besonders auffällig sind die am Ende des Greifarms befestigten Augen, mit denen er zwar nicht interagieren kann, die ihm jedoch ein anthropomorphes Aussehen geben.[172] Die Hauptaufgabe von *Lio* besteht darin, Hol- und Bringdienste zu übernehmen. Um dies optimal zu erledigen, kann er beispielsweise Türen öffnen und mit dem Lift fahren. Ebenso kann er Patient*innen und Klient*innen durch das Krankenhaus oder die Pflegeeinrichtung begleiten. Er weist einige soziale und kommunikative Fähigkeiten auf und kann Personen wiedererkennen, diese mit Namen begrüßen sowie Witze erzählen, Musik abspielen und die Nutzer*innen an Termine erinnern. Außerdem kann er Informationen über Patient*innen und Klient*innen einholen und diese an das Pflegepersonal weiterleiten.[173] Eine weitere Einsatzmöglichkeit, die in einem Werbevideo gezeigt wird, ist jene als ‚Nachtwächter'.[174] *Lio* wird auf der Website mit dem Slogan „Mehr Zeit für Menschlichkeit" beworben und soll dem Pflegepersonal eine Arbeitserleichterung von bis zu 4 Stunden pro Tag ermöglichen.[175]

Ein zweiter Roboter, der in diesem Zusammenhang genannt werden kann, ist *Care-O-bot*, der vom Fraunhofer-Institut entwickelt wird. Derzeit arbeitet man an dem Modell *Care-O-bot 4*, das erstmals kommerziell verkauft werden soll.[176] Im Pflegebereich werden hauptsächlich Prototypen des Roboters eingesetzt.[177] Die Grundstruktur besteht aus einem auf Rädern stehenden, kegelförmigen Körper, auf dessen Kopfbereich ein Display angebracht ist. Je nach Bedarf können weitere

---

[170] F&P Robotics: Lio – Mehr Zeit für Menschlichkeit.

[171] Vgl. Früh/Gasser 2018: Erfahrungen aus dem Einsatz von Pflegerobotern für Menschen im Alter, 39 f. Siehe auch Miseikis et al. 2020: Lio – A Personal Robot Assistant for Human-Robot Interaction and Care Application.

[172] Siehe hierzu die Bilder auf der Website von F&R Robotics: Lio – Mehr Zeit für Menschlichkeit.

[173] Vgl. F&P Robotics: Lio, der mobile Assistenzroboter von F&P Robotics.

[174] Vgl. ebd.

[175] Vgl. dies.: Lio – Mehr Zeit für Menschlichkeit.

[176] Vgl. Fraunhofer-Institut 2015: Roboter als vielseitiger Gentleman.

[177] Vgl. Loh 2019: Roboterethik, 27; Misselhorn 2018: Grundfragen der Maschinenethik, 137.

Module angesteckt werden.[178] Die meisten Abbildungen zeigen den Roboter mit zwei Greifarmen. Kugelgelenke im Kopf- und Hüftbereich geben dem Roboter eine enorme Agilität. Dadurch kann er seiner Aufgabe als Serviceroboter optimal nachgehen.[179] Die Aufgaben, die er übernehmen soll, liegen insbesondere darin, Getränke zu servieren, Gegenstände zu holen, den Tisch zu decken und einfache Reinigungstätigkeiten durchzuführen.[180] Der Roboter kann mit Sprachsignalen oder über das Display gesteuert werden. Außerdem kann *Care-O-bot 4* nicht nur haushaltstypische Gegenstände, sondern auch Personen erkennen.[181] Weitere Funktionen des Roboters bestehen darin, als Mobilitätshilfe zur Verfügung zu stehen sowie Puls und Blutdruck zu messen.[182]

Care-O-bot 4 ist deutlich anthropomorpher als *Lio*. Seine Gestalt erinnert an einen Menschen, ist jedoch nicht allzu menschlich, um keine falschen Erwartungen hinsichtlich seiner Fähigkeiten zu wecken. Auf dem Display weist er zwei blinzelnde, augenähnliche Punkte auf. Mit diesen ‚Augen' sowie seiner Körperhaltung kann er mit Nutzer*innen interagieren. Alles in allem weist er ein Verhalten auf, das an einen zuvorkommenden, freundlichen und sympathischen Gentleman erinnert.[183] *Care-O-bot 4* könnte in Zukunft nicht nur in Krankenhäusern oder Pflegeeinrichtungen anzutreffen sein.[184] In Ingolstadt wurde *Care-O-bot 4* in einem Elektrofachhandel eingesetzt, beriet die Kund*innen und führte sie zu den passenden Produkten.[185]

Wie die Beispiele verdeutlichen, müssen sich persönliche Service- und Assistenzroboter frei in Räumen bewegen können. Sie sollen bestimmte Aufgaben übernehmen, zu denen pflegebedürftige Personen nicht mehr in der Lage sind. Aus diesem Grund lassen sie sich am ehesten den Service- und Haushaltsrobotern

[178] Vgl. FraunhoferIPA 2016: Care-O-bot® 4 – Making-of the new service robot generation. Siehe auch Ackermann 2015: Care-O-bot 4 Is the Robot Servant We All Want but Probably Can't Afford.

[179] Vgl. Fraunhofer-Institut 2023: Care-O-bot 4.

[180] Vgl. Misselhorn 2018: Grundfragen der Maschinenethik, 137.

[181] Vgl. Kreis 2018: Umsorgen, überwachen, unterhalten – sind Pflegeroboter ethisch vertretbar?, 218.

[182] Vgl. Misselhorn 2018: Grundfragen der Maschinenethik, 138.

[183] Siehe hierzu Fraunhofer-Institut 2015: Roboter als vielseitiger Gentleman.

[184] Vgl. Hülksen-Giesler/Daxberger 2018: Robotik in der Pflege aus pflegewissenschaftlicher Perspektive, 132.

[185] Vgl. Weidemann 2017: Roboter als Verkäufer: Media Markt und Saturn gehen neue Wege.

zuordnen, wobei sie auch Personen erkennen können sowie zu rudimentärer sozialer Interaktion in der Lage sind und deshalb deutlich höhere soziale Kompetenzen aufweisen als normale Service- und Haushaltsroboter.

9.4.3 Monitoring Robots

Die Hauptfunktion von Monitoring Robots besteht darin, auf das Verhalten und die Gesundheit der Patient*innen bzw. Klient*innen zu achten, sie an routinemäßige Aktivitäten, wie zum Beispiel zu essen, zu trinken, ihre Medizin zu nehmen oder auf die Toilette zu gehen, zu erinnern. Außerdem sollen sie die Nutzer*innen in ihrem Wohnraum begleiten und eine beaufsichtigende Funktion einnehmen.[186] Auch Monitoring Robots sind zu rudimentärer Interaktion in der Lage.

Zu Monitoring Robots findet man wenige Projekte, an denen gearbeitet wird. Sharkey und Sharkey beschreiben in dem Artikel *Granny and the Robot* einige Prototypen. Beispielsweise hat die Firma Gecko Systems International Corp an dem Monitoring Robot *CareBot* gearbeitet. Er ist mit Sensoren ausgestattet, um die Vitalparameter der Nutzer*innen zu überwachen. Ebenso soll er zu (rudimentärer) verbaler Interaktion sowie *video monitoring* in der Lage sein, an die Medikamenteneinnahme und an (medizinische) Termine erinnern. Gecko Systems warb damit, dass der Roboter den Nutzer*innen in jeden Raum folgen kann und einen kostengünstigen Ersatz zu einem Smarthome, bei dem überall Sensoren angebracht sein müssten, darstellt.[187] Ein weiteres Projekt, das hervorgehoben werden kann, ist der Assistenzroboterprototyp *HOBBIT*. Er weist einen Kopf, einen Torso und Räder auf, hat einen Touchscreen auf Brusthöhe sowie einen Greifarm. Der Roboter dient vor allem der Sturzprävention, kann Gegenstände vom Boden aufheben und Nutzer*innen an Termine erinnern. Auch bei diesem Roboter steht die Monitoring-Funktion im Vordergrund.[188] Sharkey und Sharkey merken an, dass robotische Monitoringsysteme schon in verschiedenen Bereichen wie zum Beispiel in der Kriegsführung und bei der Polizei eingesetzt werden. Es wäre kein großer technischer Aufwand damit verbunden, die

[186] Vgl. Sharkey/Sharkey 2012: Granny and the Robot, 31 f.; Sparrow/Sparrow 2006: In the Hands of Machines?, 146 f.

[187] Vgl. Sharkey/Sharkey 2012: Granny and the Robots, 31.

[188] Vgl. Gisniger 2018: Pflegeroboter aus Sicht der Geriatrie, 116–118. Siehe auch Hobbit: Hobbit – The Mutual Care Robot.

Systeme für den Pflegebereich zu adaptieren.[189] Monitoring Robots können am ehesten den Service- und Haushaltsrobotern zugeordnet werden, weisen jedoch auch rudimentäre soziale Kompetenzen auf.

9.4.4 Therapieroboter/Robot Pets

Therapieroboter werden insbesondere bei Maßnahmen zur Behandlung von Verletzungen, Krankheiten und Fehlstellungen eingesetzt. Dabei sollen verschiedene Symptome beseitigt oder physische und/oder psychische Funktionen (wieder-) hergestellt werden.[190] Therapien, in denen Roboter eingesetzt werden, werden auch als *Robotherapies* bezeichnet.[191] Dabei lassen sich die Therapieroboter in jene unterscheiden, die bei Physiotherapien eingesetzt werden, sowie jene, die bei sozialen Therapien herangezogen werden. Roboter, die bei Physiotherapien eingesetzt werden, unterstützen Klient*innen bei auf den Körper bezogenen Therapie- und Rehabilitationseinheiten. Mithilfe der Roboter will man die Therapie optimieren und hinsichtlich der individuellen Bedürfnisse der Patient*innen verbessern.[192] Dabei wird überwiegend auf robotische Exoskelette sowie kollaborative Roboter zurückgegriffen. Der Großteil der aktuell eingesetzten Roboter dient lediglich als Werkzeug der Therapeut*innen[193] und weist keine sozialen Kompetenzen auf.[194] Es gibt jedoch Robotertypen, die in soziale Interaktion mit den Patient*innen treten, die Übungen vorzeigen und ihnen Feedbacks geben.[195] Ob physiotherapeutische Roboter als Pflegeroboter bezeichnet werden können, wird kontrovers diskutiert. Während Bendel sie als eigenständige Robotergruppe im Gesundheitswesen klassifiziert,[196] gelten sie für Michael Früh und Alina Gasser als Pflegeroboter.[197] In der vorliegenden Untersuchung wird die Argumentation von Hülsken-Giesler und Daxberger herangezogen. Sie zählen physiotherapeutische Roboter nicht zu Pflegerobotern, da solche Tätigkeiten

189 Vgl. Sharkey/Sharkey 2012: Granny and the Robots, 32.

190 Vgl. Bendel 2018: Roboter im Gesundheitsbereich, 202 f.

191 Vgl. Fosch-Villaronga/Drukarch 2022: AI for Healthcare Robotics, 62.

192 Vgl. Fosch-Villaronga/Drukarch 2022: AI for Healthcare Robotics, 80 f.

193 Vgl. Fosch-Villaronga/Albo-Canals 2019: „I'll take care of you", said the Robot, 77.

194 Vgl. Baisch/Kolling 2021: Roboter in der Therapie, 418.

195 Vgl. Breazeal 2011: Social Robots for Health Applications, 5370.

196 Vgl. Bendel 2018: Roboter im Gesundheitsbereich, 202 f.

197 Vgl. Früh/Gasser 2018: Erfahrungen aus dem Einsatz von Pflegerobotern für Menschen im Alter, 37.

(zumindest im deutschsprachigen Raum) nicht primär in den Aufgabenbereich des Pflegeberufs fallen.[198] Dementsprechend wird in der Untersuchung kein ethisches Urteil über den Einsatz physiotherapeutischer Therapieroboter gefällt.

Im Gegensatz dazu werden in der professionellen Pflege Therapieroboter herangezogen, die ein tier- oder menschenähnliches Aussehen aufweisen, (rudimentär) zu sozialer Interaktion in der Lage sind[199] und die Nutzer*innen zu einem sozialen Verhalten animieren sollen.[200] Da die Roboter die Klient*innen und Patient*innen dazu auffordern, sie zu streicheln oder mit ihnen zu spielen, werden sie als *robot toys*[201] oder *robot pets*[202] bezeichnet.

Einer der bekanntesten sozialen Therapieroboter ist *Paro*. Sein Design und Verhalten erinnern an eine junge Robbe.[203] Dadurch ähnelt er keinem Haustier, mit dem er verglichen werden könnte, fällt aber trotzdem in das Kindchenschema und ruft Sympathie hervor.[204] *Paro* wird von der japanischen Firma AIST vertrieben.[205] Die erste Generation wurde im Jahr 2003 präsentiert. Er ist einer der ersten Pflegeroboter, von dem bereits eine größere Stückzahl verkauft wurde.[206] Mittlerweile ist er in der 8. Generation erhältlich und findet nicht nur in Japan, sondern auch in Europa eine breite Anwendung.[207] Sein Körper ähnelt einem Kuscheltier. Er weist verschiedene Sensoren auf und reagiert auf Licht, Temperatur, Geräusche, Berührungen sowie Bewegungen. *Paro* lernt sein Verhalten an die

---

[198] Hülsken-Giesler/Daxberger 2018: Robotik in der Pflege auspflegewissenschaftlicher Perspektive, 133. Siehe auch Seefeldt/Hülsken-Giesler 2020: Pflegeethik und Robotik in der Pflege, 275.

[199] Vgl. Klein et al. 2018: Robotik in der Gesundheitswirtschaft, 62.

[200] Vgl. Fosch-Villaronga/Drukarch 2022: AI for Healthcare Robotics, 62.

[201] Vgl. Sharkey/Sharkey 2012: Granny and the Robot, 34.

[202] Vgl. Sparrow/Sparrow 2006: In the Hands of Machines, 148.

[203] Siehe hierzu exemplarisch Loh 2018: Roboterethik, 27; Coeckelbergh 2022: Robot Ethics, 82; Sharkey/Sharkey 2012: Granny and the Robots, 34; Hülksen-Giesler/Daxberger 2018: Robotik in der Pflege aus pflegewissenschaftlicher Perspektive, 131; Bendel 2018: Roboter im Gesundheitsbereich, 203; Klein et al. 2018: Robotik in der Gesundheitswirtschaft, 62; Ichbiah 2005: Roboter, 385.

[204] Vgl. Becker 2018: Robotik in der Gesundheitsversorgung, 237; Wada et al. 2008: Robot Therapy for Elders affected by Dementia, 55.

[205] Vgl. Coeckelbergh 2022: Robot Ethics, 82.

[206] Vgl. Kehl 2018: Wege zur verantwortungsvollen Forschung und Entwicklung im Bereich der Pflegerobotik, 142.

[207] Vgl. PARO Therapeutic Robot: PARO. Auf YouTube findet man zahlreiche Videos, in denen der Roboter in verschiedenen Senior*innenheimen im Einsatz gezeigt wird.

individuellen Vorlieben der Nutzer*innen anzupassen und speichert ihre Berührungsmuster ab.[208] Er kann ein originalgetreues Fiepen äußern und zeigt sowohl ein reaktives als auch proaktives Verhalten.[209] Sich mit *Paro* zu unterhalten, ist nicht möglich. Er wird insbesondere in Krankenhäusern und Pflegeeinrichtungen eingesetzt und soll zur Entspannung beitragen. Ebenso soll er die soziale Interaktion zwischen den Klient*innen und Patient*innen sowie dem Pflegepersonal anregen.[210] Auf der Website des Herstellers wird damit geworben, dass in *Paro* alle Vorteile einer Tiertherapie vereint sind und der Roboter zu dieser Therapieform eine realitätsnahe Alternative darstellt.[211] Der Schwerpunkt des Einsatzes von *Paro* liegt hauptsächlich in der Arbeit mit an Demenz erkrankten Menschen.[212] Aktuell wird er vor allem in Einzel- und Gruppentherapien angewendet. In vielen Videos ist zu sehen, dass ältere Menschen mit ihm in ähnlicher Weise interagieren wie mit einem Haustier. Sie nehmen ihn auf den Schoß, streicheln ihn, sprechen mit ihm usw.[213] Ein Roboter, der auf eine ähnliche Weise eingesetzt wird, ist *AIBO*, der von der Firma Sony entwickelt wurde.[214] Sein Design und Verhalten erinnern an einen Welpen.[215] *AIBO* animiert die Nutzer*innen vor allem dazu, mit ihm zu spielen. Hierfür stehen verschiedene Spielzeuge wie Bälle und Knochen zur Verfügung.[216]

Dadurch, dass *Paro* schon in einigen Pflegeinstitutionen angewendet wird, gibt es einige Studien, die seinen Effekt auf pflegebedürftige Menschen hervorheben. Es wurde festgestellt, dass mit dem Einsatz des Roboters eine Verringerung negativer Emotionen und Verhaltenssymptomen verbunden ist und die Nutzer*innen durch die gemeinsame Auseinandersetzung mit dem Roboter miteinander in Interaktion treten.[217] Dennoch bleibt fraglich, inwieweit die meist qualitativen Studien

---

[208] Vgl. ebd.

[209] Vgl. Klein et al. 2018: Robotik in der Gesundheitswirtschaft, 62 f.

[210] Vgl. Coeckelbergh 2022: Robot Ethics, 82.

[211] Vgl. PARO Therapeutic Robot: PARO.

[212] Siehe hierzu Bendel (Hrsg.) 2018: Pflegeroboter.

[213] Siehe hierzu exemplarisch Financial Times 2016: The Soft Side Of Robots: Elderly Care, Minute 3:31–4:15; BBC Oxfordshire 2016: Robot Seal which aid Care Home Residents; Daily Mail 2018: Robot baby seal 'Paro' helps elderly dementia patients in Hong Kong.

[214] Vgl. Kramer et al. 2009: Comparison of the Effect of Human Interaction, Animal-Assisted Therapy, and AIBO-Assisted Therapy on Long-Term Care Residents with Dementia.

[215] Vgl. Sony: Aibo.

[216] Vgl. dies.: Aibo. Let's play with toys!.

[217] Vgl. Hung et al. 2019: The Benefits of and Barriers to Using a Social Robot PARO in Care Settings, 3–10.

repräsentativ sind.[218] Die genannten Therapieroboter lassen sich vor allem der Metakategorie der sozialen Roboter zuordnen.

9.4.5 Soziale Roboter/Companion Robots

Abschließend lässt sich auf jene Kategorie von Pflegerobotern verweisen, deren Hauptfunktion darin besteht, pflegebedürftigen Menschen Gesellschaft zu leisten, sich mit ihnen zu unterhalten und das Gefühl sozialer Präsenz zu vermitteln. Ihre Fähigkeit zu sozialer Interaktion drückt sich bereits im Design aus – sie weisen meist Augen, Ohren und einen Mund auf.[219] Für Cynthia Breazeal sind die Roboter „[…] designed to engage people in an interpersonal manner, often as partners, in order to achieve social or emotional goals."[220] Companion Robots weisen deutlich komplexere soziale Kompetenzen auf als die zuvor beschriebenen Therapieroboter. Damit tritt eine neue Form der sozialen Interaktion in Erscheinung, „[…] die nun scheinbar eine Form der Eigenständigkeit seitens des Roboters und der Gegenseitigkeit der Interaktion beinhaltet."[221] Soziale Roboter können sich den Nutzer*innen bis zu einem gewissen Grad anpassen. Im Zusammenhang mit älteren und pflegebedürftigen Menschen wird ihnen von Seiten der Hersteller – auch im häuslichen Bereich – ein großes Potenzial für die Zukunft vorausgesagt.[222]

Anders als im häuslichen Bereich steht beim Einsatz von Companion Robots in Krankenhäusern oder Pflegeheimen nicht im Vordergrund, dass die Patient*innen bzw. Bewohner*innen eine enge Bindung im Sinne einer ‚Freundschaft' zu dem sozialen Roboter aufbauen. Vielmehr sollen die Roboter den Bewohner*innen oder Patient*innen das Gefühl geben, dass jemand da ist, der sich mit ihnen beschäftigt und ihnen das Gefühl von Präsenz vermittelt.[223] Die sozialen Roboter werden so konzipiert, dass sie nicht nur menschliche Emotionen interpretieren können, sondern auch selbst Emotionen zeigen.[224] Dadurch

[218] Vgl. Hülksen-Giesler/Daxberger 2018: Robotik in der Pflege aus pflegewissenschaftlicher Perspektive, 131.

[219] Vgl. Bartneck et al. 2020: Mensch-Roboter-Interaktion, 207.

[220] Breazeal et al. 2008: Social Robots that Interact with People, 1349.

[221] Misselhorn 2024: Künstliche Intelligenz und Empathie, 114.

[222] Siehe hierzu exemplarisch ElliQ: User Stories.

[223] Vgl. Bartneck et al. 2020: Mensch-Roboter-Interaktion, 207.

[224] Vgl. ebd., 137. Ferner Misselhorn 2024: Künstliche Intelligenz und Empathie; Scholtz 2008: Alltag mit künstlichen Wesen, 105–109.

soll die Interaktion zwischen den Robotern und den Nutzer*innen natürlicher wirken. Weisen Roboter diese Fähigkeiten nicht auf, würden sie einen desinteressierten, kalten oder unhöflichen Eindruck hinterlassen.[225] Leisten solche Roboter den Patient*innen und Klient*innen in Zukunft Gesellschaft, dann hat das einen Einfluss auf das Verhältnis zwischen ihnen und dem Pflegepersonal, denn die Roboter übernehmen einen Teil der Arbeit, der in den Bereich des Personals fällt oder vernachlässigt wird.

Damit soziale Roboter als Gesprächspartner akzeptiert werden, müssen sie zu menschenähnlicher Kommunikation in der Lage sein. Das bedeutet, dass sie die Gefühlszustände der Nutzer*innen richtig deuten und darauf angemessen reagieren müssen – sprich, sie müssen ein empathisches Verhalten simulieren können.[226] Hierfür werden in der Entwicklung verbale und nonverbale Elemente berücksichtigt.[227] Außerdem müssen die Roboter eine ansprechende Persönlichkeit aufweisen, um interessant zu sein.[228] Auch das Design spielt eine wichtige Rolle – ältere Menschen bevorzugen kleine humanoide Roboter.[229]

Das menschliche Sozialverhalten ist durch unzählige Kleinigkeiten gekennzeichnet. All das wird bei der Entwicklung mitberücksichtigt, um die Kommunikation so natürlich wie möglich erscheinen zu lassen.[230] Soziale Roboter müssen die Komplexität der verschiedenen Signale aufnehmen und verarbeiten können, um darauf angemessen zu reagieren.[231] Auf Grundlage des Inputs, den sie erhalten, sollen sie die angemessene Reaktion errechnen.[232] Hierfür werden verschiedene Sensoren, Künstliche Intelligenz und Algorithmen eingesetzt. Aktuell wird insbesondere an der gesichtsbasierten und stimmbasierten Emotionserkennung gearbeitet.[233] Reagiert ein Roboter – egal ob verbal oder

---

[225] Vgl. Bartneck et al. 2020: Mensch-Roboter-Interaktion, 137–142.

[226] Vgl. Misselhorn 2024: Künstliche Intelligenz und Empathie, 63 f.; Siehe auch Bartneck et al. 2020: Mensch-Roboter-Interaktion, 141–144.

[227] Einen näheren Einblick findet man bei Bartneck et al. 2020: Mensch-Roboter-Interaktion.

[228] Vgl. Janowski et al. 2018: Sozial interagierende Roboter in der Pflege, 67.

[229] Vgl. ebd., 78.

[230] Vgl. Lenzen 2023: Künstliche Intelligenz. Was sie kann und was uns erwartet, 231. Siehe auch Mirnig et al. 2017: To Err Is Robot. How Humans Assess and Act toward an Erroneous Social Robot.

[231] Einen Überblick über die diversen Aspekte, die in der Interaktion mitberücksichtigt werden müssen, findet man bei Bartneck et.al. 2020: Mensch-Roboter-Interaktion, 81–150.

[232] Vgl. Markowitz 2015: Robots that Talk and Listen, 41.

[233] Misselhorn beschreibt verschiedene Arten, wie Roboter Emotionen erkennen können in: Dies. 2024: Künstliche Intelligenz und Empathie, 21–44.

nonverbal – angemessen, sind Menschen aufgrund ihres Hangs zur Anthropomorphisierung schnell dazu bereit, einem Roboter echte Empathiefähigkeit[234] sowie ein gewisses Maß an Handlungsfähigkeit und Subjektivität zuzuschreiben. Dabei ist die (non)verbale Reaktion eines sozialen Roboters lediglich das Ergebnis einer komplexen, auf Algorithmen beruhenden Rechnung.[235] Zwar befindet man sich in der Entwicklung solcher Companion Robots erst am Anfang,[236] doch könnte eine Interaktion in Zukunft folgendermaßen ablaufen:

> Es ist Morgen und ein 73-jähriger Mann ist allein zu Hause. Er fühlt sich einsam und traurig, weil er seinen Enkel schon länger nicht gesehen hat. Er sitzt auf dem Sofa in seinem Wohnzimmer […]. Der Roboter befindet sich ebenfalls im Raum und hört den Mann flüstern: „Ach, ich Armer!" Der Roboter nimmt diese Äußerung wahr. Die Stimmanalyse ergibt eine negative Valenz und einen niedrigen Erregungsgrad. Das Gesichtserkennungssystem kann den Gesichtsausdruck des Mannes nicht analysieren, weil das Gesicht für den Roboter nicht einsehbar ist.
>
> Das neuronale Netz verarbeitet die Daten der Stimmanalyse und kommt zu dem Ergebnis, dass sich der Nutzer mit hoher Wahrscheinlichkeit in einem negativen affektiven Zustand befindet. Dadurch ist das Ziel des Roboters bedroht, das Wohlergehen des Nutzers zu erhalten. Diese Einschätzung löst im Roboter die Emotion aus, dass ihm der Mann leidtut. Die empathische Reaktion besteht darin, ihn zu trösten. Ein entsprechender Handlungsplan wird ausgewählt. So sagt der Roboter zunächst: „Es tut mir leid, dass du traurig bist!" und fragt dann: „Warum bist du traurig?"[237]

Ein Beispiel für einen bereits existierenden Roboter, der bis zu einem gewissen Grad auf Emotionen eingehen kann, ist *Pepper*.[238] Er wurde 2014 von der Firma SoftBank entwickelt und bis vor wenigen Jahren verkauft.[239] Mit folgendem Slogan wird er auf der Website beworben:

> Pepper is a robot designed for people. Built to connect with them, assist them, and share knowledge with them – while helping your business in the process. Friendly and engaging, Pepper creates unique experiences and forms real relationships.[240]

---

[234] Misselhorn 2024: Künstliche Intelligenz und Empathie, 77.

[235] Vgl. Lenzen 2020: Künstliche Intelligenz, 29 f. Ferner Rosengrün 2021: Künstliche Intelligenz zur Einführung; Coeckelbergh 2020: AI Ethics.

[236] Vgl. Janowski et al. 2018: Sozial interagierende Roboter in der Pflege, 78.

[237] Misselhorn 2024: Künstliche Intelligenz und Empathie, 68 f.

[238] Vgl. Markowitz 2015: Robots that Talk and Listen, 41.

[239] Vgl. Wakefield 2021: RIP Pepper robot? SoftBank ‚pauses' production.

[240] SoftBanks Robotics: For better business just add Pepper.

Pepper weist einen hohen Anthropomorphisierungsgrad auf und hat einen weißen humanoiden Plastikkörper sowie einen Kopf mit einem kindlichen Gesicht. Auf seinem Torso ist ein LED-Bildschirm montiert, mit dem er beispielsweise ‚Gefühle' wie Freude verstärkt ausdrücken kann. Ebenso hat er zwei Arme mit beweglichen Händen und Fingern, mit denen er gestikulieren kann.[241] Sein Unterkörper ist säulenartig. Zur Fortbewegung nutzt er Räder. *Pepper* ist 1,20 Meter groß und wirkt niedlich und sympathisch.[242] Um menschliche Emotionen erkennen zu können, wird auf Mikrofone sowie Kameras zurückgegriffen. Dadurch kann er auf Menschen in seiner Umgebung reagieren, den Kopf bewegen, ihnen ins Gesicht schauen und das verbale sowie nonverbale Verhalten seines Gegenübers erfassen. Auf Grundlage des Inputs, den er erhält, wird die beste Reaktion errechnet.[243] Auf YouTube findet man einige Videos, auf denen zu sehen ist, wie *Pepper* mit älteren und pflegebedürftigen Menschen interagiert und sie unterhält, indem er Musik abspielt und mit ihnen tanzt.[244] *Pepper* wird nicht nur in der Pflege eingesetzt. Auch in anderen Bereichen wie im Einzelhandel oder in Schulen ist er anzutreffen und nimmt eine beratende oder unterhaltende Funktion ein.[245]

Ein anderer Roboter, der ebenfalls in den Bereich der Companion Robots fällt, ist *ElliQ*. Auf der Website des Herstellers wird der Roboter als „[t]he sidekick for healthier, happier aging" bezeichnet.[246] *ElliQ* ist nicht beweglich, sondern steht auf einer kleinen Plattform, die man auf den Tisch stellen kann. Der Roboter hat die Größe einer Nachttischlampe und besteht aus einem Bildschirm, neben dem ein nur leicht anthropomorphisierter Torso mit Kopf angebracht ist. Anstelle eines Gesichts weist *ElliQ* einen blinkenden Lichtkreis auf. Der Roboter kann sowohl verbal als auch über den Bildschirm kommunizieren. Torso und Kopf können sich in die Richtung drehen, aus der der Roboter Geräusche und Stimmen wahrnimmt.[247]

Zwar verweisen die Hersteller in einem BBC News Beitrag darauf, dass *ElliQ* keine zwischenmenschlichen Beziehungen ersetzen soll,[248] doch wird auf der Website hervorgehoben, dass der Roboter eine einzigartige, mitfühlende

---

[241] Vgl. Markowitz 2015: Robots that Talk and Listen, 41.

[242] Siehe hierzu Robots Guide: Pepper.

[243] Vgl. Markowitz 2015: Robots that Talk and Listen, 41.

[244] Vgl. BBC 2017: Can robots take care of the elderly?.

[245] Siehe hierzu SoftBank Robotics: For better business just add Pepper.

[246] Vgl. ElliQ: Meet ElliQ.

[247] Vgl. BBC News 2023: Are robot companions good for the elderly?.

[248] Vgl. ebd.

Persönlichkeit aufweist und sich durch Gespräche auf den Tagesablauf sowie individuelle Interessen und Vorlieben der Nutzer*innen einstellt.[249] Ältere Menschen, die *ElliQ* über einen längeren Zeitraum getestet haben, äußern sich folgendermaßen zu dem Roboter: „She makes me feel like I'm important …"; „She cares about me, and makes sure I'm doing okay."; „I would describe ElliQ as being the best friend you could ever have."[250]

Soziale Roboter bzw. Companion Robots lassen sich den sozialen sowie humanoiden Robotern zuordnen.

9.4.6 Tabellarische Zusammenfassung

In der Tabelle werden die verschiedenen Kategorien der Pflegeroboter, ihre Hauptfunktion und die genannten Beispiele zusammenfassend dargestellt. Ebenso wird gezeigt, in welche Metakategorie sich die jeweilige Art des Pflegeroboters einordnen lässt.

Art des Pflegeroboter	Hauptfunktion	Beispiele	Roboterkategorien
Bei der körperbezogenen Pflege assistierende Roboter a) Roboter, die die Pflegefachpersonen bei der körperbezogenen Pflege unterstützen b) Roboter, die körperbezogene Pflegetätigkeiten automatisiert übernehmen	Roboter, die bei konkreten körperbezogenen Pflegetätigkeiten assistieren. a) Der Roboter unterstützt die Pflegefachperson bei körperbezogenen Pflegetätigkeiten.	a) Robotische Exoskelette	a) Kollaborative Roboter, Robotische Systeme, die am Körper getragen werden
	b) Der Roboter führt den Pflegevorgang selbstständig aus. Eine Pflegefachperson wird nicht benötigt.	b) Robotische Esshilfe, Heberoboter, Waschroboter	b) Kollaborative Roboter

(Fortsetzung)

[249] Vgl. ElliQ: Meet ElliQ.

[250] Dies: User Stories.

(Fortsetzung)

Art des Pflegeroboter	Hauptfunktion	Beispiele	Roboterkategorien
Persönliche Service- und Assistenzroboter	Der Roboter unterstützt die Patient*innen und Klient*innen bei alltäglichen Tätigkeiten und übernimmt Hol- und Bringdienste.	Lio, Care-O-bot 4	Service- und Haushaltsroboter, soziale Roboter
Monitoring Robots	Der Roboter erinnert an die Medikamenteneinnahme, beobachtet den Gesundheitszustand usw.	CareBot, HOBBIT	Service- und Haushaltsroboter, soziale Roboter
Therapieroboter/Robot Pets	Der Roboter wird bei sozialen, therapeutischen Einheiten eingebunden.	Paro, AIBO	Soziale Roboter
Soziale Roboter/ Companion Robots	Der Roboter leistet Gesellschaft, bietet Unterhaltung und vermittelt das Gefühl sozialer Präsenz.	Pepper, ElliQ	Soziale Roboter, Humanoide Roboter
Sonstige			

10 Ethische Beurteilung von Pflegerobotern im Hinblick auf einen menschenwürdigen Einsatz

Nachdem dargelegt wurde, welche Eigenschaften Maschinen aufweisen müssen, um als Pflegeroboter klassifiziert zu werden, und ein Einblick in eine nach Hauptfunktionen geordnete Unterteilung gegeben wurde, gilt es die Frage in den Blick zu nehmen, ob eine menschenwürdige Anwendung von Pflegerobotern im professionellen Pflegekontext möglich ist. Dies ist relevant, da durch ihre Integration „[…] Pflegebeziehungen in ganz elementaren Bereichen (körperliche Nähe, subtile, differenzierte Wahrnehmung, therapeutisch bedeutsame Berührungen) technisch substituiert werden [könnten].“[1]

Zunächst wird darauf eingegangen, dass man in der Literatur schon einige kritische Auseinandersetzungen bezüglich des Einsatzes von Pflegerobotern findet. Dabei wird insbesondere die Gefahr der Objektifizierung sowie Demütigung pflegebedürftiger Menschen hervorgehoben. Im zweiten Schritt wird gezeigt, inwiefern der Einsatz von Pflegerobotern mit den im achten Kapitel hervorgehobenen Menschenbildannahmen vereinbar ist und daran anknüpfend die Würde pflegebedürftiger Menschen geachtet oder missachtet wird. Abschließend werden sowohl auf der Praxis- als auch auf der Entwicklungsebene ethische Handlungsempfehlungen gegeben.

[1] Remmers 2018: Pflegeroboter. Analyse und Bewertung aus Sicht pflegerischen Handelns und ethischer Anforderungen, 171.

D. Jost, *Menschenwürde und Pflegeroboter*, Techno:Phil – Aktuelle Herausforderungen der Technikphilosophie 13,
https://doi.org/10.1007/978-3-662-73005-8_10

10.1 Objektifizierung und Entmenschlichung durch Pflegeroboter

10.1.1 Thematisierung der Objektifizierung im Zusammenhang mit Pflegerobotern

Immer wieder stößt man in ethischen Auseinandersetzungen mit Pflegerobotern auf die Sorge, dass mit ihrem Einsatz eine *Objektifizierung*[2] und *Demütigung* pflegebedürftiger Menschen einhergehen könnte. Die Begriffe sind im Pflegebereich keineswegs unbekannt. Pflegeethiker*innen wie Baranzke verweisen darauf, dass mit der aktuell vorherrschenden pflegeökonomischen Sachlogik die Gefahr einhergeht, die involvierten Menschen zu depersonalisieren und zu objektifizierten.[3] Viele Pflegeinstitutionen weisen demütigende Strukturen auf, von denen sowohl die Klient*innen bzw. Patient*innen als auch die Mitarbeiter*innen betroffen sind.[4] Dies wird daran deutlich, dass das Pflegepersonal den pflegebedürftigen Menschen aufgrund ökonomischer Vorgaben (z. B. enge Zeitvorgaben, knapp bemessener Personalschlüssel, hoher Bürokratieaufwand) immer weniger Zuwendung entgegenbringen kann.[5] Mit der Entwicklung vieler Pflegeroboter scheint das Ziel verknüpft zu sein, die Pflege (ökonomisch) effizienter zu gestalten und beispielsweise Personalkosten zu sparen.[6]

Im Hinblick auf die aktuelle sachlogische Entwicklung wäre es nicht verwunderlich, wenn die Patient*innen und Klient*innen lieber von Robotern als von überarbeiteten Pflegefachpersonen gepflegt werden wollen.[7] Ob jedoch die Pflege in einem System, das missachtende und demütigende Strukturen aufweist,

---

[2] Wenn von Objektifizierung im Zusammenhang mit Pflegerobotern geschrieben wird, wird meist auf Kitwoods Definition zurückgegriffen. Siehe hierzu Coeckelbergh 2022: Robot Ethics; Sharkey/Sharkey 2012: Granny and the Robots. Kitwood definiert den Begriff im Zusammenhang mit an Demenz erkrankten Personen und schreibt hierzu folgendes: „Objectification – treating a person as if they were a lump of dead matter: to be pushed, lifted, pump or drain, without proper reference to the fact that they are sentient beings“. Kitwood 1997: Dementia reconsidered, zitiert von Sharkey/Sharkey 2012: Granny and the Robots, 30.

[3] Siehe hierzu exemplarisch Baranzke 2021: Würde, Preis und Scham in der Pflege.

[4] Vgl. Röttger/Stoecker 2022: Menschenwürde als Leitkategorie für professionelles Entscheiden und Handeln im Pflege- und Gesundheitswesen, 189.

[5] Einen Einblick in die Probleme und Herausforderungen in der Pflege bietet folgender Sammelband: Dabrowski/Wolf (Hrsg.) 2016: Menschenwürde und Gerechtigkeit in der Pflege; Siehe auch Sharkey 2014: Robots and Human Dignity, 64.

[6] Vgl. Coeckelbergh 2022: Robot Ethics, 85 f.; Sparrow/Sparrow 2006: In the Hands of Machines?, 156.

[7] Vgl. Stösser 2011: Roboter als Lösung für den Pflegenotstand?, 3.

durch den Einbezug von Pflegerobotern menschenwürdiger gestaltet werden kann, muss bezweifelt werden.[8] In der Gesellschaft scheint kein Problem darin gesehen zu werden, älteren und pflegebedürftigen Menschen menschliche Zuwendung zu entziehen.[9] Letztlich könnte all das zu einer Dehumanisierung[10] und Entpersonifizierung[11] pflegebedürftiger Menschen führen. Dementsprechend stößt man auf den Vorwurf, dass mit dem Einsatz von Pflegerobotern die Objektifizierung pflegebedürftiger Menschen vorangetrieben[12] und ihre Würde missachtet wird.[13]

Auch pflegebedürftige Menschen haben das Recht, anerkannt zu werden und als wertvolle Mitglieder der Gesellschaft gesehen zu werden.[14] Wären sie hauptsächlich von Robotern umgeben, dann könnte das dazu führen, dass sie ihr Leben als wertlos empfinden,[15] weil ihnen schlichtweg keine Anerkennung mehr von anderen Menschen entgegengebracht wird. Die robotische Technologie ist keineswegs neutral. Entscheidungen, die in Bezug auf das Aussehen, die Funktion und das Verhalten eines Pflegeroboters getroffen und von Entscheidungsträger*innen von Pflegeinstitutionen akzeptiert werden, könnten einen großen Einfluss auf die (zukünftige) gesellschaftliche Wahrnehmung von und den Umgang mit pflegebedürftigen Menschen haben.[16]

Wie wichtig die (pflege)ethische Reflexion über Pflegeroboter ist, wird mit Blick auf ein Beispiel von Robert Sparrow deutlich. Er beschreibt, wie ein Pflegeheim aussehen würde, das lediglich von in der Robotik arbeitenden Entwickler*innen und Ingenieur*innen geplant wäre. Pflegefachpersonen werden hier

---

[8] Siehe hierzu Sparrow 2016: Robots in aged Care, 452, Fußnote 20.

[9] Vgl. Sparrow/Sparrow 2006: In the Hands of Machines?, 156.

[10] Vgl. Zardiashvili/Fosch-Villaronga 2020: „Oh Dignity too?" Said the Robot, 132. Siehe auch Sharkey 2014: Robots and Human Dignity, 66.

[11] Vgl. Hülsken-Giesler/Daxberger 2018: Robotik in der Pflege aus pflegewissenschaftlicher Perspektive, 134.

[12] Siehe hierzu Österreichische Bioethikkommission 2018: Roboter in der Betreuung alter Menschen, 10; Kreis 2018: Umsorgen, überwachen, unterhalten – sind Roboter ethisch vertretbar?, 224; Skarkey/Sharkey 2012: Granny and the Robots, 37; Coeckelbergh 2022: Robot Ethics, 93; Henning 2019: Nummer 5 lebt! Kriegs-, Pflege- und Sexroboter unter der Lupe, 184.

[13] Vgl. Coeckelbergh 2022: Robot Ethics, 93.

[14] Vgl. Sparrow 2016: Robots in aged Care, 448.

[15] Vgl. Sharkey 2014: Robots and the Human Dignity, 65.

[16] Vgl. Sparrow 2016: Robots in aged Care, 452. Siehe auch Seefeldt/Hülsken-Giesler 2020: Pflegeethik und Robotik in der Pflege, 277.

nicht mehr benötigt.[17] Ebenso werden zentrale Elemente, die im Pflegeberuf als wichtig erachtet werden, nicht mitberücksichtigt oder es wird davon ausgegangen, dass diese von Robotern umgesetzt werden können:[18]

> Stepping inside, you realise that it is an aged care facility for individuals with limited mobility. There are no windows because each resident's room features a number of window-sized televisions displaying, for the most part, scenes from some of the most spectacular parks and gardens around the world. You notice, however, that several residents appear to have set these screen so that they show what they would have seen if they did have windows.
>
> What is most striking about the facility, though, is that apart from residents there is no one there. The building is fully automated, staffs only by robots. Robot sweepers, polishers, and vacuum cleaners clean the floors. Residents are turned and lifted out of bed by the beds themselves. Which can perform these actions either as a result of voice prompts from the resident, remote instructions, or pre-programmed schedules. Sophisticated wheelchairs with autonomous navigation capabilities move the residents around the facility, to the dinner hall where prepackaged meals are delivered to tables by serving robots, and to the shower, where something that looks like a cross between an octopus and a car wash bathes them carefully. Again, you observe that some residents control the wheelchairs using a joystick or voice commands, while others appear to be moved around the initiative of the chairs themselves. […] One might expect that this building would be silent or disturbed only by the buzzing of the robotic vacuum cleaners. In fact, it is filled with conversations and laughter as the residents talk to their robot companions, which have been programmed to entertain and converse with them in a never ending, if sometimes repetitive, stream of conversational gambits and chitchat. The residents – especially those whose medical records show they have dementia – seem happy.[19]

Ähnliche Szenarien findet man in Coeckelberghs Artikel *How I learned to love the Robot*[20] sowie bei Adelheid von Stösser.[21] Alle drei Autor*innen äußern sich zu den Szenarien kritisch, denn wesentliche Elemente, die aus Sicht der professionellen Pflege im Hinblick auf pflegebedürftige Menschen als wichtig erachtet werden – wie die Rolle der Interaktion –, werden nicht mitberücksichtigt oder es wird davon ausgegangen, dass Roboter die Funktionen übernehmen können.[22]

[17] Vgl. Sparrow 2016: Robots in aged Care, 446. Siehe auch Sparrow/Sparrow 2006: In the Hands of Machines?, 152.

[18] Vgl. Misselhorn 2018: Maschinenethik, 152.

[19] Sparrow 2016: Robots in aged Care, 446.

[20] Vgl. Coeckelbergh 2012: How I learned to love the Robot, 83–86.

[21] Vgl. Von Stösser 2011: Roboter als Lösung für den Pflegenotstand?, 6–8.

[22] Vgl. Sparrow 2016: Robots in aged Care, 446 f.

Auch wenn die Szenarien eine Übertreibung darstellen und ein unterkomplexes Bild zeichnen,[23] sind solche Darstellungen wichtig, um darüber zu reflektieren, was man unter guter Pflege versteht und unter welchen Vorzeichen und Voraussetzungen man den Einsatz moderner Technologien vorantreiben will.[24]

Daran anknüpfend lässt sich auf Filippo Santoni de Sio und Aimee van Wynsberghe verweisen, die anmerken, dass Pflegesituationen aus zwei verschiedenen Perspektiven beschrieben werden können: Einerseits können sie als praxisorientierte (*practice-oriented*) Aktivitäten verstanden werden. Hier liegt der Fokus nicht nur darauf, körperbezogene Bedürfnisse pflegebedürftiger Menschen zu erfüllen, sondern miteinander in empathische Interaktion zu treten. Andererseits gibt es die zielorientierte (*goal-directed*) Perspektive, in der primär die Erfüllung eines konkreten Bedürfnisses im Vordergrund steht.[25] Beide Perspektiven haben ihre Berechtigung. Wie Misselhorn betont, „[…] gibt es keine richtige oder falsche Perspektive, sondern es hängt wesentlich davon ab, welche Bedeutung eine Handlung für die Pflegebedürftigen besitzt."[26] In der Pflegerobotik herrscht überwiegend eine zielorientierte Perspektive vor, während der praxisorientierten Perspektive wenig Beachtung geschenkt wird.[27] Damit sind zwei Konsequenzen verbunden: Erstens könnte sich durch den vermehrten Einsatz von Pflegerobotern eine zielorientierte Perspektive im Pflegebereich etablieren, während die praxisorientierte Perspektive an Bedeutung verliert. Zweitens könnte mit der einseitigen, zielorientierten Perspektive ein reduktionistisches Menschenbild verbunden sein.[28]

---

[23] Vgl. Kehl 2018: Wege zu verantwortungsvoller Forschung und Entwicklung im Bereich der Pflegerobotik, 155 f.

[24] Vgl. Coeckelbergh 2015: Care Robots and the Future of ICT-mediated elderly Care, 455.

[25] Vgl. Santoni de Sio/Van Wynsberghe 2016: When should we use Care Robots?. Siehe auch Misselhorn 2018: Maschinenethik, 154 f.

[26] Misselhorn 2018: Maschinenethik, 154.

[27] Siehe hierzu ebd., 154 f.

[28] Es gibt noch keine expliziten Auseinandersetzungen mit impliziten Menschenbildern bzw. Menschenbildannahmen in der Pflegerobotik. Lediglich in einer Stellungnahme der Österreichischen Bioethikkommission zum Einsatz von Robotern in der Betreuung älterer Menschen taucht der Verweis auf Menschenbilder im Zusammenhang mit Pflegerobotern auf. Zwar wird nicht näher darauf eingegangen, aber darauf verwiesen, dass Pflegerobotern ein reduktionistisches Menschenbild zugrunde liegt. Vgl. Österreichische Bioethikkommission 2018: Roboter in der Betreuung alter Menschen, 17.

10.1.2 Reduktionistische Sichtweisen auf pflegebedürftige Menschen in der Robotik

In vielen Auseinandersetzungen mit Pflegerobotern wird darauf verwiesen, dass diese entwickelt werden, um körperliche und soziale Bedürfnisse zielorientiert zu erfüllen.[29] Ethiker*innen äußern die Sorge, dass Menschen mit Pflegebedarf dadurch insbesondere aus zwei reduktionistischen Deutungen wahrgenommen werden:

Die erste reduktionistische Sichtweise ergibt sich daraus, dass pflegebedürftige Menschen überwiegend von ihren körperlichen Bedürfnissen her betrachtet werden: Menschen mit Pflegebedarf weisen körperliche Bedürfnisse auf, die es zu erfüllen gilt, wobei sie dafür auf Unterstützung angewiesen sind. Ein Blick auf die aktuelle Entwicklung vieler Roboter, die bei körperbezogenen Tätigkeiten eingebunden werden sollen, legt den Verdacht nahe, dass ihnen die Annahme zugrunde liegt, es bestehe kein qualitativer Unterschied darin, ob bei der Erfüllung der körperlichen Bedürfnisse ein Roboter oder ein Mensch eingebunden ist. Dadurch werden Menschen auf ihre körperliche Existenz reduziert.[30] Da solche Roboter die Aufgaben größtenteils standardisiert übernehmen sollen, scheint man in der Robotik davon auszugehen, dass die Bedürfnisse bei jeder Person in gleicher bzw. ähnlicher Weise erfüllt werden können. So wird beispielsweise ein Pflegeroboter, der speziell für die Übernahme einer körperbezogenen Pflegehandlung entwickelt wird, diese standardisiert ausführen.[31]

Die zweite reduktionistische Sichtweise lässt sich mit jenen Robotern in Verbindung bringen, die soziale Kompetenzen aufweisen. Dies ist bei (sozialen) Therapierobotern und Companion Robots der Fall. Wie im Zusammenhang mit sozialen Robotern schon erläutert wurde, richtet sich ein Großteil der Forschung auf die Entwicklung von Robotern, die auf verbale und nonverbale Signale reagieren können. Auch hier scheint man davon auszugehen, dass Roboter soziale und emotionale Bedürfnisse in ähnlicher Weise erfüllen können wie Menschen.[32] Alldem könnte die Ansicht zugrunde liegen, es bestehe kein qualitativer Unterschied

---

[29] Siehe hierzu Sparrow/Sparrow 2006: In the Hand of Machines?, 151; Sharkey/Sharkey 2012: Granny and the Robots, 37; Santoni de Sio/Van Wynsberghe 2016: When should we use Care Robots?, 1748; Van Wynsberghe 2016: Healthcare Robots, 63.

[30] Vgl. Kreis 2018: Umsorgen, überwachen, unterhalten – sind Pflegeroboter ethisch vertretbar?, 226.

[31] Vgl. Van Wynsberghe 2016: Healthcare Robots, 93.

[32] Einen Überblick über die diversen Aspekte, die in der Interaktion mitberücksichtigt werden müssen, findet man bei Bartneck et al. 2020: Mensch-Roboter-Interaktion, 81–150.

darin, ob die emotionalen und sozialen Bedürfnisse von einem Menschen oder einem Roboter erfüllt werden.

Beim Einsatz und der Entwicklung vieler Pflegeroboter scheint es in erster Linie darum zu gehen, ein Bedürfnis der Patient*innen und Klient*innen zielorientiert zu erfüllen – unabhängig davon, ob es körperlich oder sozial ist. Dabei werden individuelle Nuancen, die einen wichtigen Stellenwert für das Wohlbefinden ausmachen und die aus einer praxisorientierten Perspektive wahrgenommen werden können, nicht mitberücksichtigt. Ebenso wird kein qualitativer Unterschied darin gesehen, ob ein Mensch oder eine Maschine bei der Erfüllung des Bedürfnisses eingebunden ist. Letztlich könnten solche reduktionistischen Perspektiven eine Dehumanisierung, Objektifizierung und Demütigung pflegebedürftiger Menschen vorantreiben: So erweckt die (implizite) Auffassung, Pflegeroboter können körperliche Bedürfnisse pflegebedürftiger Menschen ausreichend erfüllen, den Anschein, sie seien Objekte, die in regelmäßigen Abständen gewaschen, ‚gefüttert' oder umgelagert werden müssen.[33] Da es einen Unterschied macht, wie man mit pflegebedürftigen Menschen bei der körperlichen Pflege umgeht,[34] könnte ein zielorientierter, standardisierter Duschvorgang, der von einem Roboter durchgeführt wird und einem Autowaschvorgang ähnelt, als demütigend empfunden werden. Letztlich gilt es zu verhindern, dass pflegebedürftige Menschen das Gefühl haben, „[…] als ‚Objekt' behandelt – d. h. ungefragt von einer Maschine ‚herumgeschubst' – zu werden und die Kontrolle über die Umstände des eigenen Seins zu verlieren."[35]

Ähnliche Bedenken findet man im Zusammenhang mit sozialen Robotern, die die emotionalen Bedürfnisse der Klient*innen und Patient*innen erfüllen sollen. Dabei rücken die Aspekte von Täuschung und Infantilisierung in den Blick.[36] Wie Von Stösser anmerkt, geben ältere und pflegebedürftige Menschen – egal ob kognitiv gesund oder nicht –, die mit Stoff- oder Robotertieren spielen, ein unwürdiges Bild ab.[37] Hinzu kommt, dass mit der Einbindung sozialer Roboter der Eindruck verstärkt werden könnte, ältere Menschen würden durch eine zweite

[33] Vgl. Zardiashvili/Fosch-Villaronga 2020: „Oh Dignity too?" Said the Robot,132. Ferner Von Stösser 2011: Roboter als Lösung für den Pflegenotstand?; Kreis 2018: Umsorgen, überwachen, unterhalten – sind Pflegeroboter ethisch vertretbar?, 224.

[34] Vgl. Baranzke 2021: Würde, Preis und Scham in der Pflege, 135–137.

[35] Österreichische Bioethikkommission 2018: Roboter in der Betreuung alter Menschen, 10.

[36] Siehe hierzu Sharkey/Sharkey 2012: Granny and the Robot, 35 und 37; Von Stösser 2011: Roboter als Lösung für den Pflegenotstand?; Hennig 2022: Mediale Darstellungen von Robotern in der Pflege.

[37] Vgl. Von Stösser 2011: Roboter als Lösung für den Pflegenotstand?, 6.

Kindheit gehen.[38] Auch der zwischenmenschliche, soziale Kontakt könnte als ersetzbar angesehen werden.[39]

Sparrow und Sparrow sehen in der Idee, Pflegeroboter einzusetzen, einen Mangel an Achtung und Respekt vor pflegebedürftigen und älteren Menschen gegeben.[40] Hinzu kommt, dass sowohl mit dem Einsatz von Robotern, die körperliche Tätigkeiten übernehmen als auch mit jenen, die auf soziale Bedürfnisse eingehen können, langfristig eine Reduktion des zwischenmenschlichen Kontakts einhergehen könnte.[41]

10.1.3 Zwischenfazit

All die genannten Bedenken haben ihre Berechtigung. Dennoch greift eine allgemeine Kritik an Pflegerobotern zu kurz. Bezüglich der Wahrung der Würde pflegebedürftiger Menschen können sie nicht pauschal abgelehnt werden. Unter Berücksichtigung zentraler Menschenbildannahmen können sie in einigen Fällen in die Pflegepraxis eingegliedert werden und einen Beitrag zur Wahrung der Menschenwürde leisten. Hierzu lässt sich auf folgendes Zitat von Sharkey verweisen:

> [T]he intensive use of robots in elder care could create feelings of humiliation and a loss of self respect in the recipients of that treatment. For instance, a robot that moved a person without their permission and as if they were an object, could impact on their feelings of dignity. [...] At the same time, the reserve might also be possible: the careful use of robots in care could result in an increase in a person's self respect, for instance by improving their feelings of control over the environment and reducing their dependence on other people [...].[42]

Es steht somit die Frage im Raum, wie verhindert werden kann, dass Menschen durch die Integration von Pflegerobotern objektifiziert werden und wie der Kernbereich der Menschenwürde – die spezifisch personalen Fähigkeiten sowie das Recht auf Selbstachtung – mitberücksichtigt wird. Zu den beiden Kernkonzepten der Menschenwürde gibt es bereits ethische Auseinandersetzungen, wobei kein expliziter Bezug zur Menschenwürde hergestellt wird: So wird darauf verwiesen,

[38] Vgl. Zardiashvili/Fosch-Villaronga 2020: „Oh Dignity too?" Said the Robot, 133.

[39] Vgl. Sparrow/Sparrow 2006: In the Hands of Machines, 154.

[40] Vgl. ebd., 156.

[41] Vgl. Sharkey/Sharkey 2014: The Rights and Wrongs of Robot Care, 276.

[42] Sharkey 2014: Robots and Human Dignity, 66.

dass mit dem Einbezug von Pflegerobotern (1) eine Steigerung der Autonomie und Selbstbestimmung einhergehen kann.[43] Ebenso werden Pflegeroboter im Hinblick auf (2) Anerkennung (*recognition*) und Respekt betrachtet[44] und dies mit Selbstachtung (*self-respect*) verbunden. Dabei wird hervorgehoben, dass Roboter niemals dazu in der Lage sein werden, Menschen Anerkennung entgegenzubringen und deshalb der Kontakt zu anderen Menschen nicht verloren gehen darf.[45]

10.2 Pflegeroboter und pflegepraktische Menschenbildannahmen

Nun wird die dargelegte Unterteilung, die sich auf die Hauptfunktionen der Pflegeroboter bezieht,[46] im Hinblick auf die Menschenbildannahmen betrachtet. Dabei steht die folgende Frage im Vordergrund:

- In welchem Verhältnis stehen die verschiedenen Einsatzmöglichkeiten von Pflegerobotern zu pflegepraxisrelevanten Menschenbildannahmen und wie findet daran anknüpfend eine Achtung oder Missachtung der Würde pflegebedürftiger Menschen statt?

Wie deutlich werden wird, bieten Pflegeroboter – sofern man sich bei ihrem Einsatz an pflegepraxisrelevanten Menschenbildannahmen orientiert – die Möglichkeit, die spezifisch personalen Fähigkeiten zu stärken und die Selbstachtung zu steigern. Zugleich besteht die Gefahr, dass ihr Einsatz nicht mit den Menschenbildannahmen vereinbar ist und die Würde pflegebedürftiger Menschen missachtet wird.

Die Tabelle verdeutlicht noch einmal, inwieweit die Konzepte, die dem Kernbereich der Menschenwürde zugrunde liegen, durch die Annahmen über pflegebedürftige Menschen mit praxisrelevantem Inhalt gefüllt werden. Die aufgezeigten Pflegeroboterkategorien werden im Hinblick auf die Menschenbildannahmen betrachtet.

---

[43] Vgl. Kreis 2018: Umsorgen, überwachen, unterhalten – sind Pflegeroboter ethisch vertretbar?, 224; Lenzen 2023: Künstliche Intelligenz. Was sie kann und was uns erwartet, 239; Hülsken-Giesler/Daxberger 2018: Robotik in der Pflege aus pflegewissenschaftlicher Perspektive, 127.

[44] Vgl. Sparrow 2016: Robots in aged Care, 451.

[45] Vgl. Sparrow/Sparrow 2006: In the Hands of Machines, 152.

[46] Siehe hierzu ausführlich Abschnitt 9.3.2.

Annahmen über den pflegedürftigen Menschen	Kernbereich der Menschenwürde	
	Spezifisch personale Fähigkeiten (Autonomie bzw. Selbstbestimmung)	Anerkennung durch andere und Ausbildung der Selbstachtung
Streben nach Selbstständigkeit	Ein höherer Grad an Selbstständigkeit führt zu einem größeren Handlungsspielraum, indem man die Fähigkeiten der Autonomie und Selbstbestimmung ausüben kann.	Ein höherer Grad an Selbstständigkeit kann das Selbstwertgefühl und in weiterer Folge die Selbstachtung steigern.
Individualität und Persönlichkeit	Die Ausübung der Fähigkeiten tragen dazu bei, dass sich die Persönlichkeit und Individualität entfalten können.	Die Anerkennung der eigenen Persönlichkeit und Individualität steigert die Selbstachtung.
Sozialer und kultureller Hintergrund	Die Ausübung der Fähigkeiten trägt dazu bei, dass man selbst darüber bestimmen kann, welche kulturellen und sozialen Bräuche man ausüben möchte.	Die Anerkennung der sozialen und kulturellen Bräuche und Tabus sowie des kulturellen Hintergrunds steigert die Selbstachtung.
Bedürfnis nach Privatheit Persönlicher Rückzugsraum Leibliche Intimität Private Daten	Ein Rückzugsraum ist wichtig, um über sich und sein Handeln reflektieren zu können.	Der Respekt vor dem Rückzugsraum ist ein Akt der Anerkennung, der die Selbstachtung steigert.
	Man soll selbst darüber bestimmen können, wer wie weit in den privaten Bereich eindringen darf.	Der Schutz der leiblichen Intimität und die Abwendung von Scham können die Selbstachtung steigern.
	Man muss das Einverständnis im Sinne der Erhebung und Weitergabe von Daten einholen.	Sensibler Umgang mit den Daten als Zeichen der Anerkennung.
Kommunikation Einholen von Informationen Bedürfnisse und Anliegen mitteilen	Man muss Informationen für den Willensbildungsprozess einholen, um einen Akt der Selbstbestimmung setzen zu können.	Informationen auf eine der Person angemessene Weise mitteilen.

(Fortsetzung)

(Fortsetzung)

Annahmen über den pflegedürftigen Menschen	Kernbereich der Menschenwürde	
	Spezifisch personale Fähigkeiten (Autonomie bzw. Selbstbestimmung)	Anerkennung durch andere und Ausbildung der Selbstachtung
	Man soll Akte der Selbstbestimmung mitteilen und umsetzen können.	Die Möglichkeit, sich mitteilen zu können, bedeutet, dass man anerkannt wird.
Soziale Beziehungen	Eine gute Pflegebeziehung ermöglicht es, dass (pflegebedürftige) Menschen in ihren Fähigkeiten zur Selbstbestimmung und Autonomie bestärkt werden.	Anerkennung pflegebedürftiger Menschen als gleichwertige Subjekte in einer asymmetrischen Beziehung.
Sonstige		

10.2.1 Bewertung von Robotern, die bei körperbezogener Pflege eingesetzt werden

(a) Roboter, die die Pflegefachpersonen bei der körperbezogenen Pflege unterstützen

Roboter, die die Pflegefachpersonen bei der körperbezogenen Pflege unterstützen, werden in ethischen Auseinandersetzungen selten thematisiert.[47] Mit der Einbindung solcher Roboter in die Pflegepraxis soll vor allem das Pflegepersonal während konkreter Pflegehandlungen körperlich entlastet werden, während die ursprüngliche Form des Pflegeprozesses weitestgehend beibehalten wird.

Dabei werden auf der einen Seite zwei der genannten Menschenbildannahmen nicht gestärkt: Erstens wird die Selbstständigkeit pflegebedürftiger Menschen nicht gesteigert, denn es ist weiterhin die Abhängigkeit von einer Pflegefachperson gegeben. Zweitens wird das Bedürfnis nach Privatheit durch den Einsatz solcher Pflegeroboter nicht gestärkt. Da eine andere Person in den Pflegeprozess eingebunden ist, werden schambehaftete Situationen nicht vermindert. Manche Menschen würden in bestimmten Situationen lieber von einem autonomen Roboter gepflegt

[47] Eine ausführliche Darlegung zu dieser Art von Pflegerobotern findet man bei Van Wynsberghe 2016: Healthcare Robots. Auch Fosch-Villaronga und Drukarch sowie Coeckelbergh gehen an einigen Stellen auf solche Roboter ein. Siehe hierzu Fosch-Villaronga/Drukarch 2022: AI for Healthcare Robotics; Coeckelbergh 2022: Robot Ethics.

werden, um Momente der Scham zu vermeiden.[48] Denn letztlich wollen Menschen selbst darüber entscheiden, wie weit andere in den intimen leiblichen und privaten Bereich eindringen dürfen. Zugleich kann sich das Gefühl der Scham auf die persönliche Selbstachtung auswirken.[49]

Auf der anderen Seite kann die Anwendung dieser Roboter im Einklang mit bestimmten Menschenbildannahmen stehen: Da die Pflegefachperson in den Pflegeprozess eingebunden ist, besteht weiterhin die Möglichkeit, miteinander in direkte Kommunikation zu treten. Die Patient*innen und Klient*innen können über den gesamten Pflegeprozess hinweg Informationen über den konkreten Pflegevorgang und den eingesetzten Roboter einholen sowie ihre Anliegen und Bedürfnisse mitteilen. Sie sind zu jeder Zeit – im Sinne der *informierten Zustimmung* – in den Pflegeprozess eingebunden.[50] Zugleich kann die nonverbale Ebene, die einen Großteil der zwischenmenschlichen Kommunikation ausmacht, mitberücksichtigt werden.[51] Wie bedeutsam es ist, während des Pflegevorgangs auf leibliche und nonverbale Äußerungen der Patient*innen und Klient*innen zu achten, wird in den Lehrbüchern explizit thematisiert.[52] Dies ist zum Beispiel im Umgang mit an Demenz erkrankten Personen wichtig, da diese zum Teil weder in der Lage sind, ihren Willen verbal auszudrücken noch den Vorgang eines autonomen Roboters verstehen können.[53] Letztlich führt die Möglichkeit zur direkten Kommunikation dazu, dass wichtige Elemente, die im Zusammenhang mit den spezifisch personalen Fähigkeiten und der persönlichen Integrität stehen, berücksichtigt werden. Die pflegebedürftigen Personen können jederzeit Informationen einholen und einen (non)verbalen Akt der Selbstbestimmung ausdrücken.[54] Dieser kann ohne Umwege von den Pflegefachpersonen aufgefasst werden. Ebenso trägt die unmittelbare Kommunikationsmöglichkeit zur Stärkung der Selbstachtung bei. Denn es

---

[48] Vgl. Kreis 2018: Umsorgen, unterhalten, überwachen – sind Pflegeroboter ethisch vertretbar?, 225; Bendel 2018: Roboter im Gesundheitsbereich, 207.

[49] Vgl. Immenschuh 2018: Scham und Würde in der Pflege, 117.

[50] Vgl. Bobbert 2020: Entscheidungen Pflegender zwischen Expertise, Förderung der Selbstbestimmung und Fürsorge, 77 f.

[51] Vgl. Schilberg/Schmitz 2018: Informationsmodell für interaktionsbasierte Mensch-Roboter-Interaktion, 24. Siehe auch Bartneck et al. 2020: Mensch-Roboter-Interaktion, 97–117; Bobbert 2020: Entscheidung Pflegender zwischen Expertise, Förderung der Selbstbestimmung und Fürsorge, 77–79.

[52] Siehe hierzu Schewior-Popp et al. 2021: Thiemes Pflege, 276 und 589–591; Menche et al. 2023: Pflege Heute, 1203–1205.

[53] Vgl. Remmers 2018: Pflegeroboter. Analyse und Bewertung aus Sicht pflegerischen Handelns und ethischer Herausforderungen, 172.

[54] Siehe hierzu Tiedemann 2014: Was ist Menschenwürde?, 129.

können Situationen geschaffen werden, in denen sich pflegebedürftige Menschen trotz ihrer körperlichen Einschränkungen wertgeschätzt und geachtet fühlen.

Zudem ist es weiterhin möglich, dass Personen mit Pflegebedarf zum Pflegepersonal eine Beziehung aufbauen[55] und ihnen authentische, menschliche Zuwendung entgegengebracht wird. Verbindet man dies mit dem Anspruch, die spezifisch personalen Fähigkeiten pflegebedürftiger Menschen achten zu wollen, können Momente der körperbezogenen Pflege zum Aufbau einer Beziehung beitragen, in der pflegebedürftige Menschen in der Ausübung dieser Fähigkeiten gestärkt werden.[56] Ist eine Pflegefachperson in den körperbezogenen Pflegeprozess involviert, finden Begegnungen nicht nur im Rahmen von Gesprächen statt. Vielmehr bieten sich unvergleichliche Möglichkeiten, mit den Patient*innen bzw. Klient*innen in Kontakt zu treten.[57] Wie Baranzke anmerkt, sind pflegebedürftige Menschen besonders auf individualisierte und interpersonale Begegnungen angewiesen.[58] Solche Begegnungen finden nicht nur bei Gesprächen statt. Auch bei konkreten Pflegetätigkeiten wie beim Waschen, Heben oder Verbandswechsel entstehen Momente der Interaktion und Zuwendung.[59] Die menschliche Komponente, die hierbei gewahrt bleibt, enthält eine zutiefst anerkennende Dimension und kann wesentlich dazu beitragen, die Selbstachtung zu stärken:

> It is this piece of the practice that strengthens the therapeutic bond, helping to encourage the formation of a trusting therapeutic relationship between care-receiver and care-giver(s).[60]

Zusätzlich kann die Pflegefachperson pflegerelevante Informationen einholen sowie den Pflegeprozess an die individuelle Person anpassen.[61] Es werden Möglichkeiten geschaffen, in denen pflegebedürftige Menschen dazu motiviert werden, ihre Bedürfnisse, Anliegen und Bedenken mitzuteilen. Außerdem kann bei der Pflege

---

[55] Vgl. Van Wynsberghe 2016: Healthcare Robots, 85–89 und 116–119.

[56] Vgl. Quante 2017: Personale Autonomie, Dependenz und Würde im Kontext der Pflege, 106.

[57] Vgl. Von Stösser 2011: Roboter als Lösung für den Pflegenotstand?, 4. Ferner Van Wynsberghe 2016: Healthcare Robots, 98 f.

[58] Vgl. Baranzke 2012: Menschenwürde in der Pflegebeziehung, 105.

[59] Vgl. Von Stösser 2011: Roboter als Lösung für den Pflegenotstand?, 4. Ferner Van Wynsberghe 2016: Healthcare Robots, 98 f.

[60] Van Wynsberghe 2016: Healthcare Robots, 87.

[61] Vgl. ebd., 96 f.; Ferner Fosch-Villaronga/Drukarch 2022: AI for Healthcare Robotics, 77.

auf die Persönlichkeit eingegangen sowie auf individuelle Vorlieben und Eigenheiten geachtet werden.[62] Dies gilt auch für den kulturellen und sozialen Hintergrund der Person.

Es kann festgehalten werden, dass bei Robotern, die die Pflegefachpersonen bei der körperbezogenen Pflege unterstützen – auch wenn sie nicht dazu beitragen, die Selbstständigkeit zu stärken und die Privatheit zu erhöhen – nicht die Gefahr besteht, dass pflegebedürftige Menschen auf ihre körperlichen Bedürfnisse reduziert werden. Vielmehr wird die zwischenmenschliche Dimension geachtet – es geht nicht nur darum, *ein* konkretes (körperliches) Pflegebedürfnis möglichst effizient zu erfüllen. Mit dem Einsatz solcher Roboter ist die Möglichkeit gegeben, eine umfängliche, praxisorientierte Pflege auszuüben.[63] Menschen und Roboter kooperieren miteinander, wobei die zwischenmenschliche Interaktion nicht betroffen ist.[64] Wie Van Wynsberghe anmerkt, können solche Roboter einen wichtigen Stellenwert in einer holistischen, ganzheitlichen Pflege einnehmen.[65]

(b) Roboter, die körperbezogene Pflegetätigkeiten automatisiert übernehmen

Roboter, die ohne den Einbezug einer Pflegefachperson bei körperbezogenen Pflegetätigkeiten angewendet werden sollen, werden äußerst kontrovers diskutiert. Es wird darauf verwiesen, dass durch ihren Einsatz der zwischenmenschliche Kontakt reduziert wird und pflegebedürftige Menschen das Gefühl haben könnten, als Objekte behandelt zu werden.[66] Die Bedenken mögen ihre Berechtigung haben, doch kann die Anwendung solcher Roboter im Einklang mit einigen der genannten Menschenbildannahmen stehen:

Es lässt sich zunächst hervorheben, dass die Abhängigkeit von Pflegefachpersonen reduziert[67] und die Selbstständigkeit gesteigert werden kann. Das wird am Beispiel einer robotischen Esshilfe deutlich: Beim Essen zu helfen, zählt zu den unbeliebtesten Pflegetätigkeiten.[68] Es ist nicht unwahrscheinlich, dass die Tätigkeit mit einer gewissen Unachtsamkeit ausgeführt wird. Eine pflegebedürftige Person könnte dies als demütigend empfinden. Hingegen schafft eine robotische Esshilfe

---

[62] Vgl. Van Wynsberghe 2016: Healthcare Robots, 99.

[63] Siehe hierzu Santoni de Sio/Van Wynsberghe 2016: When should We use Care Robots?, 1747.

[64] Vgl. Sparrow 2016: Robots in aged Care, 449.

[65] Vgl. Van Wynsberghe 2016: Healthcare Robots, 98 f.

[66] Vgl. Sharkey/Sharkey 2012: Granny and the Robots, 29.

[67] Vgl. ebd., 37.

[68] Vgl. Von Stösser 2011: Roboter als Lösung für den Pflegenotstand?; Siehe auch Tsang 2008: Is there adquate Feeding Assistance for hospitalised Elderly who are unable to feed themselves?.

eine Situation, in der die Person gleichermaßen beim Essen teilnehmen kann.[69] Das kann ihre Selbstachtung steigern und den Handlungsspielraum für selbstbestimmte Entscheidungen erweitern:

> Being unable to independently eat strongly affects one's feelings of independence and freedom. [...] Feeding someone is labor intensive and is perceived as embarrassing to some people. My Spoon allows the user to eat with only minimal help from a caregiver, at his or her own speed, and according to his or her own preferences. It creates independence and reduces the amount of care.[70]

Eine robotische Esshilfe ermöglicht es einer pflegebedürftigen Person, in gleicher Weise am Essen teilzunehmen wie Menschen, die keine Unterstützung brauchen. Ebenso wäre es der Person möglich, in ihrem privaten Rückzugsraum zu essen.[71] Dadurch ist ein höheres Maß an Selbstbestimmung gegeben.[72] Auch der Gebrauch von Robotern, die bei anderen Pflegetätigkeiten – wie beim Heben, Waschen oder Ankleiden – eingesetzt werden, kann die Selbstständigkeit steigern. Ein autonomer Roboter könnte zeitlich deutlich länger in Anspruch genommen werden als eine Pflegefachperson. Denkbar ist auch, dass sich Menschen mit Pflegebedarf nicht mehr dem vorgegebenen Rhythmus der Pflegeeinrichtung anpassen müssen, da sie jederzeit auf den Roboter zurückgreifen können:

> Führt eine auf Pflege angewiesene Person dank dem steuerbaren Roboter die eigene Körperpflege zum gewünschten Zeitpunkt selbständig durch, erweitert der Einsatz des Systems deren Autonomie erheblich.[73]

Die Patient*innen und Klient*innen wären nicht mehr auf die zeitlichen Ressourcen des Pflegepersonals angewiesen. Einige Pflegetätigkeiten (mithilfe von Robotern) selbstständig durchführen zu können, keinen Zeitdruck zu haben und nicht von einer anderen Person abhängig zu sein, kann das Selbstwertgefühl und damit einhergehend die Selbstachtung steigern. All das kann maßgeblich zur Achtung der Würde beitragen. Zugleich können dadurch Aspekte der individuellen Persönlichkeit mitberücksichtigt werden. Denn die Roboter können die Pflegetätigkeiten nach der zeitlichen Präferenz und im Einklang mit dem natürlichen Tagesrhythmus der Nutzer*innen durchführen.

---

[69] Siehe hierzu Zardiashvili/Fosch-Villaronga 2020: „Oh Dignity too?" said the Robot, 127.

[70] Ebrary: My Spoon.

[71] Vgl. Fosch-Villaronga/Drukarch 2022: AI for Healthcare Robotics, 78.

[72] Vgl. Lenzen 2023: Künstliche Intelligenz. Was sie kann und was uns erwartet, 239.

[73] Kreis 2018: Umsorgen, überwachen, unterhalten, 225.

Eine weitere Annahme, mit der der Einsatz autonomer Roboter im Einklang stehen kann, ist das Bedürfnis nach Privatheit – sofern der Schutz der privaten Daten und Informationen gegeben ist.[74] Eine positive Einsatzmöglichkeit besteht beispielsweise bei intimen körperlichen Pflegetätigkeiten[75] und der Wahrung des (körperlichen) Intimbereichs.[76] So geht mit den spezifisch personalen Fähigkeiten einher, dass man selbst darüber entscheiden möchte, wie weit eine andere Person in die leibliche Privatsphäre eindringen darf. Durch den Rückgriff auf einen Roboter kann die Intimsphäre gewahrt werden, weil keine andere Person bei intimen Pflegehandlungen mehr gebraucht wird. Dies kann zu einer Reduktion schambehafteter Situationen führen:[77]

> Scham wird durch die Anwesenheit oder Abwesenheit der Personen reguliert, die an der Situation beteiligt sind. Dies bedeutet zum Beispiel, dass wir [das Pflegepersonal], wann immer dies möglich ist, die Klientinnen bei intimen Verrichtungen alleine lassen und erst wieder den Raum betreten, wenn diese Verrichtungen getätigt sind.[78]

Sich vor einem Roboter zu entkleiden, wird als weniger beschämend empfunden als vor einem anderen Menschen.[79] Der Roboter kann zur Wahrung der leiblichen Intimität beitragen und einen wesentlichen Beitrag zum *undoing shame*[80] leisten. Die damit verbundene Achtung der leiblichen Intimität sowie die Reduktion potenzieller Schamsituationen kann maßgeblich zur Steigerung der Selbstachtung beitragen.

Im Hinblick auf andere Menschenbildannahmen erweist sich der Einsatz solcher Roboter als problematisch: Dies ist zum Beispiel bei der Berücksichtigung der Individualität, der Persönlichkeit sowie des sozialen und kulturellen Hintergrunds pflegebedürftiger Menschen der Fall. Dies deshalb, weil gute Pflege nur begrenzt

[74] Siehe hierzu Coeckelbergh 2022: Robot Ethics, 86; Zardiashvili/Fosch-Villaronga 2020: „Oh Dignity too?" Said the Robot, 135 f.

[75] Vgl. Sparrow 2016: Robots in the aged Care, 451.

[76] Vgl. Sharkey/Sharkey 2014: The Rights and Wrongs of Robot Care, 271. Siehe auch Sparrow/Sparrow 2006: In the Hands of Machines?, 145.

[77] Vgl. Bendel 2015: Sollen uns Roboter pflegen?, 29. Siehe auch Sharkey/Sharkey 2012: Granny and the Robots, 31; Sparrow 2016: Robots in aged Care, 451; Manzeschke/Petersen 2020: Ethische Aspekte der Digitalisierung und Technisierung des Pflegealltags, 287.

[78] Marks/Immenschuh 2022: Scham und Würde in der Pflege, 92.

[79] Vgl. Von Stösser 2011: Roboter als Lösung für den Pflegenotstand, 3. Ferner Coeckelbergh 2022: Robot Ethics, 91. Ferner Manzeschke/Petersen 2020: Ethische Aspekte der Digitalisierung und Technisierung des Pflegealltags, 287.

[80] Siehe hierzu Immenschuh/Marks 2022: Scham und Würde in der Pflege, 87.

standardisierbar ist.[81] Roboter werden die Pflegevorgänge lediglich standardisiert übernehmen.[82] Darüber hinaus ist es fraglich, inwiefern man von Menschen mit körperlichen oder psychischen Einschränkungen erwarten kann, dass sie sich den technischen Prozessen der Roboter anpassen (können).[83] Ebenso muss bezweifelt werden, dass die Persönlichkeit sowie der soziale und kulturelle Hintergrund einer pflegebedürftigen Person während einer von einem Roboter standardisiert ausgeführten Pflegetätigkeit mitberücksichtigt werden, wie exemplarisch bei der Anwendung eines Heberoboters deutlich wird:

> The robot, being designed to lift a patient in a standardized manner, leaves no room to be attentive to the individual need of the patient. The robot may be capable of fulfilling the action of lifting according to a mechanical description of the practice (the angle at which one is lifted, the speed with which one is lifted, the force with which one is lifted); however, even such a mechanical description of the practice is dependent on the unique patient.[84]

Ähnliche Probleme treten bei Waschrobotern oder robotischen Esshilfen auf. Von einem Roboter kann man kein situativ angepasstes Verhalten in Bezug auf eine individuelle Person erwarten.[85] In diesem Zusammenhang muss auf das Problem der Objektifizierung verwiesen werden.[86] Es besteht die Gefahr, dass sich Menschen während des Pflegevorgangs wie Gegenstände behandelt fühlen. Zwar würde der Roboter seiner Zielfunktion nachkommen, der Pflegevorgang jedoch als demütigend erfahren werden. Zugleich ergeben sich keine anerkennenden Momente. Dies kann sich auf die Selbstachtung auswirken:

> For instance, if robots were used to lift and move people in a manner that implied they were objects, this could have the effect of reducing their self-respect and making them feel humiliated.[87]

---

[81] Vgl Kehl 2018: Wege zu verantwortungsvoller Forschung und Entwicklung im Bereich der Pflegerobotik, 143.

[82] Vgl. Van Wynsberghe 2016: Healthcare Robots, 93.

[83] Vgl. Kehl 2018: Wege zu verantwortungsvoller Forschung und Entwicklung im Bereich der Pflegerobotik, 143.

[84] Van Wynsberghe 2016: Healthcare Robots, 93.

[85] Siehe ferner Kehl 2018: Wege zu verantwortungsvoller Forschung und Entwicklung im Bereich der Pflegerobotik, 143.

[86] Vgl. Zardiashvili/Fosch-Villaronga 2020: „Oh Dignity too?" Said the Robot, 132. Ferner Kreis 2018: Umsorgen, überwachen, unterhalten – sind Pflegeroboter ethisch vertretbar?, 224; Von Stösser 2011: Roboter als Lösung für den Pflegenotstand?.

[87] Sharkey 2014: Robots and Human Dignity, 70.

Hinzu kommt, dass keine Pflegefachperson mehr in den Pflegeprozess eingebunden wäre, wodurch die Möglichkeit zur direkten Kommunikation verloren geht. Somit wäre es für die Betroffenen schwieriger, während des Pflegevorgangs wichtige Informationen über den Roboter oder den Pflegevorgang einzuholen.[88] Zugleich gibt es weniger Möglichkeiten, Bedürfnisse und Anliegen mitzuteilen. Lexo Zardiashvili und Eduard Fosch-Villaronga heben hervor, dass der Einsatz solcher Roboter insbesondere bei Menschen, die kognitive Einschränkungen aufweisen, zu erhöhtem Stress führen könnte.[89] Anknüpfend daran kann der Einsatz eines automatisierten Roboters zum Wegfall von Situationen führen, in denen Pflegefachpersonen mit den Patient*innen und Klient*innen in soziale Interaktion treten.[90]

Es gilt festzuhalten, dass es durchaus positive Einsatzmöglichkeiten gibt, in denen die Würde der Betroffenen gewahrt wird. Solchen Robotern liegt eine zielorientierte Pflegeperspektive zugrunde.[91] Es steht die Erfüllung körperlicher Bedürfnisse im Vordergrund.[92] In Zukunft könnten Roboter daraufhin entwickelt werden, das konkrete Pflegeziel äußerst effizient zu erfüllen, wobei zwischenmenschliche Elemente wegfallen, die im Pflegeberuf als wichtig erachtet werden.[93] In manchen Situationen kann das zur Wahrung der Würde beitragen.

10.2.2 Bewertung von persönlichen Service- und Assistenzrobotern

Die zweite Gruppe von Pflegerobotern, die auf ihren würdefördernden Einsatz hin betrachtet wird, ist jene der persönlichen Service- und Assistenzroboter. Auch diese Roboter stehen sowohl im Einklang mit als auch im Widerspruch zu bestimmten Menschenbildannahmen:

---

[88] Siehe hierzu Tiedemann 2014: Was ist Menschenwürde?, 129.

[89] Vgl. Zardiashvili/Fosch-Villaronga 2020: „Oh Dignity too?" Said the Robot, 130.

[90] Vgl. Van Wynsberghe 2016: Healthcare Robots, 85.

[91] Vgl. Misselhorn 2018: Maschinenethik, 154.

[92] Vgl. Kreis 2018: Umsorgen, überwachen, unterhalten – sind Pflegeroboter ethisch vertretbar?, 224.

[93] Arne Manzeschke und Julia Petersen betonen, dass man Pflegetätigkeiten einerseits als ‚Hilfe' verstehen kann, wobei hier leiblichen Erfahrungen und zwischenmenschlichen Aspekten eine zentrale Rolle zukommt. Andererseits können Pflegetätigkeiten ‚assistierend' ausgeführt werden, wobei hier das funktionale Element, das auch technisch ausgeführt werden kann, hervorgehoben wird. Siehe hierzu dies. 2020: Ethische Aspekte der Digitalisierung und Technisierung des Pflegealltags, 287.

Sie können einen Beitrag zur Förderung der Selbstständigkeit pflegebedürftiger Menschen leisten und die Abhängigkeit von anderen Menschen reduzieren. Amanda Sharkey schreibt hierzu: „Improved to access to a wider range of capabilities can be seen as leading to a life that is more worthy of human dignity.“[94] Persönliche Service- und Assistenzroboter können den Nutzer*innen Getränke oder andere Gegenstände reichen, die gewünschte Kleidung bereitlegen,[95] sie zudecken[96] usw. Der Roboter übernimmt viele Tätigkeiten, für die man auf die Unterstützung einer anderen Person angewiesen wäre. Dies würde einen größeren Handlungsspielraum schaffen, in dem pflegebedürftige Menschen ihre Autonomie ausüben können.[97] Zugleich trägt die damit verbundene Unabhängigkeit zur Steigerung des Selbstwertgefühls und der Selbstachtung bei. Ebenso können Situationen verringert werden, die als demütigend empfunden werden, wie folgendes Beispiel verdeutlicht: Ein bettlägeriger Mann läutet seit über einer Stunde die Notglocke, weil er eine Harnflasche braucht. Das Pflegepersonal übersieht das Bedürfnis des Mannes, was dieser als zutiefst demütigend empfindet. Man stelle sich vor, ein Roboter hätte dem Mann eine Flasche reichen können. Dadurch wäre seine Selbstständigkeit gesteigert und die Abhängigkeit vom Pflegepersonal verringert worden.[98]

Ebenso können Service- und Assistenzroboter zur Förderung der Privatsphäre beitragen. Denn der persönliche Rückzugsraum kann durch ihren Einsatz deutlich stärker geachtet werden, da man bei kleineren Handgriffen nicht mehr auf die Unterstützung anderer Menschen angewiesen ist. Dadurch wird der persönliche Rückzugsraum gewahrt, über den man aufgrund seiner spezifisch personalen Fähigkeiten Kontrolle haben möchte,[99] und den man braucht, um über sich und sein Handeln zu reflektieren. Ist dies über einen längeren Zeitraum nicht gegeben, können die spezifisch personalen Fähigkeiten verkümmern und sich das auf die personale Integrität auswirken.[100] Zugleich steckt im Respekt vor dem privaten Raum ein anerkennender Akt, wodurch die Selbstachtung pflegebedürftiger Personen gestärkt werden kann.

---

[94] Sharkey 2014: Robots and Human Dignity, 69.

[95] Vgl. Kreis 2018: Umsorgen, überwachen, unterhalten – sind Pflegeroboter ethisch vertretbar?, 218.

[96] Vgl. F&P Robotics 2019: Lio – Personal Care Robot Assist at Home.

[97] Vgl. Früh/Gasser 2018: Erfahrung aus dem Einsatz von Pflegerobotern für Menschen im Alter, 45 und 47.

[98] Vgl. Sharkey/Sharkey 2012: Granny and the Robots, 30.

[99] Vgl. Coeckelbergh 2022: Robot Ethics, 57.

[100] Vgl. Tiedemann 2014: Was ist Menschenwürde?, 138.

Doch persönliche Service- und Assistenzroboter können im Hinblick auf die Wahrung der Privatheit nicht nur positiv bewertet werden, denn ihnen wird – trotz der Ermöglichung eines größeren persönlichen Rückzugsraums – ein Eingriff in die Privatsphäre nachgesagt.[101] Im Vordergrund steht dabei der Umgang mit und die Verarbeitung von privaten Daten. Man stößt auf die Kritik, dass die Roboter mit ihren Sensoren viele Informationen über die Nutzer*innen und ihren privaten Raum aufnehmen[102] und unklar bleibt, an wen die Daten weitergegeben bzw. wie sie weiterverarbeitet werden.[103] Ist der Schutz der privaten Daten gegeben, bieten Roboter – indem sie die Selbstständigkeit erhöhen und die Gelegenheit bieten, sich zurückzuziehen – die Möglichkeit, die eigene Persönlichkeit in einem höheren Maße zu entfalten. Ebenso können sozial und kulturell geprägte Bedürfnisse durch die Unterstützung der Roboter ausgeübt werden. Persönliche Service- und Assistenzroboter können ein Stück des Entfaltungsspielraums geben, den man hätte, wenn man nicht auf Unterstützung angewiesen wäre.[104]

Im Hinblick auf die Kommunikation lässt sich hervorheben, dass Service- und Assistenzroboter zu rudimentärer Kommunikation in der Lage sind – *Lio* kann Personen wiedererkennen, Witze erzählen und über das Wetter informieren.[105] Service- und Assistenzroboter werden dadurch zu rudimentären Gesprächspartnern. Viele Informationen, die man zuvor von Pflegefachpersonen oder anderen Menschen bekommen hat, können von einem Roboter eingeholt werden.[106] Das Bedürfnis nach Kommunikation und der Erhalt individueller Informationen werden dadurch nur bedingt mitberücksichtigt. Denn letztlich ist es – wie Tiedemann betont – bei vielen Entscheidungen wichtig, Informationen von anderen Personen zu erhalten.[107]

Hinzu kommt, dass Service- und Assistenzroboter dazu beitragen können, Begegnungen zwischen Pflegefachpersonen und pflegebedürftigen Personen zu reduzieren.[108] Bringt ein Roboter einer pflegebedürftigen Person etwas zu trinken, zu essen oder legt ihr die Kleidung bereit, fallen Momente weg, in denen

---

[101] Vgl. Sharkey/Sharkey 2012: Granny and the Robots, 31.

[102] Vgl. Kreis 2018: Umsorgen, überwachen, unterhalten – sind Pflegeroboter ethisch vertretbar?, 217.

[103] Vgl. Coeckelbergh 2022: Robot Ethics, 59.

[104] Vgl. Sharkey 20214: Robots and Human Dignity, 70.

[105] Vgl. F&R Robotics: Lio, der mobile Assistenzroboter von F&P.

[106] Vgl. Früh/Gassner 2018: Erfahrungen aus dem Einsatz von Pflegerobotern für Menschen im Alter, 39.

[107] Vgl. Tiedemann 2014: Was ist Menschenwürde?, 129.

[108] Vgl. Sharkey 2014: Robots and Human Dignity, 70; Sharkey/Sharkey 2012: Granny and the Robots, 37.

das Pflegepersonal und die Patient*innen bzw. Klient*innen miteinander in Kontakt treten.[109] Es ist durchaus vorstellbar, dass eine Person vordergründig nach einem Getränk fragt, sie jedoch vor allem mit einer anderen Person in kommunikative Interaktion treten möchte. Wie Kreis hervorhebt, kann „[j]ede Interaktion zwischen Mensch und Serviceroboter […] den Verlust direkten Kontakts zwischen Mensch und Mensch begünstigen."[110] In der Pflegewissenschaft gelten auch kurze Momente der Interaktion zwischen Menschen als bedeutsam, um eine anerkennende Beziehung zueinander aufzubauen. Werden in Zukunft viele Tätigkeiten, bei denen man heute mit anderen Menschen in Interaktion tritt, von Robotern übernommen, könnte es zu zunehmender Einsamkeit[111] und einem signifikanten Isolationsproblem kommen.[112] All die genannten Probleme führen dazu, dass pflegebedürftige Menschen in ihrer Würde verletzt werden.

Abschließend lässt sich hervorheben, dass persönliche Service- und Assistenzrobotern in bestimmten Situationen zur Wahrung der Würde beitragen können und ihnen eine zielorientierte Pflegeperspektive zugrunde liegt. Zugleich fallen Möglichkeiten weg, in denen Patient*innen bzw. Klient*innen mit dem Pflegepersonal in zwischenmenschliche Interaktion treten können.[113]

10.2.3 Bewertung von Monitoring Robots

Im Hinblick auf den Aspekt der Selbstständigkeit liegt Monitoring Robots zum Teil ein förderndes Moment inne. Sie können die Selbstständigkeit pflegebedürftiger Menschen erhöhen und größere Handlungsspielräume für selbstbestimmte Entscheidungen schaffen. Das kann das Selbstwertgefühl und folglich die Selbstachtung steigern. Zardiashvili und Fosch-Villaronga schreiben mit Verweis auf einen Guiding Robot für sehbeeinträchtigte Menschen folgendes: „Guiding robots for the blind could improve user's confidence, autonomy, and independence, thus increasing their sense of self-respect and promote their dignity."[114] Dieser

---

[109] Vgl. Kreis 2018: Umsorgen, überwachen, unterhalten – sind Pflegeroboter ethisch vertretbar?, 218.

[110] Vgl. ebd., 219.

[111] Vgl. Zardiashvili/Fosch-Villaronga 2020: „Oh Dignity too?" Said the Robot, 133.

[112] Vgl. Kreis 2018: Umsorgen, überwachen, unterhalten – sind Pflegeroboter ethisch vertretbar?, 218.

[113] Vgl. ebd.

[114] Zardiashvili/Fosch-Villaronga 2021: „Oh Dignity too?" Said the Robot, 127.

Standpunkt lässt sich auch auf andere Formen von Monitoring Robots übertragen. Beispielsweise kann die Selbstständigkeit erhöht werden, wenn die Roboter auf die Gesundheit der Nutzer*innen achten, an Routineaktivitäten wie Essen, Trinken und an die Medikamenteneinnahme erinnern, als Guides zur Verfügung stehen und im Notfall Hilfe rufen.[115] Viele Monitoringtätigkeiten, die derzeit vom Pflegepersonal durchgeführt werden, können von Robotern übernommen werden. Denn manchen Menschen ist es unangenehm, ständig von anderen Personen daran erinnert zu werden, etwas zu trinken, zu essen oder die Medikamente einzunehmen.

Mit dem Einsatz von Monitoring Robots treten mit Blick auf die Selbstständigkeit auch problematische Aspekte auf. Es stellt sich die ethische Frage, wie die Roboter reagieren sollen, wenn die Nutzer*innen ihren gesundheitsfördernden Aufforderungen nicht nachgehen und beispielsweise die Medikamente nicht einnehmen wollen. Ähnliche Probleme treten bei der Frage auf, ob Monitoring Robots die Nutzer*innen von gesundheitsschädigenden Aktivitäten abhalten dürfen.[116] Die robotischen Systeme wären mit einer Vielzahl an Situationen konfrontiert, in denen moralische Entscheidungen getroffen werden müssen. Nicht zuletzt kann mit dem Einsatz von Monitoring Robots eine Bevormundung der pflegebedürftigen Personen einhergehen, die sich auf ihre Selbstständigkeit auswirkt. Das könnte als zutiefst demütigend empfunden werden und zugleich die spezifisch personalen Fähigkeiten untergraben.[117]

Überdies kann mit dem Einsatz von Monitoring Robots das Bedürfnis nach Privatheit geachtet werden, wobei auch hier der persönliche Rückzugsraum im Vordergrund steht. Die Roboter würden es pflegebedürftigen Personen ermöglichen, sich über einen längeren Zeitraum zurückzuziehen, wodurch diese mehr Kontrolle über den eigenen Bereich erlangen.[118] So ist es manchen Menschen möglicherweise lieber, wenn am Abend ein Roboter nach dem Rechten sieht, anstatt von im Zimmer angebrachten Kameras beobachtet[119] oder von einer anderen Person gestört zu werden. Zugleich können Angehörige und Zuständige die

[115] Vgl. Sharkey/Sharkey 2012: Granny and the Robots, 31; Sharkey 2014: Robots and Human Dignity, 70.

[116] Vgl. Sharkey 2014: Robots and Human Dignity, 71. Siehe auch Sharkey/Sharkey 2012: Granny and the Robots, 37.

[117] Vgl. Misselhorn 2018: Grundfragen der Maschinenethik, 138–155.

[118] Vgl. Coeckelbergh 2022: Robot Ethics, 57.

[119] Vgl. Sparrow/Sparrow 2006: In the Hands of Machines?, 147.

pflegebedürftige Person guten Gewissens allein lassen, da der Roboter sie im Notfall kontaktiert.[120] Ähnlich wie persönliche Service- und Assistenzroboter bieten Monitoring Robots den Betroffenen die Möglichkeit, sich zurückzuziehen.

Neben diesen positiven Einsatzmöglichkeiten im Zusammenhang mit der Privatheit finden sich auch hier – ähnlich wie bei persönlichen Service- und Assistenzrobotern – einige problematische Aspekte, die in ethischen Auseinandersetzungen immer wieder hervorgehoben werden. Erstens kann es – trotz der Ermöglichung eines größeren (gefühlten) persönlichen Rückzugsraums – zu einem massiven Eingriff in die Privatsphäre kommen.[121] Dabei stehen der Umgang mit und die Verarbeitung von privaten Daten im Fokus.[122] Monitoring Robots sammeln viele Informationen über den Gesundheitszustand und die Umgebung pflegebedürftiger Menschen und leiten diese an das Pflegepersonal oder an die Angehörigen weiter.[123] Das Monitoring kann von den Betroffenen als übergriffig und demütigend empfunden werden.[124] Sharkey und Sharkey heben mit Verweis auf die *Allgemeine Erklärung der Menschenrechte* hervor, dass jeder Mensch ein Recht auf den Schutz seiner Privatsphäre hat. Daraus schließen sie, dass es moralisch illegitim wäre, Roboter einzusetzen, die pflegebedürftige Personen andauernd und (möglicherweise) ohne deren Wissen überwachen.[125] Auch Zardiashvili und Fosch-Villaronga betonen, dass Roboter, die permanent die Aktivitäten älterer und pflegebedürftiger Menschen überwachen, ein großes Problem für den Schutz der privaten Daten und der Privatsphäre darstellen.[126]

Ein weiterer Aspekt, auf den eingegangen werden muss, ist jener der Kommunikation. Auch Monitoring Robots sind zu rudimentärer Kommunikation in der Lage und können – wie Service- und Assistenzroboter – zu wichtigen Gesprächspartnern für die Betroffenen werden.[127] Das Bedürfnis nach Kommunikation und

---

[120] Vgl. Sharkey 2014: Robots and Human Dignity, 70.

[121] Vgl. Sharkey/Sharkey 2012: Granny and the Robots, 31.

[122] Vgl. Kreis 2018: Umsorgen, überwachen, unterhalten – sind Pflegeroboter ethisch vertretbar?, 217.

[123] Vgl. Früh/Gasser 2018: Erfahrungen aus dem Einsatz von Pflegerobotern für Menschen im Alter, 38.

[124] Vgl. Sharkey 2014: Robots and Human Dignity, 71.

[125] Vgl. Sharkey/Sharkey 2014: The Rights and Wrongs of Robot Care, 268–271.

[126] Vgl. Zardiashvili/Fosch-Villaronga 2020: „Oh Dignity too?“ Said the Robot,133.

[127] Vgl. Sharkey 2014: Robots and Human Dignity, 70.

der Erhalt individueller Informationen wird dadurch nur bedingt mitberücksichtigt. Denn letztlich gilt auch hier, dass es wichtig ist, bei bestimmten Anliegen Informationen von anderen Personen einholen zu können.[128]

Außerdem würden Monitoring Robots zur Reduktion zwischenmenschlicher Interaktionen beitragen. Denn ihr Einsatz kann dazu führen, dass das Pflegepersonal seltener bei den Patient*innen und Klient*innen vorbeischaut, weil die Roboter ihnen die Gesundheitsdaten übermitteln.[129] Dies kann den Anspruch jedes Menschen auf Anerkennung und Zuwendung verletzen.[130] Sparrow und Sparrow schreiben hierzu:

> The respect and recognition of other people is essential to our self-respect. Having one's wishes carried out by robots may satisfy to experience this as the exercise of autonomy. A concern for the autonomy and self-respect of older persons also has significant implications for the use of robots in monitoring roles in aged care. These technologies also risk replacing human contact, for instance, regular visits to check on the well-being of an individual, with contact with robots.[131]

Zu Monitoring Robots lässt sich abschließend festhalten, dass insbesondere in Bezug auf die Wahrung der Selbstständigkeit sowie des privaten Raums eine Achtung der Würde pflegebedürftiger Menschen gegeben sein kann. Dennoch besteht die berechtigte Sorge, dass Roboter paternalistische Strukturen fördern, Monitoring als Eingriff in die Privatsphäre empfunden wird und der zwischenmenschliche Kontakt abnimmt.

10.2.4 Bewertung von Therapierobotern/Robot Pets

Therapieroboter bzw. Robot Pets werden kontrovers diskutiert, da sie meist bei Menschen eingesetzt werden, die kognitive Beeinträchtigungen aufweisen.[132] Einerseits heben Kritiker*innen hervor, dass die Nutzer*innen den Roboter möglicherweise nicht von einem echten Tier unterscheiden können und getäuscht

[128] Siehe hierzu Tiedemann 2014: Was ist Menschenwürde?, 129.

[129] Vgl. Sharkey 2014: Robots and Human Dignity, 71.

[130] Vgl. Remmers 2018: Pflegeroboter. Analyse und Bewertung aus Sicht pflegerischen Handelns und ethischer Anforderung, 171.

[131] Sparrow/Sparrow 2006: In the Hands of Machines?, 152.

[132] Vgl. Remmers 2018: Pflegeroboter. Analyse und Bewertung aus Sicht pflegerischen Handelns, 172 f.

werden.[133] Andererseits betonen Befürworter*innen, dass in mehreren Studien positive Effekte festgestellt wurden und mit ihrem Einsatz Stress sowie die Medikamentendosis verringert werden können.[134] Daran anknüpfend gilt es aufzuzeigen, inwiefern der Einsatz solcher Roboter mit der Achtung der Würde pflegebedürftiger Menschen vereinbar ist oder nicht. Es lässt sich zwischen zwei Einsatzmöglichkeiten unterscheiden: Zum einen können die Roboter (1) zum ‚Ruhigstellen' der Patient*innen und Klient*innen verwendet werden, indem man sie mit ihnen allein lässt (*one-to-one interaction*). Zum anderen können die Roboter eingesetzt werden, (2) um die zwischenmenschliche Interaktion anzuregen (*social interaction in a group*).[135] Es wird auf beide Szenarien eingegangen und die Einsatzmöglichkeiten separat beurteilt.

(1) Im ersten Szenario sitzt eine kognitiv eingeschränkte Person allein in ihrem Zimmer und streichelt ein Robot Pet, das auf die Berührungen positive Reaktionen zeigt. Der Roboter dient als Haus- bzw. Therapietierersatz[136] und soll negative Gefühle wie Einsamkeit und Kummer lindern.[137] Mit dem Roboter gehen einige (scheinbar) positive Aspekte einher. Er ist hygienischer und kostengünstiger als ein Therapiehund, jederzeit einsetzbar und zeigt keine unerwarteten Reaktionen.[138] Die unbeaufsichtigte Interaktion mit dem Roboter stellt kein Sicherheitsrisiko dar. Trotz der genannten Vorteile treten bei dem Szenario Probleme auf, die im Hinblick auf die menschliche Zuwendung die Menschenwürde tangieren:

    Dem Robot Pet kommt die Aufgabe zu, den Patient*innen und Klient*innen emotionale Zuwendung entgegenzubringen,[139] die man ansonsten möglicherweise von einem anderen Menschen bekäme. Damit dies gelingt, täuscht es – anders als herkömmliche Stofftiere – (rudimentäre) Emotionen

---

[133] Vgl. Kreis 2018: Umsorgen, überwachen, unterhalten – sind Pflegeroboter ethisch vertretbar?, 222 f.; Remmers 2018: Pflegeroboter. Analyse und Bewertung aus Sicht pflegerischen Handelns und ethischer Anforderungen, 174; Sparrow/Sparrow 2016: In the Hands of Machines?, 155.

[134] Siehe hierzu unter anderem Sharkey 2014: Robots and Human Dignity, 71.

[135] Vgl. Misselhorn et al. 2013: Social Robots in the Fourth Age, 127.

[136] Vgl. Sharkey/Sharkey 2012: Granny and the Robots, 34.

[137] Vgl. Janowksi et al. 2018: Sozial interagierende Roboter in der Pflege, 78.

[138] Vgl. Von Stösser 2011: Roboter als Lösung für den Pflegenotstand?, 5 f.

[139] Vgl. Kreis 2018: Umsorgen, überwachen, unterhalten – sind Pflegeroboter ethisch vertretbar?, 222 f. Siehe auch Ramge 2018: Mensch und Maschine, 77; Sparrow 2002: The March of Robot Dogs.

sowie Empfindungen vor und erweckt den Anschein, es sei ein Lebewesen.[140] Es kann durchaus vorkommen, dass Menschen mit kognitiven Beeinträchtigungen solche Roboter nicht von echten Tieren unterscheiden können und getäuscht werden. Es ist zwar belegt, dass sich der Einsatz von Therapierobotern positiv auf die Stimmung von Demenzpatient*innen auswirkt. Das hat jedoch nicht den gleichen Effekt wie authentische menschliche Zuwendung.[141] Ebenso könnten die Roboter als Rechtfertigung dienen, Patient*innen und Klient*innen über einen längeren Zeitraum allein zu lassen. Somit gehen mit solch einem Einsatz problematische Aspekte einher: Einerseits könnte der Einsatz von Robot Pets zur Reduktion des zwischenmenschlichen Kontakts sowie zur Isolation führen.[142] Andererseits ist es fraglich, ob den Betroffenen jene Anerkennung zukommt, die ihnen als Menschen zusteht. Denn alldem liegt ein zutiefst demütigendes Element inne. So betont Von Stösser, dass ältere und pflegebedürftige Menschen – egal ob kognitiv gesund oder nicht –, die mit Stoff- oder Robotertieren spielen, ein unwürdiges und demütigendes Bild abgeben.[143] Misselhorn et al. heben mit Verweis auf die Wahrung der Würde hervor, dass es schlichtweg respektlos und demütigend ist, einem Menschen ein Roboterstofftier auf den Arm zu setzen, sofern die Person kognitiv nicht dazu in der Lage ist, zu erkennen, dass es sich um kein echtes Lebewesen handelt.[144] Auch Sharkey ist der Ansicht, dass die Beschäftigung mit einem Robot Pet demütigend ist und sich auf die Selbstachtung einer Person auswirken kann oder von anderen als demütigend empfunden wird:

> Could interacting with a robot pet interfere with the capability of having the social bases of self-respect and non-humiliation? It is possible: if playing with a robot pet was all that was aviable to do, a neglected person might engage in it, but feel humiliated as a result. It is also possible that the relatives of those with dementia might feel that their older family member was suffering a loss of dignity and some form of humiliation by being given a robot pet to interact with.[145]

[140] Vgl. Kreis 2018: Umsorgen, überwachen, unterhalten – sind Pflegeroboter ethisch vertretbar?, 222 f. Siehe auch Misselhorn et al. 2013: Social Robots in the Fourth Age, 127; Sparrow 2002: The March of Robot Dogs.

[141] Vgl. Janowski et al. 2018: Sozial interagierende Roboter in der Pflege, 79. Siehe auch Cohen-Mansfield et al. 2012: What affects Pleasure In Persons With Advanced Stage Dementia?

[142] Vgl. Sharkey/Sharkey 2012: Granny and the Robots, 35.

[143] Vgl. Von Stösser 2011: Roboter als Lösung für den Pflegenotstand?, 6.

[144] Vgl. Misselhorn et al. 2013: Social Robots in the Fourth Age, 129 f.

[145] Sharkey 2014: Robots and Human Dignity, 72.

Dieser Einsatzart liegt eine zielorientierte Perspektive zugrunde, da man davon ausgeht, dass soziale und emotionale Bedürfnisse von Robotern abgedeckt werden können. Hinzu kommt, dass die Patient*innen und Klient*innen infantilisiert und nicht als gleichwertig wahrgenommen werden. Folglich lässt sich festhalten, dass diese Art des Einsatzes im Hinblick auf die Wahrung der Würde pflegebedürftiger Menschen schlichtweg abzulehnen ist, wobei einige der genannten Aspekte im Zusammenhang mit sozialen Robotern wieder aufgegriffen und tiefergehend beleuchtet werden.

(2) Die zweite Möglichkeit, wie Robot Pets eingesetzt werden können, legt den Fokus darauf, die zwischenmenschliche Interaktion zu erhöhen.[146] Das ist bei Gruppentherapien der Fall. Während die Person im ersten Szenario mit dem Roboter allein gelassen wird und ihr Fokus auf ihm liegt, dient er im zweiten Szenario als Anstoß für eine soziale Interaktion zwischen den Pflegeheimbewohner*innen und dem Pflegepersonal. Der gleiche Roboter, der im ersten Szenario soziale Isolation verstärkt, wird nun in einer menschenwürdigen Weise eingesetzt:[147] Die Kommunikation und Interaktion mit dem Pflegepersonal sowie den anderen Patient*innen bzw. Klient*innen wird mithilfe eines sozialen Therapieroboters erhöht,[148] indem er und sein Verhalten zum Thema des Gesprächs werden.[149]

Wird der Roboter herangezogen, um die soziale Interaktion zu fördern, rückt die Beziehungsdimension in den Vordergrund,[150] die – anders als im ersten Fall – nicht an einen Roboter ausgelagert wird. Kreis schreibt hierzu:

> Erst wenn Pflegekräfte oder Angehörige die durch den Therapieroboter erweckten Gefühle rezipieren und entsprechend reagieren, verschiebt sich die Rolle des Roboters vom ungeeigneten Absender und Empfänger vermeintlicher Gefühle zum Vermittler authentischer Emotionen der Beteiligten.[151]

---

[146] Vgl. ebd., 71. Siehe auch Mordoch et al. 2013: Use of Social Commitment Robots in Care of elderly People with Dementia; Sharkey/Sharkey 2012: Granny and the Robots, 34; Misselhorn et al. 2013: Social Robots in the Fourth Age, 127.

[147] Vgl. Sharkey/Sharkey 2012: Granny and the Robots, 35. Ferner Coeckelbergh 2015: Care Robots and the Future of ICT-mediated elderly Care, 459.

[148] Vgl. Shibata 2012: Therapeutic Seal Robot as Biofeedback medical Device, 2533 f.

[149] Vgl. Janowski et al. 2018: Sozial interagierende Roboter in der Pflege, 79. Ferner Sharkey/Sharkey 2012: Granny and the Robots, 35.

[150] Vgl. Manzeschke/Petersen 2020: Ethische Aspekte der Digitalisierung und Technisierung des Pflegealltags, 290.

[151] Kreis 2018: Umsorgen, überwachen, unterhalten – sind Pflegeroboter ethisch vertretbar?, 223.

Wie in Studien festgestellt wurde, regt die Interaktion mit einem Roboter in einer Gruppe dazu an, über sich zu reden. Die Patient*innen und Klient*innen werden kommunikativ zugänglicher.[152] So erzählt beispielsweise eine Frau – angeregt durch den Roboter *Paro* – über ihre Kindheit, die sie mit vielen Tieren auf einem Bauernhof verbrachte.[153]

Durch die Einsatzform ist die Möglichkeit gegeben, die Personen mit Pflegebedarf besser kennenzulernen und das Wissen in den alltäglichen Umgang und die Pflege einfließen zu lassen. Dadurch kann die Individualität der jeweiligen Person besser geachtet werden.[154] Der Roboter stellt ein Objekt dar, auf das man sich in der Interaktion beziehen kann. Zugleich steht das Problem der Täuschung nicht im Vordergrund, sondern die Interaktion mit anderen Menschen.[155] In diesem Sinne kann der Einsatz eines Roboters wie *Paro* in einer Gruppentherapie positiv bewertet werden, weil er den Kontakt zu anderen Menschen fördert.[156] Er trägt dazu bei, dass das Selbstwertgefühl der Betroffenen gestärkt wird.[157]

Wird der Roboter auf diese Weise eingesetzt, findet dies in einem wertschätzenden, praxisorientierten Rahmen statt, da die Person nicht mit dem Roboter allein gelassen wird. Der Therapieroboter kann einen Beitrag zur zwischenmenschlichen Interaktion leisten und beim Aufbau einer anerkennenden Beziehung helfen. Zugleich ist es dem Pflegepersonal möglich, durch ihn einen besseren Einblick in den sozialen/kulturellen Hintergrund sowie die Persönlichkeit der Klient*innen und Patient*innen zu bekommen. Dadurch können sich pflegebedürftige Personen anerkannt fühlen und in ihrer Selbstachtung gestärkt werden. Im Sinne der Kommunikation wäre es wichtig, die Patient*innen und Klient*innen nicht über die Natur des Roboters zu täuschen, sondern ihnen wahre Informationen über seinen Aufbau und seine Funktionen zukommen zu lassen. Ist das alles gegeben, gibt der Anblick eines älteren, pflegebedürftigen Menschen, der (in einer Gruppe) mit einem sozialen Therapieroboter interagiert, kein demütigendes Bild ab. Vielmehr findet ein transparenter Einsatz in einer würdevollen Form statt.

---

[152] Vgl. Sharkey/Sharkey 2012: Granny and the Robots, 35.

[153] Vgl. Shibata 2012: Therapeutic Seal Robot as Biofeedback medical Device, 2533.

[154] Vgl. Kreis 2018: Umsorgen, überwachen, unterhalten – sind Pflegeroboter ethisch vertretbar?, 223.

[155] Vgl. Sharkey/Sharkey 2012: Granny and the Robots, 35.

[156] Siehe hierzu Šabanović et al. 2013: PARO. Robot affects diverse Interaction Modalities in Group Sensory Therapy for older Adults with Dementia.

[157] Siehe Misselhorn 2024: Künstliche Intelligenz und Empathie, 112.

10.2.5 Bewertung von Sozialen Robotern/Companion Robots

Abschließend werden Companion Robots, die vor allem das Gefühl sozialer Präsenz vermitteln[158] und als Unterhaltungs- und Gesprächspartner fungieren sollen, bewertet.[159] Da der Fokus der Nutzer*innen auf den Robotern liegen soll, ist ihr Einsatz weder darauf ausgerichtet, die zwischenmenschliche Interaktion zu fördern, noch mit einer pflegepraxisorientierten Perspektive[160] vereinbar. Die Entwicklung von Companion Robots steht erst am Anfang,[161] doch ist es vorstellbar, dass sie in Zukunft vor allem Pflegeheimbewohner*innen zur Verfügung gestellt werden.

Im Hinblick auf die Menschenbildannahmen kann zunächst hervorgehoben werden, dass soziale Roboter auf die individuelle Persönlichkeit der Nutzer*innen eingehen können, indem sie auf ihre Stimmungen und Interessen reagieren.[162] Es könnte äußerst interessant sein, sich mit einem sozialen Roboter zu unterhalten. In der Entwicklung wird mitberücksichtigt, dass Menschen verschiedene kulturelle Hintergründe aufweisen und an kultursensitiven Robotern gearbeitet,[163] die in der sozialen Interaktion auf die kulturellen Eigenheiten der Nutzer*innen eingehen.[164] Inwiefern die genannten Faktoren jedoch die Selbstachtung oder die spezifisch personalen Fähigkeiten stärken, bleibt fraglich.

Die problematischen Aspekte scheinen bei den Robotern zu überwiegen. Dies wird beispielsweise im Hinblick auf das Bedürfnis nach Privatheit deutlich. Das vermenschlichte Verhalten der Roboter animiert dazu, sich ihnen zu öffnen.[165]

---

[158] Siehe hierzu Bartneck et al. 2020: Mensch-Roboter-Interaktion, 207.

[159] Siehe hierzu exemplarisch ElliQ: User Stories. Ferner Sparrow/Sparrow 2006: In the Hands of Machines?, 147.

[160] Siehe hierzu ICN 2021: Ethikkodex, 10.

[161] Vgl. Coeckelbergh 2022: Robot Ethics, 56.

[162] Vgl. Janowski et al. 2018: Sozial interagierende Roboter in der Pflege, 69 und 73–75. Siehe auch Breazeal 2004: Designing sociable Robots.

[163] Siehe hierzu Lenzen 2023: Künstliche Intelligenz. Was sie kann und was uns erwartet, 231; CARESSES – Culturally Aware Robots 2020: CARESSES, A Robot for the Elderly that knows about different Cultures (featuring Pepper).

[164] Dies drückt sich beispielsweise an der Positionierung des Roboters im Raum aus. So lässt sich zwischen Hochkontaktkulturen (z. B. Südamerika) und Niedrigkontaktkulturen (z. B. USA) unterscheiden. Je nach Kulturkreis, in dem man sich befindet, muss der Abstand des Roboters mitberücksichtigt werden. Vgl. Bartneck et al. 2020: Mensch-Roboter-Interaktion, 84 f.

[165] Siehe hierzu ausführlich Jost 2024: Wie soziale Roboter unser Vertrauen missbrauchen, 72–75.

Sie erhalten Zugang zu den Wünschen, Gedanken sowie Lebensgeschichten und nehmen über die Sensoren viele nonverbale Signale der Nutzer*innen auf. All das führt dazu, dass sie tief in die Privatsphäre eindringen,[166] wodurch Datenschutzprobleme auftreten,[167] die schon im Zusammenhang mit Chatbots bekannt sind:[168] Roboter, die mit Menschen auf einer sozialen Ebene interagieren, sind auf Künstliche Intelligenz angewiesen. Diese ist meist in ein Netzwerk ausgelagert, an das die Informationen weitergeleitet werden und welches sie speichert.[169] Dabei ist nicht ersichtlich, was mit den persönlichen Daten passiert.[170] Außerdem stellt sich die Frage, inwiefern das Pflegepersonal auf die gesammelten Informationen zugreifen darf, womit das Problem des verdeckten Adressaten in den Vordergrund rückt. Hätten Pflegepersonen Zugriff auf die von sozialen Robotern gesammelten Daten, würden sie private Informationen über die Klient*innen und Patient*innen erhalten, obwohl sie sich der sozialen Interaktion entziehen.[171]

Weitere ethische Probleme treten dadurch auf, dass Menschen bei der Ausübung ihrer spezifisch personalen Fähigkeiten auf durch Kommunikation erhaltene Informationen angewiesen sind.[172] Mit Companion Robots geht der Anspruch einher, dass diese – ähnlich wie Menschen – zu einer wichtigen Kommunikations- und Informationsquelle werden. Es ist jedoch fraglich, inwiefern Companion Robots vertrauenswürdige Informationsquellen darstellen. So kennt man bereits von Chatbots das Phänomen der *KI-Halluzinationen.*[173] Ebenso gibt es bereits Fälle, in denen (depressive) Menschen von Chatbots zu selbstverletzendem bzw. selbstzerstörendem Verhalten ermutigt wurden.[174] Die Systeme

---

[166] Vgl. Coeckelbergh 2022: Robot Ethics, 57–60.

[167] Vgl. Kreis 2018: Umsorgen, überwachen, unterhalten – sind Pflegeroboter ethisch vertretbar?, 217.

[168] Vgl. Misselhorn 2024: Künstliche Intelligenz und Empathie, 120.

[169] Vgl. Rosengrün 2021: Künstliche Intelligenz, 23.

[170] Vgl. Coeckelbergh 2022: Robot Ethics, 59 f.

[171] Vgl. Kreis 2018: Umsorgen, überwachen, unterhalten – sind Pflegeroboter ethisch vertretbar, 220.

[172] Vgl. Tiedemann 2014: Was ist Menschenwürde?, 129.

[173] Siehe hierzu exemplarisch Smith 2023: Hallucinations Could Blunt ChatGPT's Success; Auf der Website von ChatGPT werden Nutzer*innen explizit darauf hingewiesen, den generierten Output nicht ungeprüft für wahr zu halten oder wichtige Entscheidungen darauf zu begründen. Vgl. *Open AI*, Terms of uses, 31.01.2024. Siehe auch Jost et al. 2024: Menschsein und Menschbleiben im Zeichen der KI, 345.

[174] Siehe hierzu exemplarisch Keusch/Fulterer 2024: Ein 14-Jähriger nimmt sich das Leben, nachdem er mit seiner KI-Geliebten über Suizid gesprochen hat.

orientieren sich nicht an der inhaltlichen Richtigkeit der ausgegebenen Informationen, sondern gehen mittels Wahrscheinlichkeitsrechnung vor. Dadurch werden oftmals nicht eindeutig erkennbare falsche, zum Teil gefährliche Inhalte generiert. Werden soziale Roboter als Informationsquelle, die man in den Willensbildungsprozess einbezieht,[175] herangezogen, kann es vorkommen, dass man sich schlichtweg auf falsche Informationen bezieht oder in negativen Gedanken bestärkt wird. Zwar wird daran gearbeitet, solche Fehler zu verringern, doch muss weiterhin eine gewisse Skepsis gewahrt bleiben und die ausgegebenen Informationen kritisch geprüft werden.

Ebenso problematisch erscheint der Einsatz sozialer Roboter unter dem Blickwinkel, dass pflegebedürftige Menschen auf zwischenmenschliche Zuwendung sowie soziale Beziehungen angewiesen sind, denn der Einsatz von Companion Robots stellt einen massiven Eingriff in den zwischenmenschlichen Bereich dar.[176] Damit Menschen die Roboter als Gesprächspartner akzeptieren, ist es wichtig, dass ihr Verhalten und Design möglichst menschenähnlich wirken und sie auf Emotionen eingehen können.[177] Aus diesem Grund arbeitet man im Bereich der Social Robotics daran, dass soziale Roboter universelle Emotionen[178] wie Ärger, Ekel, Furcht, Freude, Traurigkeit und Überraschung erkennen können. Mithilfe statistischer Wahrscheinlichkeit sollen sie errechnen, wie sie adäquat auf welche (non)verbale Äußerung der Nutzer*innen reagieren.[179] Zugleich ist es wichtig, dass die Roboter selbst Emotionen ausdrücken können.[180] All das

[175] Siehe zum Stellenwert der Kommunikation in Bezug auf den Willensbildungsprozess Tiedemann 2014: Was ist Menschenwürde, 128 f.

[176] Vgl. Kreis 2018: Umsorgen, überwachen, unterhalten – sind Pflegeroboter ethisch vertretbar?, 218 f. Siehe auch Sharkey 2014: Robots and Human Dignity, 72; Sparrow/Sparrow 2006: In the Hands of Machines, 152.

[177] Vgl. Bartneck et al. 2020: Mensch-Roboter-Interaktion, 97–117.

[178] Vgl. Österreichische Bioethikkommission 2018: Roboter in der Betreuung alter Menschen, 19.

[179] Vgl. Misselhorn 2021: Künstliche Intelligenz und Empathie, 62–65.

[180] Vgl. Bartneck et al. 2020: Mensch-Roboter-Interaktion, 137. Ferner Misselhorn 2021: Künstliche Intelligenz und Empathie; Scholtz 2008: Alltag mit künstlichen Wesen. Turkle betont, dass Roboter, die selbst Emotionen ausdrücken können, als ‚lebendig genug‘ (*alive enough*) eingestuft werden, um als ‚Interaktionspartner‘ akzeptiert zu werden. Siehe hierzu Turkle 2011: Alone Together, 35–52.

führt dazu, dass Menschen empathisch auf sie reagieren, ihnen ein subjektives, emotionales Innenleben zuschreiben[181] und eine Beziehung zu ihnen aufbauen.[182]

Wie Loh anmerkt, würde durch den Einsatz solcher Roboter „[...] einer Kultur der Simulation vorschubgeleistet [werden], in der ‚echte' soziale Beziehungen zum bloßen Anschein degenerieren."[183] Die Nutzer*innen würden getäuscht werden. Dies wird in der Literatur – auch im Hinblick auf pflegebedürftige Menschen – äußerst kritisch bewertet.[184] Zudem können Companion Robots als Rechtfertigung dienen, Patient*innen und Klient*innen seltener zu besuchen.[185] Dadurch würden soziale Interaktionen sowie zwischenmenschliche Nähe auf technische Geräte ausgelagert werden, wodurch anerkennende Begegnungen wegfallen.[186] Es ist jedoch wichtig, dass Menschen (mit Pflegebedarf) mit anderen Menschen in kommunikative Interaktion treten können, um schlichtweg die eigene Selbstachtung auszubilden bzw. zu stärken.[187] Hingegen sind Companion Robots lediglich dazu in der Lage, die Emotionen und Gedanken der Nutzer*innen verstärkt zurückzugeben.[188] Sie sind *optische Täuschungen* und ziehen die Nutzer*innen in eine Echokammer des eigenen Selbst hinein.[189] Zugleich

[181] Vgl. Misselhorn 2021: Künstliche Intelligenz und Empathie, 112. Siehe auch Lenzen 2023: Künstliche Intelligenz. Was sie kann und was uns erwartet, 241; Damniano/Dumouchel 2018: Anthropomorphism in Human-Robot Co-Evolution, 2.

[182] Vgl. Misselhorn 2024: Künstliche Intelligenz und Empathie, 114–115.

[183] Loh 2019: Roboterethik, 78.

[184] Siehe hierzu exemplarisch Sharkey/Sharkey 2012: Granny and the Robot, 35; Hennig 2022: Mediale Darstellungen von Robotern in der Pflege; Von Stösser 2011: Roboter als Lösung für den Pflegenotstand?; Sparrow/Sparrow 2006: In the Hands of Machines, 155.

[185] Vgl. Sharkey/Sharkey 2012: Granny and the Robots, 35.

[186] Vgl. Sparrow 2016: Robots in aged Care, 452. Zwar wird argumentiert, dass ältere Menschen, die einen sozialen Roboter besitzen, möglicherweise häufiger Besuch bekämen, weil das soziale Umfeld – z. B. die Enkelkinder – den Roboter interessant findet, doch ist es fraglich, wie lange dieser Effekt anhält. Zum anderen liegt diese Sichtweise nicht der Entwicklung solcher Roboter zugrunde. Siehe hierzu Janowski et al. 2018: Sozial interagierende Roboter in der Pflege, 79.

[187] Vgl. Sparrow/Sparrow 2006: In the Hands of Machines, 152.

[188] Misselhorn bezieht sich zwar auf mögliche Liebesbeziehungen zu Robotern, doch lässt sich ihre Argumentation auch auf den Einsatz sozialer Roboter im Pflegebereich übertragen. Siehe hierzu dies. 2004: Künstliche Intelligenz und Empathie, 131–141.

[189] Vgl. Misselhorn 2024: Künstliche Intelligenz und Empathie, 134 f. Siehe auch Misselhorn/Störzinger 2023: Social Robots as Echo Chambers and Opinion Amplifies.

fallen anerkennende Momente sowie die Auseinandersetzung mit anderen Menschen weg. Dies könnte, wie Misselhorn betont, zu einer *Selbstverdinglichung*[190] führen:

> Das Subjekt behandelt sich selbst als Ding, weil genuin soziale Beziehungen Anerkennungsbeziehungen zwischen verschiedenen Subjekten sind. [...] Nur in der wechselseitigen Anerkennung ihrer Bedürfnis- und Affektnatur können die Individuen zu einer positiven Einstellung gegenüber den eigenen Bedürfnissen gelangen sowie eine grundlegende Form des Selbstvertrauens und des Gefühls für ihren eigenen Wert entwickeln.[191]

Zudem merkt Sherry Turkle an, dass Menschen wesentliche Erfahrungen sowie existenzielle Bedingungen miteinander teilen, wodurch die zwischenmenschliche Interaktion von einer Authentizität geprägt ist, die von Maschinen nicht simuliert werden kann.[192] Gerade Menschen mit Pflegebedarf setzen sich oftmals mit existenziellen, anthropologischen, teils spirituellen Fragen auseinander.[193] Es wäre zutiefst demütigend, all die Gedanken, Ängste und Sorgen einem Roboter darlegen zu müssen, da dieser weder echtes Verständnis noch Anerkennung entgegenbringen kann.[194] Gerade im Fall der Pflegebedürftigkeit, in der die menschliche Verletzlichkeit in einer besonderen Form zu Tage tritt, wäre es deshalb wichtig, mit anderen Menschen in Beziehung treten zu können – darin liegt ein zutiefst anerkennender Akt.

Bei der Idee, Companion Robots einzusetzen, scheint man davon auszugehen, dass (verbale und nonverbale) emotionale Äußerungen „[...] rational analysierbar, operationalisierbar und in Algorithmen [...]“[195] übersetzbar sind. Alldem liegt ein

---

[190] Vgl. Misselhorn 2024: Künstliche Intelligenz und Empathie, 136 f. Misselhorn übernimmt das Konzept der Verdinglichung von dem marxistischen Philosophen Georg Lukács, der den Begriff erstmals in dem 1932 erschienenen Aufsatz *Die Verdinglichung und das Bewußtsein des Proletariats* verwendet. Darin betont er, dass das kapitalistische System dazu führt, dass Subjekte alles – auch sich selbst und andere Menschen – aus einer ökonomisch gefärbten Sichtweise heraus betrachten. Misselhorn löst den Begriff vom Ökonomischen und bringt ihn – angelehnt an Axel Honneths Buch *Verdinglichung. Eine anerkennungstheoretische Studie* – mit Elementen der Anerkennung in Verbindung, die Roboter niemals bieten können. Siehe dies. 2024: Künstliche Intelligenz und Empathie, 136–141.

[191] Ebd., 137.

[192] Vgl. Turkle 2011: Alone Together, 6.

[193] Siehe zum Thema Spiritualität in der Pflege ausführlich Knoll 2020: Mensch bleiben!, Kapitel VI: Spiritualität in der Pflege, 322–365.

[194] Siehe hierzu Sparrow 2016: Robots in aged Care, 451 f.

[195] Hennig 2022: Mediale Darstellungen von Robotern in der Pflege.

reduktionistisches Modell des Menschen und seines Verhaltens zugrunde.[196] Es ist zwar vorstellbar, dass Menschen aufgrund fehlender Alternativen auf solche Roboter zurückgreifen würden,[197] doch ist dies nicht mit dem pflegepraktischen Menschenbild vereinbar.

Abschließend muss festgehalten werden, dass Companion Robots, deren Design und Verhalten dazu anregen, eine Beziehung zu ihnen aufzubauen, nicht dazu beitragen, die spezifisch personalen Fähigkeiten zu stärken und geradezu im Widerspruch zur Schaffung anerkennender Momente stehen. Folglich sind solche Roboter nicht mit einer menschenwürdigen Pflege vereinbar. Jedoch können nicht alle sozialen Roboter als menschenunwürdig eingestuft werden. Es gibt soziale Roboter, mit denen man Karten- oder Brettspiele spielen und sich über die aktuelle Spielsituation unterhalten kann. Dies kann zum Erhalt kognitiver und motorischer Fähigkeiten älterer Menschen beitragen.[198] Es spricht nichts gegen den Einsatz solcher Roboter, sofern diese nicht zu menschenähnlich wirken und zum Aufbau einer scheinbar menschenähnlichen Beziehung anregen, durch die zwischenmenschliche Begegnungen reduziert werden. Zugleich ist es wichtig, dass sich eine Person aus freien Stücken dafür entscheiden kann, mit solch einem Roboter zu interagieren.

10.2.6 Zwischenfazit zu Pflegerobotern und Menschenbildannahmen

In der Tabelle wird der Zusammenhang zwischen den Hauptfunktionen der Pflegeroboter und den pflegepraxisrelevanten Menschenbildannahmen zusammenfassend dargestellt und aufgezeigt, inwiefern die Integration von Pflegerobotern mit diesen in Einklang bzw. im Widerspruch steht.

---

[196] Vgl. Österreichische Bioethikkommission 2018: Roboter in der Betreuung alter Menschen, 19.

[197] Vgl. Sparrow/Sparrow 2006: In the Hands of Machine?, 156.

[198] Vgl. Janowski et al. 2018: Sozial interagierende Roboter in der Pflege, 76 f.

Pflegeroboter kategorien	Menschenbildannahmen					
	Selbstständigkeit	Individualität und Persönlichkeit	Kultureller und sozialer Hintergrund	Bedürfnis nach Privatheit	Kommunikation	Zwischenmenschliche Beziehungen und Interaktion
Robotern, die bei körperbezogener Pflege eingesetzt werden a) Roboter, die die Pflegefachpersonen bei der körperbezogenen Pflege unterstützen b) Roboter, die körperbezogene Pflegetätigkeiten automatisiert übernehmen	a) wird nicht gesteigert b) kann gesteigert werden	a) können während der Pflegehandlung berücksichtigt werden b) können während des Pflegeprozesses nicht mit berücksichtigt werden	a) kann während der Pflegehandlung berücksichtigt werden b) kann während des Pflegeprozesses nicht berücksichtigt werden	a) wird nicht gesteigert b) kann gesteigert werden	a) ist unmittelbar gegeben b) ist nicht unmittelbar gegeben	a) können im Pflegeprozess gestärkt werden b) werden während des Pflegeprozesses nicht berücksichtigt
Persönliche Service- und Assistenzroboter	kann gesteigert werden	können berücksichtigt werden	kann berücksichtigt werden	kann gesteigert werden	ist nicht unmittelbar gegeben	könnten reduziert werden
Monitoring Robots	kann sowohl gesteigert als auch reduziert werden	können berücksichtigt werden	kann berücksichtigt werden	kann sowohl gefördert als auch gefährdet werden	ist nicht unmittelbar gegeben	könnten reduziert werden
Therapieroboter/ Robot Pets		können berücksichtigt werden	kann berücksichtigt werden		ist (bei einem menschenwürdigen Einsatz) unmittelbar gegeben	könnte (bei einem menschenwürdigen Einsatz) gefördert werden
Soziale Roboter/ Companion Robots				könnte gefährdet werden	ist nicht unmittelbar gegeben	könnten reduziert werden

Wie aus der Tabelle hervorgeht, kann jede der Pflegeroboterkategorien die spezifisch personalen Fähigkeiten stärken bzw. die Selbstachtung steigern und bietet somit menschenwürdige Anwendungsmöglichkeiten. Lediglich Companion Robots, die aktiv auf die Zuwendung der Nutzer*innen drängen, werfen fundamental problematische Fragen auf, da sie in keiner Weise zur Stärkung der Würde pflegebedürftiger Menschen beitragen.

Bei den anderen Arten von Pflegerobotern wird ersichtlich, dass die Wahrung der spezifisch personalen Fähigkeiten und die Ausbildung der Selbstachtung oftmals miteinander einhergehen. Dies ist zum Beispiel bei einigen Robotern der Fall, die bestimmte körperliche Pflegetätigkeiten übernehmen. Exemplarisch lässt sich die robotische Esshilfe herausgreifen: Die erhöhte Selbstständigkeit ermöglicht einen größeren Handlungsspielraum zur Selbstbestimmung und steigert zugleich die Selbstachtung. Es sind auch Szenarien denkbar, in denen eine Person bei der Nutzung des Roboters auf potenziell anerkennende Begegnungen verzichtet, aber ihre Selbstbestimmung gestärkt wird.[199] Dies ist beispielsweise bei persönlichen Service- und Assistenzrobotern der Fall. Sie können den Handlungsspielraum der eigenen Selbstbestimmung erweitern, auch wenn dadurch weniger Kontakt mit anderen Menschen gegeben ist.

Es wurde lediglich dargelegt, wie die Roboterkategorien mit den Menschenbildannahmen in Verbindung stehen und daran anknüpfend die Menschenwürde gewahrt wird. Nun gilt es aufzuzeigen, wie in der konkreten Pflegepraxis bewertet werden kann, ob der Einsatz eines Pflegeroboters unter Berücksichtigung der Menschenbildannahmen angemessen ist oder nicht.

10.3 Ein menschenwürdiger Einsatz von Pflegerobotern in der konkreten Pflegepraxis

In der Pflegewissenschaft sowie in der Pflegeethik werden vermehrt Ansätze thematisiert, in denen der individuelle Mensch in den Mittelpunkt der Entscheidungsfindung rückt. Unter diesen Blickwinkeln lässt sich auch der menschenwürdige Einsatz von Pflegerobotern näher betrachten. Bevor auf zwei konkrete Zugänge eingegangen wird, müssen vorab zwei grundlegende Aspekte geklärt werden:

Erstens weisen alle aufgezeigten Roboter das Potenzial auf, menschenwürdig in die professionelle Pflege integriert zu werden, sofern mitberücksichtigt

[199] Siehe hierzu Sparrow 2016: Robots in aged Care, 449.

wird, dass pflegebedürftige Menschen keine Arbeitsgegenstände sind,[200] sondern kulturell geprägte, individuelle Personen, die nach Selbstständigkeit streben und Privatheit brauchen, aber auch auf Kommunikation sowie Zuwendung anderer Menschen angewiesen sind. Ebenso müssen Faktoren wie der Kontext, die Dauer, die Frequenz und die Art des Roboters mitberücksichtigt werden.[201] Daraus folgt, dass Pflegeroboter niemals standardisiert und vereinheitlicht eingesetzt werden dürfen. Vielmehr müssen bei der Frage, ob die Anwendung eines Roboters gerechtfertigt ist, die individuellen Menschen, ihre Bedürfnisse und ihre spezielle Situation im Vordergrund stehen.[202]

Im Zusammenhang mit den aufgezeigten Menschenbildannahmen bedeutet das, dass nicht alle Annahmen bei allen Patient*innen bzw. Klient*innen in jeder Situation als gleich wichtig betrachtet werden können. Zwar geht mit allen Annahmen der Anspruch einher, berücksichtigt zu werden, doch trifft nicht jede Annahme zu jeder Zeit auf alle Patient*innen bzw. Klient*innen in gleicher Weise zu. Die Annahmen können unter bestimmten Umständen im Widerspruch stehen: Es ist vorstellbar, dass einer pflegebedürftigen Person in bestimmten Situationen die Wahrung ihrer Privatsphäre wichtig ist und sie deshalb auf Momente sozialer Zuwendung verzichtet. Die Menschenbildannahmen müssen je nach Person, Situation und Pflegebedarf gewichtet werden. Hinzu kommt, dass die Einbindung eines Roboters immer wieder aufs Neue bewertet werden muss. Dadurch kann der Einsatz von Pflegerobotern bestmöglich auf die Bedürfnisse der individuellen Menschen ausgerichtet werden.[203] Damit das gelingt, muss auch in Zukunft die Möglichkeit zur Begegnung und Kommunikation zwischen dem Pflegepersonal und den pflegebedürftigen Menschen gegeben sein.[204] Auf diese Weise kann die Anwendung von Pflegerobotern im Einklang mit der Würde pflegebedürftiger Menschen stehen und verhindert werden, dass Anerkennung sowie Respekt untergraben werden[205] und sie nicht das Gefühl haben, als Objekte behandelt zu

---

[200] Vgl. Hülsken-Giesler/Daxberger 2018: Robotik in der Pflege aus pflegewissenschaftlicher Perspektive, 129.

[201] Siehe hierzu Kreis 2018: Umsorgen, überwachen, unterhalten – sind Pflegeroboter ethisch vertretbar?, 226.

[202] Siehe hierzu Hülsken-Giesler/Daxberger 2018: Robotik in der Pflege aus pflegewissenschaftlicher Perspektive, 129.

[203] Vgl. ebd., 128.

[204] Vgl. Von Stösser 2011: Roboter als Lösung für den Pflegenotstand?, 4.

[205] Vgl. Sparrow 2016: Robots in aged Care, 453.

werden. Zugleich bedeutet das, dass der menschenwürdige Einsatz von Pflegerobotern nur möglich ist, wenn weiterhin Menschen (unter menschenwürdigen) Bedingungen im Pflegesektor arbeiten.[206]

Zweitens muss hervorgehoben werden, dass die Anwendung von Pflegerobotern ohne die informierte Zustimmung der pflegebedürftigen Personen nicht akzeptabel ist. Lediglich jene Roboter, die Pflegefachpersonen bei der körperlichen Pflege unterstützen und die das grundlegende Pflegesetting nicht fundamental verändern – wie dies bei robotischen Exoskeletten der Fall ist[207] –, stellen Ausnahmen dar. Würde man bei einer kognitiv beeinträchtigten Person einen Roboter einsetzen, der die Pflege vollautomatisiert durchführt, kann damit nicht nur eine Objektifizierung einhergehen, sondern dies zu zusätzlichem Stress führen.

Es ist mit einer menschenwürdigen Pflege nicht vereinbar, einen Pflegeroboter ohne Einverständnis der betroffenen Person einzusetzen.[208] Dies insbesondere deshalb, weil Roboter nicht dazu in der Lage sind, pflegebedürftigen Menschen Respekt und Anerkennung entgegenzubringen. Hingegen kann es respektvoll und anerkennend sein, wenn sich ein Mensch aus freien Stücken dazu entscheidet, in bestimmten Fällen einen Roboter nutzen zu wollen.[209] Wird ein Roboter ohne Einverständnis eingesetzt, würde sowohl eine selbstbestimmte Entscheidung von Seiten der Betroffenen übergangen werden als auch eine Möglichkeit wegfallen, eine anerkennende Begegnung mit einem anderen Menschen zu erfahren. Aus diesem Grund können nur jene Menschen in die Zielgruppe des Einsatzes der meisten Pflegeroboter fallen, „[...] die kognitiv in der Lage sind, grundlegende Entscheidungen über ihr Leben zu treffen, aber körperlich so eingeschränkt sind, dass sie nicht ohne Pflege [...] leben können."[210] Es ist wichtig, dass die Personen mit Pflegebedarf bei der Entscheidung über die Verwendung eines Roboters einbezogen werden.

In der Pflegewissenschaft und der Pflegeethik werden bereits Ansätze thematisiert, mit denen Robotern im konkreten Pflegefall im Hinblick auf einen menschenwürdigen Einsatz bewertet werden können. Hierbei handelt es sich einerseits um die personzentrierte Pflegepraxis und andererseits um care-ethische Ansätze. Auf beide wird gesondert eingegangen.

---

[206] Vgl. ebd., 450. Siehe auch Sparrow/Sparrow 2006: In the Hands of Machines, 156.

[207] Vgl. Van Wynsberghe 2016: Healthcare Robots, 96.

[208] Siehe hierzu Sparrow 2016: Robots in aged Care, 449.

[209] Vgl. ebd., 452, Fußnote 19.

[210] Misselhorn 2018: Maschinenethik, 152.

10.3.1 Eine personzentrierte Praxis für den Einsatz von Pflegerobotern

Ein pflegepraktischer Ansatz, bei dem die personale Integrität eines pflegebedürftigen Menschen und damit verbunden seine individuellen Gefühle, Emotionen, Gedanken und Wünsche im Mittelpunkt stehen, ist die personzentrierte (*person-centred*) Pflegepraxis.[211] Sie wird auch als *patientenzentrierte, klientenzentrierte, individualisierte*[212], *personenzentrierte*[213] oder *personenbezogene*[214] Pflege bezeichnet. Die personzentrierte Praxis liegt auf der Mikroebene und nimmt das Verhältnis zwischen der Pflegefachperson sowie der pflegebedürftigen Person in den Blick.[215]

Der Ansatz wurde ursprünglich von Carl Rogers im Zusammenhang mit der Gesprächspsychotherapie entwickelt.[216] Tom Kitwood übernimmt das Konzept der Personenzentrierung, trennt es von der psychotherapeutischen Praxis ab und adaptiert es für den Pflegebereich. In dem Buch *Dementia Reconsidered* (1997) legt er einen personzentrierten Ansatz dar, der den Fokus auf die Arbeit mit an Demenz erkrankten Menschen legt. Kitwood hebt hervor, dass die Betroffenen trotz ihrer Erkrankung als einzigartige Personen wahrgenommen werden sollen und ihre individuellen Bedürfnisse zu berücksichtigen sind. Er betont, dass das nur in einer qualitativ hochwertigen Pflegebeziehung möglich ist, die sich an der Frage orientiert, welche Bedürfnisse eine individuelle Person mit Pflegebedarf

---

[211] Vgl. McCormack/McCance 2023: Grundlegende Prinzipien personzentrierter Praxis, 22 f.

[212] Vgl. ebd., 26. In der vorliegenden Untersuchung wird der Begriff *personzentrierter Ansatz* verwendet, da dieser am geläufigsten ist.

[213] Von Dach und Mayer merken an, dass der erst genannte Begriff sowohl semantisch als auch inhaltlich am nächsten am Originalbegriff *person-centred* liegt. Siehe hierzu dies. 2023: Einleitung, 17.

[214] Menche et al. zählen verschiedene Faktoren auf, die den Menschen beeinflussen (z. B. Geschlecht, Familie, soziales Milieu und Religion) und betonen, dass diese in einer personenbezogenen Pflege zu berücksichtigen sind. Siehe hierzu dies. 2023: Pflege Heute, 343–353.

[215] Vgl. McCance/McCormack 2023: Das Person-centred Practice Framework, 50.

[216] Vgl. Behr 2021: Gesprächstherapie.

hat.[217] Zudem sollen die Patient*innen von anderen Menschen in ihrem Eigenwert anerkannt werden sowie bedeutsame Bindungen zu anderen – z. B. zum Pflegepersonal – aufbauen können.[218]

Für Kitwood manifestiert sich das Personsein (*personhood*) kognitiv beeinträchtigter Menschen in respektvollen, anerkennenden Beziehungen. Daran anknüpfend definiert er Personsein als „[...] a standing or status that is bestowed upon one human being by others, in the context of relationship and social being. It implies recognition, respect and trust."[219]

Bis heute findet die personzentrierte Pflege überwiegend im Umgang mit an Demenz erkrankten Menschen Anwendung, doch nimmt ihre Präsenz im gesamten Pflegebereich zu. Das wird an den Handlungsempfehlungen des *ICN-Ethikkodex* deutlich. Darin wird explizit erwähnt, dass Pflegefachpersonen den Patient*innen eine person(en)zentrierte Pflege bieten sollen.[220] Diese wird folgendermaßen definiert:

> Wertschätzen und Respektieren der Eigenschaften, Merkmale und Präferenzen der Patientin, wie kulturelle und religiöse Überzeugungen, und deren Einbezug in die Planung und Durchführung von Pflege, Dienstleistungen oder der Gestaltung von Programmen.[221]

Die zunehmende Verbreitung der personzentrierten Praxis wird auch daran deutlich, dass seit über zwei Jahrzehnten an der Entwicklung eines *Person-centred Nursing Frameworks* gearbeitet wird, welches bereits in verschiedenen Anwendungsbereichen eingesetzt wird.[222]

Hervorzuheben ist, dass die Begrifflichkeiten und Konzepte der personzentrierten Praxis eine große Nähe zu jenen aufweisen, die im Zusammenhang mit der Menschenwürde stehen. Das wird bereits am zugrundeliegenden Begriff *Person* deutlich. Außerdem wird bei der personzentrierten Praxis hervorgehoben, dass die spezifisch personalen Fähigkeiten – d. h. selbstbestimmte Entscheidungen – der

---

[217] Siehe hierzu Kitwood 2000: Demenz.

[218] Vgl. McCormack/McCance 2023: Grundlegende Prinzipien personzentrierter Praxis, 20–23. Siehe hierzu auch Kitwood 2000: Demenz.

[219] Kitwood 1997: Dementia Reconsidered, 8.

[220] Vgl. ICN 2021: Ethikkodex, 10.

[221] Ebd., 28.

[222] Siehe hierzu McCance/McCormack 2023: Das Person-centred Practice Framework. Auf Seite 33 und 35 wird das Person-centred Framework grafisch mittels Schlagwörtern dargestellt. Eine nähere Ausformulierung der personzentrierten Prozesse sowie der Outcomes finden sich auf den Seiten 49–57.

pflegebedürftigen Personen einzubeziehen sind und ihnen Respekt und Anerkennung entgegengebracht werden soll. Beides wird als wichtig erachtet, um die personale Integrität der Patient*innen und Klient*innen zu wahren:

> Personzentrierte Pflege basiert auf den Werten des Respekts für andere Personen, dem individuellen Recht auf Selbstbestimmung sowie gegenseitigem Respekt und Verständnis füreinander. Sie wird ermöglicht durch Kulturen des Empowerments und einer kontinuierlichen Hingabe zur Praxisentwicklung.[223]

Beim personzentrierten Ansatz liegt der Fokus auf den individuellen (pflegebedürftigen) Menschen, denen mit Respekt und Anerkennung begegnet wird. Es wird gemeinsam mit dem Pflegepersonal herausgearbeitet, wie der Pflegeprozess an die Bedürfnisse, Wünsche, Anliegen und Sorgen angepasst werden kann. Will man einen menschenwürdigen Einsatz von Pflegerobotern gewährleisten und die individuellen sowie sozialen Dimensionen pflegebedürftiger Menschen berücksichtigen, ist das nur möglich, wenn man mit ihnen kommuniziert und auf ihre Bedürfnisse eingeht. Gerade in solch einer Pflegepraxis kann situativ geklärt werden, welches konkrete Bedürfnis eine Person hat, welche sektoralen Menschenbildannahmen relevant sind und ob bzw. wie ein Pflegeroboter eingesetzt werden kann.

10.3.2 Ein care-ethische Praxis für den Einsatz von Pflegerobotern

Ein pflegeethischer Ansatz, der in Verbindung mit der personzentrierten Pflege steht, ist die Ethics of Care (EoC). Sie nimmt einen immer wichtigeren Stellenwert in der Pflegeethik ein.[224] In der pflegeethischen Literatur, die sich mit dem Einsatz von Robotern im Pflegekontext auseinandersetzt, wird vermehrt auf Elemente der EoC zurückgegriffen.[225] Ihr Ausgangspunkt ist die menschliche

---

[223] Ebd., 57.

[224] Vgl. Hiemetzberger 2020: Ethik in der Pflege, 79. Siehe auch Körtner 2022: Grundkurs Pflegeethik, 85; Kohlen 2020: Die Bedeutung der Care-Ethik für die Pflegepraxis, 68–70; Conradi 2016: Die Ethik der Achtsamkeit zwischen Philosophie und Gesellschaftstheorie, 82–84; Knoll 2020: Mensch bleiben!, 258–289; Schwerdt 2020: Advanced Nursing Practice, 96–99.

[225] Siehe hierzu exemplarisch Remmers 2018: Pflegeroboter. Analyse und Bewertung aus Sicht pflegerischen Handelns und ethischer Anforderungen; Seefeldt/Hülsken-Giesler 2020: Pflegeethik und Robotik in der Pflege, 277; Pirni et.al. 2021: Robot Care Ethics between Autonomy and Vulnerability; Yew 2021: Trust in and Ethical Design of Carebots.

Vulnerabilität sowie die Tatsache, dass Menschen auf Hilfe, Zuwendung und Anerkennung angewiesen sind.[226] Die EoC hat ihren Ursprung in der feministischen Ethik[227] und versteht sich als kontextualistische Ethik, die die Haltung des *Carings*[228] in den Vordergrund rückt.[229] Helen Kohlen merkt an, dass Caring ein zentraler Bestandteil der Selbstbeschreibung der professionellen Pflege (*Nursing*) ist und man sich sowohl in der Pflegewissenschaft als auch in der Pflegeethik intensiv mit dem Begriff auseinandersetzt.[230] Auch wenn Caring über Nursing hinausreicht, lassen sich einige Konzepte und Begriffe, die einen zentralen Stellenwert in der EoC einnehmen, in einer personzentrierten Pflege finden oder darauf anwenden.[231]

Care-Handlungen setzen dort an, wo Menschen aus verschiedenen Gründen nicht (mehr) für sich selbst sorgen können,[232] wobei die EoC „[...] die Art und

---

[226] Vgl. Remmers 2018: Pflegeroboter. Analyse und Bewertung aus Sicht pflegerischen Handelns und ethischer Anforderung, 165.

[227] Die Ethics of Care geht auf die Entwicklungspsychologin Carol Gilligans zurück, die in *Die andere Stimme* (1982) die moralische Entwicklungstheorie von Lawrence Kohlberg kritisiert. Siehe hierzu Hiemetzberger 2020: Ethik der Pflege, 74. Kohlberg entwickelt ab den späten 1950ern eine Stufentheorie der Moralentwicklung und kommt zu dem Schluss, dass Frauen im Gegensatz zu Männern häufig nicht die höchste Stufe der Moralentwicklung erreichen. Gilligan kritisiert Kohlbergs Ansatz und betont, dass man Frauen nicht auf eine niedrigere Stufe setzen kann, sondern verstehen muss, dass sie ein anderes moralisches Verständnis haben. Während Männer eher auf Grundlage einer Gerechtigkeitsmoral entscheiden, fließt bei Frauen die Beziehungsdimension mit ein. Siehe hierzu ausführlich Gilligan 1982: Die andere Stimme. Heute geht man nicht mehr davon aus, dass es eine spezifisch weibliche Moral gibt, sondern deutet die feministische Ethik als eine Form der Ethik, die einen anderen Blick auf den Menschen hat als traditionelle Ethiken. Vgl. Knoll 2020: Mensch bleiben!, 262. Siehe auch Wendel 2003: Feministische Ethik.

[228] Im deutschsprachigen Raum wird der Begriff *Care* oftmals mit Fürsorge übersetzt, wobei die englische Bedeutung über die deutsche Übersetzung hinausreicht. Dementsprechend plädieren viele Care-Ethiker*innen dafür, den Begriff nicht zu übersetzen. Vgl. Vosman 2016: Kartographie einer Ethik der Achtsamkeit, 33. Siehe auch Hiemetzberger 2020: Ethik in der Pflege, 73–79; Knoll 2020: Mensch bleiben!, 191 f. Der Begriff *care* bzw. *caring* bezieht sich auf die allgemeine Fähigkeit, für das eigene sowie das Wohlbefinden und Überleben anderer zu sorgen. Der Begriff geht somit über das Verständnis von professionelle Nursing hinaus. Vgl. Körtner 2022: Grundkurs Pflegeethik, 37.

[229] Vgl. Wendel 2003: Feministische Ethik, 40.

[230] Vgl. Kohlen 2020: Die Bedeutung der Care-Ethik für die Pflegepraxis, 68–70.

[231] Vgl. Hiemetzberger 2020: Ethik in der Pflege, 79–81.

[232] Vgl. Knoll 2020: Mensch bleiben!, 259–261.

Weise, wie Interaktionen zwischen den Individuen im Zuge von Versorgungsprozessen gelingend zu gestalten sind [...]"[233], reflektiert. Sie beinhaltet viele verschiedene Ansätze, deren Gemeinsamkeit darin besteht, dass sie sich alle auf Begriffe wie Bezogenheit, Präsenz, achtsame Zuwendung, Kontextualität, Verletzlichkeit und Relationalität beziehen.[234] Bei den meisten Ansätzen werden der konkrete Einzelfall sowie der Kontext in den Blick genommen. Dabei soll eine für die involvierten Personen angemessene Entscheidung getroffen werden.[235] Somit ist *Care*, wie Elisabeth Conradi betont,

> [...] eine Praxis und Zuwendung, Achtsamkeit, Bezogenheit, die durch die daran Beteiligten gemeinsam gestaltet wird. Gemeint ist ein weiter Bereich, der von Selbstsorge über kleine Gesten der Aufmerksamkeit, pflegende und versorgende menschliche Interaktionen bis hin zu kollektiven Aktivitäten reicht.[236]

Care-ethische Ansätze nähern sich moralischen Fragen relational an, beziehen den Kontext mit ein und geben konkrete Antworten auf spezielle Bedürfnisse.[237] Mit den verschiedenen Beziehungskonstellationen sowie den jeweiligen Situationen gehen unterschiedliche ethische Fragestellungen einher, auf die mit Einzelfallentscheidungen reagiert wird. Damit dies gelingt, braucht es eine Form der Achtsamkeit[238], die sich durch Zuwendung und Sorge äußert.[239] In der EoC wird es als wichtig erachtet, präsent und achtsam zu sein sowie ethische Entscheidungen zu treffen, die auf die individuellen Bedürfnisse und Anliegen der involvierten Personen abgestimmt sind.

---

[233] Conradi 2016: Die Ethik der Achtsamkeit zwischen Philosophie und Gesellschaftstheorie, 53.

[234] Vgl. Vosman/Conradi 2016: Einleitung – Schlüsselbegriffe der Care-Ethik, 15.

[235] Vgl. Wendel 2003: Feministische Ethik, 40.

[236] Conradi 2003: Vom Besonderen zum Allgemeinen – Zuwendung in der Pflege als Ausgangspunkt einer Ethik, 32. Siehe hierzu auch Hiemetzberger 2020: Ethik in der Pflege, 76.

[237] Vgl. Vosman 2016: Kartographie einer Ethik der Achtsamkeit, 47.

[238] Conradi betont, dass im Zusammenhang mit herkömmlichen Ethik-Ansätzen oftmals von *Achtung* gesprochen wird und dies an ein autonomes, unabhängiges Subjekt geknüpft ist. Sie wendet sich von diesem Begriff ab und spricht stattdessen von *Achtsamkeit*. Der Begriff akzentuiert, dass Menschen andere Menschen achten, ohne dass dies an Autonomie und Unabhängigkeit geknüpft ist. Siehe hierzu dies. 2001: Take Care, 55–57. Letztlich liegt der Achtsamkeit, wie sie von Conradi dargelegt wird, eine anerkennende Dimension zugrunde. Andere Menschen mit Achtsamkeit zu begegnen, setzt voraus, dass man sie anerkennt.

[239] Vgl. Wendel 2003: Feministische Ethik, 43.

Wie gezeigt wurde, zeichnet auch die personzentrierte Pflege aus, dass man sich der pflegebedürftigen Person mit Achtsamkeit und Empathie zuwendet, sie in ihrer besonderen Situation wahrnimmt und das pflegerische Handeln an ihren Bedürfnissen ausrichtet. Damit dies gelingt, muss eine Beziehung zu der Person mit Pflegebedarf bestehen und ein Wissen über ihre Bedürfnisse sowie den sozialen und kulturellen Kontext vorhanden sein.[240] In der EoC ist das ebenfalls von großer Bedeutung. Hier werden Begriffe hervorgehoben, die im Zusammenhang mit dem Kernkonzept der Menschenwürde stehen: Es wird betont, dass man den Patient*innen und Klient*innen anerkennend begegnen soll.[241] Sie sollen in die Pflege eingebunden werden[242] und eigene Entscheidungen treffen.[243] In der pflegewissenschaftlichen Literatur zur EoC wird insbesondere das Konzept der Präsenz hervorgehoben. Die Präsenz wird als „[...] Qualitätsmaßstab zugewandter Versorgung, hilfreicher Beratung, behutsamer Begleitung, rücksichtsvoller Betreuung, wohltuender Pflege, achtsamer Unterstützung (good care) angesehen."[244] Dementsprechend ist es wichtig, als Pflegefachperson präsent zu sein, sich den Menschen, die Pflege benötigen, respektvoll und anerkennend zuzuwenden, ihre konkreten Bedürfnisse wahrzunehmen und ihre spezifisch personalen Fähigkeiten in den Entscheidungsprozess einzubeziehen. In einem care-ethischen Vorgehen kann man gemeinsam mit den Patient*innen und Klient*innen die Frage beantworten, wie bzw. ob mit Blick auf das Wohlbefinden der pflegebedürftigen Person ein Roboter eingesetzt werden kann und dabei die Würde der betroffenen Person gewahrt wird.

10.3.3 Zwischenfazit

Sowohl in einer personzentrierten als auch in einer care-ethischen Pflegepraxis wird deutlich, wie wichtig eine ganzheitliche Perspektive auf pflegebedürftige Menschen ist. Das bedeutet, dass all die angesprochenen Menschenbildfacetten in Bezug auf Personen mit Pflegebedarf situativ und individuell bewertet werden müssen. Das Pflegepersonal sollte einige individuelle Aspekte wie den

240 Vgl. Hiemetzberger 2020: Ethik in der Pflege, 79–81.

241 Vgl. Remmers 2018: Pflegeroboter. Analyse und Bewertung aus Sicht pflegerischen Handelns und ethischer Anforderung, 166.

242 Vgl. Körtner 2022: Grundkurs Pflegeethik, 85.

243 Vgl. Hiemetzberger 2020: Ethik in der Pflege, 79–81.

244 Timmerman/Baart 2016: Präsentische Praxis und die Theorie der Präsenz, 189.

kulturellen und sozialen Hintergrund einer pflegebedürftigen Person kennen, mit ihr kommunizieren und eine Beziehung zu ihr aufbauen, wahrnehmen, welches Bedürfnis nach Privatheit sie hat und ihre Selbstständigkeit fördern. Werden all die genannten Menschenbildannahmen einbezogen und gewichtet – wobei dies im besten Fall mit der betroffenen Person gemeinsam erfolgt –, kann in einem zweiten Schritt darüber reflektiert werden, ob bzw. wie ein bestimmter Pflegeroboter angewendet werden kann. Dabei ist es wichtig, die Nutzer*innen dialogisch in die Fähigkeiten und Funktionen des Roboters einzuführen.[245] Außerdem muss die Möglichkeit bestehen, immer wieder aufs Neue zu bewerten, ob der Einsatz eines Roboters für die betroffene Person (noch) angemessen ist. Durch solch ein Vorgehen werden die Menschenbildannahmen mitberücksichtigt und die individuelle Person wahrgenommen. Dies würde einen menschenwürdigen Einsatz von Pflegerobotern auf der individuellen Ebene sicherstellen.

10.4 Empfehlungen für die Entwicklung von Pflegerobotern

Der Fokus in der Analyse liegt vor allem auf der ethischen Beurteilung des konkreten Einsatzes von Pflegerobotern. Dennoch darf nicht übersehen werden, dass bereits in die Entwicklung diverse Faktoren einfließen, die das Design sowie die Funktionen eines Roboters beeinflussen und seine Einsatzmöglichkeiten in Pflegeinstitutionen vorprägen.[246] Technische Artefakte sind nie neutral, sondern stets von bestimmten Vorstellungen, Werten und Normen geprägt.[247] So beeinflussen beispielsweise die (unreflektierten) anthropologischen Überzeugungen jener Personen, die im Entwicklungsprozess beteiligt sind, das Aussehen und die Funktionen eines Roboters. Darüber hinaus ist die Robotik von einem Hype um das technisch Machbare geprägt, wodurch der reale Mehrwert für die Zielgruppe der Roboter oftmals übersehen wird.[248]

Aus diesem Grund muss in der Robotik stärker darüber reflektiert werden, wer den Roboter entwickelt und designt, welche Aufgaben er erfüllen soll und welche

---

[245] Van Wynsberghe 2016: Healthcare Robots, 128.

[246] Vgl. Seefeldt/Hülsken-Giesler 2020: Pflegeethik und Robotik in der Pflege, 277.

[247] Vgl. Loh 2019: Roboterethik, 205. Siehe hierzu ausführlich Verbeek 2005: What Things Do.

[248] Vgl. Seefeldt/Hülsken-Giesler 2020: Pflegeethik und Robotik in der Pflege, 278.

Rolle die zukünftigen Nutzer*innen in dem Prozess spielen.[249] Außerdem müssen die ethischen Implikationen, die in die Entwicklung und Herstellung eines Pflegeroboters einfließen, von Beginn an reflektiert werden, damit diese nicht (unbewusst) in das Produkt eingearbeitet werden.[250] Nachfolgend werden – ausgehend von der vorherigen Analyse – sieben Empfehlungen für die Entwicklung von Pflegerobotern gegeben.

(1) Bewusstsein für ein pflegepraktisches Menschenbild schaffen

Erstens muss in der Pflegerobotik ein Bewusstsein für die fundamentale Rolle von Menschenbildern geschaffen werden. Es gibt schon einige philosophische Auseinandersetzungen, in denen die Sorge geäußert wird, dass sich in der KI-Forschung bzw. in der Robotik ein reduktionistisches Menschenbild ausbreitet.[251] Die computertechnologische Perspektive auf den Menschen wird durch populärwissenschaftliche Bücher, Dokumentationen und Zeitungsartikel in die Gesellschaft getragen.[252] Davon ausgehend, besteht die berechtigte Sorge, dass auch in der

[249] Vgl. Sparrow 2016: Robots in aged Care, 452.

[250] Vgl. Seefeldt/Hülsken-Giesler 2020: Pflegeethik und Robotik in der Pflege, 277.

[251] Armin Grunwald hebt hervor, dass der Mensch in der KI- und Roboterforschung „[...] als Daten verarbeitende Maschine mit dem Gehirn als Algorithmen basierendem Computer, dem Gedächtnis als Datenspeicher wie eine Festplatte, den Sinnesorganen, wie etwa Auge und Ohr, als Sensoren und den Nerven als Datenleitung [...]“ gesehen wird. Ders. 2021: Menschenbilder und die Beziehung zu Technik und Maschine, 10. Misselhorn äußert die Sorge, dass „[...] Menschen auf Maschinen reduziert werden.“ Dies. 2024: Künstliche Intelligenz und Empathie, 140. Siehe zur Auseinandersetzung mit reduktionistischen Menschenbildern in der KI- und Robotik auch Sarah Spiekermann-Hoff 2023: Das Digitale Menschenbild; Jost/Zichy 2023: Homo digitalis und zwischenmenschliche Beziehungen; Weizenbaum 2001: Computermacht und Gesellschaft; Rosengrün 2021: Künstliche Intelligenz, 65–88.

[252] Max Tegmark beschreibt den Menschen in dem populärwissenschaftlichen Buch *Leben 3.0* folgendermaßen: „[Der Mensch ist ein] Leben, dessen Hardware sich entwickelt hat, dessen Software aber größtenteils entworfen wurde. Mit Ihrer Software meine ich all die Algorithmen und Kenntnisse, die sie benutzen, um die von Ihnen zur Verfügung gestellten Informationen zu verarbeiten, um zu entscheiden, was Sie tun wollen. Das umfasst alles, von Ihren Fähigkeiten, Ihre Freunde zu erkennen, wenn Sie sie sehen, bis zu Ihrer Befähigung zu gehen, lesen, schreiben, rechnen, singen und Witze zu erzählen.“ Ders. 2021: Leben 3.0, 46. Bei Yuval Noah Harari findet man folgende Beschreibung darüber, wie die menschliche Partner*innenwahl aus einer technischen Perspektive abläuft: „Wenn vom Körper des Mannes widergespiegeltes Licht auf die Netzhaut trifft, beginnen extrem starke, durch Jahrmillionen der Evolution verfeinerte Algorithmen zu wirken. Binnen weniger Millisekunden wandeln Algorithmen winzige Reize im äußeren Erscheinungsbild des Mannes in Reproduktionswahrscheinlichkeit um.“ Ders. 2017: Homo Deus, 121.

Entwicklung von Robotern, die im Pflegebereich eingesetzt werden sollen, reduktionistische Menschenbilder vorherrschen und Menschen – ausgehend von technischen Beschreibungen – auf ihre körperlichen und sozialen Bedürfnisse reduziert werden.[253]

Derzeit haben Investor*innen, Ingenieur*innen, Programmierer*innen und Designer*innen den größten Einfluss auf das Design und die Funktionen eines Roboters,[254] während Stimmen aus dem Pflegebereich unterrepräsentiert sind. Dadurch besteht die Gefahr, dass vor allem stereotype, reduktionistische und technizistische Annahmen über den Menschen in die Robotermodelle einfließen und fundamentale Erkenntnisse aus dem Pflegebereich außer Acht gelassen werden. Wie bereits betont wurde, herrscht in der Pflegerobotik überwiegend eine zielorientierte Pflegeperspektive vor, während praxisorientierte Aspekte vernachlässigt werden. Dadurch könnten fundamentale Menschenbildannahmen rund um pflegebedürftige Menschen untergraben werden. Deshalb wäre es wichtig, Menschenbildannahmen aus dem Pflegebereich in die Entwicklung von Pflegerobotern einfließen zu lassen und Roboter herzustellen, die von vorneherein mit den pflegepraktischen Menschenbildannahmen übereinstimmen. Das würde ihre Eingliederung in eine menschenwürdige Pflegepraxis erleichtern.

In der Pflegerobotik muss deshalb ein Bewusstsein dafür geschaffen werden, dass pflegebedürftige Menschen unter anderem nach Selbstständigkeit streben, individuelle Persönlichkeiten haben, vom kulturellen und sozialen Umfeld geprägt sind, Privatsphäre brauchen, mit anderen Menschen kommunizieren und eine Beziehung aufbauen wollen.

Festzuhalten ist, dass in allen Kategorien das Potenzial steckt, Situationen zu schaffen, in denen pflegebedürftige Menschen in ihren personalen Fähigkeiten sowie in ihrer Selbstachtung – und folglich in ihrer Würde – gestärkt werden. Allerdings sollten in der Entwicklung von Anfang an anthropologische Annahmen über Menschen mit Pflegebedarf berücksichtigt werden.

(2) Pflegewissenschaftliche Erkenntnisse in die Entwicklung einfließen lassen

Zweitens wäre es wichtig, insbesondere pflegewissenschaftliche sowie pflegeethische Sichtweisen in die Entwicklung von Pflegerobotern einfließen zu lassen und den Prozess reflexiv zu begleiten. Das ist aus mindestens zwei Gründen relevant:

---

[253] Siehe hierzu Abschnitt 10.1.2.

[254] Vgl. Seefeldt/Hülsken-Giesler 2020: Pflegeethik und Robotik in der Pflege, 277.

(1) In den Disziplinen wird das Verhältnis zwischen Menschenbildern und der Pflegepraxis aufgegriffen. Wie gezeigt wurde, wird darüber reflektiert, (a) welchen Einfluss Menschenbilder auf das individuelle Handeln einer Pflegefachperson haben, (b) welche gesellschaftlichen Menschenbilder das Pflegeverständnis beeinflussen und (c) welche verdeckten anthropologischen Annahmen im Pflegebereich vorhanden sind.[255] Durch eine stärkere Einbindung von Pflegeethik und Pflegewissenschaft kann dargelegt werden, welche anthropologischen Annahmen mit pflegebedürftigen Menschen innerhalb des Pflegebereichs verbunden sind. Dadurch kann sowohl ein Bewusstsein für reduktionistische Menschenbilder im Bereich der Pflegerobotik geschaffen werde als auch zentrale Menschenbildannahmen aus dem Pflegebereich in die Pflegerobotik einfließen. Dies würde in weiterer Folge dazu führen, dass man verstärkt auf die Menschenbildannahmen aus dem Pflegebereich achtet und das Design sowie die Funktionen des Roboters dementsprechend gestaltet.
(2) In der Pflegewissenschaft sowie der Pflegeethik finden empirisch sowie theoretisch fundierte Reflexionen darüber statt, was unter guter Pflege verstanden wird. Gute Pflege wird als Gefühls- und Emotionsarbeit mit individuellen pflegebedürftigen Menschen verstanden.[256] In diesem Zusammenhang kann eine zentrale Aufgabe der beiden Disziplinen darin bestehen, auf die spezifischen Problemlagen sowie Besonderheiten der Pflege zu verweisen. Dies würde den Diskurs rund um die Entwicklung von Pflegerobotern deutlich erweitern.[257] Ebenso können Pflegewissenschaftler*innen aufzeigen, inwiefern der potenzielle Einsatz eines Roboters das Handlungsfeld der Pflege, das Selbstverhältnis des Menschen sowie das Selbstverständnis der Pflegeprofession verändern würde. Es wird bereits die Sorge geäußert, dass der Einsatz von Robotern dazu führen könnte, dass sich der Fokus der Pflegefachpersonen weg von den Menschen mit Pflegebedarf hin zum Roboter verschiebt.[258]

(3) Einbeziehung Betroffener in die Entwicklung von Pflegerobotern

Drittens sind nicht nur theoretisch-pflegewissenschaftliche und pflegeethische Reflexionen über das Design und die Funktionen eines Roboters von Bedeutung. Ebenso wichtig ist es, Personen in den Diskurs miteinzubeziehen, die in der Praxis vom Einsatz von Pflegerobotern betroffen sind, nämlich Pflegefachpersonen sowie Menschen mit Pflegebedarf. Coeckelbergh schreibt hierzu:

---

[255] Siehe hierzu Abschnitt 6.3.

[256] Vgl. Hülsken-Giesler 2020: Robotik für die Pflege, 148.

[257] Vgl. Hülsken-Giesler/Daxberger 2018: Robotik in der Pflege, 135.

[258] Vgl. Hülsken-Giesler 2020: Robotik in der Pflege, 150.

> The rationale is that instead of leaving the decisions only to experts, it would be better to have a deliberative process that gives people a say in how the technology is used (and preferably, if it should be used at all).[259]

Wie in dem Zitat deutlich wird, sollte bei der Entwicklung und Gestaltung robotischer Systeme die Möglichkeit zur Deliberation und Partizipation gegeben sein. Dadurch könnte man Pflegeroboter herstellen, die sowohl dem Pflegepersonal als auch den Patient*innen und Klient*innen gerecht werden, da sie reflexiv und dialogisch in den Entwicklungsprozess eingebunden sind.[260] Aus diesem Grund sollte man jene Menschen verstärkt in den Entwicklungsprozess einbinden, die vom Einsatz von Pflegerobotern betroffen sind. Dadurch können ihr Know-how, ihre Empfindungen und ihre Erfahrungen in den Planungs- und Entwicklungsprozess einfließen und die Roboter im Hinblick auf ihren konkreten Einsatz betrachtet werden.[261] Zugleich ist es wichtig, die Pluralität der Bevölkerung abzudecken.[262] Sparrow und Sparrow schlagen vor, gezielte Befragungen (*deliberative polling*) bei denjenigen durchzuführen, die von den Robotern am stärksten betroffen wären. Hierzu sollte eine repräsentative Stichprobe von Personen ausgewählt und in den Planungs- und Entwicklungsprozess einbezogen werden.[263]

Solch ein Vorgehen wäre auch im Sinne der Hersteller, da davon auszugehen ist, dass assistierende Technologien eher genutzt werden, wenn bei der Entwicklung die Perspektiven der Betroffenen berücksichtigt wurden.[264] All das kann dazu beitragen, dass in Zukunft Pflegeroboter entwickelt werden, die einen deutlichen Mehrwert für die Betroffenen bieten. Außerdem kann dadurch ein vielschichtiges Menschenbild in die Entwicklung von Pflegerobotern einsickern.

---

[259] Coeckelbergh 2022: Robot Ethics, 104.

[260] Siehe hierzu Kehl 2018: Wege zu verantwortungsvoller Forschung und Entwicklung im Bereich der Pflegerobotik, 145.

[261] Vgl. Coeckelbergh 2022: Robot Ethics, 104–106.

[262] Siehe hierzu Loh 2019: Roboterethik, 207.

[263] Vgl. Sparrow/Sparrow 2006: In the Hands of Machines?, 158.

[264] Vgl. ebd., 157, Fußnote 16. Siehe auch McCreadie/Tinker 2005: The Acceptability of Assistive Technology to older People.

(4) Demand-Pull-Orientierung statt Technology-Push-Strategien

Viertens sollte man in der Pflegerobotik den Blick weg von *Technology-Push-Strategien*[265] wenden und verstärkt eine *Demand-Pull-Orientierung*[266] einbeziehen. Wie bereits angedeutet wurde, steht in der Entwicklung häufig das technische Machbare im Vordergrund. Man scheint davon geblendet zu sein, wie geschmeidig und lebensecht sich viele Roboter bewegen. Pflegewissenschaftler*innen und Pflegefachpersonen äußern nicht zu Unrecht die Kritik, dass solche robotischen Systeme zwar schön anzusehen sind, aber den komplexen Anforderungen der Pflege nicht gerecht werden.[267] Insofern wäre es wichtig, einen Paradigmenwechsel vorzunehmen. Denn es ist fraglich, ob wir als Gesellschaft Roboter einsetzen wollen, die auf dem neuesten Stand der Technik sind, während wesentliche Aspekte einer menschenwürdigen Pflege vernachlässigt werden und die Pflegequalität abnimmt.[268] Vielmehr braucht es eine bedarfsorientierte Technikentwicklung, in der technische Festlegungen auf ein Minimum reduziert werden[269] und das Sollen vor dem Können steht.[270] Eine reflexive Ebene würde es ermöglichen, immer wieder Änderungen vorzunehmen und die Lebenslagen, Werte, Präferenzen und Ängste jener zu berücksichtigen, die davon am meisten betroffen sind.[271]

---

[265] Martin G. Möhrle und Dieter Specht definieren *Technology Push* folgendermaßen: „Knowledge Push, Technologieschub, Technologiedruck; technologische Entwicklung, die, unabhängig von am Markt identifizierten Kundenbedürfnissen, auf Basis des unternehmensinternen Technologie- und Leistungspotenzials realisiert und am Markt eingeführt wird. Die Ergebnisse von Technology-Push-Strategien sind häufig radikale Innovationen mit hohem Ertragspotenzial, deren Realisierung sowohl mit hohem Zeitaufwand als auch erheblichen Risiken verbunden ist. So besteht bei radikalen Innovationen der Gefahr, keinen Markt zu finden, die Chance gegenüber, durch neue Technologien neue Märkte zu schaffen." Dies. 2018: Technology Push.

[266] Dies lässt sich folgendermaßen definieren: „*Demand Pull, Need Pull, Nachfragesog*. Nach dem Market-Pull-Konzept werden Forschungs- und Entwicklungsaktivitäten durch die Nachfrage der Kunden induziert. Voraussetzung dafür ist die Identifizierung latent unbefriedigter Kundenbedürfnisse, welche im Rahmen der Marktforschung mit geeigneten Instrumenten, bspw. durch Kundenbefragungen, erfolgt. Die Steuerung der aus diesen Bedürfnissen resultierenden Entwicklungsaktivitäten führt bei bestehenden Programmen meist zu inkrementalen Innovationen und ist mit einer schnellen Realisierung und relativ geringen Risiken verbunden." Möhrle/Specht 2018: Market Pull.

[267] Vgl. Kehl 2018: Wege zu verantwortlicher Forschung und Entwicklung im Bereich der Robotik, 142.

[268] Vgl. Seefeldt/Hülsken-Giesler 2020: Pflegeethik und Robotik in der Pflege, 278 f.

[269] Vgl. Kehl 2018: Wege zu verantwortungsvoller Forschung und Entwicklung im Bereich der Pflegerobotik, 144.

[270] Vgl. Loh 2019: Roboterethik, 208.

[271] Vgl. Seefeldt/Hülsken-Giesler 2020: Pflegeethik und Robotik in der Pflege, 278 f.

(5) Pflegeroboter als Werkzeuge betrachten

Fünftens sollte man die Möglichkeiten von Robotern nicht überinterpretieren, sondern sie als Werkzeuge sehen, denen in der professionellen Pflege eine nützliche Funktion zukommen kann.[272] In der Öffentlichkeit bestehen oftmals unrealistische Erwartungen im Zusammenhang mit Robotern. Das verzerrt den Diskurs und lenkt von den aktuellen Fragen und Herausforderungen rund um den Einsatz von Robotern im Allgemeinen[273] und Pflegerobotern im Speziellen ab. Ein Grund dafür liegt darin, dass viele Roboter ein menschenähnliches Design aufweisen. Turkle zeigt auf, dass Menschen anthropomorphe Roboter mit (rudimentären) sozialen Interaktionsfähigkeiten einer eigenen Kategorie zuordnen, die im „[...] Zwischenbereich zwischen unbelebten Objekten und Lebewesen [liegt].“[274] Dadurch behandeln Menschen Roboter oftmals unbeabsichtigt als Subjekte.[275]

Das vermenschlichte Design verstellt den Blick darauf, dass Pflegeroboter schlichtweg als Werkzeuge gesehen werden sollten, durch deren Einsatz die Würde pflegebedürftiger Menschen gewahrt bzw. missachtet werden kann. Problematisch wird es beispielsweise, wenn die Nutzer*innen aufgrund des Designs zu hohe Erwartungen an die Roboter haben, die diese nicht erfüllen können.[276] Sieht ein Roboter menschenähnlich aus, dann geht man davon aus, dass er sich auch menschenähnlich verhalten kann. Ein Gesicht weckt die Erwartung, dass der Roboter sehen, hören und sprechen kann. Arme und Hände suggerieren, dass er Gegenstände greifen kann.[277] Gerade bei Pflegerobotern wäre es wichtig, dass das Design keine zu hohen Erwartungen weckt und die Menschen, die auf sie zurückgreifen, in den Möglichkeiten der Roboter nicht enttäuscht werden. Vielmehr sollten sie eine realistische Einschätzung über die Fähigkeiten des Roboters erhalten. Hinzu kommt, dass das anthropomorphe Design dazu führen kann, den Robotern ein zu hohes, rational nicht angemessenes Vertrauen entgegenzubringen – man gibt beispielsweise private Daten weiter.[278]

---

[272] Siehe hierzu auch Henning 2019: Nummer 5 lebt! Kriegs-, Pflege- und Sexroboter unter der Lupe, 186.

[273] Siehe hierzu Metz 2022: Humanoide Roboter und Dystopien. Bilder von KI.

[274] Misselhorn 2024: Künstliche Intelligenz und Empathie, 116.

[275] Vgl. ebd. Siehe auch Turkle 2011: Alone Together.

[276] Vgl. Van Wynsberghe 2016: Healthcare Robots, 53.

[277] Vgl. Bartneck et al. 2020: Mensch-Roboter-Interaktion, 51.

[278] Siehe hierzu Aroyo et al. 2021: Overtrusting Robots. Setting a Research Agenda to mitigate Overtrust In Automation.

Ebenso besteht ein problematischer Aspekt darin, dass Menschen anthropomorphen Robotern ein subjektives Innenleben bzw. innere Zustände zuschreiben.[279] Durch Äußerungen wie ‚Ich' oder ‚Mir geht es gut' wird dieser Effekt verstärkt.[280] Hier findet eine Täuschung statt, die mit dem Verständnis von guter Pflege nicht vereinbar ist. Es wäre wichtig, die Forschung rund um den Anthropomorphismus voranzutreiben und mehr Wissen darüber zu generieren, wie hoch der Grad der Menschenähnlichkeit bei welcher Funktion des Roboters sein muss, damit dieser bei bestimmten Tätigkeiten akzeptiert wird. Es stellt sich die Frage, ob es notwendig ist, dass Service- und Assistenzroboter, Monitoring Robots, soziale Roboter oder bei körperbezogenen Pflegetätigkeiten eingesetzte Roboter ein Gesicht bzw. eine menschenähnliche Gestalt aufweisen. Schließlich akzeptieren Menschen auch Roboter und andere technische Geräte in ihrer alltäglichen Umgebung, die kein menschenähnliches Design aufweisen.

(6) Andere (technische) Lösungen in den Blick nehmen

Sechstens sollte man im Zusammenhang mit der Digitalisierung des Pflegebereichs den Blick nicht nur auf Roboter richten, sondern die Möglichkeit in Betracht ziehen, auch andere technische Geräte einzusetzen bzw. ihre Entwicklung voranzutreiben. Die öffentliche Debatte dreht sich sehr stark um die Frage, welchen Einsatz Roboter in der Pflege leisten können. Die Erwartungen an die Robotik sind groß. Dabei wird häufig außer Acht gelassen, dass die Einbindung von Robotern in der Pflege nicht immer die beste Lösung für die Patient*innen bzw. Klient*innen sowie das Pflegepersonal darstellt. Es macht wenig Sinn, Roboter für bestimmte Aufgaben zu entwickeln, wenn andere technologische Geräte deutlich besser dafür geeignet wären.[281] So könnten bei einigen Pflegetätigkeiten Geräte eingesetzt werden, die von den pflegebedürftigen Menschen oder dem Pflegepersonal gesteuert werden: Statt eine robotische Esshilfe einzusetzen, könnte man auf ein System, das die Person selbst steuert, zurückgreifen. Das Gleiche gilt für persönliche Assistenzsysteme oder Maschinen, die im Hebeprozess angewendet werden.

Die Beispiele verdeutlichen, dass Roboter nicht immer die beste Lösung darstellen, sondern auch andere (technische) Möglichkeiten in Betracht gezogen werden sollten. Häufig geht das in der Debatte über die Digitalisierung in der Pflege unter.

---

[279] Misselhorn 2024: Künstliche Intelligenz und Empathie, 116; Siehe auch Damiano/Dumouchel 2018: Anthropomorphism in Human-Robot Co-Evolution; Turkle 2011: Alone Together.

[280] Vgl. Lenzen 2023: Künstliche Intelligenz. Was sie kann und was uns erwartet, 240.

[281] Vgl. Sparrow/Sparrow 2006: In the Hand of Machines?, 145.

(7) Entwicklung von Roboter für Noncare Tasks

Schließlich wäre es wichtig, den Blick in der Robotik nicht nur auf jene Roboter zu werfen, die bei *care tasks* eingesetzt werden. In Robotern, die *noncare tasks* in Pflegeinstitutionen übernehmen können, steckt ein großes Potenzial, das in der aktuellen Debatte kaum berücksichtigt wird:[282] Geht es um den Einsatz von Robotern in Pflegeinstitutionen, liegt der Fokus meist auf Robotern, die im direkten Kontakt mit pflegebedürftigen Menschen stehen. Es gibt jedoch viele andere Bereiche, in denen Roboter eingesetzt werden können, um das Pflegepersonal zu entlasten und die Pflege besser und effizienter zu gestalten. Es fallen nicht nur Arbeiten mit und an den Patient*innen bzw. Klient*innen an. Auch die Bereiche Logistik, Transport, Administration und Reinigung nehmen einen zentralen Stellenwert ein. Hier können unter anderem Service- und Haushaltsroboter eingegliedert werden. Dabei kommen keine ethisch relevanten Fragen in Bezug auf den Umgang mit pflegebedürftigen Menschen auf. Die Roboter können routinemäßige Aufgaben übernehmen, die ansonst vom Pflegepersonal oder anderen Mitarbeiter*innen übernommen werden müssen.[283] Wie Hülsken-Giesler hervorhebt, stoßen solche robotischen Systeme beim Pflegepersonal auf große Akzeptanz.[284]

Auch wenn schon auf einige *noncare tasks* Roboter eingegangen wurde,[285] lässt sich auf Fosch-Villaronga und Drukarch verweisen, die weitere Einsatzmöglichkeiten darlegen: In Pflegeeinrichtungen müssen viele Materialien wie Medikamente, Wäsche, Essen und Pflegeutensilien transportiert werden. Hierbei können *delivery robots* eingesetzt werden, die sich auf vorgegebenen Routen bewegen und selbstständig auf Hindernisse reagieren. Dadurch würden sie das Pflegepersonal zeitlich entlasten.[286] Die Roboter würden jenen ähneln, die bereits in Lagerhallen großer Unternehmen angewendet werden. Auch der zuvor beschriebene robotische Pflegewagen würde in die Kategorie fallen.[287] So ist es durchaus vorstellbar, dass man zukünftig auf den Krankenhausgängen vielen Transportrobotern begegnet, die Wäsche oder den Müll abtransportieren oder das Essen auf die Stationen bringen.

Eine weitere Einsatzmöglichkeit stellen *automated dispensing robots* dar. Menschen mit Pflegebedarf sind oftmals auf Arzneimittel und Medikamente angewiesen,

---

[282] Vgl. Coeckelbergh 2022: Robot Ethics, 83.

[283] Siehe hierzu ausführlich Fosch-Villaronga/Drukarch 2022: AI for Healthcare Robotics, 91–99.

[284] Vgl. Hülsken-Giesler 2020: Robotik für die Pflege, 151.

[285] Siehe hierzu Abschnitt 9.3.2.

[286] Vgl. Fosch-Villaronga/Drukarch 2022: AI for Healthcare Robotics, 96–98.

[287] Vgl. Fraunhofer IPA 2018: Forschungsprojekt»SeRoDi« präsentiert Abschlussergebnisse.

die individuell zusammengestellt werden müssen. Menschliche Fehler lassen sich dabei nicht immer vermeiden. Roboter, die jenen im Industriebereich ähneln, können diese Aufgabe übernehmen, wodurch Dosierfehler reduziert und ebenfalls zeitliche Einsparungen gemacht werden.[288] Auch im Bereich der Reinigung kann man die Entwicklung von Robotern für den Pflegebereich vorantreiben wie der Toiletten- und Badreinigungsroboter der Firma SOMATIC verdeutlicht.[289] Ebenso besteht eine Möglichkeit darin, vermehrt *Disinfectant robots*, die mit ansteckenden Erregern kontaminierte Räume und Gegenstände reinigen, einzusetzen.[290] Viele andere Anwendungsfelder sind denkbar, in denen Roboter im *noncare* Bereich von Pflegeinstitutionen eingesetzt werden, wodurch die Arbeitsbedingungen der Mitarbeiter*innen verbessert werden.

Schließlich wäre es wichtig, den Fokus in der Pflegerobotik auch auf *noncare tasks* Roboter zu legen, da darin ein enormes Potenzial für die Zukunft liegt. Dies zum einen, weil das zwischenmenschliche Element der Pflege nicht berührt wird und zum anderen, weil bereits auf vorhandenes Know-how aus dem Industriebereich zurückgegriffen werden kann.[291]

10.5 Zusammenfassung

In ethischen Auseinandersetzungen mit Pflegerobotern wird oftmals die Sorge geäußert, dass mit ihrem Einsatz eine Objektifizierung und Demütigung der Patient*innen und Klient*innen verbunden ist. Es scheint, dass der Robotik eine reduktionistische Sicht auf pflegebedürftige Menschen zugrunde liegt, da überwiegend angenommen wird, dass man die körperbezogenen und sozialen Bedürfnisse mithilfe technischer Systeme erfüllen kann. Die zwischenmenschlichen und individuellen Elemente finden kaum Beachtung. Aus diesem Grund lehnen einige Ethiker*innen den Einsatz von Pflegerobotern ab.

In der Analyse konnte gezeigt werden, dass der Einsatz von Pflegerobotern nicht pauschal als menschenunwürdig eingestuft werden kann. Unter bestimmten Umständen können Pflegeroboter dazu beitragen, die spezifisch personalen Fähigkeiten zu stärken sowie die Selbstachtung der Betroffenen zu steigern.[292] Lediglich die Anwendung von Companion Robots, deren Design und Aufbau zu

[288] Vgl. Fosch-Villaronga/Drukarch 2022: AI for Healthcare Robotics, 96–99.

[289] Vgl. Somatic 2024: SOMATIC Commercial Cleaning Robotics.

[290] Vgl. Fosch-Villaronga/Drukarch 2022: AI for Healthcare Robotics, 102–105.

[291] Vgl. Buxbaum/Sen 2018: Kollaborierende Roboter in der Pflege, 20 f.

[292] Einen tabellarischen Überblick findet man in Abschnitt 10.2.6.

einer Beziehung anregen, ist per se problematisch. Bei ihnen wird nicht ersichtlich, wie sie die spezifisch personalen Fähigkeiten stärken. Ebenso ist mit ihrem Einsatz eine Reduktion des zwischenmenschlichen Kontakts und anerkennender Momente verbunden. Dennoch können solche Roboter zur Unterhaltung eingesetzt werden, sofern die Nutzer*innen durch das Design und Verhalten nicht getäuscht werden.

Letztlich gilt für alle Pflegeroboter, dass sie nur in einer menschenwürdigen Form angewendet werden können, wenn ihr Einsatz auf die Bedürfnisse der jeweiligen Person zugeschnitten ist und mit den Menschenbildannahmen im Einklang steht, die in der jeweiligen Situation zum Tragen kommen. Es muss beispielsweise wahrgenommen werden, ob eine Person gerade zwischenmenschlichen Kontakt braucht oder sich in ihren privaten Raum zurückziehen möchte. Damit das auf der Individualebene gelingt, muss auf eine personzentrierte Pflegepraxis bzw. ein care-ethisches Vorgehen zurückgegriffen werden. In beiden Ansätzen liegt der Fokus auf der Situation und dem individuellen Menschen. Dabei nimmt das Pflegepersonal die betroffenen Personen wahr und entscheidet gemeinsam, welcher Roboter angewendet werden kann. Dieses Vorgehen steht im Einklang mit dem Kernbereich der Menschenwürde, da einerseits die spezifisch personalen Fähigkeiten und die personale Integrität der Betroffenen mitberücksichtigt werden, während andererseits anerkennende Momente zustande kommen, die dazu beitragen, das Selbstwertgefühl und die Selbstachtung zu stärken.

Zugleich ist es wichtig, dass man bereits in der Entwicklung darauf abzielt, Roboter zu gestalten, die im Einklang mit den pflegepraktischen Menschenbildannahmen stehen. Dadurch wären sie leichter in eine menschenwürdige Pflege integrierbar. Hierzu müssten die Menschenbilder, die der Pflegerobotik zugrunde liegen, kritisch reflektiert werden und Stimmen aus der Pflegewissenschaft, der Pflegeethik und der Pflegepraxis (das Pflegepersonal und Personen mit Pflegebedarf) einbezogen werden. Dadurch können robotische Systeme entwickelt werden, die einen deutlichen Mehrwert für die professionelle Pflege bieten. Ebenso sollte man die Entwicklung jener Roboter vorantreiben, die *noncare tasks* übernehmen und nicht auf die Arbeit mit pflegebedürftigen Menschen ausgerichtet sind.

Schluss 11

11.1 Zusammenfassung der Ergebnisse

In der Untersuchung stand die Frage im Mittelpunkt, wie Roboter unter Berücksichtigung pflegepraxisrelevanter Menschenbildannahmen im Kontext der professionellen Pflege eingesetzt werden können, damit die Menschenwürde pflegebedürftiger Menschen gewahrt bleibt. Es wurde näher auf die jeweiligen Bausteine der Frage eingegangen und zentrale Begrifflichkeiten und Konzepte erläutert. Abschließend lassen sich folgende Ergebnisse zusammenfassend hervorheben:

Roboter im Kontext der Pflege

Im Fokus stand die ethische Beurteilung von Pflegerobotern. Bei der näheren Auseinandersetzung wurde deutlich, dass der Begriff *Pflegeroboter* nicht nur im Alltag, sondern auch im wissenschaftlichen Diskurs äußerst breit und unsystematisch verwendet wird. Er wird auf Roboter (und andere Maschinen) angewendet, die in Privathaushalten, in Krankenhäusern und in Pflegeinstitutionen eingesetzt werden (sollen). Berücksichtigt man den aktuellen Entwicklungsstand, dann ist davon auszugehen, dass Pflegeroboter in den kommenden Jahrzehnten insbesondere in Pflegeinstitutionen angewendet werden. Dementsprechend lag der Fokus der Analyse auf dem Einsatz von Robotern im Kontext der professionellen Pflege. Dabei muss zwischen zwei unterschiedlichen Anwendungsarten differenziert werden: Einerseits gibt es Roboter, die (1) nicht direkt in Kontakt mit pflegebedürftigen Menschen stehen. Dies ist bei Robotern der Fall, die diverse Aufgaben übernehmen, die im Haushalts-, Logistik- oder Lagerbereich anfallen. Auf der anderen Seite stehen jene Roboter, die (2) unmittelbar mit den Patient*innen und Klient*innen

D. Jost, *Menschenwürde und Pflegeroboter*, Techno:Phil – Aktuelle Herausforderungen der Technikphilosophie 13,
https://doi.org/10.1007/978-3-662-73005-8_11

interagieren. Sie werden bei *care tasks* einbezogen oder übernehmen diese vollständig. Während bei ersteren keine ethischen Fragen in Bezug auf Menschen mit Pflegebedarf auftreten, ist dies bei der zweiten Kategorie sehr wohl der Fall. Dementsprechend war die Analyse auf jene Roboter ausgerichtet, die in unmittelbarem Kontakt mit den Patient*innen und Klient*innen stehen. Hierbei handelt es sich um Pflegeroboter im engen Sinne.

Zugleich muss angemerkt werden, dass Pflegeroboter keine homogene Robotergruppe darstellen, sondern unterschiedliche Funktionen im Pflegebereich übernehmen sollen. Dementsprechend bietet es sich an, von einer kontextuellen Perspektive auszugehen und all jene Roboter als Pflegeroboter zu bezeichnen, die in direkte Interaktion mit den Patient*innen und Klient*innen treten und einen Einfluss auf das Pflegesetting haben. Daran anknüpfend wurde gezeigt, dass Pflegeroboter im Hinblick auf die Hauptfunktion, die sie erfüllen sollen, in fünf Unterkategorien unterteilt werden können, nämlich in (a) Roboter, die bei körperbezogener Pflege eingesetzt werden, (b) Persönliche Service- und Assistenzroboter, (c) Monitoring Robots, (d) Therapieroboter/Robot Pets, (e) Soziale Roboter/Companion Robots. Lediglich die ethische Beurteilung dieser fünf Arten von Robotern ist von zentraler Bedeutung im Hinblick auf die Wahrung der Menschenwürde pflegebedürftiger Menschen.

Der abstrakte Kernbereich der Menschenwürde

Als ethischer Bewertungsmaßstab wurde die Menschenwürde herangezogen. Dies zum einen deshalb, weil sie als zentraler gesellschaftlicher Wert gilt. Zum anderen wird immer wieder die Forderung laut, dass der Einsatz von Pflegerobotern mit der Menschenwürde der Betroffenen vereinbar sein muss. Zwar gibt es schon einige Arbeiten, die sich mit dieser Thematik beschäftigen, doch bleiben diese eher oberflächlich. Um mit der Menschenwürde als ethischen Beurteilungsmaßstab arbeiten zu können, musste näher erläutert werden, was konkret unter dieser Norm verstanden wird. Hierzu wurde ein Einblick in ihre philosophisch-historische Entwicklung und die rechtliche Verankerung gegeben. Ebenso wurde auf grundlegende Auseinandersetzungen mit der Menschenwürde eingegangen und gezeigt, dass sie heute trotz ihrer Interpretationsoffenheit und Anpassungsfähigkeit einen abstrakten Kernbereich aufweist und eine beliebige Auslegung der Norm nicht möglich ist.

In der tiefergehenden Beschäftigung mit einem weithin anerkannten, modernen Menschenwürdeverständnis wurde deutlich, dass diese als (1) inhärent, absolut und universell verstanden wird. Sie ist weder an Leistungen noch an die Ausübung bestimmter Fähigkeiten geknüpft, sondern kommt jedem Menschen aufgrund seines Menschseins zu. Außerdem kann sie nicht gegen andere Werte abgewogen werden und muss zu jeder Zeit und an jedem Ort geachtet werden. Ein Blick in die

Literatur verdeutlicht, dass die Menschenwürde heute insbesondere (2) mit zwei Konzeptionen in Verbindung gebracht wird: (a) Einerseits wird sie an natürliche menschliche Charakteristika und Fähigkeiten – z. B. an die Selbstbestimmung bzw. Autonomie – oder an Eigenschaften (personale Integrität) geknüpft. Hierbei wird auf unterschiedliche Charakteristika und Fähigkeiten verwiesen, die sich eher in ihrer Interpretation als in ihrer Substanz unterscheiden.[1] Zugleich ist mit den Charakteristika und Fähigkeiten der Anspruch verbunden, dass Menschen diese ausbilden und ausüben sollen. Menschen sollen Entscheidungen treffen und über sich selbst verfügen können. (b) Andererseits wird die Menschenwürde mit dem Recht auf Selbstachtung in Verbindung gebracht. Damit ist gemeint, dass jeder Mensch ein Recht darauf hat, sich selbst einen intrinsischen Wert zuzuschreiben. Es wird hervorgehoben, dass dies nur möglich ist, wenn man von anderen Menschen anerkannt und nicht gedemütigt wird. Die Ausbildung der Selbstachtung hängt wesentlich davon ab, dass man mit anderen Menschen in Interaktion treten kann und einen respektvollen, anerkennenden Umgang erfährt. Ebenso wurde aufgezeigt, dass aus der Menschenwürde (3) bestimmte Rechte, Schutzansprüche und Achtungsbereiche abgeleitet werden, die darauf abzielen, sie zu schützen. Demnach wird im Hinblick auf die Forschungsfrage die Menschenwürde pflegebedürftiger Menschen beim Einsatz von Robotern gewahrt, wenn ihre spezifisch personalen Fähigkeiten sowie ihr Recht auf Selbstachtung berücksichtigt werden.

Es muss jedoch angemerkt werden, dass in konkreten Praxisfeldern oftmals unklar bleibt, was es bedeutet, seine spezifisch personalen Fähigkeiten ausbilden und ausüben zu wollen sowie ein Recht auf Selbstachtung zu haben. Die Konzepte sind sehr abstrakt und haben für sich allein genommen wenig Aussagekraft. Im Zusammenhang mit dem Pflegebereich wurde dies daran deutlich, dass zwar in vielen Einführungen zur Pflegeethik die Menschenwürde thematisiert wird, aber keine auf den Kontext der Pflege bezogene Konkretisierung vorgenommen wird. Damit die Menschenwürde spezifiziert, mit Inhalt gefüllt und auf die konkrete Praxis angewendet werden kann, braucht es die Hinzunahme spezifischer, kontextbezogener Menschenbilder.

Menschenwürde und pflegesektorale Menschenbildannahmen

Menschenbilder können als „[...] mehr oder weniger kohärente Bündel von Annahmen über als wichtig angesehene Eigenschaften des Menschen im Allgemeinen [...]“[2] definiert werden. Sie stellen das (implizite) Fundament unzähliger gesellschaftlicher Bereiche – eben auch des Pflegebereichs – dar, geben Orientierung,

---

[1] Vgl. Zichy 2021: Menschenwürde, 535.

[2] Zichy 2017: Menschenbilder, 95. Vgl. auch ders. 2021: Die Macht der Menschenbilder, 14.

tragen zur Komplexitätsreduktion bei, stiften Identifikation und beinhalten Informationen darüber, wie der Mensch ist und wie der Mensch sein soll. In der Untersuchung richtete sich der Fokus auf den menschenwürdigen Einsatz von Robotern im Kontext der professionellen Pflege. Dementsprechend wurde zur Spezifizierung der Menschenwürde auf Menschenbilder zurückgegriffen, die im Zusammenhang mit der professionellen Pflegepraxis stehen. Bei einer näheren Auseinandersetzung mit dem Thema *Menschenbilder in der professionellen Pflege* wurde deutlich, dass Menschenbildern ein zentraler Stellenwert in der Pflegeethik zugesprochen wird. Es besteht ein Bewusstsein dafür, dass (1) sich die Pflegefachpersonen im Umgang mit den Patient*innen und Klient*innen an Menschenbildern orientieren, (2) das heutige Pflegeverständnis von verschiedenen Menschenbildern beeinflusst ist und (3) alle Bereiche der Pflege von (impliziten) anthropologischen Annahmen durchdrungen sind.

Da die Menschenwürde im Hinblick auf die professionelle Pflegepraxis konkretisiert wurde, lag der Fokus auf dem *sektoralen Menschenbild* des Pflegeberufs: Es wurde jenes (implizite) berufsspezifische Menschenbild bzw. Bündel von Annahmen über den Menschen herausgearbeitet, das dem Pflegepersonal in Aus-, Lehr- und Fortbildungen vermittelt wird und ihrer beruflichen Tätigkeit zugrunde liegt. Daran anknüpfend konnte der abstrakte Kernbereich der Menschenwürde für den Pflegebereich spezifiziert werden. Mit Rückgriff auf diverse Quellen wie den *ICN-Ethikkodex*, die beiden wichtigsten Grundlagenlehrbücher im deutschsprachigen Raum und zentrale Pflegetheorien wurde eine Schnittmenge mehrerer Menschenbildannahmen herausgearbeitet. Man kann davon ausgehen, dass die folgenden sieben Menschenbildannahmen in der Pflegepraxis Bedeutung erlangen und einen Einfluss auf den Umgang mit den Patient*innen und Klient*innen haben:

- Menschen sind vulnerable, hilfs- und unterstützungsbedürftige Wesen.
- Menschen streben nach Selbstständigkeit.
- Menschen sind individuell und weisen einzigartige Persönlichkeiten auf.
- Menschen sind durch einen kulturellen und sozialen Hintergrund geprägt.
- Menschen brauchen Privatsphäre.
- Menschen sind auf Kommunikation angewiesen.
- Menschen brauchen menschliche Zuwendung und soziale Beziehungen.

Mit den pflegesektoralen Menschenbildannahmen konnte der Kernbereich der Menschenwürde im Hinblick auf den Umgang mit pflegebedürftigen Menschen konkretisiert werden. Es wurde deutlich, wie die spezifisch personalen Fähigkeiten und das Recht auf Selbstachtung im professionellen Pflegesetting gewahrt werden können: Werden pflegebedürftige Menschen beispielsweise in ihrer Selbstständigkeit gestärkt, steht ihnen ein größerer Handlungsspielraum zur Verfügung, in dem sie ihre Fähigkeit zur Selbstbestimmung ausüben können. Zugleich ist man auf weniger Unterstützung anderer angewiesen und kann schambehaftete Momente reduzieren. Dadurch kann ihre Selbstachtung gestärkt werden. Folglich wird die Menschenwürde der Betroffenen gewahrt. Auch die anderen Annahmen tragen dazu bei, den Kernbereich der Menschenwürde zu konkretisieren.[3] Dies ermöglichte es, die Menschenwürdenorm für die Beurteilung des Einsatzes von Pflegerobotern im Kontext der professionellen Pflege heranzuziehen.

Die ethische Beurteilung von Pflegerobotern

Zu Beginn der Beurteilung wurde gezeigt, dass in der ethischen Literatur zu Pflegerobotern oftmals die Befürchtung geäußert wird, ihr Einsatz könne zur *Objektifizierung*, *Demütigung* und *Missachtung* pflegebedürftiger Menschen führen. Dabei stößt man vor allem auf den Vorwurf, dass der zwischenmenschliche Kontakt verloren gehen könnte und die Roboter den Patient*innen und Klient*innen leibliche Präsenz vortäuschen. Außerdem wird hervorgehoben, dass pflegebedürftige Menschen im Zuge der Digitalisierung des Pflegebereichs lediglich auf soziale und körperbezogene Bedürfnisse reduziert werden und angenommen wird, dass Roboter diese in gleicher Weise erfüllen können wie andere Menschen. Folglich besteht der Vorwurf, dass mit der Integration von Pflegerobotern ein Mangel an Achtung und Respekt vor pflegebedürftigen Menschen einhergeht und diese in ihrer Menschenwürde verletzt werden.

In der Analyse wurde deutlich, dass der Einsatz von Pflegerobotern nicht per se im Widerspruch mit der Menschenwürde pflegebedürftiger Menschen steht. In bestimmten Szenarien und unter Berücksichtigung der dargelegten pflegepraktischen Menschenbildannahmen können Pflegeroboter dazu beitragen, dass Menschen mit Pflegebedarf ihre spezifisch personalen Fähigkeiten ausüben können und ihre Selbstachtung gestärkt wird. Es wurde Schritt für Schritt dargelegt, wie die Anwendung der verschiedenen Arten von Pflegerobotern im Zusammenhang mit den Menschenbildannahmen steht und folglich die Menschenwürde geachtet oder missachtet wird. Die Ergebnisse werden in einer kurzen Darstellung präsentiert:

(a) Roboter, die körperbezogene Pflegetätigkeiten automatisiert übernehmen, können einer pflegebedürftigen Person mehr Selbstständigkeit geben oder ihr Gefühl der Scham reduzieren. Bei Robotern, die die Pflegefachpersonen bei der körperbezogenen Pflege unterstützen, ist dies nicht der Fall, doch besteht weiterhin die

[3] Siehe zum Zusammenhang zwischen der Menschenwürde und den Menschenbildannahmen ausführlich Kapitel 8.

Möglichkeit, mit der Pflegefachperson in Kommunikation zu treten und zwischenmenschlichen Kontakt zu haben. Durch (b) den Rückgriff auf persönliche Service- und Assistenzroboter ist ein höheres Maß an Selbstständigkeit gegeben. Auch das Bedürfnis nach einem privaten Rückzugsraum wird dadurch gewahrt. Man ist bei alltäglichen Tätigkeiten nicht mehr auf die Unterstützung anderer Personen angewiesen und kann sich Gegenstände oder Kleidungsstücke von dem Roboter reichen lassen. Ähnliche Aspekte treffen (c) auf Monitoring Robots zu, wobei das überwachende Element einige Probleme in Bezug auf die Menschenwürde mit sich bringt. (d) Auch Therapieroboter können die Pflege verbessern, indem sie zu zwischenmenschlicher Interaktion anregen und dazu beitragen, dass pflegebedürftige Menschen in Kommunikation mit dem Pflegepersonal treten und sich persönlich öffnen. Zuletzt wurden (e) Companion Robots in den Blick genommen. Sie werden in der Debatte über Pflegeroboter am häufigsten thematisiert. Ein Großteil dieser Roboter wird daraufhin entwickelt, den Patient*innen und Klient*innen soziale Präsenz vorzutäuschen. Problematisch ist der Einsatz sozialer Roboter, wenn das Bedürfnis nach Nähe an sie ausgelagert und dadurch zwischenmenschlicher Kontakt sowie anerkennende Momente reduziert werden. Hingegen spricht nichts gegen den Einsatz von Robotern mit sozialen Kompetenzen, wenn den Nutzer*innen bewusst ist, dass es sich um Maschinen handelt und diese lediglich zum Zeitvertreib verwendet werden.

In der Analyse konnte aufgezeigt werden, dass keine der ausgearbeiteten Kategorien grundlegend gegen die Menschenwürde verstößt. Missachtungen treten erst bei bestimmten Einsatzszenarien auf. Um eine menschenwürdige Anwendung in der Praxis zu gewährleisten, ist es wichtig, den individuellen Menschen mit Pflegebedarf in den Blick zu nehmen. Es muss darauf geachtet werden, welche Menschenbildannahmen in welcher Situation Bedeutung erlangen und gemeinsam ausgehandelt werden, welcher Pflegeroboter eingesetzt werden kann. Hierzu kann auf Konzepte des personzentrierten Pflegeansatzes oder der Ethics of Care zurückgegriffen werden. Beide Ansätze legen den Fokus auf die Situation der individuellen Person.

Abschließend wurde ein Blick auf die Pflegerobotik geworfen und hervorgehoben, dass das Thema *Menschenbilder* verstärkt thematisiert werden müsste, es eine engere Zusammenarbeit mit der Pflegewissenschaft, der Pflegeethik sowie jenen, die vom Einsatz von Pflegerobotern betroffen sind, bräuchte. Ebenso ist eine Reflexion darüber notwendig, inwieweit die Anwendung von Robotern, die auf die Patient*innen und Klient*innen bezogen sind, zielführend ist. Denn im Pflegesektor fallen viele *noncare tasks* an, in die man Roboter einbeziehen und dadurch das Pflegepersonal entlasten könnte.

11.2 Abschließende Bemerkungen

Wie deutlich wurde, ist ein menschenwürdiger Einsatz von Pflegerobotern möglich. Sie können das Pflegepersonal bei bestimmten Aufgaben unterstützen oder einzelne Arbeitsschritte übernehmen. Unter gewissen Voraussetzungen ermöglichen sie es den Patient*innen und Klient*innen, ihre spezifisch personalen Fähigkeiten (Autonomie bzw. Selbstbestimmung) in einem höheren Maße auszuüben. Zudem können sie das Selbstwertgefühl und die Selbstachtung der Betroffenen stärken. Um zu zeigen, wie eine menschenwürdige Anwendung von Pflegerobotern möglich ist, wurde auf Erkenntnisse aus der Pflegewissenschaft und der Pflegeethik zurückgegriffen.

Zugleich stößt die Analyse hier an ihre Grenzen. Sie bezieht sich auf das in der Ausbildung vermittelte Idealbild einer guten, menschenwürdigen Pflege. In vielen Pflegeinstitutionen wird man diesem nicht gerecht. Der Pflegesektor ist mit einer ökonomischen Entwicklung konfrontiert, die scheinbar unaufhaltsam voranschreitet.[4] Jeder Arbeitsschritt wird in Zeit und Geld bemessen. Für Menschlichkeit, Trost, Zuwendung und Kommunikation bleibt kein Raum.[5] In diesen Strukturen ist es dem Pflegepersonal kaum möglich, dem Anspruch einer menschenwürdigen, personzentrierten Pflege gerecht zu werden. Die Umstände lassen es nicht zu, sich dem Individuum zu widmen und seine konkreten Bedürfnisse in den Blick zu nehmen.[6] Dementsprechend sind sowohl die Pflegefachpersonen als auch die Personen mit Pflegebedarf von entwürdigenden und demütigenden Strukturen umgeben.[7] Baranzke schreibt hierzu:

> Ist eine personale Interaktionspraxis erst einmal auf eine sachhafte Produktionslogik reduziert worden, dann werden Personen wie Sachen betrachtet und der Gesichtspunkt der personalen Würde ist als Handlungszweck wegdefiniert. Diese Gedankenoperation nennt man strukturelle Entwürdigung oder Depersonalisierung.[8]

---

[4] Siehe hierzu Sauerland 2016: Probleme einer zunehmenden Ökonomisierung im deutschen Pflegesystem; Peis 2016: Probleme einer zunehmenden Ökonomisierung im Deutschen Pflegesystem aus praktischer Sicht. Die Pflegefachfrau Franziska Böhler beschreibt, welche Auswirkungen die Entwicklung auf das Pflegepersonal hat und bezieht sich dabei auf ihre eigenen Erfahrungen. Siehe hierzu Böhler/Kubsova 2020: I'm a Nurse.

[5] Siehe hierzu Böhler/Kubsova: I'm a Nurse, 73 f.

[6] Vgl. Baranzke 2021: Würde, Preis und Scham in der Pflege, 138–140.

[7] Vgl. ebd., 148.

[8] Ebd., 141.

Dadurch tritt beim Pflegepersonal immer häufiger moralischer Stress (*moral injury*) auf. Die äußeren Umstände – z. B. Arbeitsüberlastung, ineffiziente Kommunikation, mangelnde Unterstützung von Vorgesetzten – zwingen die Pflegefachpersonen dazu, gegen ihre moralischen Prinzipien zu handeln. Es ist ihnen nicht möglich, ihrem sowie dem pflegewissenschaftlichen Anspruch einer menschenwürdigen Pflege gerecht zu werden. Dies löst bei den Betroffenen Stress aus.[9] Langanhaltender moralischer Stress kann zum *Coolout-Syndrom* bzw. zu einer moralischen Desensibilisierung führen. Um sich selbst zu schützen, stumpfen die Pflegefachpersonen moralisch ab. Sie nehmen kaum vermeidbare Normverletzungen gleichgültig hin.[10] Angesichts der ökonomischen Strukturen, die den Pflegesektor prägen, ist es wenig überraschend, dass ein erheblicher Personalmangel herrscht. Die Entwicklung ist im Hinblick auf den demografischen Wandel besonders alarmierend.

Vor diesem Hintergrund liegen große Hoffnungen auf der Robotik. Die Entwicklung von Pflegerobotern ist Teil eines Trends, der darauf abzielt, der ‚Krise der Pflege' vor allem mit technischen Lösungen zu begegnen. Dies erscheint praktikabler und effizienter, als Maßnahmen zur Förderung des Pflegeberufs zu setzen oder die Entwicklung neuer Pflegemodelle voranzutreiben.[11] Anstatt die bestehenden Strukturen kritisch zu hinterfragen und grundlegend zu verändern, wird erheblicher Aufwand betrieben, die Herausforderungen mit dem Einsatz moderner Technologien zu bewältigen. Folglich ist zu erwarten, dass sich die Entscheidung über den Einsatz von Pflegerobotern primär an einer ökonomischen Kosten-Nutzen-Analyse orientieren wird:[12] Obwohl die Integration von Robotern in die professionelle Pflege potenzielle Zeitersparnisse bringen könnte, ist es unwahrscheinlich, dass die gewonnene Zeit einer intensiveren, personzentrierten Pflege zugutekommt. Eher werden weitere Einsparungen beim Pflegepersonal vorgenommen.[13] Aus einer ökonomischen Perspektive wäre der Einsatz von Pflegerobotern gerechtfertigt, wenn sie Arbeitsschritte schneller und kostengünstiger als das Pflegepersonal ausführen würden. Dadurch würde sich weder die Situation

---

[9] Siehe hierzu ausführlich Eisele (Hrsg.) 2017: Moralischer Stress in der Pflege.

[10] Siehe hierzu Kersting 2016: Was ist Coolout?; Dies. 2020: Die Theorie des Coolout und ihre Bedeutung in der Pflegeausbildung. Ferner Baranzke 2021: Würde, Preis und Scham in der Pflege, 142–144.

[11] Vgl. Österreichische Bioethikkommission 2018: Roboter in der Betreuung alter Menschen, 9.

[12] Fioranelli 2019: Pflegeroboter. Eine Kosten-Nutzen-Analyse.

[13] Vgl. Kreis 2018: Umsorge, überwachen, unterhalten – sind Pflegeroboter ethisch vertretbar?, 218 f. Ferner Sparrow/Sparrow 2006: In the Hands of Machines?, 143 und 156; Coeckelbergh 2022: Robot Ethics, 85 f.

für das Pflegepersonal noch für die Patient*innen und Klient*innen verbessern. Die Strukturen würden sich nicht verändern und demütigend bleiben. Zwischenmenschliche Werte, die den Pflegeberuf auszeichnen, werden nicht berücksichtigt. Es ist zweifelhaft, ob unter diesen Bedingungen die Achtung der Würde im Pflegebereich gewährleistet werden kann.[14]

Darüber hinaus existiert die Vorstellung, dass Roboter das Pflegepersonal ersetzen können. In der vereinfachten Auffassung des Pflegeberufs werden Pflegehandlungen auf mechanisch beschreib- und übersetzbare Arbeitsschritte reduziert, die von Robotern ausgeführt werden können.[15] Angelika Zegelin und Gabriele Meyer schreiben hierzu:

> Wenn in einer unerträglich verkürzten Art so getan wird, als ob Pflegende durch Roboter ersetzt werden können, gemäß der – gerade in der Altenpflege verbreiteten – Vorstellung ‚Ach, so ein paar Handreichungen nur', ist das eine Kränkung und Zurückweisung der heilenden Wirkung der Pflege.[16]

Es muss festgehalten werden, dass eine aus pflegeethischer Sicht legitimierte Integration von Pflegerobotern unter den aktuellen ökonomischen Bedingungen im Pflegesektor nicht realisierbar ist.[17] Eine grundlegende Voraussetzung für den Einsatz von Robotern besteht darin, faire und anständige Bedingungen[18] für die Betroffenen zu schaffen, in denen der Wert der Menschenwürde an oberster Stelle steht.[19] Nur so kann eine empathische, fürsorgliche und individuelle Pflegepraxis sichergestellt werden. Daran anknüpfend kann im Einzelfall beurteilt werden, ob der Einsatz eines Pflegeroboters ethisch vertretbar ist.

Angesichts der gesellschaftlichen Herausforderungen ist es entscheidend, den Pflegefachpersonen mehr Anerkennung entgegenzubringen, um einen unreflektierten, standardisierten und demütigenden Einsatz von Robotern zu verhindern. Es müssen jene Qualitäten und Besonderheiten hervorgehoben werden, die über technisch beschreibbare, körperbezogene Pflegetätigkeiten hinausgehen. Ebenso

---

[14] Siehe hierzu Sparrow 2016: Robots in aged Care, 452, Fußnote 20.

[15] Vgl. Zegelin/Meyer 2018: Roboter gegen Personalengpässe in der Pflege, 61 f.

[16] Ebd.

[17] Vgl. Kehl 2018: Wege zu verantwortungsvoller Forschung und Entwicklung im Bereich der Pflegerobotik: Die ambivalente Rolle der Ethik, 147.

[18] Zum Begriff *Anstand* lässt sich auf Margalit verweisen, der folgendes hervorhebt: „Eine Politik der Würde verlangt, daß die gesellschaftlichen Institutionen die Selbstachtung der Menschen nicht verletzen, das heißt, daß sie die Menschen vor der schrecklichen Erfahrung der Erniedrigung bewahren." Ders. 2018: Politik der Würde, 7.

[19] Siehe hierzu Baranzke 2021: Würde, Preis und Scham in der Pflege, 147.

müssen ihnen die notwendigen Ressourcen zur Verfügung gestellt werden, damit sie dem Anspruch einer guten Pflege gerecht werden können. Damit die Menschenwürde im Pflegebereich nicht untergraben wird – und als moralischer Wert in der Praxis erhalten bleibt –, sind zwischenmenschliche, einfühlsame und respektvolle Begegnungen notwendig. Nur auf diese Weise kann gewährleistet werden, dass alle Beteiligten in ihrer Selbstbestimmung und Selbstachtung gestärkt werden.

Literatur- und Quellenverzeichnis

Abt-Zegelin, Angelika: Sprache und Pflege, in: Ingensiep, Hans Werner/Rehbock, Theda (Hrsg.): „Die rechten Worte finden …“. Sprache und Sinn in Grenzsituationen des Lebens, Würzburg 2009, 247–258.

Ackermann, Evan: Care-O-bot 4 Is the Robot Servant We All Want but Probably Can't Afford, in: IEEE Spectrum 29.01.2016, Quelle: https://spectrum.ieee.org/care-o-bot-4-mobile-manipulator (Zugriff: 25.09.2024).

Althammer, Thomas (Hrsg.): Datenschutz in der Pflege: Sicher und pragmatisch umsetzen nach DSGVO, Hannover 2019.

Arndt, Marianne: Ethik denken. Maßstäbe zum Handeln in der Pflege, Stuttgart 1996.

Aroyo, Alexander M./De Bruyne, Jan/Dheu, Orian/Fosch-Villaronga, Eduard/Gudkov, Aleksei/Hoch, Holly/Jones, Steve/Lutz, Christoph/Sætra, Henrik/Solberg, Mads/ Tamò-Larrieux, Aurelia: Overtrusting Robots. Setting a Research Agenda to mitigate Overtrust in Automation, in: Journal of Behavioral Robotics 12.1, (2021), 423–436.

Baisch/Kolling: Roboter in der Therapie, in: Bendel, Oliver (Hrsg.): Soziale Roboter, Wiesbaden 2021, 417–440.

Baldus, Manfred: Kämpfe um die Menschenwürde. Die Debatte seit 1949, Berlin 2016.

Baranzke, Heike: Menschenwürde und Pflege. Sozial-, handlungs- und haltungsethische Dimensionen, in: Joerden, Jan C./Hilgendorf, Eric/Thiele, Felix (Hrsg.): Menschenwürde und Medizin. Ein interdisziplinäres Handbuch, Berlin 2013, 635–650.

Baranzke, Heike: Würde, Preis und Scham in der Pflege. Zur strukturellen Depersonalisierung durch die ökonomische Sachlogik, in: Proft, Ingo/Von Heeremann, Franziskus (Hrsg.): Herausforderung Menschenwürde. Anthropologie und Humanwissenschaft im Diskurs, Mainz 2021, 133–148.

Barmherzige Brüder: Das Herz befehle. Leitbild der Mitarbeiterinnen und Mitarbeiter, Wien 2002, Quelle: https://www.barmherzige-brueder.at/dl/qtLlJmoJKoKlJqx4KJKJmMJkLmKL/Mitarbeiterleitbild_Das_Herz_befehle_pdf (Zugriff: 23.12.2024).

Bartholomeyczik, Sabine/Linhart, Monika/Mayer, Hanna/Mayer, Herbert: Lexikon der Pflegeforschung. Begriffe aus Forschung und Theorie, Wien 2008.

Bartneck, Christoph/Belpaeme, Tony/Eyssel, Friederike/Kanda, Takayuki/Keijsers/ Šabanović, Selma: Mensch-Roboter-Interaktion. Eine Einführung, Regensburg 2020.

D. Jost, *Menschenwürde und Pflegeroboter*, Techno:Phil – Aktuelle Herausforderungen der Technikphilosophie 13,
https://doi.org/10.1007/978-3-662-73005-8

Bayertz, Kurt: Die Idee der Menschenwürde. Probleme und Paradoxien, in: Archiv für Rechts- und Sozialphilosophie 81 (1995), 465–481.

BBC News: Are Robot Companions good for the Elderly?, 2023, Quelle: https://www.youtube.com/watch?v=b2GvuPCNhs0 (Zugriff: 25.09.2024).

BBC Oxfordshire: Robot Seal Which aid Care Home Residents, 2016, Quelle: https://www.youtube.com/watch?v=CjgL8_k5wMM (Zugriff: 25.09.2024).

BBC: Can Robots take Care of the Elderly?, 2017, Quelle: https://www.youtube.com/watch?v=XuwP5iOB-gs (Zugriff: 25.09.2024).

Beauchamp, Tom L./Childress, James F.: Principles of Biomedical Ethics. Sixth Edition, New York/Oxford 2009.

Becker, Heidrun: Robotik in der Gesundheitsversorgung, in: Bendel, Oliver (Hrsg.): Pflegeroboter, Wiesbaden 2018, 229–248.

Behr, Michael: Gesprächstherapie, in: Lexikon der Psychologie, 2021, Quelle: https://dorsch.hogrefe.com/stichwort/gespraechspsychotherapie (Zugriff: 07.12.2024).

Bekey, George A. 2014: Current Trends in Robotics. Technology and Ethics, in: Lin, Patrick/Abney, Keith/Bekey, George A. (Hrsg.): Robot Ethics, Cambridge 2014.

Bendel, Oliver (Hrsg.) 2018: Pflegeroboter, Wiesbaden 2018.

Bendel, Oliver: Roboter im Gesundheitsbereich, in: Ders. (Hrsg.): Pflegeroboter, Wiesbaden 2018, 195–212.

Bendel, Oliver: Sollen uns Roboter pflegen?, 2015, Quelle: https://www.maschinenethik.net/wp-content/uploads/2022/10/Artikel_Pflegeroboter_IT_for_Health.pdf (Zugriff: 14.11.2024).

Benedek, Wolfgang (Hrsg.): Menschenrechte verstehen. Handbuch zur Menschenrechtsbildung, Wien/Graz 2017.

Bielefeldt, Heiner: Auslaufmodell Menschenwürde? Warum sie in Frage steht und warum wir sie verteidigen müssen, Freiburg im Breisgau 2011.

Biere, Peter: Eine Art zu leben. Über die Vielfalt menschlicher Würde, Frankfurt am Main [6]2020.

Birnbacher, Dieter: Ethik in der Pflege, in: Stoecker, Ralf/Neuhäuser, Christian/Raters, Marie-Luise: Handbuch Angewandte Ethik, Stuttgart 2011, 403–406.

Birnbacher, Dieter: Mehrdeutigkeit im Begriff der Menschenwürde, in: Aufklärung und Kritik 2, Sonderheft 1 (1995), 1–13.

Birnbacher, Dieter: Menschenwürde – abwägbar oder unabwägbar, in: Kettner, Matthias (Hrsg.): Biomedizin und Menschenwürde. Frankfurt am Main 2004, 249–271.

Bischoff, Claudia: Frauen in der Krankenpflege. Zur Entwicklung von Frauenrolle und Frauenberufstätigkeit im 19. und 20. Jahrhundert, Frankfurt am Main 1994.

Blanchard, Pascal/Blancel, Nicolas/Boëtsch, Gilles/Deroo, Éric/Lemaire, Sandrine (Hrsg.): MenschenZoos. Schaufenster der Unmenschlichkeit, Hamburg 2012.

BMFSFJ (Bundesministerium für Familie, Senioren, Frauen und Jugend): Charta der Rechte hilfe- und pflegebedürftiger Menschen, Berlin 2018, Quelle: https://www.bmfsfj.de/resource/blob/93450/be474bfdb4016bbbca9bf87b4cb9264b/charta-der-rechte-hilfe-und-pflegebeduerftiger-menschen-data.pdf (Zugriff: 25.09.2024).

Bobbert, Monika: Entscheidungen Pflegender zwischen Expertise, Förderung der Selbstbestimmung und Fürsorge, in: Monteverde, Settimio (Hrsg.): Handbuch Pflegeethik. Ethisch denken und handeln in den Praxisfeldern der Pflege. 2., erweiterte und überarbeitete Auflage, Stuttgart 2020, 74–87.

Bobbert, Monika: Menschenwürde und Pflege. Schutz der Handlungsfähigkeit, in: Joerden, Jan C./Hilgendorf, Eric/Thiele, Felix (Hrsg.): Menschenwürde und Medizin. Ein interdisziplinäres Handbuch, Berlin 2013, 651–666.

Bobbert, Monika: Patientenautonomie und Pflege. Begründung eines moralischen Rechts, Frankfurt am Main 2002.

Böckenförde, Ernst-Wolfgang: Vom Wandel des Menschenbildes im Recht, Münster 2001.

Böhler, Franziska/Kubsova, Jarka: I'm a Nurse. Warum ich meinen Beruf als Krankenschwester liebe – trotz allem, München [7]2020.

Borenstein, Jason/Pearson, Yvette: Robot Caregivers: Harbingers of expanded Freedom for All?, in: Ethics and Information Technology 12 (2010), 277–288.

Breazeal, Cynthia/Takanishi, Atuso/Kobayashi, Tetsunori: Social Robots that Interact with People, in: Siciliano, Bruno/Khatib, Oussama (Hrsg.): Springer Handbook of Robotics, Berlin/Heidelberg 2008, 1349–1369.

Breazeal, Cynthia: Designing Sociable Robots, Cambridge 2004.

Breazeal, Cynthia: Social Robots for Health Applications, in: 2011 Annual International Conference of the IEEE Engineering in Medicine and Biology Society (2011), 5368–5371.

Brooker, Dawn: Person-zentriert pflegen. Das VIPS-Modell zur Pflege und Betreuung von Menschen mit einer Demenz, Bern 2008.

Brunkhorst, Hauke: Kultur, in: Kerber, Harald/Schmieder, Arnold (Hrsg.): Handbuch Soziologie. Zur Theorie und Praxis sozialer Beziehungen, Hamburg 1984.

Buber, Martin: Ich und Du. 11., durchgesehene Auflage, Ditzingen 1983.

Butcher, H. K./Malinski, V. M.: Martha E. Rogers' Science of Unitary Human Beings, in: Nursing Theories and Nursing Practice (2015), 237–261.

Buxbaum, Hans/Sen, Sumona: Kollaborierende Roboter in der Pflege – Sicherheit in der Mensch-Maschine-Schnittstelle, in: Bendel, Oliver (Hrsg.): Pflegeroboter, Wiesbaden 2018, 1–22.

Čapek, Karel: R.U.R. (Rossum's Universal Robots), London 2004.

CARESSES – Culturally Aware Robots: CARESSES, A Robot for the Elderly that knows about different Cultures (featuring Pepper), 2020, Quelle: https://www.youtube.com/watch?v=0at2oZt_rag&t=8s (Zugriff: 13.11.2024).

Cicero, Marcus T.: De Oficiis / Von den Pflichten. Zweisprachige Ausgabe. Herausgegeben von Heinz Gunermann, Stuttgart 1993.

Clapham, Andrew: Human Rights Obligations of Non-State Actors, Oxford 2006.

Coeckelbergh, Mark: Care Robots and the Future of ICT-mediated Elderly Care. A Response to Doom Scenarios, in: AI & Society 31 (2016), 455–462.

Coeckelbergh, Mark: Health Care, Capabilities, and AI Assistive Technology, in: Ethical Theory and Moral Practice 13 (2010), 181–190.

Coeckelbergh, Mark: How I learned to love the Robot. Capabilities, Information Technologies, And Elderly Care, in: Oosterlaken, Ilse/Hoven, Jeroen (Hrsg.): The Capability Approach, Technology And Design, Dordrecht 2012, 77–86.

Coeckelbergh, Mark: Robot Ethics, Cambridge 2022.

Cohen-Mansfield, Jiska/Marx, Marcia S./Freedman, Laurence S./Murad, Havi/Thein, Khin/Dakheel-Ali: What affects Pleasure In Persons With Advanced Stage Dementia?, in: Journal of Psychatric Research, 46/3 (2012), 402–406.

Condemi, Silvana/Savatier, François: Der Neandertaler unser Bruder. 300.000 Jahre Geschichte des Menschen, München 2020.

Conradi, Elisabeth 2003: Vom Besonderen zum Allgemeinen – Zuwendung in der Pflege als Ausgangspunkt einer Ethik, in: Wiesemann, Claudia/Erichsen, Norbert/Behrendt, Heidrun (Hrsg.): Pflege und Ethik. Leitfaden für Wissenschaft und Praxis. Stuttgart 2003, 30–46.

Conradi, Elisabeth: Die Ethik der Achtsamkeit zwischen Philosophie und Gesellschaftstheorie, in: Conradi, Elisabeth/Vosman, Frans (Hrsg.): Praxis der Achtsamkeit. Schlüsselbegriffe der Care-Ethik, Frankfurt am Main 2016, 53–86.

Conradi, Elisabeth: Take Care. Grundlagen einer Ethik der Achtsamkeit, Frankfurt am Main 2001.

Dabrowski, Martin/Wolf, Judith (Hrsg.): Menschenwürde und Gerechtigkeit in der Pflege, Leiden 2016.

Daily Mail 2018: Robot Baby Seal 'Paro' helps Elderly Dementia Patients in Hong Kong, 2018, Quelle: https://www.youtube.com/watch?v=g9wj5v22KsA (Zugriff: 25.09.2024).

Damniano, Luisa/Dumouchel, Paul: Anthropomorphism in Human–Robot Co-Evolution, in: Frontiers in Psychology 9 (2018), 1–9.

Dan-Cohen, Meir: Introduction. Dignity and Its (Dis)content, in: Waldron, Jeremy: Dignity, Rank, & Rights, Oxford 2012, 3–10.

De Gregorio, Lea: „Die Privatsphäre hat eine wichtige Funktion für unsere Autonomie." Warum sind uns die privaten Daten überhaupt so wichtig? Die Medienwissenschaftlerin Petra Grimm spricht über Ungewissheit, Diskriminierung und geschützte Räume im Netz, in: Amnesty Journal 10.07.2022, Quelle: https://www.amnesty.de/informieren/amnesty-journal/datenschutz-privatsphaere-petra-grimm-interview (Zugriff: 12.12.2024).

Decker, Michael, Dillmann, Rüdiger/Dreier, Thomas/Fischer, Martin/Gutmann, Mathias/Ott, Ingrid/Spiecker, Indra: Service Robotics. Do You know Your new Companion? Framing an Interdisciplinary Technology Assessment, in: Poiesis & Praxis 8 (2011), 25–44.

Den Hartogh, Govert: Is Human Dignity the Ground of Human Rights, in: Düwell Marcus/Braarvig, Jens/Brownsword, Roger/Mieth Dietmar (Hrsg.): The Cambridge Handbook of Human Dignity. Interdisciplinary Perspectives, Cambridge 2014, 200–207.

Descartes, René: Meditationes de Prima Philosophia/Meditationen über die Erste Philosophie, Ditzingen 2016.

Deutscher Berufsverbund für Pflegeberufe (DBfK): Definition der Pflege – International Council of Nurses ICN, Quelle: https://www.dbfk.de/media/docs/newsroom/publikationen/Definition-der-Pflege-ICN-deutsch.pdf (Zugriff: 29.10.2024).

Deutscher Pflegerat: Rahmen-Berufsordnung für professionelle Pflegende, Berlin 2004, Quelle: https://www.yumpu.com/de/document/read/7290371/rahmenberufsordnung-deutscher-pflegerat (Zugriff: 24.09.2024).

Devlin, Kate: Turned on. Intimität und Künstliche Intelligenz, Darmstadt 2020.

Die Verfassung des Deutschen Reichs („Weimarer Reichsverfassung") vom 11. August 1919, Quelle: https://www.jura.uni-wuerzburg.de/fileadmin/02160100-muenkler/Verfassungstexte/Die_Weimarer_Reichsverfassung_2017ge.pdf (Zugriff: 23.09.2024).

Donaldson, S. K./Crowley D. M.: The Discipline of Nursing, in: Nurs Outlook 26 (1978) 2, 113–120.

Dürig, Günter: Der Grundrechtssatz von der Menschenwürde. Entwurf eines praktikablen Wertsystems der Grundrechte aus Art. 1 Abs. I In Verbindung mit Art 19 Abs II des Grundgesetzes, in: Archiv des öffentlichen Rechts 81/2 (1956), 117–157.

Düwell Marcus/Braarvig, Jens/Brownsword, Roger/Mieth Dietmar (Hrsg.): The Cambridge Handbook of Human Dignity. Interdisciplinary Perspectives, Cambridge 2014.

Düwell, Marcus: Human Dignity. Concepts, Discussions, Philosophical Perspectives, in: Düwell Marcus/Braarvig, Jens/Brownsword, Roger/Mieth Dietmar (Hrsg.): The Cambridge Handbook of Human Dignity. Interdisciplinary Perspectives, Cambridge 2014, 23–50.

Düwell, Marcus: Menschenbilder und Anthropologie in der Bioethik, in: Ethik in der Medizin 23 (2011), 25–33.

Ebray: My Spoon, Quelle: https://ebrary.net/64566/computer_science/spoon (Zugriff: 25.09.2024).

Eder, Jens/Imorde, Joseph/Reinerth, Maike: Zur Einleitung. Medialität und Menschenbild, in: Dies. (Hrsg.): Medialität und Menschenbild, Berlin/Boston 2013.

Eibach, Ulrich: Menschenwürde an den Grenzen des Lebens. Einführung in Fragen der Bioethik aus christlicher Sicht, Neukirchen-Vluyn 2000.

Eisele, Colombine (Hrsg.): Moralischer Stress in der Pflege. Auseinandersetzung mit ethischen Dilemmasituationen, Wien 2017.

Elder, Alexis M.: Friendship, Robots, and Social Media. False Friends and Second Selves, London 2018.

ElliQ: Meet ElliQ, Quelle: https://elliq.com/ (Zugriff: 25.09.2024).

ElliQ: User Stories, Quelle: https://elliq.com/pages/testimonials (Zugriff: 25.09.2024).

Elsevier: Pflege Heute + E-Book, Quelle: https://shop.elsevier.de/pflege-heute-e-book-978 3437267796.html?nosto=nosto-page-category1 (Zugriff: 25.09.2024).

Europäische Charta der Rechte und Pflichten älterer hilfe- und pflegebedürftiger Menschen, 2010, Quelle: https://www.biva.de/dokumente/broschueren/EU-Charta-der-Rechte-u-Pfl ichten-aelterer-hilfe-u-pflegebeduerftiger-Menschen.pdf (Zugriff: 25.09.2024).

Europäische Kommission: EU und Japan stärken die Forschungs- und Innovationszusammenarbeit im Bereich Robotiklösungen für aktives und gesundes Altern, in: Gestaltung der digitalen Zukunft Europas 07.07.2021, Quelle: https://digital-strategy.ec.europa.eu/de/library/eu-and-japan-strengthen-research-and-innovation-collaboration-robotics-sol utions-active-and-healthy (Zugriff: 18.12.2024).

Europäische Union: Charta der Grundrechte der Europäischen Union. Quelle: https://www.europarl.europa.eu/charter/pdf/text_de.pdf (Zugriff: 19.09.2024).

Evans, J. M.: HelpMate®: An Autonomous Mobile Robot Courier for Hospitals in: Proceedings of IEEE/RSJ International Conference on Intelligent Robots and Systems (IROS'94) 3 (1994), 1695–1700.

Evans, J./Krishnamurthy, B./Pong, W./Croston, R./Weiman, C./Engelberger, G.: HelpMate™: A Robotic Materials Transport System. Robotics and Autonomous Systems, 5/3 (1989), 251–256.

F&P Robotics: Lio – Mehr Zeit für Menschlichkeit, Quelle: https://www.fp-robotics.com/de/lio/ (Quelle: 25.09.2024).

F&P Robotics: Lio – Personal Care Robot Assist at Home, Quelle: https://www.fp-robotics.com/wp-content/uploads/2019/04/Lio_Prospekt_6-seitig_EN-01.04.19-small.pdf (Zugriff: 25.09.2024).

F&P Robotics: Lio, der mobile Assistenzroboter von F&P Robotics, Quelle: https://www.youtube.com/watch?v=wSkGgtpIRYo&t=146s (Zugriff: 25.09.2024).

Fagan, Anton: Human Dignity in South African Law, in: Düwell Marcus/Braarvig, Jens/Brownsword, Roger/Mieth Dietmar (Hrsg.): The Cambridge Handbook of Human Dignity. Interdisciplinary Perspectives, Cambridge 2014, 401–407.

Fawcett, Jaqueline: Pflegemodelle im Überblick, Bern 1996.

FAZ (Frankfurter Allgemeine): Humanoide Roboter auf der CES: Smarte Grusel-Geschöpfe, Quelle: https://www.youtube.com/watch?v=3NSuLdDghiA (25.09.2024).

Fernández-Armesto, Felipe: So You Think You're Human?, Oxford 2009.

Financial Times: The Soft Side of Robots: Elderly Care, 05.05.2016, Quelle: https://www.ft.com/video/761dffd8-5431-3a3e-a542-65137cf05d92 (25.09.2024).

Fioranelli, Emilio: Pflegeroboter. Eine Kosten-Nutzen-Analyse, in: Thieme kma Online 17.01.2019, Quelle: https://www.kma-online.de/aktuelles/it-digital-health/detail/pflege roboter-eine-kosten-nutzen-analyse-a-39557 (Zugriff: 09.01.2025).

Fischer, Johannes: Ethik und „Menschenbild", Quelle: file:///C:/Users/djost/Downloads/200906Menschenbild2–1.pdf (Zugriff: 19.09.2024).

Fölsch, Doris: Ethik in der Pflegepraxis. Anwendung moralischer Prinzipien auf den Pflegealltag. 4., überarbeitete Auflage. Wien 2021.

Fosch-Villaronga, Eduard/Albo-Canals, Jordi: "I'll take care of you," said the Robot. Reflecting upon the Legal and Ethical Aspects of the Use and Development of Social Robots for Therapy, in: Paladyn, Journal of Behavioral Robotics 10/1 (2019), 77–93.

Fosch-Villaronga, Eduard/Drukarch, Hadassah: AI for Healthcare Robotics, Boca Raton 2022.

Fosch-Villaronga, Eduard/Drukarch, Hadassah: On Healthcare Robots: Concepts, Definitions, and considerations for healthcare robot governance, in: arXiv preprint arXiv:2106.03468 (2021).

Fosch-Villaronga, Eduard: Robots, Healthcare, and the Law: Regulating Automation in Personal Care. London 2019.

Foster, Malcom: Aging Japan. Robots may have Role in Future of Elder Cara, in: Reuters, Quelle: https://www.reuters.com/article/idUSKBN1H33AB/ (Zugriff: 25.09.2024).

Frankfurt, Harry: Freedom of the Will and the Concept of a Person, in: Frankfurt, Harry: The Importance of What We Care About, Cambridge 1988, 11–25.

Fraunhofer IPA: Care-O-bot® 4 – Making-of the new Service Robot Generation, 2016, Quelle: https://www.youtube.com/watch?v=OwAF8hsO58o (Zugriff: 25.09.2024).

Fraunhofer IPA: Forschungsprojekt »SeRoDi« präsentiert Abschlussergebnisse, 2018, Quelle: https://www.ipa.fraunhofer.de/de/presse/presseinformationen/servicerobotik_fuer_die_pflege.html (Zugriff: 25.09.2024).

Fraunhofer-Institut: Roboter als vielseitiger Gentleman, 2015, Quelle: https://www.ipa.fraunhofer.de/de/presse/presseinformationen/2015-01-15_roboter-als-vielseitiger-gentleman.html (Zugriff: 25.09.2024).

Fraunhofer-Institut: Care-O-bot 4, 2023, Quelle: https://www.care-o-bot.de/de/care-o-bot-4.html (Zugriff: 25.09.2024).

Früh, Michael/Gasser, Alina: Erfahrungen aus dem Einsatz von Pflegerobotern für Menschen im Alter, in: Bendel, Oliver (Hrsg.): Pflegeroboter, Wiesbaden 2018, 37–62.

Gehlen, Arnold: Anthropologische und sozialpsychologische Untersuchungen, Hamburg 2017.

Gehlen, Arnold: Der Mensch. Seine Natur und seine Stellung in der Welt, Frankfurt am Main 2016.
German Bionic: Was ist ein Exoskelett?, 2023, Quelle: https://germanbionic.com/was-ist-ein-exoskelett/ (Zugriff: 25.09.2024).
Gewirth, Alan The Justificatory Argument of Human Rights, in: Sterba, James P. (Hrsg.): Ethics. Classical Western Texts in Feminists and Multicultural Perspectives, Oxford 2000, 489–484.
Gewirth, Alan: Reason and Morality, Chicago 1978.
Gillemot, Lucia/Rost, Benjamin: Mit High-Tech gegen den Fachkräftemangel, in: ZDFheute 13.10.2023, Quelle: https://www.zdf.de/nachrichten/wirtschaft/roboter-pflege-fachkraeftemangel-100.html (Zugriff: 30.12.2024).
Gilligans, Carol: Die andere Stimme. Lebenskonflikte und Moral der Frau, München 1982.
Gisinger, Christoph: Pflegeroboter aus Sicht der Geriatrie, in: Bendel, Oliver (Hrsg.): Pflegeroboter, Wiesbaden 2018, 113–124.
Goffmann, Erving: Wir alle spielen Theater. Die Selbstdarstellung im Alltag, München 2013.
Goodhart, David: Head Hand Heart. The Struggle of Dignity and Status in the 21th Century, Dublin 2021.
Grimm, Petra/Keber, Tobias O./Zöllner, Oliver (Hrsg.): Digitale Ethik. Leben in vernetzten Welten. 4. Durchgesehene Auflage, Ditzingen 2019.
Gröning, Katharina: Entweihung und Scham. Grenzsituationen in der Pflege alter Menschen, Frankfurt am Main 2014.
Gröschner, Rolf/Kapust, Antje/Lembcke, Oliver W. (Hrsg.): Wörterbuch der Würde, Wien 2013.
Großklaus-Seidel, Marion: Ethik im Pflegealltag. Wie Pflegende ihr Handeln reflektieren und begründen können, Stuttgart 2002.
Grundgesetz für die Bundesrepublik Deutschland, Quelle: https://www.gesetze-im-internet.de/gg/GG.pdf (23.09.2024).
Grunwald, Armin: Der unterlegene Mensch. Die Zukunft der Menschheit im Angesicht von Algorithmen, künstlicher Intelligenz und Robotern, München 2019.
Grunwald, Armin: From Speculative Nanoethics to Explorative Philosophy of Nanotechnology, in: Nanoethics 4 (2010): 91–101.
Grunwald, Armin: Menschenbilder und die Beziehung zu Technik und Maschine, in: Zichy, Michael (Hrsg.): Handbuch Menschenbilder, Wiesbaden 2021, 1–18.
Guess, Raymond: Privatheit. Eine Genealogie, Berlin 2013.
Gutmann, Thomas/Quante, Michael: Menschenwürde, Selbstbestimmung, Pluralismus. Zwischen sittlicher Vorgabe und deontologischer Konstruktion, in: Archiv für Rechts- und Sozialphilosophie, 107 (2017) 3, 322–336.
Hallensleben, Jörg: Typologien von Pflegemodellen. Diskussion ihrer Nützlichkeit unter besonderer Berücksichtigung der Typologie von A. I. Meleis, in: Pflege und Gesellschaft, 8. Jahrgang (2003) 2, 59–67.
Harari, Yuval Noah: Homo Deus. Eine Geschichte von Morgen, München ^{12}2017.
Härle, Wilfried: Autonomie – ein vielversprechender Begriff?, in: Ders. (Hrsg.): Menschsein in Beziehungen. Studien zur Rechtfertigungslehre und Anthropologie, Tübingen 2005, 213–241.

Härle, Wilfried: Menschenwürde – konkret und grundsätzlich, in: Ders. (Hrsg.): Menschsein in Beziehungen. Studien zur Rechtfertigungslehre und Anthropologie, Tübingen 2005, 379–410.
Harmonic Drive SE: Pflegerobotik. Quelle: https://harmonicdrive.de/de/glossar/pflegerobotik (Zugriff: 20.11.2024).
Hartweg, Donna L.: Dorothea Orem's Self-Care Deficit Nursing Theory, in: Nursing Theories and Nursing Practice (2015), 105–132.
Hausmann, Clemens: Kommunikation in der Pflege, Wien ^{3}2024.
Healthcare Robotics Lab: Towards an Assistive Robot that Autonomously Performs Bed Baths for Patient Hygiene, 2010, Quelle: https://www.youtube.com/watch?v=0ac2qwStrdo (Zugriff: 25.09.2024).
Heike, Baranzke: Menschenwürde in der Pflegebeziehung. Sondierungen auf der Grenzen zwischen Ausschluss und Vereinnahmung, in: Hilgendorf, Eric/Joerden, Jan C./Petrillo, Natalia/Thiele, Felix (Hrsg.): Menschenwürde in der Medizin. Quo vadis?, Baden-Baden 2012, 95–114.
Heimerl, Birgit: Choreographie der Entblößung. Geschlechterdifferenz und Personalität in der klinischen Praxis, in: Zeitschrift für Soziologie 35/5 (2006), 372–391.
Henderson, Virginia: Das Wesen der Pflege, in: Schaeffer, Doris/Moers, Martin/Steppe, Hilde/Meleis, Afaf (Hrsg.): Pflegetheorien. Beispiele aus den USA. 2., ergänzte Auflage, Göttingen 2008, 39–54.
Hennig, Martin: Mediale Darstellungen von Robotern in der Pflege. Wie der Blick auf fiktionale Medien für ethische Fragen sensibilisieren kann, in: Universität Tübingen. Internationales Zentrum für Ethik in den Wissenschaften (IZEW). Publikationen 2022, Quelle: https://uni-tuebingen.de/forschung/zentren-und-institute/internationales-zentrum-fuer-ethik-in-den-wissenschaften/publikationen/bedenkzeiten-bibliothek/weitere-blog-artikel/mediale-darstellungen-von-robotern-in-der-pflege/ (Zugriff: 06.11.2024).
Henning, Clarissa: Nummer 5 lebt! Kriegs-, Pflege- und Sexroboter unter der Lupe, in: Grimm, Petra/Keber, Tobias O./Zöllner, Oliver (Hrsg.): Digitale Ethik. Leben in vernetzten Welten, Ditzingen ^{4}2019, 171–186.
Herder, Johann Gottfried: Abhandlung über den Ursprung der Sprache, Stuttgart 2015.
Hiemetzberger, Martina/Messner, Irene/Dorfmeister, Michaela: Berufsethik und Berufskunde. Ein Lehrbuch für Pflegeberufe. 4., überarbeitete Auflage, Wien 2016.
Hiemetzberger, Martina: Ethik in der Pflege. 3., überarbeitete Auflage, Wien 2020.
Hilgendorf, Eric: Menschenrechte, Menschenwürde, Menschenbild, in: Hilgendorf, Eric/Joerden, Jan C.: Handbuch Rechtsphilosophie, Stuttgart 2017, 366–372.
Hill, Thomas E.: Kantian Perspectives on the Rational Basis of Human Dignity, in: Düwell Marcus/Braarvig, Jens/Brownsword, Roger/Mieth Dietmar (Hrsg.): The Cambridge Handbook of Human Dignity. Interdisciplinary Perspectives, Cambridge 2014, 215–221.
Hobbit: Hobbit – The Mutual Care Robot. Quelle: http://hobbit.acin.tuwien.ac.at (Zugriff: 19.11.2024).
Hoerster, Norbert: Abtreibung im säkularen Staat. Argumente gegen den §218, Frankfurt am Main 1991.
Honneth, Axel: Kampf um Anerkennung, Frankfurt am Main 1994.
Honneth, Axel: Verdinglichung. Eine anerkennungstheoretische Studie, Berlin 2015.

Horn, Christoph/Mieth, Corinna/Scarano, Nico: Kommentar, in: Kant, Immanuel: Grundlegung zur Metaphysik der Sitten, Frankfurt am Main [4]2015.

Hossenfelder, Malte: Menschenwürde und Menschenrecht, in: Studia Philosophica 63 (2004), 17–34.

Hülsken-Giesler, Manfred/Daxberger, Sabine: Robotik in der Pflege aus pflegewissenschaftlicher Perspektive, in: Bendel, Oliver (Hrsg.): Pflegeroboter, Wiesbaden 2018, 125–139.

Hülsken-Giesler, Manfred: Robotik für die Pflege. Pflegewissenschaftliche Begründungen und Bewertungen, in: Hergesell, Jannis/Maibaum, Arne/Meister, Martin (Hrsg.): Genese und Folgen der Pflegerobotik. Die Konstitution eines interdisziplinären Forschungsfeldes, Weinheim 2020, 145–157.

Hung, Lillian/Liu, Cindy/Woldum, Evan/Au-Yeung, Andy/Berndt, Annette/Wallsworth, Christine/Horne, Neil/Gregorio, Mario/ Mann, Jim/Chaudhury, Habib: The Benefits of and Barriers to using a Social Robot PARO in care settings. A Scoping Review, BMC Geriatrics 19 (2019), 1–10.

Ichbiah, Daniel: Roboter. Geschichte – Technik – Entwicklung, München 2005.

ICN (International Council of Nurses): Der ICN-Ethikkodex für Pflegefachpersonen. Überarbeitet 2021, Quelle: https://www.wege-zur-pflege.de/fileadmin/daten/Pflege_Charta/Schulungsmaterial/Modul_5/Weiterfu%CC%88hrende_Materialien/M5-ICN-Ethikkodex-DBfK.pdf (Zugriff: 24.09.2024).

ICN (International Council of Nurses): Our Members, Quelle: https://www.icn.ch/membership/our-members (Zugriff: 29.10.2024).

ICN (International Council of Nurses): The ICN Code of Ethics for Nurses. Revised 2021, Quelle: https://www.icn.ch/sites/default/files/2023-06/ICN_Code-of-Ethics_EN_Web.pdf (Zugriff: 25.09.2024).

IEEE Spectrum: Hair Washing Robot, 2013, Quelle: https://www.youtube.com/watch?v=aWxF_ZXs-_o (25.09.2024).

Immenschuh, Ursula/Marks, Stephan: Scham und Würde in der Pflege. Ein Ratgeber, Frankfurt am Main [3]2022.

Immenschuh, Ursula: Scham und Würde in der Pflege, in: GGP-Fachzeitschrift für Geriatrische und Gerontologische Pflege 2/3 (2018), 115–119.

Intuitiv: Da Vinci von Intuitiv, Quelle: https://www.intuitive.com/de-de/products-and-services/da-vinci/systems (14.11.2023).

Janowski, Kathrin/Ritschel, Hannes/Lugrin, Birgit/André, Elisabeth: Sozial interagierende Roboter in der Pflege, in: Bendel, Oliver (Hrsg.): Pflegeroboter, Wiesbaden 2018, 63–87.

Joas, Hans: Die Sakralität der Person. Eine neue Genealogie der Menschenrechte, Berlin 2019.

Jost, David/Leitner, Marco Johannes/Zichy, Michael: Menschsein und Menschbleiben im Zeichen der KI, in: Theologisch-Praktische Quartalsschrift 172/4 (2024), 339–349.

Jost, David/Zichy, Michael: Homo digitalis und zwischenmenschliche Beziehungen, in: Schweiger, Gottfried/Zichy, Michael (Hrsg.): Zwischenmenschliche Beziehungen im Zeitalter des Digitalen, Berlin 2023, 115–132.

Jost, David: Wie soziale Roboter unser Vertrauen missbrauchen, in: Salzburger Jahrbuch für Philosophie 69 (2024), 63–82.

Juchli, Juliane: Die ATL (Aktivitäten des täglichen Lebens) – eine Ordnungsstruktur im Kontext eines ganzheitlichen Menschenbildes, in: Schewior-Popp, Susanne/Sitzmann,

Franz/Ulrich, Lothar: Thiemes Pflege. Das Lehrbuch für Pflegende in der Ausbildung. 15. Auflage, Stuttgart 2021, 9–10.

Kaiser, Ole: „Er hört immer zu", in: Frankfurter Allgemeine 08.12.2024, Quelle: https://www.faz.net/aktuell/gesellschaft/hoert-immer-zu-das-bewirken-roboter-in-seniorenheimen-110128144.html (Zugriff: 30.12.2024).

Kamiyama, Junichi: Comeback for Futurist Version of Human Washing Machine, in: The Aahi Shimbun 2021, Quelle: https://www.asahi.com/ajw/articles/14328804 (Zugriff: 25.09.2024).

Kant, Immanuel: Grundlegung zur Metaphysik der Sitten. Kommentar von Christoph Horn, Corinna Mieth und Nico Scarano, Frankfurt am Main 4 2015.

Kazerooni, Homayoon: Exoskeletons for Human Performance Augmentation, in: Siciliano, Bruno/Khatib, Oussama (Hrsg.): Springer Handbook of Robotics, Berlin/Heidelberg 2008, 773–779.

Kehl, Christoph: Wege zu verantwortungsvoller Forschung und Entwicklung im Bereich der Pflegerobotik. Die ambivalente Rolle der Ethik, in: Bendel, Oliver (Hrsg.): Pflegeroboter, Wiesbaden 2018, 141–160.

Kerner, Ina: Postkoloniale Theorien zur Einführung. 4., unveränderte Auflage, Hamburg 2021.

Kerstein, Samuel J.: Kantian Dignity. A Critique, in: Düwell Marcus/Braarvig, Jens/Brownsword, Roger/Mieth Dietmar (Hrsg.): The Cambridge Handbook of Human Dignity. Interdisciplinary Perspectives, Cambridge 2014, 222–229.

Kersting, Karin: Die Theorie des Coolout und ihre Bedeutung in der Pflegeausbildung. Neue Studien und Analysen, Frankfurt am Main 2020.

Kersting, Karin: Was ist Coolout?, 2016, Quelle: https://www.hwg-lu.de/fileadmin/user_upload/PDF-Dateien/Was_ist_Coolout.pdf (Zugriff: 08.01.2025).

Keusch, Nelly/Fulterer, Ruth: Ein 14-Jähriger nimmt sich das Leben, nachdem er mit seiner KI-Geliebten über Suizid gesprochen hat. Jetzt reicht die Mutter Klage ein, in: NZZ 25.10.2024, Quelle: https://www.nzz.ch/technologie/ein-14-jaehriger-nimmt-sich-das-leben-nachdem-er-mit-seiner-ki-geliebten-darueber-gesprochen-hat-jetzt-reicht-die-mutter-klage-ein-ld.1854322 (Zugriff: 23.12.2024).

Kirste, Stephan: Die Dogmatik der Würde des Menschen in der Rechtsprechung des Bundesverfassungsgerichts, in: Kirste, Stephan/Gonzaga De Souza, Draiton/Sarlet, Ingo Wolfgang (Hrsg.): Menschenwürde im 21. Jahrhundert. Untersuchungen zu den philosophischen, völker- und verfassungsrechtlichen Grundlagen in Brasilien, Deutschland und Österreich, Baden-Baden 2018, 117–142.

Kirste, Stephan: Die Würde des Menschen als Menschenrecht und Fundament der Menschenrechte, in: Von der Pfordten, Dietmar/Gisbertz-Astolfi, Philipp (Hrsg.): Menschenwürde. Zur Frage ihrer Unverfügbarkeit, Tübingen 2022, 147–171.

Kirste, Stephan: Einführung in die Rechtsphilosophie, Darmstadt 2010.

Kirste, Stephan: Menschenbilder im Recht – Rechtsbilder vom Menschen, in: Zichy, Michael (Hrsg.): Handbuch Menschenbilder, Wiesbaden 2023, 1–24.

Kirste, Stephan: Menschenwürde als subjektives Recht. Selbstverhältnis in Rechtsverhältnissen, in: Neumann, Ulfried/Tiedemann, Paul/Liu, Shing-I (Hrsg.): Menschenwürde ohne Metaphysik. Beiträge des Workshops auf dem 29. Weltkongress der Internationalen Vereinigung für Rechts- und Sozialphilosophie (IVR) in Luzern, Schweiz, Juli 2019, Stuttgart 2021.

Kirste, Stephan: Rechtsphilosophische Argumente zu Fürsorge und Autonomie, in: Eckart, Wolfgang U./Anderheiden, Michael (Hrsg.): Handbuch Sterben und Menschenwürde, Berlin/Boston 2012, 555–576.

Kitwood, Tom: Dementia Reconsidered. The Person Comes First, Maidenhead 1997.

Kitwood, Tom: Demenz. Der person-zentrierte Ansatz im Umgang mit verwirrten Menschen, Bern 2000.

Klein, Barbara/Graf, Birgit/Schlömer, Inga Franziska/Roßberg, Holger/Röhricht, Karin/ Baumgartner, Simon: Robotik in der Gesundheitswirtschaft. Einsatzfelder und Potenziale. 2., überarbeitete und erweiterte Auflage, Heidelberg 2018.

Knoepffler, Nikolaus: Handlungsreflexion. Alan Gerwith, in: Gröschner, Rolf/Kapust, Antje/ Lembcke, Oliver W. (Hrsg.): Wörterbuch der Würde, Wien 2013, 76–78.

Knoepffler, Nikolaus: Menschenwürde in der Bioethik, Heidelberg 2004.

Knoll, Franziskus: Mensch bleiben! Lehrbuch Anthropologie, Ethik und Spiritualität für Pflegeberufe, Stuttgart 2020.

Kohlen, Helen: Die Bedeutung der Care-Ethik für die Pflegepraxis, in: Monteverde, Settimio (Hrsg.): Handbuch Pflegeethik. Ethisch denken und handeln in den Praxisfeldern der Pflege. 2., erweiterte und überarbeitete Auflage, Stuttgart 2020, 66–74.

Kortenkamp, David/Simmons, Reid/Brugali, Davide: Robotic Systems Architectures and Programming, in: Siciliano, Bruno/Khatib, Oussama (Hrsg.): Springer Handbook of Robotics, Berlin/Heidelberg 2008, 283–306.

Körtner, Ulrich J.: Grundkurs Pflegeethik. 4., überarbeitete Auflage, Wien 2022.

Kramer, Stephen C./Friedmann, Erika/Bernstein, Penny L.: Comparison of the Effect of Human Interaction, Animal-Assisted Therapy, and AIBO-Assisted Therapy on Long-Term Care Residents with Dementia, Anthrozoös 22/1 (2009), 43–57.

Krankenhaus der Elisabethinen Graz: Pflegedirektion, Quelle: https://www.elisabethinen.at/ueber-uns/pflegedirektion-1 (Zugriff: 27.09.2024).

Kreis, Jeanne: Umsorgen, überwachen, unterhalten – sind Pflegeroboter ethisch vertretbar?, in: Bendel, Oliver (Hrsg.): Pflegeroboter, Wiesbaden 2018, 213–228.

Kreß, Hartmut: Ethik der Rechtsordnung. Staat, Grundrechte und Religionen im Licht der Rechtsethik, Stuttgart 2011.

Kuka: Produkte und Leistungen, Quelle: https://www.kuka.com/de-at/produkte-leistungen (Zugriff: 25.09.2024).

La Mettrie, Julien Offray de: Der Mensch eine Maschine. L'Homme Machine, Berlin 2016.

Laitinen, Arto/Niemelä, Marketta/Pirhonen, Jari: Demands of Dignity in Robotic Care. Recognizing Vulnerability, Agency, and Subjectivity in Robot-based, Robot-assisted, and Teleoperated Elderly Care, in: Techné: Research in Philosophy and Technology 23/3 (2019), 366–401.

Lay, Reinhard: Ethik in der Pflege. Das Lehrbuch für alle Bereiche der Pflege. 3., vollständig überarbeitete und erweiterte Auflage, Hannover 2022.

Leland, John: Can Robots Save Nursing Homes?, in: The New York Times 21.04.2022, Quelle: https://www.nytimes.com/2022/04/21/realestate/nursing-home-robots.html (Zugriff: 30.12.2024).

Lenthe, Ulrike: Transkulturelle Pflege, Wien 2019.

Lenzen, Manuela: Künstliche Intelligenz. Fakten, Chancen, Risiken, München 2020.

Lenzen, Manuela: Künstliche Intelligenz. Was sie kann und was uns erwartet. 4., aktualisierte Auflage, München 2023.

Leuchtner, Jörg M: Datenschutz in der Pflege. Ein Praxishandbuch, Heidelberg 2018.

Levy, David: Love and Sex with Robots. The Evolution of Human-Robot Relationships, London 2009.

Lin, Patrick/Abney, Keith/Bekey, George A. (Hrsg.): Robot Ethics, Cambridge 2014.

Lin, Patrick: Introduction to Robot Ethics, in: Lin, Patrick/Abney, Keith/Bekey, George A. (Hrsg.): Robot Ethics, Cambridge 2014, 3–15.

Lindner, L.: Lernziel „guter Mensch"? Ethik in der Aus und Fortbildung pflegerischer Berufe, in: Städtler-Mach, Barbara (Hrsg.): Ethik im Gesundheitswesen, Berlin 1999, 45–65.

Lipp, Benjamin: Analytik des Interfacing. Zur Materialität technologischer Verschaltung in prototypischen Milieus robotisierter Pflege, in: Behemoth – A Journal on Civilisation 10/1 (2017), 107–129.

List, Elisabeth: Autonomie, in: Gröschner, Rolf/Kapust, Antje/Lembcke, Oliver W. (Hrsg.): Wörterbuch der Würde, Wien 2013, 130–131.

Lobe, Adrian: Wie Roboter in der Pflege eingesetzt werden können, in: Der Standard 07.03.2022, Quelle: https://www.derstandard.at/story/2000133832873/wie-roboter-in-der-pflege-eingesetzt-werden-koennen (Zugriff: 30.12.2024).

Loh, Janina: Roboterethik. Eine Einführung, Berlin 2019.

Lueneberg, Stella: Schau mir in die Augen, Kleiner!, ZEIT ONLINE 06.09.2022, Quelle: https://www.zeit.de/zeit-wissen/2022/05/roboter-pflege-altenpflege-forschung-pflegenotstand (Zugriff: 30.12.2024).

Lukács, Georg: Die Verdinglichung und das Bewußtsein des Proletariats, in: Lukács, Georg: Geschichte und Klassenbewußtsein. Band 2: Frühschriften 2, Neuwied/Berlin 1968, 257–397.

Macklin, Ruth: Dignity is a Useless Concept, in Brithi Medical Journal 327 (2003), 1419–1420.

Maio, Giovanni: Lehrbuch der Ethik in der Medizin. Mit einer Einführung in die Ethik der Pflege. 2. Überarbeitete und erweiterte Auflage, Stuttgart 2017.

Manzeschke, Arne/Petersen, Julia: Ethische Aspekte der Digitalisierung und Technisierung des Pflegealltags, in: Monteverde, Settimio (Hrsg.): Handbuch Pflegeethik. Ethisch denken und handeln in den Praxisfeldern der Pflege. 2., erweiterte und überarbeitete Auflage, Stuttgart 2020, 285–299.

Margalit, Avishai: Politik der Würde. Über Achtung und Verachtung, Berlin ^{2}2018.

Marin, Claire: Reflexion über Krankheit – Ein Plädoyer für die Perspektive der ersten Person, in: Conradi, Elisabeth/Vosman, Frans (Hrsg.): Praxis der Achtsamkeit. Schlüsselbegriffe der Care-Ethik, Frankfurt am Main 2016, 149–166.

Markowitz, Judith A. (Hrsg.): Robots That Talk and Listen. Technology and Social Impact, Boston 2015.

Marques, Claudia Lima/Lixinski, Lucas: Human Dignity in South American Law, in: Düwell Marcus/Braarvig, Jens/Brownsword, Roger/Mieth Dietmar (Hrsg.): The Cambridge Handbook of Human Dignity. Interdisciplinary Perspectives, Cambridge 2014, 394–400.

Marr, Bernard: The 4 Ds of Robotization. Dull, Dirty, Dangerous and Dear, in: Forbes 2017, Quelle: https://www.forbes.com/sites/bernardmarr/2017/10/16/the-4-ds-of-robotization-dull-dirty-dangerous-and-dear/ (Zugriff: 25.09.2024).

Marriner-Tomey, Ann: Pflegetheoretikerinnen und ihr Werk, Kassel 1992.

Maslow, Abraham H.: Motivation und Persönlichkeit, Hamburg 1981.
Matolycz, Esther: Kommunikation in der Pflege, Wien 2009.
McCance, Tanya/McCormack, Brendan: Das Person-centred Practice Framework. Übersetzung: Clement, Theresa/Wallner, Martin, in: Von Dach Christoph/Mayer, Hanna (Hrsg.): Personzentrierte Pflegepraxis. Grundlagen für Praxisentwicklung, Forschung und Lehre, Bern 2023, 31–58.
McCormack/Brendan/McCance, Tanya: Grundlegende Prinzipien personzentrierter Praxis. Übersetzung: Clement, Theresa/Wallner, Martin, in: Von Dach Christoph/Mayer, Hanna (Hrsg.): Personzentrierte Pflegepraxis. Grundlagen für Praxisentwicklung, Forschung und Lehre, Bern 2023, 19–31.
McCreadie, Claudine/Tinker, Anthea: The Acceptability of Assistive Technology to older People, in: Ageing and Society, 25(1), 2005, 91–110.
Meleis, Afaf: Die Theorieentwicklung der Pflege in den USA, in: Schaeffer, Doris/Moers, Martin/Steppe, Hilde/Meleis, Afaf: Pflegetheorien. Beispiele aus den USA. 2., ergänzte Auflage, Göttingen 2008, 17–37.
Meleis, Afaf: Pflegetheorie. Gegenstand, Entwicklung und Perspektiven des theoretischen Denkens in der Pflege, Bern 1999.
Menche, Nicole (Hrsg.): Pflege Heute. 4. Auflage, München 2007.
Menche, Nicole (Hrsg.): Pflege Heute. 5. Auflage, München 2011.
Menche, Nicole/Keller, Christine/Teigeler, Brigitte (Hrsg.): Pflege Heute. 8. Auflage, München 2023.
Menke, Christoph/Pollmann, Arnd: Philosophie der Menschenrechte zur Einführung, Hamburg ^{4}2017.
Messner, Irene: Geschichte der Pflege, Wien 2017.
Metz, Sina: Humanoide Roboter und Dystopien. Bilder von KI, in: Wissenschaftskommunikation.de, 2022, Quelle: https://www.wissenschaftskommunikation.de/humanoide-roboter-und-dystopien-bilder-von-ki-57167/ (Zugriff: 14.11.2024).
Mieth, Dietmar: Das „christliche Menschenbild" und seine Relevanz für die Ethik, in: Kraus, Wolfgang (Hrsg.): Bioethik und Menschenbild bei Juden und Christen. Bewährungsfeld Anthropologie, Neukirchen-Vluyn 1999, 34–56.
Mirnig, N./Stollnberger, G./Miksch, M./Stadler, S./Giuliani, M./Tscheligi, M: To Err Is Robot. How Humans Assess and Act toward an Erroneous Social Robot, in: Frontiers in Robotics and AI 4 (2017).
Miseikis, Justinas/Caroni, Pietro/Duchamp, Patricia/Gasser, Alina/Rastislav, Marko/Miseikiene, Nelija/Zwilling, Frederik/De Castelbajac, Charles/Eicher, Lucas/Früh, Michael/Früh, Hansruedi: Lio – A Personal Robot Assistant for Human-Robot Interaction and Care Application, in: IEEE Robotics and Automation Letters 5/4 (2020), 5339–5346.
Misselhorn, Catrin/Pompe, Ulrike/Stapleton, Mog: Social Robots in the Fourth Age. Ethical considerations Regarding the Use of Social Robots in the Fourth Age, in: GeroPsych: The Journal of Gerontopsychology and Geriatric Psychiatry, 26/2 (2013), 121–133.
Misselhorn, Catrin/Störzinger, Tobias: Social Robots as Echo Chambers and Opinion Amplifies, in: Misselhorn, Catrin (Hrsg.): Emotional Machines – Perspectives from Affective Computing and Emotional Human-Machine Interaction, Wiesbaden 2023, 247–275.
Misselhorn, Catrin: Grundfragen der Maschinenethik, Ditzingen 2019.

Misselhorn, Catrin: Künstliche Intelligenz und Empathie. Vom Leben mit Emotionserkennung, Sexrobotern und Co. 3., vollständig durchgesehene und ergänzte Auflage, Ditzingen 2024.

Misselhorn, Catrin: Robots are Moral Agents?, in: Rövekamp, Frank/Bosse, Friederike (Hrsg.): Ethics in Science and Society. German and Japanese View, München 2013.

Moers, Martin/Schaeffer, Doris: Pflegetheorien, in: Schaeffer, Doris/Wingenfeld, Klaus (Hrsg.): Handbuch Pflegewissenschaft, Weinheim/München 2011, 37–66.

Möhrle, Martin G./Specht, Dieter: Market Pull, in: Gabler Wirtschaftslexion, 2018, Quelle: https://wirtschaftslexikon.gabler.de/definition/market-pull-37331/version-260768 (Zugriff: 04.12.2024).

Möhrle, Martin G./Specht, Dieter: Technology Push, in: Gabler Wirtschaftslexion, 2018, Quelle: https://wirtschaftslexikon.gabler.de/definition/technology-push-50304/version-273524 (Zugriff: 04.12.2024).

Mordoch, Elaine/Osterreicher, Angela/Guse, Lorna/Roger, Kerstin/Thompson, Genevieve: Use of Social Commitment Robots in Care of elderly People with Dementia. A Literature Review, in: Maturitas 74 (2013), 14–20.

Mori, Masahiro: The Uncanny Valley, in: IEEE Spectrum 2012, Quelle: https://spectrum.ieee.org/the-uncanny-valley (Zugriff: 25.09.2024).

Muschter, René: Altersstruktur in Japan bis 2050, in Statista 12.08.2024, Quelle: https://de.statista.com/statistik/daten/studie/165976/umfrage/altersstruktur-in-japan/ (Zugriff: 18.12.2024).

Neumann-Ponesch, Silvia: Modelle und Theorien in der Pflege. 5., überarbeitete Auflage, Wien 2021.

Nida-Rümelin, Julian/Weidenfeld, Nathalie: Digitaler Humanismus. Eine Ethik für das Zeitalter der Künstlichen Intelligenz, München 2020.

Nietzsche, Friedrich: Also sprach Zarathustra, Stuttgart 1983.

Nightingale, Florence: Notes on Nursing. What It Is, And What It Is Not, Cambridge 2011.

Nordenfelt, Lennart: The Varieties of Dignity, in: Health Care Analysis 12 (2004), 69–81.

Nordmann, Alfred: If and Then: A Critique of Speculative Nanoethics, in: Nanoethics 1 (2007), 31–46.

Nussbaum, Martha C.: Frontiers Of Justice. Disability, Nationality, Species Membership, Cambridge 2007.

Nussbaum, Martha C.: Women and Human Development. The Capability Approach, Cambridge 2000.

Nußberger, Angelika: Die Menschenrechte. Geschichte, Philosophie, Konflikte, München 2021.

Nylander, Stina/Ljungblad, Sara/Villareal, Javier Jiménez: A Complementing Approach for Identifying Ethical Issues in Care Robotics – Grounding Ethics in Practical Use, in: 2012 IEEE RO-MAN: The 21st IEEE International Symposium on Robot and Human Interactive Communication. IEEE (2012), 797–802.

Open AI: Terms of uses. Aktualisiert: 23.10.2024, Quelle: https://openai.com/policies/terms-of-use (Zugriff: 13.11.2024).

Orem, Dorothea E.: Eine Theorie der Pflegepraxis, in: Schaeffer, Doris/Moers, Martin/Steppe, Hilde/Meleis, Afaf (Hrsg.): Pflegetheorien. Beispiele aus den USA. 2., ergänzte Auflage, Göttingen 2008, 85–97.

Orem, Dorothea E.: Strukturkonzepte der Pflegepraxis, Berlin 1997.

Österreichische Bioethikkommission: Roboter in der Betreuung alter Menschen. Stellungnahme der Bioethikkommission, Wien 2018.

PARO Therapeutic Robot: PARO, Quelle: http://www.parorobots.com/ (25.09.2024).

Paterson, Josephine G./Zderad, Loretta T.: Humanistische Pflege, Bern 1999.

Paterson, Josephine G./Zderad, Loretta T: Eine phänomenologische Annäherung an die Pflege, in: Schaeffer, Doris/Moers, Martin/Steppe, Hilde/Meleis, Afaf (Hrsg.): Pflegetheorien. Beispiele aus den USA. 2., ergänzte Auflage, Göttingen 2008, 163–169.

Peis, Martin: Probleme einer zunehmenden Ökonomisierung im Deutschen Pflegesystem aus praktischer Sicht, in: Dabrowski, Martin/Wolf, Judith (Hrsg.): Menschenwürde und Gerechtigkeit in der Pflege, Leiden 2016, 97–106.

Peplau, Hildegard: Interpersonale Beziehungen in der psychiatrischen Pflege, in: Schaeffer, Doris/Moers, Martin/Steppe, Hilde/Meleis, Afaf (Hrsg.): Pflegetheorien. Beispiele aus den USA. 2., ergänzte Auflage, Göttingen 2008, 55–69.

Peplau, Hildegard: Zwischenmenschliche Erfahrungen in der Pflege. Ausgewählte Werke, Bern 1997.

Pfabigan, Doris: Pflegeethik – Interdisziplinäre Grundlagen, Wien/Berlin/Münster 2008.

Pico della Mirandola: De Hominis Dignitate. Über die Würde des Menschen, Ditzingen 2018.

Pijetlovic, Denis: Das Potential der Pflege-Robotik. Eine systematische Erkundungsforschung, Wiesbaden 2020.

Pirni, Alberto/Balistreri/Capasso, Marianna/Umbrello, Steven/Merenda, Frederica: Robot Care Ethics between Autonomy and Vulnerability. Coupling Principles and Practices in Autonomous Systems for Care, in: Frontiers in Robotics and AI 8 (2021), 1–11.

Plessner, Helmuth: Die Stufen des Organischen und der Mensch. Einleitung in die philosophische Anthropologie. Gesammelte Schriften IV, Frankfurt am Main ^{2}2016.

Pollmann, Arnd: Integrität. Aufnahme einer sozialphilosophischen Personalie. 2., überarbeitete Auflage, Bielefeld 2018.

Pratt, Gill A.: Is a Cambrian Explosion Coming for Robotics?, in: Journal of Economic Perspectives 2015, 29 3, 51–60.

Pschyrembel Online: Uno-Actu-Prinzip, Quelle: https://www.pschyrembel.de/Uno-Actu-Prinzip/S02PS (Zugriff: 09.12.2024).

Quante, Michael: Menschenwürde und personale Autonomie. Demokratische Werte im Kontext der Lebenswissenschaften, Hamburg 2010.

Quante, Michael: Personale Autonomie, Dependenz und Würde im Kontext der Pflege, 1–14, Quelle: https://www.uni-muenster.de/imperia/md/content/kfg-normenbegruendung/intern/publikationen/quante/96_quante_-_autonomie__dependenz__w__rde.pdf (Zugriff: 25.09.2024).

Rabe, Marianne: Die Vermittlung von Ethik in der Pflege, in: Monteverde, Settimio (Hrsg.): Handbuch Pflegeethik. Ethisch denken und handeln in den Praxisfeldern der Pflege. 2., erweiterte und überarbeitete Auflage, Stuttgart 2020, 147–160.

Rabe, Marianne: Ethik in der Pflegeausbildung. Beiträge zur Theorie und Didaktik. 2., überarbeitete und ergänzte Auflage, Göttingen 2017.

Ramge, Thomas: Mensch und Maschine, Wie künstliche Intelligenz und Roboter unser Leben verändern, Ditzingen 2018.

Rehbock, Theda: Braucht die Pflege eine eigene Ethik, in: Pflege 5 (2000), 280–289.

Remmers, Hartmut: Pflegeroboter. Analyse und Bewertung aus Sicht pflegerischen Handelns und ethischer Anforderungen, in: Bendel, Oliver (Hrsg.): Pflegeroboter, Wiesbaden 2018, 161–179.

RIKEN-TRI Collaboration Center for Human-Interactive Robot Research: RIBA. World's first Robot that can lift up Human in its Arms, Quelle: http://rtc.nagoya.riken.jp/RIBA/index-e.html (25.09.2024).

Robertson, Jennifer: Robo sapiens japanicus. Robots, Gender, Family, and the Japanese Nation, California 2017.

Robots Guide: Pepper, Quelle: https://robotsguide.com/robots/pepper (Zugriff 25.09.2024).

Rogers, Martha E.: An Introduction to the Theoretical Basis of Nursing, in: AJN The American Journal of Nursing 71/10 (1971), 2026–2027.

Rogers, Martha E.: Für ein neues Pflegeverständnis im Zeitalter der Raumfahrt, in: Schaeffer, Doris/Moers, Martin/Steppe, Hilde/Meleis, Afaf (Hrsg.): Pflegetheorien. Beispiele aus den USA. 2., ergänzte Auflage, Göttingen 2008, 141–149.

Rolka, Bodo/Schultz, Friederike: Menschenbild – Kommunikation – Gesellschaft. Zur Schlüsselrolle von Menschenbildern in gesellschaftlicher, organisationaler und interpersonaler Kommunikation, in: Dies (Hrsg.): Kommunikationsinstrument Menschenbild. Zur Verwendung von Menschenbildern in gesellschaftlichen Diskursen, Wiesbaden 2011, 7–10.

Roper, Nancy/Logan, Winifred W./Tierney, Alison J.: Das Roper-Logan-Tierney-Modell. Basierend auf Lebensaktivitäten (LA). Deutschsprachige Ausgabe herausgegeben von Maria Mischo-Kelling. 2., korrigierte und ergänzte Auflage, Bern 2009.

Rosen, Michael: Dignity. Its History and Meaning, Harvard 2012.

Rosengrün, Sebastian: Künstliche Intelligenz zur Einführung, Hamburg 2021.

Röttger, Nele/Stoecker, Ralf: Menschenwürde als Leitkategorie für professionelles Entscheiden und Handeln im Pflege- und Gesundheitswesen, in: Riedel, Annette/Lehmeyer (hrsg.): Ethik im Gesundheitswesen, Berlin 2022, 177–197.

Rötting, Martin: Menschenbilder in der Religion, in: Zichy, Michael (Hrsg.): Handbuch Menschenbilder, Wiesbaden 2021, 1–28.

Roy, Callista/Andrews, Heather A.: Das Adaptionsmodell, in: Schaeffer, Doris/Moers, Martin/Steppe, Hilde/Meleis, Afaf (Hrsg): Pflegetheorien. Beispiele aus den USA. 2., ergänzte Auflage, Göttingen 2008, 227–249.

Ruhe, Hans Georg: Praxishandbuch Biografiearbeit. Methoden, Themen und Felder, Weinheim 2014.

Šabanović, Selma/Bennett, Casey C./Chang, Wan-Ling/Huber Lesa: PARO. Robot affects diverse Interaction Modalities in Group Sensory Therapy for older Adults with Dementia, IEEE 13th International Conference on Rehabilitation Robotics (ICORR) (2013), 1–6.

Sanderson, Helen/Bailey, Gill: Praxishandbuch person-zentrierte Pflege, Göttingen 2015.

Santoni de Sio, Filippo/Van Wynsberghe, Aimee: When Should We Use Care Robots? The Nature-of-Activities Approach, in: Science and Engineering Ethics 22 (2016), 1745–1760.

Satoh, Hozumi/Kawabata, Tomoyoshi/Sankai, Yoshiyuki: Bathing Care Assistance with Robot Suit HAL, in: 2009 IEEE International Conference on Robotics and Biomimetics (ROBIO) (2009), 498–503.

Sauer, Timo/May, Arnd T.: Ethik in der Pflege für Aus-, Fort- und Weiterbildung, Berlin 2011.

Sauerland, Dirk: Probleme einer zunehmenden Ökonomisierung im deutschen Pflegesystem, in: Dabrowski, Martin/Wolf, Judith (Hrsg.): Menschenwürde und Gerechtigkeit in der Pflege, Leiden 2016, 63–95.

SBK (Schweizer Berufsverband der Pflegefachfrauen und Pflegefachmänner): Ethik in der Pflegepraxis, Bern 2003.

Schaber, Peter: Menschenwürde, Stuttgart 2012.

Schaeffer, Doris/Moers, Martin/Steppe, Hilde/Meleis, Afaf (Hrsg.): Pflegetheorien. Beispiele aus den USA. 2., ergänzte Auflage, Göttingen 2008.

Schäfer, Klaus: Vom Koma zum Hirntod. Pflege und Begleitung auf der Intensivstation, Stuttgart 2017.

Scheler, Max: Die Stellung des Menschen im Kosmos, Berlin 2016.

Scheutz, Matthias: The Inherent Dangers of Unidirectional Emotional Bonds between Humans and Social Robots, in: Lin, Patrick/Abney, Keith/Bekey, George A. (Hrsg.): Robot Ethics, Cambridge 2014, 205–221.

Schewior-Popp, Susanne/Sitzmann, Franz/Ulrich, Lothar: Thiemes Pflege. Das Lehrbuch für Pflegende in der Ausbildung. 15. Auflage, Stuttgart 2021.

Schiff, Andrea/Dallmann, Hans-Ulrich: Ethik in der Pflege, München 2021.

Schilberg, Daniel/Schmitz, Sebastian: Informationsmodell für interaktionsbasierte Mensch-Roboter-Interaktion, in: Bendel, Oliver (Hrsg.): Pflegeroboter, Wiesbaden 2018, 23–36.

Scholtz, Christopher P.: Alltag mit künstlichen Wesen: Theologische Implikationen eines Lebens mit subjektsimulierenden Maschinen am Beispiel des Unterhaltungsroboters Aibo, Göttingen 2008.

Schrems, Berta M.: Vulnerabilität in der professionellen Pflegebeziehung, in: Monteverde, Settimio (Hrsg.): Handbuch Pflegeethik. Ethisch denken und handeln in den Praxisfeldern der Pflege. 2., erweiterte und überarbeitete Auflage. 2., erweiterte und überarbeitete Auflage, Stuttgart 2020, 54–65.

Schrenk, Friedemann: Die Frühzeit des Menschen. Der Weg zum Homo sapiens, München 2019.

Schroeder, Doris: Dignity – Two Riddles and four Concepts, in: Cambridge Quarterly of Health Care Ethics 17/2 (2008), 230–238.

Schües, Christiane: Ethik und Fürsorge als Beziehungspraxis, in: Conradi, Elisabeth/Vosman, Frans (Hrsg.): Praxis der Achtsamkeit. Schlüsselbegriffe der Care-Ethik, Frankfurt am Main 2016, 251–271.

Schwerdt, Ruth: Advanced Nursing Practice. Pflegeethische Implikationen anhand eines Fallbeispiels, in: Monteverde, Settimio (Hrsg.): Handbuch Pflegeethik. Ethisch denken und handeln in den Praxisfeldern der Pflege. 2., erweiterte und überarbeitete Auflage, Stuttgart 2020, 88–101.

SECOM: Automating My Spoon through Image Processing, Quelle: https://www.secom.co.jp/isl/e2/research/mw/report04/ (Zugriff: 25.09.2024).

Seefeldt, Dominic/Hülsken-Giesler, Manfred: Pflegeethik und Robotik in der Pflege, in: Monteverde, Settimio (Hrsg.): Handbuch Pflegeethik. Ethisch denken und handeln in den Praxisfeldern der Pflege. 2., erweiterte und überarbeitete Auflage, Stuttgart 2020, 271–284.

Sharkey Noel/Sharkey Amanda: The Eldercare Factory, in: Gerontology 58/3 (2012), 282–288.

Sharkey, Amanda/Sharkey, Noel: Granny and the Robot. Ethical Issues in Robot Care for the Elderly, Ethics and Information Technology 14 (2012), 27–40.

Sharkey, Amanda: Robots and Human Dignity. A Consideration of the Effects of Robot Care on the Dignity of older People, in: Ethics in Ethics and Information Technology 16 (2014), 63–75.

Sharkey, Noel /Sharkey, Amanda: The Rights and Wrongs of Robot Care, in: Lin, Patrick/ Abney, Keith/Bekey, George A. (Hrsg.): Robot Ethics, Cambridge 2014, 267–282.

Shibata, Takanori: Therapeutic Seal Robot as Biofeedback Medical Device. Qualitative and Quantitative Evaluations of Robot Therapy in Dementia Care, in: Proceedings of the IEEE 100/8 (2012), 2527–2538.

Siciliano, Bruno/Khatib, Oussama (Hrsg.): Springer Handbook of Robotics, Berlin/ Heidelberg 2008.

Smith, Craig S.: Hallucinations Could Blunt ChatGPT's Success. OpenAI says the problem's solvable, Yann LeCun says we'll see, in: IEEE Spectrum, 2023, Quelle: https://spectrum.ieee.org/ai-hallucination (Zugriff: 13.11.2024).

Soft Bank: For better Business just add Pepper, Quelle: https://us.softbankrobotics.com/pepper (Zugriff: 25.09.2024).

Somatic: SOMATIC Commercial Cleaning Robotics, Quelle: https://getsomatic.com/#p-home (Zugriff: 30.09.2024).

Sony: Aibo, Let's play with toys!, Quelle: https://us.aibo.com/fan/tips/toy.html (Zugriff: 30.09.2024).

Sony: Aibo, Quelle: https://us.aibo.com/ (Zugriff: 30.09.2024).

Sorell, Tom/Draper, Heather: Robot Carers, Ethics, and older People, in: Ethics and Information Technology 16 (2014), 183–195.

Spaemann, Robert: Über den Begriff der Menschenwürde, in: Wetz, Franz Josef (Hrsg.): Texte zur Menschenwürde, Ditzingen 2019, 231–237.

Sparrow, Robert/Sparrow, Linda: In the Hands of Machines? The Future of aged Care, in: Mind and Machines 16 (2006), 141–161.

Sparrow, Robert: Robots in Aged Care. A Dystopian Future?, in: AI & Society 31 (2016), 445–454.

Sparrow, Robert: The March of Robot Dogs, in: Centre for Applied Philosophy and Public Ethics. Working Paper Number 7, 2002.

Specht-Tomann, Monika: Biografiearbeit in der Gesundheits-, Kranken- und Altenpflege, Heidelberg 2018.

Spiekermann-Hoff, Sarah: Das Digitale Menschenbild – Eine kritische Diskussion, in: Zichy, Michael (Hrsg.): Handbuch Menschenbilder, Wiesbaden 2023.

Stanford Encyclopedia of Philosophy: Dignity. Inherent vs. constructed, Quelle: https://plato.stanford.edu/entries/dignity/ (Zugriff: 23.04.2024).

Stanford Encyclopedia of Philosophy: Privacy, Quelle: https://plato.stanford.edu/entries/pri vacy/#HistConcPrivSphe (Zugriff: 12.12.2024).

Statista: Geschätzter Bestand von Industrierobotern weltweit in den Jahren 2011 bis 2023, Quelle: https://de.statista.com/statistik/daten/studie/250212/umfrage/geschaetzter-bestand-von-industrierobotern-weltweit/ (Zugriff: 29.11.2024).

Steenbakkers, Piet: Human Dignity in Renaissance Humanism, in: Düwell Marcus/Braarvig, Jens/Brownsword, Roger/Mieth Dietmar (Hrsg.): The Cambridge Handbook of Human Dignity. Interdisciplinary Perspectives, Cambridge 2014, 85–94.

Stemmer, Renate: Pflegetheorien und Pflegeklassifikationen, in: Pflege und Gesellschaft, 8. Jahrgang (2003) 2, 51–58.
Steppe, Hilde (Hrsg.): Krankenpflege im Nationalsozialismus, Frankfurt am Main 2013.
Steppe, Hilde: Vorwort zur deutschen Ausgabe, in: Rogers, Martha: Theoretische Grundlagen der Pflege. Eine Einführung, Freiburg im Breisgau 1995, 7–17.
Stirnimann, Daniel: Autonomie und Selbstständigkeit, in: Klinische Psychologie bei Querschnittlähmung: Psychologische und psychotherapeutische Interventionen bei psychischen, somatischen und psychosozialen Folgen (2015), 703–708.
Stoecker, Ralf: Theorie und Praxis der Menschenwürde, Münster 2019.
Tegmark, Mark: Leben 3.0. Mensch sein im Zeitalter Künstlicher Intelligenz, Berlin ^{4}2019.
Thieme: Thiemes Pflege, Quelle: https://www.thieme.com/de-de/suchergebnisse-ce5c3891fc613d41?q=Thiemes+Pflege (Zugriff: 25.09.2024).
Thies, Christian: Menschenbilder und Ethik, in: Kaplow, Ian (Hrsg.): Mensch – Bild – Menschenbild. Anthropologie und Ethik in Ost-West-Perspektive, Weilerswist 2009, 21–34.
Tiedemann Paul: Was ist Menschenwürde? Eine Einführung. 2., aktualisierte Auflage, Darmstadt 2014.
Tiedemann, Paul: Menschenwürde als Rechtsbegriff. Eine philosophische Klärung. 3. überarbeitete Auflage, Berlin 2012.
Timmerman, Guus/Baart, Andries: Präsentische Praxis und die Theorie der Präsenz, in: Conradi, Elisabeth/Vosman, Frans (Hrsg.): Praxis der Achtsamkeit. Schlüsselbegriffe der Care-Ethik, Frankfurt am Main 2016, 189–208.
Todorov, Tzvetan: Texte zur Menschenwürde, Wetz, Franz Josef (Hrsg.): Texte zur Menschenwürde, Ditzingen 2019, 246–252.
Thomas von Aquin: Summa Theologica, Salzburg/Leipzig 1933.
Topping, Mike: An Overview of the Development of Handy 1. A Rehabilitation Robot to assist the Severely Disabled, in: Artificial Life and Robotics (2000) 4, 188–192.
Tsang, Mei F.: Is there adquate Feeding Assistance for hospitalised Elderly who are unable to feed themselves?, in: Nutrition & Dietetics. Journal of Dietitians Australia 65/3 (2008), 222–228.
Turkle, Sherry: Alone Together. Why We Expect More from Technology and Less from Each Other, New York 2011.
Uzarewicz, Charlotte/Uzarewicz, Michael: Das Weite suchen. Einführung in eine phänomenologische Anthropologie für Pflege, Stuttgart 2005.
Vallor, Shannon: Carebots and Caregivers. Sustaining the Ethical Ideal of Care in the Twenty-First Century, in: Philosophy & Technology 24 (2011), 251–268.
Van der Arend, Arie: Pflegeethik, Berlin 1998.
Van der Loos, H.F. Machiel/Reinkensmeyer, David J.: Rehabilitation and Health Care Robotics, Siciliano, Bruno/Khatib, Oussama (Hrsg.): Springer Handbook of Robotics, Berlin/Heidelberg 2008, 1223–1251.
Van Kampen, Norbert/Sanders, Martina: Einige kritische Anmerkungen zum Menschenbild in ausgewählten Pflegemodellen, in: PfleGe 5/3 (2000), 61–66.
Van Wynsberghe, Aimee: Healthcare Robots. Ethics, Design and Implementation, New York 2016.
Verbeek, Peter-Paul: What Things Do. Philosophical Reflections on Technology, Agency, and Design, University Park 2005.

Vereinte Nationen: Allgemeine Erklärung der Menschenrechte, Quelle: https://www.un.org/depts/german/menschenrechte/aemr.pdf (Zugriff: 19.09.2024).
Vereinte Nationen: Charta der Vereinten Nationen und Statut des Internationalen Gerichtshofs, Quelle: https://e4k4c4x9.rocketcdn.me/de/wp-content/uploads/sites/4/2022/10/charta.pdf (Zugriff: 23.09.2024).
Visser, Marijke/De Jong, Anneke: Kultursensitive Pflege. Wege zu einer interkulturellen Pflegepraxis, München 2002.
Von Dach Christoph/Mayer, Hanna (Hrsg.): Personzentrierte Pflegepraxis. Grundlagen für Praxisentwicklung, Forschung und Lehre, Bern 2023.
Von Dach Christoph/Mayer, Hanna: Einleitung, in: Dies. (Hrsg.): Personzentrierte Pflegepraxis. Grundlagen für Praxisentwicklung, Forschung und Lehre, Bern 2023, 15–18.
Von der Pfordten, Dietmar: Menschenwürde, München 2023.
Von Hayek, Friedrich A.: Die Verfassung der Freiheit, Tübingen ^{3}1991.
Von Pufendorf, Samuel: Über die Pflicht des Menschen und des Bürgers nach dem Gesetz der Natur, Frankfurt am Main 1994.
Von Stösser, Adelheid: Roboter als Lösung für den Pflegenotstand?, in: ARCHIV für Wissenschaft und Praxis der sozialen Arbeit 3 (2011), 1–9.
Vosman, Frans/Conradi, Elisabeth: Einleitung – Schlüsselbegriffe der Care-Ethik, in: Dies. (Hrsg.): Praxis der Achtsamkeit. Schlüsselbegriffe der Care-Ethik, Frankfurt am Main 2016, 13–30.
Vosman, Frans: Kartographie einer Ethik der Achtsamkeit – Rezeption und Entwicklung in Europa, in: Conradi, Elisabeth/Vosman, Frans (Hrsg.): Praxis der Achtsamkeit. Schlüsselbegriffe der Care-Ethik, Frankfurt am Main 2016, 33–51.
Wada, Kazuyoshi/Shibata, Takanori/Musha, Toshimitsu/Kimura, Shin: Robot Therapy for Elders affected by Dementia, in: IEEE Engineering in Medicine and Biology Magazine, 27/4 (2000), 53–60.
Wakefield, Jane 2021: RIP Pepper Robot? SoftBank ‚pauses' Production, in: BBC 2021, Quelle: https://www.bbc.com/news/technology-57651405 (Zugriff 25.09.2024).
Warren, Samuel/Brandeis, Louis: The Right to Privacy, in: Goldstein, Tom (Hrsg.): Killing the Messenger. 100 Years of Media Criticism, New York 1989, 7–21.
Watson, M.J.: New Dimensions of Human Caring Theory, in: Nurs Sci Q 1/4 (1988),175–181.
Watzlawick, Paul: Man kann nicht nicht kommunizieren. Das Lesebuch. Zusammengestellt von Trude Trunk und mit einem Nachwort von Friedemann Schulz von Thun. 2., unveränderte Auflage, Göttingen 2015.
Wehbe-Alamah, H. I. B. A.: Madeleine Leininger's Theory of Culture Care Diversity and Universality, in: Nursing Theories and Nursing Practice (2015).
Weidemann, Tobias: Roboter als Verkäufer. Media Markt und Saturn gehen neue Wege, in: t3n. digital pioneers 2017, Quelle: https://t3n.de/news/roboter-verkaeufer-media-markt-saturn-803296/#:~:text=News-,Roboter%20als%20Verkäufer%3A%20Media%20Markt%20und%20Saturn%20gehen%20neue%20Wege,aus%20Fleisch%20und%20Blut%20sucht (Zugriff: 25.09.2024).
Weizenbaum, Joseph: Computermacht und Gesellschaft, Frankfurt am Main 2001.
Wendel, Saskia: Feministische Ethik zur Einführung, Hamburg 2003.

Werner, Micha H.: Menschenwürde in der bioethischen Debatte – Eine Diskurstopologie, in: Kettner, Matthias (Hrsg.): Biomedizin und Menschenwürde. Frankfurt am Main 2004, 191–220.

Westin, Alan F.: Privacy and Freedom, New York 1967.

Wetz, Franz Josef (Hrsg.): Texte zur Menschenwürde, Ditzingen 2019.

Wetz, Franz Josef: Menschenwürde als Opium fürs Volk. Der Wertstatus von Embryonen, in: Kettner, Matthias (Hrsg.): Biomedizin und Menschenwürde. Frankfurt am Main 2004, 221–248.

Wetz, Franz, Josef: Einführung, in: Ders. (Hrsg.): Texte zur Menschenwürde. 2., bibliographisch ergänzte Auflage, Ditzingen 2019, 13–24.

Wetz, Franz, Josef: Gleichheit der Menschen, in: Ders. (Hrsg.): Texte zur Menschenwürde. 2., bibliographisch ergänzte Auflage, Ditzingen 2019, 101–102.

Wetz. Franz Josef: Illusion Menschenwürde. Aufstieg und Fall eines Grundwerts, Stuttgart 2005.

WHO: Verfassung der Weltgesundheitsorganisation (Stand 06.07.2020), Quelle: https://fedlex.data.admin.ch/filestore/fedlex.data.admin.ch/eli/cc/1948/1015_1002_976/20200706/de/pdf-a/fedlex-data-admin-ch-eli-cc-1948-1015_1002_976-20200706-de-pdf-a.pdf (Zugriff: 25.09.2024).

Wied, Susanne/Warmbrunn, Angelika (Hrsg.): Pschyrembel. Pflege, Berlin/Boston 2012.

Wolff-Metternich, Brigitta-Sophie: Philosophische Konzepte von „Menschenwürde“ und ihre Bedeutung für die Debatte um menschenwürdiges Sterben, in: Eckart, Wolfgang U./Anderheiden, Michael (Hrsg.): Handbuch Sterben und Menschenwürde, Berlin/Boston 2012, 201–212.

Woodbury, M. Gail/Kuhnke, Janet: Evidence-based Practice vs Evidence-informed Practice. What's the Difference?, in: Wound Care Canada 12/1 (2024), Quelle: https://www.woundscanada.ca/docman/public/wound-care-canada-magazine/2014-vol-12-no-1/510-wcc-spring-2014-v12n1-research-101/file (Zugriff: 25.09.2024).

World Health Organization: Mental Health of older Adults, 2023, https://www.who.int/news-room/fact-sheets/detail/mental-health-of-older-adults (Zugriff: 18.12.2024).

Wurmser, Léon: Die Maske der Scham. Zur Psychoanalyse von Schameffekten und Schamkonflikten, Berlin 1997.

Yew, Gary Chan Kok: Trust in and Ethical Design of Carebots. The Case for Ethics of Care, in: Int. J Soc Robot 13/4) (2021), 629–645.

Zardiashvili, Lexo/Fosch-Villaronga, Eduard: „Oh Dignity too?“ Said the Robot. Human Dignity as the Basis for the Governance of Robotics, Minds and Machines 30 (2020), 121–143.

Zderad, Loretta T.: Empathie in der Pflege, in: Schaeffer, Doris/Moers, Martin/Steppe, Hilde/Meleis, Afaf (Hrsg.): Pflegetheorien. Beispiele aus den USA. 2., ergänzte Auflage, Göttingen 2008, 171–179.

Zegelin, Angelika/Meyer, Gabriele: Roboter gegen Personalengpässe in der Pflege?, in: Pflege, 31/2 (2018), 61–62.

Zichy, Michael: Der homo oeconomicus und die Moral, in: Forum TTN 14 (2005), 24–39.

Zichy, Michael: Die Macht der Menschenbilder. Wie wir andere wahrnehmen, Ditzingen 2021.

Zichy, Michael: Grundlagen, in: Ders. (Hrsg.): Handbuch Menschenbilder, Wiesbaden 2023, 1–22.

Zichy, Michael: Menschenbild und Ethik, in: Jahrbuch für Wissenschaft und Ethik 24/1 (2019), 7–48.

Zichy, Michael: Menschenbild und Menschenrechte, in: Zeitschrift Für Philosophische Forschung 71/3 (2017), 380–406.

Zichy, Michael: Menschenbilder. Eine Grundlegung, Freiburg/München 2017.

Zichy, Michael: Menschenwürde als Personenwürde, in: Salzburger Jahrbuch für Philosophie 65 (2020), 9–25.

Zichy, Michael: Menschenwürde und Menschenbild, in: Sedmak, Clemens (Hrsg.): Menschenwürde. Vom Selbstwert des Menschen, Darmstadt 2017, 81–98.

Zichy, Michael: Menschenwürde. Eine transzendentalphilosophische Begründung, in: Archiv für Rechts- und Sozialphilosophie 107/4 (2021), 523–548.

Zinke, Stefanie: Der ICN-Ethikkodex für Pflegende. Wirksames Instrument für die Pflegepraxis oder theoretisches Konstrukt?, Hamburg 2018.

Zuboff, Shoshana: The Age of Surveillance Capitalism. The Fight for a Human Future at the New Frontier of Power, London 2019.

Kolibri 360 GmbH
Ferdinand-Jühlke-Straße 7
99095 Erfurt, Deutschland
produktsicherheit@kolibri360.de